内科临床诊疗技术创新实践

洪湘隆 等 主编

汕头大学出版社

图书在版编目（CIP）数据

内科临床诊疗技术创新实践 / 洪湘隆等主编. -- 汕
头：汕头大学出版社，2021.1
ISBN 978-7-5658-4223-8

Ⅰ．①内… Ⅱ．①洪… Ⅲ．①内科－疾病－诊疗
Ⅳ．①R5

中国版本图书馆CIP数据核字（2020）第261327号

内科临床诊疗技术创新实践

NEIKE LINCHUANG ZHENLIAO JISHU CHUANGXIN SHIJIAN

主　　编: 洪湘隆　等
责任编辑: 胡开祥
责任技编: 黄东生
封面设计: 钟晓图
出版发行: 汕头大学出版社
　　　　　广东省汕头市大学路 243 号汕头大学校园内　邮政编码: 515063
电　　话: 0754-82904613
印　　刷: 河北朗祥印刷有限公司
开　　本: 710 mm×1000 mm　1/16
印　　张: 25.75
字　　数: 540 千字
版　　次: 2021 年 1 月第 1 版
印　　次: 2025 年 1 月第 1 次印刷
定　　价: 168.00 元
ISBN 978-7-5658-4223-8

《全科临床诊疗常规》编委会

主 编

洪湘隆　汕头市潮阳区大峰医院

黄宇清　广州医科大学附属第四医院

罗嫱欢　佛山市禅城区中心医院

刘广雁　广东医科大学附属医院

肖梦媛　广东医科大学附属医院

前　言

随着医学的不断进步，针对传染病新的预防和治疗手段层出不穷，各种疫苗、抗生素以及化学药物的出现使大部分传染病逐步得到了控制。但新的全球健康问题随之而来，那就是与社会和自然环境变迁、人类寿命延长、生活水平提高、不良生活方式泛滥以及心理行为密切相关的心脑血管病、恶性肿瘤以及其他慢性病逐步上升为社会主要的疾病类型。WHO公布的数据显示，四类主要非传染性疾病分别为心血管疾病、肿瘤、糖尿病以及慢性肺部疾病；从具体病种来看，目前全球范围造成死亡的三大最主要疾病依次是缺血性心脏病、脑卒中以及慢性阻塞性肺疾病。因此，诊治慢性非传染性疾病成为现代医学以及内科学的首要任务。

影响现代内科学发展的另一个重要因素，是生命科学、基础医学和临床流行病学的发展。生命科学和基础医学对人类自身生命本质的认识，对内科疾病的病因和发病机制的深入阐明，促进了内科学对疾病发生、发展规律的科学理解，进而丰富了治疗手段。例如，分子生物学的发展使对异常血红蛋白病的认识从过去的遗传病发展到现在的血红蛋白分子病，同时也使血红蛋白病的产前和基因诊断得以在临床实施。在内科疾病诊断技术的发展中，细胞和分子生物学扮演了重要角色。高效液相层析、放射免疫和免疫放射测量、酶学检查技术、酶联免疫吸附测定、聚合酶链反应、生物芯片等技术的建立，使测定体液或组织中的微量物质、免疫抗体、微生物 DNA 或 RNA 等成为可能，大大提高了疾病诊断的敏感性和特异性。例如，高敏肌钙蛋白的测定使急性心肌梗死的诊断时间大大缩短，血乙肝病毒 DNA 载量的测定为慢性乙型肝炎的治疗提供了重要参考，等等。医学、生命科学与物理学、化学、数学、机械工程等多学科交叉研究促成了多排螺旋 CT、磁共振、正电子发射断层成像术等辅助检查技术的开发和应用，使疾病的影像诊断条件发生了翻天覆地的改变。

基于生命科学、基础医学和临床流行病学的发展，临床医学远离了古代经验型医学的范式，形成了循证医学体系。循证医学是指在临床研究中采用前瞻性随机双盲对照及多中心研究的科学方法，系统地收集、整理大样本研究所获得的客观证据作为医疗决策的基础。循证医学保障了临床医疗决策基于科学实验的数据支持，避免了过去仅依据医生（即使是最有经验的优秀医生）个体经验积累来进行医疗决策时可能发生的偏见和失误。循证医学在日常医学实践中已成为一个越来越重要的核心组成部分，临床诊疗的实践需求导致大量实践指南的循证医学出版物发行，在这些正式出版的诊疗指南中，对某一诊疗措施，如果已经有多个大规模前瞻性双盲对照研究得出一致性的结论，则证据水平最高，常被列为强烈推荐；如尚无循证医学证据，仅为逻辑推理，但已被临床实践接受的则证据级别水平为最低，常被列为专家共识或临床诊治参考。需要强调指出的是，循证医学研究的结论或者诊疗指南的推荐，都只能是给临床医生提供重要的参考依据，不能作为临床医疗决策的唯一依据，更不能忽视临床医生对于每一个具体病人认真的个体化分析。

本书由从事内科临床的专业医师共同编写。其中罗嫱欢编写了第一章至第七章内容，字数10万余字；肖梦媛编写了第八章至第十章内容，字数10万余字；刘广雁编写了第十一章至第二十章内容，字数10万余字；黄宇清编写了第二十一章至第二十六章内容，字数10万余字；洪湘隆编写了第二十七章至第三十章内容，字数10万余字。

本书在写作过程中参阅了大量相关文献与资料，引用了专家与学者的相关研究成果与观点，在此表示诚挚的谢意。因写作水平有限，书中不免有疏漏和不足之处，恳请广大读者批评指正。

编　者

2020 年 10 月

目　录

第一章　呼吸系统疾病

呼吸学科是研究呼吸系统的健康和疾病问题，从而维护其健康、预防、诊断、治疗疾病的学科。因此，本篇重点介绍呼吸系统解剖和生理特点，使读者认识呼吸疾病发生发展及疾病对其影响；认识和解释呼吸系统疾病的常见症状和体征，建立可能的诊断和鉴别诊断；知道如何运用呼吸系统检查技术解决临床问题；掌握常见呼吸疾病的处理原则和常见呼吸急症的急救治疗。

一、呼吸系统的结构功能特点

气管进入胸腔后，分成左、右主支气管。右主支气管分为上叶支气管和中间段支气管，后者再分为中叶和下叶支气管。左主支气管分为上叶和下叶支气管，左上叶支气管分出舌段支气管分支。这样，右肺被分为上、中、下三叶，左肺被分为上、下两叶。这些支气管再分成段、亚段支气管，终末细支气管，呼吸性细支气管，肺泡管，肺泡囊和肺泡。

呼吸系统与体外环境相通，成人在静息状态下，每天约有 10 000L 的气体进出呼吸道。吸入氧气，排出二氧化碳，这种气体交换是肺最重要的功能。肺具有广泛的呼吸面积，成人的总呼吸面积约有 $100m^2$，在呼吸过程中，外界环境中的有机或无机粉尘，包括各种微生物、蛋白变应原、有害气体等，均可进入呼吸道及肺引起各种疾病，因而呼吸系统的防御功能至关重要。

呼吸系统的防御功能包括物理防御功能（鼻部加温过滤、喷嚏、咳嗽、支气管收缩、黏液纤毛运输系统）、化学防御功能（溶菌酶、乳铁蛋白、蛋白酶抑制剂、抗氧化的谷胱甘肽、超氧化物歧化酶等）、细胞吞噬（肺泡巨噬细胞、多形核粒细胞）及免疫防御功能（B 细胞分泌 IgA、IgM 等，T 细胞免疫反应等）等。当各种原因引起防御功能下降或外界的刺激过强，均可引起呼吸系统的损伤或病变。此外，肺对某些生理活性物质、脂质及蛋白质、活性氧等物质有代谢功能。肺还有神经内分泌功能，起源于肺组织内某种具有特殊功能细胞的恶性或良性肿瘤常表现为"异位"神经-内分泌功能，引起肥大性骨关节病、皮质醇增多症等。

与体循环比较，肺循环具有低压（肺循环血压仅为体循环的 1/10）、低阻及高容的特点。当二尖瓣狭窄、左心功能低下时，肺毛细血管压可增高，继而发生肺水肿。在各种原因引起的低蛋白血症时，会发生肺间质水肿或胸膜腔液体漏出。肺有两组血管供应，肺循环的动静脉为气体交换的功能血管，体循环的支气管动静脉为气道和脏层胸膜的营养血管。肺与全身各器官的血液及淋巴循环相通，所以皮肤软组织疖痈的菌栓、深静脉形成的血栓、癌肿的癌栓，都可以到达肺脏，分别引起继发性肺脓肿、肺血栓栓塞症和转移性肺癌等。消化系统的肿瘤，如胃癌经腹膜后淋巴结转移至肺，引起两肺转移癌病灶。肺部病变亦可向全身播散，如肺癌、肺结核播散至骨、脑、肝等器官，同样亦可在肺本身发生病灶播散。此外，全身免疫性疾病（如结节病、系统性红斑狼疮、类风湿关节炎）、肾脏病（如尿毒症）及血液病（如白血病）等均可累及肺。

二、呼吸系统疾病范畴

按照呼吸系统解剖结构和病理生理特点，呼吸系统疾病主要分为以下 3 类：①气流受限性肺疾病；②限制性通气功能障碍性肺疾病；③肺血管疾病。感染、肿瘤作为两大原因影响呼吸系统，导致各种病理变化；这些疾病进展可以导致呼吸衰竭。

三、呼吸系统疾病的诊断

详细的病史和体格检查是基础，影像学检查，如普通 X 线和电子计算机 X 线体层显像（CT）胸部检查对肺部疾病的诊断具有特殊的重要意义。同时，还应结合常规化验及其他特殊检查结果，进行全面综合分析，总结病例特点，去伪存真、由表及里地获得客观准确的结论。

（一）症状

呼吸系统的局部症状主要有咳嗽、咳痰、咯血、呼吸困难和胸痛等，在不同的肺部疾病中，它们有各自的特点。

1. 咳嗽

急性发作的刺激性干咳伴有发热、声嘶常为急性喉、气管、支气管炎。常年咳嗽，秋冬季加重提示慢性阻塞性肺疾病（简称"慢阻肺"）。急性发作的咳嗽伴胸痛，可能是肺炎。发作性干咳，且夜间多发者，可能是咳嗽变异性哮喘。高亢的干咳伴有呼吸困难可能是支气管肺癌累及气管或主支气管。持续而逐渐加重的刺激性干咳伴有气促（急）则考虑特发性肺纤维化等。

2. 咳痰

痰的性状、量及气味对诊断有一定的帮助。痰由白色泡沫或黏液状转为脓性多为细菌性感染，大量黄脓痰常见于肺脓肿或支气管扩张，铁锈样痰可能是肺炎链球菌感染，红棕色胶冻样痰可能是肺炎克雷伯杆菌感染。大肠埃希菌感染时，脓痰有恶臭，肺阿米巴病呈咖啡样痰，肺吸虫病为果酱样痰。痰量的增减反映感染的加剧或炎症的缓解，若痰量突然减少且出现体温升高，可能与支气管引流不畅有关。肺水肿时，则可能咳粉红色稀薄泡沫痰。

3. 咯血

痰中经常带血是肺结核、肺癌的常见症状。咯鲜血多见于支气管扩张，也可见于肺结核、急性支气管炎、肺炎和肺血栓栓塞症，二尖瓣狭窄可引起各种不同程度的咯血。

4. 呼吸困难

呼吸困难可表现在呼吸频率、深度及节律改变等方面。按其发作快慢分为急性、慢性和反复发作性。突发胸痛后出现气急应考虑气胸，若再有咯血则要警惕肺梗死。夜间发作性端坐呼吸提示左心衰竭或支气管哮喘发作。数日或数周内出现的渐进性呼吸困难伴有一侧胸闷，要注意大量胸腔积液。慢性进行性呼吸困难多见于慢阻肺和特发性肺纤维化等间质性肺疾病。反复发作性呼吸困难且伴有哮鸣音主要见于支气管哮喘。在分析呼吸困难时还应注意是吸气性还是呼气性呼吸困难，前者见于肿瘤或异物堵塞引起的大气道狭窄、喉头水肿、喉-气管炎症等；后者主要见于支气管哮喘、慢性支气管炎、肺气肿等。大量气胸、大量胸腔积液及胸廓限制性疾病则表现为混合性呼吸困难。

5. 胸痛

外伤、炎症、肿瘤等都可能引起胸痛。胸膜炎、肺部炎症、肿瘤和肺梗死是呼吸系统疾病引起胸痛最常见的病因。自发性气胸由于胸膜粘连处撕裂产生突发性胸痛。肋间神经痛、肋软骨炎、带状疱疹、柯萨奇病毒感染引起的胸痛常表现为胸壁表浅部位的疼痛。非呼吸系统疾病引起的胸痛中，最重要的是心绞痛和心肌梗死，其特点是胸骨后或左前胸部位的胸痛，可放射至左肩。此外，还应注意心包炎、主动脉夹层等所致的胸痛。腹部脏器疾病，如胆石症和急性胰腺炎等有时亦可表现为不同部位的胸痛，须注意鉴别。

（二）体征

呼吸内科医生对体格检查应克服两种不良倾向：其一，重视 X 线检查而轻体检；其二，只查胸部而忽略身体的其他部位。不同疾病或疾病的不同阶段由于病变的性质、范围不同，胸部体征可以完全正常或明显异常。支气管病变以干、湿啰音为主；肺部炎症性病变可有呼吸音性质、音调和强度的改变，大面积炎症病变可呈实变体征；肺纤维化时可听到特征性的 Velcro 啰音。胸膜炎时可有胸膜摩擦感和摩擦音；当出现气胸、胸腔积液和肺不张时，可出现气管移位和患侧的呼吸音消失。呼吸系统疾病可有肺外表现，如支气管肺癌可引起杵状指（趾）等。

（三）实验室和辅助检查

1. 血液检查

根据需要选择相应实验室检查，帮助提示或明确病因，提示疾病活动或损害程度。

（1）常规检查：外周血细胞，红细胞沉降率（ESR）、C 反应蛋白等非特异性炎症标志，白细胞计数增高，伴中性粒细胞计数增高，常提示细菌感染；嗜酸性粒细胞增高提示寄生虫感染、真菌感染或过敏。

（2）怀疑感染：除血培养外，还可以通过 PCR 或免疫学检测病原基因或抗原分子。

（3）非感染的生物标志：包括免疫球蛋白、结缔组织疾病相关自身抗体，肿瘤标志物等。

2. 抗原皮肤试验

哮喘的变应原皮肤试验阳性有助于变应体质的确定和相应抗原的脱敏治疗。结核菌素（PPD）试验阳性的皮肤反应仅说明已受感染，但并不能确定患病。

3. 影像学检查

影像学诊断技术在呼吸系统疾病诊治中具有特殊的重要价值。

（1）胸部 X 线：摄片常用来明确呼吸系统病变部位、性质及与临床问题的关系。

（2）胸部 CT：能发现胸部 X 线片不能发现的病变，对于明确肺部病变部位、性质以及有关气管、支气管通畅程度有重要价值。造影增强 CT 对淋巴结肿大、肺内占位性病变有重要的诊断和鉴别诊断意义。CT 肺血管造影（CTPA）是确诊肺栓塞的重要手段。胸部高分辨 CT（HRCT）是诊断间质性肺疾病的主要工具。低剂量 CT 应用于肺癌早期筛查，减少辐射。

（3）正电子发射型计算机断层显像（PET）：可以较准确地对肺癌、纵隔淋巴结转移及远处转移进行鉴别诊断。

（4）支气管动脉造影术和栓塞术：对咯血有较好的诊治价值。

（5）磁共振成像（MRI）：对纵隔疾病和肺栓塞诊断有重要意义。

（6）放射性核素扫描：应用放射性核素作肺通气/灌注显像检查，对肺栓塞和血管病变的诊断价值较高，对肺部肿瘤及其骨转移的诊断也有较高的参考价值。

（7）胸部超声检查：可用于胸腔积液的诊断与穿刺定位，以及紧贴胸膜病变的引导穿刺等。

4. 呼吸生理功能测定

通过其测定可了解呼吸系统疾病对肺功能损害的性质及程度，对某些肺部疾病的早期诊断具有重要价值。肺通气功能测定主要包括用力肺活量（FVC），第一秒用力呼气容积（FEV_1）等，慢阻肺表现为阻塞性通气功能障碍，而肺纤维化、胸廓畸形、胸腔积液、胸膜增厚或肺切除术后均显示限制性通气功能障碍。这些变化常在临床症状出现之前已存在。弥散功能测定有助于明确换气功能损害的情况，如间质性肺疾病、肺血管疾病多表现弥散功能障碍。动脉血气分析可以了解是否存在低氧或呼吸衰竭、高碳酸血症和酸碱失衡。呼吸肌功能和呼吸中枢敏感性反应测定，结合血气分析，可对呼吸衰竭的性质、程度以及防治和疗效等做出全面评价。另外，呼气峰流速（PEFR）测定则是病人可以自行监测有无气流受限的一种常规方法。

5. 痰液检查

漱口深部咳嗽痰，痰涂片在每个低倍镜视野里上皮细胞<10 个，白细胞>25 个或白细胞/上皮细胞>2.5 个为合格的痰标本。无痰病人可做高渗生理盐水雾化吸入诱导痰。

（1）病原学检查：包括痰涂片革兰染色、抗酸染色等，痰病原菌培养，定量培养≥10^7cfu/mL 可判定为致病菌。经纤维支气管镜防污染毛刷采样获得的痰标本得到的结果可信度更高。痰涂片中查到抗酸杆菌对诊断肺结核价值很高，痰标本中培养出结核杆菌是确诊肺结核最可靠的证据。

（2）痰细胞学检查：反复做痰脱落细胞学检查，有助于肺部恶性肿瘤的诊断。

6. 胸腔穿刺和胸膜活检

胸腔穿刺，常规胸液检查可明确渗出性还是漏出性胸液。胸液生化如溶菌酶、腺苷脱氨酶、癌胚抗原及进行染色体分析，有助于结核性与恶性胸液的鉴别。脱落细胞和胸膜穿刺病理活检对明确肿瘤或结核有诊断价值。

7. 支气管镜与胸腔镜检查

（1）纤维支气管镜（纤支镜）：能弯曲自如、深入到亚段支气管，能直视病变，还能做黏膜刷检和活检、经支气管镜肺活检（TBLB）、经支气管镜冷冻肺活检、经纤支镜对纵隔肿块或淋巴结穿刺针吸活检（TBNA）、经纤支镜支气管肺泡灌洗（BAL）等。对取得的组织及回收的灌洗液进行检查分析，有助于明确疾病的诊断。还可以结合支气管内超声（EBUS）完成对纵隔肿块或淋巴结的穿刺针吸活检（EBUS-TBNA），提高检查的成功率并减少风险。纤支镜还能发挥治疗作用，可通过它取出异物、止血，用高频电刀、激光、微波及药物注射治疗良、恶性肿瘤。借助纤支镜的引导还可以作气管插管。

（2）硬质支气管镜：多已被纤支镜所替代，目前主要用在复杂性气管内肿瘤或异物的摘除手术，气管支架的置放等。

（3）胸腔镜：可以直视观察胸膜病变，进行胸膜、肺活检，尤其内科胸腔镜简便易行，用于诊断胸膜和部分肺部疾病的诊断，并可实施胸膜固定术。

8. 肺活体组织检查

是确诊疾病的重要方法。获取活组织标本的方法主要有以下几种：①经纤支镜、胸腔镜或纵隔镜等内镜的方法，适用于病变位于肺深部或纵隔者；②在 X 线、CT 引导下进行经皮肺活检，适用于非邻近心血管的肺内病变；③在 B 超引导下进行经皮肺活检，适用于病变部位贴近胸膜者；④开胸肺活检或电视辅助胸腔镜肺活检，适用于其他方法检查未能确诊又有很强指征者。

四、呼吸疾病的治疗

（一）药物治疗

1. 支气管扩张剂

包括 β 受体激动剂（长效、短效）、胆碱能受体拮抗剂（长效、短效）、茶碱类药，主要扩张支气管，用于哮喘、慢阻肺等气流受限性疾病的治疗，根据病情选择相应的制剂、剂型和治疗方案。

2. 抗炎制剂

糖皮质激素，用于哮喘或慢阻肺的治疗，多采用吸入剂型；用于间质性肺炎、肺血管炎等，多采用系统激素治疗。长期激素应用需要注意监测高血压、糖尿病监测，口服激素超过3个月者，需要给予二膦酸盐以预防骨质疏松症的发生。白三烯受体拮抗剂可以辅助治疗哮喘，尤其适用于阿司匹林哮喘。

3. 止咳祛痰治疗

咳嗽是一种防御反射，但咳嗽严重者影响生活质量，根据病情适当选用中枢镇咳或外周镇咳药物治疗。祛痰药包括刺激性祛痰药和黏液溶解药（乙酰半胱氨酸、羧甲司坦、厄多司坦、美司坦等），后者使黏液中黏蛋白的双硫链断裂，痰液的黏稠度降低。

4. 抗生素

根据感染病原和药物敏感性选用。

（二）呼吸介入治疗

借助支气管镜及相应技术进行气道异物取出或肿物切除，支气管狭窄的支架植入治疗等。

（三）肺移植

终末期肺疾病病人进行肺移植评估，符合指征且有条件者可考虑。

（四）呼吸康复治疗

据病情给予适宜的康复治疗，有利于促进病情恢复，提高病人的生活质量。

（五）呼吸疾病的一、二、三级预防

吸烟是肺癌、慢阻肺、特发性肺纤维化等疾病的重要危险因素，戒烟是预防疾病发生或减慢疾病进展的首要或根本方法。流感疫苗或肺炎疫苗接种，在老年、基础疾病或免疫低下病人尤其重要，可以预防流感、肺炎的发生，降低慢阻肺的急性加重频率。

五、我国呼吸疾病防治形势与发展方略

（一）呼吸疾病的严峻形势

呼吸系统疾病是我国最常见疾病，城乡居民两周患病率、两周就诊率、住院人数构成长期居第1位，所致死亡居死因顺位第1~4位，疾病负担居第3位，已成为我国最为突出的公共卫生与医疗问题之一。慢性呼吸疾病是 WHO 定义的"四大慢病"之一，新发突发呼吸道传染病等公共卫生事件构成重大社会影响，肺癌已成为我国排名第一位的肿瘤，肺结核将成为我国排名第一的传染病，尘肺占职业病的90%，综上，按照系统统计，呼吸系统疾病是我国第一大系统性疾病，其发病率、患病率、死亡率、病死率高，疾病负担巨大，对我国人民健康构成严重威胁。随着大气污染、庞大的吸烟人群、人口老龄化、新发和耐药致病原等问题的日益凸显，呼吸系统疾病的防治形势将越发严峻。

我国呼吸学科作为一个大学科，长期以来其发展相对滞后，无论是从业人员数量或质量，尤其是基层，还是呼吸疾病防控体系或平台建设，都远不能适应呼吸疾病的要求。

（二）加强呼吸学科体系与能力建设

我国呼吸学科的发展大致可以分为三个阶段。第一个阶段（20世纪50—60年代），结核病肆虐，该阶段以结核病防治为主要工作内容。第二个阶段（20世纪70—90年代），以"呼吸四病"/肺源性心脏病防治为主要工作内容，是中国呼吸学科发展的重要时期，肺功能检查、血气分析、支气管镜检查等都是这个时期建设起来的。第三阶段（20世纪90年代以后）是现代呼吸病学阶段，呼吸病学各领域全面开展工作，呼吸病学和危重病学捆绑式发展模式越来越突出。今后主要发展方略包括：

（1）加强呼吸与危重症医学（PCCM）科的规范化建设，推进呼吸病学与危重症医学的捆绑式发展，推进 PCCM 专科医师的规范化培训，是呼吸学科发展的定局之举。

（2）构建多学科立体交融的现代呼吸学科体系。现代学科交叉明显，呼吸学科需要主动承担责任，在多学科交融的呼吸疾病防治领域中发挥主导作用，同时也需要主动协同呼吸疾病防治和研究相关的学科，如医学影像学、病理学、临床微生物学、风湿病学、睡眠医学、药学、胸外科学、危重症医学、放射肿瘤学、免疫学、基础医学、流行病学等，构建多学科立体交融的现代呼吸学科体系，加强临床研究体系建设，提升呼吸疾病的临床诊治与研究水平。

（3）携手基层医生，推动呼吸疾病防治，乃呼吸学科发展的定势之举。

（4）探索和建立呼吸康复治疗体系，如组织管理、宣传教育、呼吸锻炼、家庭氧疗、心理治疗等，促进呼吸疾病康复，提高治疗水平。

（5）建立呼吸疾病一、二、三级预防体系。呼吸疾病的一级预防，加强控烟、大气污染的防控、注射疫苗等措施，减少慢阻肺、肺癌、流感、肺炎等的发生。二级预防，强调早

发现、早诊断、早治疗，如体检中肺功能检查、低剂量 CT 检查可以早期发现慢阻肺、肺癌等病人，通过早期诊断和及时干预可以减缓肺功能的下降，提高肺癌生存率。三级预防即临床预防，加强呼吸疾病的规范治疗与管理，减慢进展，降低死亡，改善预后，提高生存质量。

第二章　急性上呼吸道感染和急性气管-支气管炎

第一节　急性上呼吸道感染

急性上呼吸道感染简称上感，为鼻腔、咽或喉部急性炎症的总称。主要病原体是病毒，少数是细菌。发病不分年龄、性别、职业和地区，免疫功能低下者易感。通常病情较轻、病程短、有自限性，预后良好。但由于发病率高，不仅可影响工作和生活，有时还可伴有严重并发症，特别是在有基础疾病病人，婴幼儿，孕妇和老年人等特殊人群，并有一定的传染性，应积极防治。

一、流行病学

上感是人类最常见的传染病之一，好发于冬春季节，多为散发，且可在气候突变时小规模流行。主要通过病人喷嚏和含有病毒的飞沫空气传播，或经污染的手和用具接触传播。可引起上感的病原体大多为自然界中广泛存在的多种类型病毒，同时健康人群亦可携带，机体对其感染后产生的免疫力较弱、短暂，病毒间也无交叉免疫，故可反复发病。

二、病因和发病机制

大约有 200 种病毒可以引起上呼吸道感染。急性上感有 70%~80% 由病毒引起，包括鼻病毒、冠状病毒、腺病毒、流感和副流感病毒以及呼吸道合胞病毒、埃可病毒和柯萨奇病毒等。另有 20%~30% 的上感为细菌引起，可单纯发生或继发于病毒感染后发生，多见口腔定植菌溶血性链球菌，其次为流感嗜血杆菌、肺炎链球菌和葡萄球菌等，偶见革兰阴性杆菌。但接触病原体后是否发病，还取决于传播途径和人群易感性。淋雨、受凉、气候突变、过度劳累等可降低呼吸道局部防御功能，致使原存的病毒或细菌迅速繁殖，或者直接接触携带病原体的病人，由喷嚏、空气以及污染的手和用具诱发本病。老幼体弱，免疫功能低下或有慢性呼吸道疾病，如鼻窦炎、扁桃体炎者更易发病。成年人平均每年 2~4 次，学龄前儿童每年 4~8 次。

三、病理

组织学上可无明显病理改变，亦可出现上皮细胞损伤。可有炎症因子参与发病，使上呼吸道黏膜血管充血和分泌物增多、单核细胞浸润、浆液性及黏液性炎性渗出。继发细菌感染者可有中性粒细胞浸润及脓性分泌物。黏膜局部充血导致临床上出现鼻塞、咽喉疼痛、咽鼓管水肿导致听力障碍或诱发中耳炎。呼吸道上皮损伤及炎症因子的释放入血导致病人出现发热、全身肌肉酸痛等症状。

四、临床表现

临床表现有以下类型。

(一) 普通感冒

普通感冒为病毒感染引起，俗称"伤风"，又称急性鼻炎或上呼吸道卡他。起病较急，主要表现为鼻部症状，如喷嚏、鼻塞、流清水样鼻涕，也可表现为咳嗽、咽干、咽痒或烧灼感甚至鼻后滴漏感。后三种表现与病毒诱发的炎症介质导致的上呼吸道传入神经高敏状态有关。2~3 天后鼻涕变稠，可伴咽痛、头痛、流泪、味觉迟钝、呼吸不畅、声嘶等，有时可由于咽鼓管炎致听力减退。严重者有发热、轻度畏寒和头痛等。体检可见鼻腔黏膜充血、水肿、有分泌物，咽部可为轻度充血。一般 5~7 天痊愈，伴发并发症者可致病程迁延。

(二) 急性病毒性咽炎和喉炎

由鼻病毒、腺病毒、流感病毒、副流感病毒以及肠病毒、呼吸道合胞病毒等引起。临床表现为咽痒和灼热感，咽痛不明显。咳嗽少见。急性喉炎多为流感病毒、副流感病毒及腺病毒等引起，临床表现为明显声嘶、讲话困难、可有发热、咽痛或咳嗽，咳嗽又使咽痛加重。体检可见喉部充血、水肿，局部淋巴结轻度肿大和触痛，有时可闻及喉部的喘息声。

(三) 急性疱疹性咽峡炎

多发于夏季，多见于儿童，偶见于成人。由柯萨奇病毒 A 引起，表现为明显咽痛、发热，病程约一周。查体可见咽部充血，软腭、悬雍垂、咽及扁桃体表面有灰白色疱疹及浅表溃疡，周围伴红晕。

(四) 急性咽结膜炎

多发于夏季，由游泳传播，儿童多见。主要由腺病毒、柯萨奇病毒等引起。表现为发热、咽痛、畏光、流泪、咽及结膜明显充血。病程 4~6 天。

(五) 急性咽扁桃体炎

病原体多为溶血性链球菌，其次为流感嗜血杆菌、肺炎链球菌和葡萄球菌等。起病急，咽痛明显，伴发热、畏寒，体温可达 39℃ 以上。查体可发现咽部明显充血，扁桃体肿大和充血，表面有黄色脓性分泌物，有时伴有颌下淋巴结肿大、压痛，而肺部查体无异常体征。

五、实验室检查

（一）血液检查

因多为病毒性感染，白细胞计数正常或偏低，伴淋巴细胞比例升高。细菌感染者可有白细胞计数与中性粒细胞增多和核左移现象。

（二）病原学检查

因病毒类型繁多，且明确类型对治疗无明显帮助，一般无须病原学检查。需要时可用鼻拭子、咽拭子或鼻咽拭子免疫荧光法、酶联免疫吸附法、血清学诊断或病毒分离鉴定等方法确定病毒的类型。细菌培养可判断细菌类型并做药物敏感试验以指导临床用药。

六、并发症

少数病人可并发急性鼻窦炎、中耳炎、气管–支气管炎。以咽炎为表现的上呼吸道感染，部分病人可继发溶血性链球菌引起的风湿热、肾小球肾炎等，少数病人可并发病毒性心肌炎，应予警惕。有基础疾病的病人如慢阻肺和哮喘、支气管扩张等，可诱发急性加重。心功能不全病人可出现心衰加重。

七、诊断与鉴别诊断

根据鼻咽部症状和体征，结合周围血象和阴性的胸部 X 线检查可做出临床诊断。一般无须病因诊断，特殊情况下可进行细菌培养和病毒分离，或病毒血清学检查等确定病原体。但须与初期表现为感冒样症状的其他疾病鉴别。

（一）过敏性鼻炎

起病急，常表现为鼻黏膜充血和分泌物增多，伴有突发性连续喷嚏、鼻痒、鼻塞和大量清涕，无发热，咳嗽较少。多由过敏因素如螨虫、灰尘、动物毛皮、低温等刺激引起。如脱离过敏原，数分钟至 1~2 小时内症状即消失。检查可见鼻黏膜苍白、水肿，鼻分泌物涂片可见嗜酸性粒细胞增多，皮肤过敏试验可明确过敏原。

（二）流行性感冒

为流感病毒引起，可为散发，时有小规模流行，病毒发生变异时可大规模暴发。起病急，鼻咽部症状较轻，但全身症状较重，伴高热、全身酸痛和眼结膜炎症状。取病人鼻洗液中黏膜上皮细胞涂片，免疫荧光标记的流感病毒免疫血清染色，置荧光显微镜下检查，有助于诊断。近来已有快速血清 PCR 方法检查病毒，可供鉴别。

（三）急性气管–支气管炎

表现为咳嗽、咳痰，血白细胞计数可升高，鼻部症状较轻，X 线胸片常见肺纹理增强。

（四）急性传染病前驱症状

很多病毒感染性疾病，如麻疹、脊髓灰质炎、脑炎、肝炎和心肌炎等疾病前期表现类似。初期可有鼻塞、头痛等类似症状，应予重视。但如果在一周内呼吸道症状减轻反而出现新的症状，需进行必要的实验室检查，以免误诊。

八、治疗

由于目前尚无特效抗病毒药物，以对症治疗为主，同时戒烟、注意休息、多饮水、保持室内空气流通和防治继发性细菌感染。

（一）对症治疗

对有急性咳嗽、鼻后滴漏和咽干的病人可予伪麻黄碱治疗以减轻鼻部充血，亦可局部滴鼻应用，必要时加用解热镇痛类药物，包括对乙酰氨基酚、布洛芬等。小儿感冒忌用阿司匹林，以防 Reye 综合征。有哮喘病史者忌用阿司匹林。

（二）抗生素治疗

普通感冒无须使用抗生素。有白细胞升高、咽部脓苔、咳黄痰和流鼻涕等细菌感染证据，可根据当地流行病学史和经验选用口服青霉素类、第一代头孢菌素、大环内酯类药物或喹诺酮类药物。16 岁以下禁用喹诺酮类抗生素。极少需要根据病原菌选用敏感的抗生素。

（三）抗病毒药物治疗

由于目前药物滥用而造成流感病毒耐药现象，所以对于无发热、免疫功能正常、发病不超过 2 天的病人一般无须应用抗病毒药物。对于免疫缺陷病人，可早期常规使用。奥司他韦和利巴韦林有较广的抗病毒谱，对流感病毒、副流感病毒和呼吸道合胞病毒等有较强的抑制作用，可缩短病程。

（四）中药治疗

可辩证给予清热解毒或辛温解表和有抗病毒作用的中药，有助于改善症状，缩短病程。

九、预防

重在预防，隔离传染源有助于避免传染。加强锻炼、增强体质、改善营养、饮食生活规律、避免受凉和过度劳累有助于降低易感性，是预防上呼吸道感染最好的方法。年老体弱易感者应注意防护，上呼吸道感染流行时应戴口罩，避免在人多的公共场合出入。

【附】流行性感冒

流行性感冒简称流感，是由流感病毒引起的急性呼吸道传染病。起病急，高热、头痛、乏力、眼结膜炎和全身肌肉酸痛等中毒症状明显，而呼吸道卡他症状轻微。主要通过接触及空气飞沫传播。发病有季节性，北方常在冬春季，而南方全年可以流行，由于变异率高，人群普遍易感。发病率高，在全世界包括中国已引起多次暴发流行，严重危害人类生命安全。2013 年起新发呼吸道传染病，如 H7N9 等，因并发重症肺炎和急性呼吸窘迫综合征而出现死亡病例，引起了较大的关注。

（一）病原体

流感病毒属正黏病毒科，为 RNA 病毒。病毒表面有一层脂质包膜，膜上有糖蛋白突起，由血凝素和神经氨酸酶构成。根据内部抗原核蛋白抗原性不同，可将流感病毒分为甲、乙、丙 3 型，再根据外部抗原血凝素和神经氨酸酶抗原性的差异将甲型流感病毒分为不同亚型。抗原变异是流感病毒独特的最显著的特征。甲型流感病毒极易发生变异，主要是血凝素 H 和神经氨酸酶 N 的变异。甲型流感病毒 H 有 15 种，N 有 9 种。流感病毒可以出现抗原漂移和抗原转变，前者编码表面抗原（HA、NA）基因点突变累积导致抗原位点的改变，属量变，变异幅度小；后者由于基因组重排导致新的亚型出现，属质变，变异幅度大。甲型流感可以出现大型变异（H、N 均变异）、亚型变异（H 大变异，N 不变或小变异）和变种变异（H、N 均小变异）。根据抗原变异的大小，人体的原免疫力对变异的新病毒可完全无效或部分无效，从而引起流感流行。乙型流感病毒也易发生变种变异，丙型流感病毒一般不发生变异。

甲型流感病毒常引起大流行，病情较重；乙型和丙型流感病毒引起流行和散发，病情相对较轻。由于流感病毒抗原性变化较快，人类无法获得持久的免疫力。流感大流行时无明显季节性，散发流行以冬、春季较多。病人以小儿与老年较多见。近年来出现的流感疫情，H5N1 主要见于老年病人，H1N1 主要见于儿童，H7N9 主要见于老年人，尤其是合并糖尿病和慢阻肺的老年人。

（二）发病机制和病理

流感病毒主要通过空气中的病毒颗粒人—人传播。流感病毒侵入呼吸道的纤毛柱状上皮细胞内进行复制，借神经氨酸酶的作用从细胞释放，再侵入其他柱状上皮细胞引起变性、坏死与脱落。并发肺炎时肺充血、水肿，肺泡内含有纤维蛋白和渗出液，呈现支气管肺炎改变。部分流感病人出现重症肺炎表现，甚至快速进展为急性呼吸窘迫综合征（ARDS）。

（三）临床表现

分为单纯型、胃肠型、肺炎型和中毒型。潜伏期 1~3 天。有明显的流行和暴发。急性起病，出现畏寒、高热、头痛、头晕、全身酸痛、乏力等中毒症状。鼻咽部症状较轻，可有食欲减退。胃肠型者伴有腹痛、腹胀、呕吐和腹泻等消化道症状，儿童多于成人。肺炎型者表现为肺炎，甚至呼吸衰竭。中毒型者有全身毒血症表现，严重者可致休克、弥散性血管内凝血、循环衰竭，直至死亡。

（四）实验室检查

外周血象：白细胞总数不高或减低，淋巴细胞相对增加。病毒分离：鼻咽分泌物，下呼吸道分泌物或口腔含漱液可用于分离流感病毒。血清学检查：疾病初期和恢复期双份血清抗流感病毒抗体滴度有 4 倍或以上升高，有助于回顾性诊断。病人呼吸道上皮细胞查流感病毒抗原阳性。标本经敏感细胞过夜增殖 1 代后查流感病毒抗原阳性。快速鼻咽拭子或血清病毒 PCR 检查有助于其早期诊断。流感诊断需要结合疾病流行情况进行判断，并考虑到病毒抗原检测的假阳性和假阴性。

（五）治疗

流行性感冒的治疗要点如下。

1. 隔离

应对疑似和确诊病人进行隔离。

2. 对症治疗

可应用解热药、缓解鼻黏膜充血药、止咳祛痰药等。

3. 抗病毒治疗

应在发病 48 小时内使用。神经氨酸酶抑制剂类药物能抑制流感病毒复制，降低致病性、减轻症状，缩短病程，减少并发症。此类药毒性低，较少耐药且耐受性好，是目前治疗流感最好的药物。奥司他韦成人剂量每次 75mg，每日 2 次，连服至少 5 天，重症病人建议服用到病毒检测两次阴性为止。奥司他韦对流感病毒和禽流感病毒 H5N1、H7N9 和 H9N2 有抑制作用。帕拉米韦 300~600mg 静脉滴注，每日 1 次。扎那米韦每次 5mg，每日 2 次吸入，连用 5 天，可用于成年病人和 12 岁以上青少年病人；局部应用后药物在上呼吸道积聚，可抑制病毒复制与释放，无全身不良反应。另外，离子通道 M_2 阻滞剂金刚烷胺和金刚乙胺因其副作用较大，临床上基本不用。

4. 支持治疗和预防并发症

注意休息、多饮水、增加营养，给易于消化的饮食。纠正水、电解质紊乱。密切观察、监测并预防并发症。呼吸衰竭时给予呼吸支持治疗，病情危重机械通气不能维持氧合时可采用体外膜肺（ECMO）。在有继发细菌感染时及时使用抗生素。

（六）预后

与病毒毒力，自身免疫状况有关。年老体弱者易患肺炎性流感且病死率较高。单纯型流感预后较好。积极进行流感疫苗接种，尤其是年幼和老年病人在一定程度上可以减轻继发流感症状。

第二节　急性气管-支气管炎

急性气管-支气管炎是由生物、理化刺激或过敏等因素引起的急性气管-支气管黏膜炎症。多散发，无流行倾向，年老体弱者易感。症状主要为咳嗽和咳痰，常发生于寒冷季节或气候突变时，也可由急性上呼吸道感染迁延不愈所致。

一、病因和发病机制

（一）微生物

病原体与上呼吸道感染类似。病毒常为腺病毒、流感病毒（甲、乙型）、冠状病毒、鼻病毒、单纯疱疹病毒、呼吸道合胞病毒和副流感病毒。细菌常为流感嗜血杆菌、肺炎链球菌、卡他莫拉菌等。近年来衣原体和支原体感染明显增加，在病毒感染的基础上继发细菌感染亦较多见。

（二）理化因素

冷空气、粉尘、刺激性气体或烟雾（如二氧化硫、二氧化氮、氨气、氯气等）吸入，可刺激气管-支气管黏膜引起急性损伤和炎症反应。

（三）过敏反应

机体对吸入性致敏原如花粉、有机粉尘、真菌孢子、动物毛皮及排泄物等过敏，或对细菌蛋白质过敏。钩虫、蛔虫的幼虫在肺内移行也可引起气管-支气管急性炎症反应。

二、病理

气管、支气管黏膜充血水肿，淋巴细胞和中性粒细胞浸润，同时可伴纤毛上皮细胞损伤、脱落和黏液腺体肥大增生。合并细菌感染时，分泌物呈脓性。

三、临床表现

（一）症状

通常起病较急，全身症状较轻，可有发热。初为干咳或少量黏痰，随后痰量增多，咳嗽加剧，偶伴痰中带血。咳嗽、咳痰可延续 2~3 周，如迁延不愈，可演变成慢性支气管炎。伴支气管痉挛时，可出现程度不等的胸闷气促。

（二）体征

可无明显阳性表现，或在两肺闻及散在干、湿啰音，部位不固定，咳嗽后可减少或消失。

四、实验室和其他辅助检查

周围血白细胞计数可正常，但由细菌感染引起者，可伴白细胞总数和中性粒细胞百分比升高，血沉加快，痰培养可见致病菌。X 线胸片大多为肺纹理增强，少数无异常发现。

五、诊断与鉴别诊断

根据病史、咳嗽和咳痰等症状，两肺散在干、湿啰音等体征，结合血象和 X 线胸片，可做出临床诊断。病毒和细菌检查有助于病因诊断，需与下列疾病相鉴别。

（一）流行性感冒

起病急骤，发热较高，全身中毒症状（如全身酸痛、头痛、乏力等）明显，呼吸道局部症状较轻。流行病史、分泌物病毒分离和血清学检查有助于鉴别。

（二）急性上呼吸道感染

鼻咽部症状明显，咳嗽轻微，一般无痰。肺部无异常体征。胸部 X 线正常。

（三）其他

其他肺部疾病如支气管肺炎、肺结核、肺癌、肺脓肿、麻疹、百日咳等多种疾病可有类似的咳嗽、咳痰表现，应详细检查，以资鉴别。

六、治疗

（一）对症治疗

咳嗽、无痰或少痰，可用右美沙芬、喷托维林（咳必清）镇咳。咳嗽、有痰而不易咳出，可选用盐酸氨溴索、溴己新（必嗽平）、桃金娘油化痰，也可雾化祛痰。较常用的为兼顾止咳和化痰的复方甘草合剂，也可选用其他中成药止咳祛痰。发生支气管痉挛时可用平喘药如茶碱、β_2 受体激动剂、胆碱能阻滞剂等。发热可用解热镇痛药对症处理。

（二）抗生素治疗

仅在有细菌感染证据时使用。一般咳嗽 10 天以上，细菌、支原体、肺炎衣原体、鲍特菌等感染的概率较大。可首选新大环内酯类或青霉素类药物，亦可选用头孢菌素类或喹诺酮类等药物。美国疾病控制与预防中心推荐服用阿奇霉素 5 天、克拉霉素 7 天或红霉素 14 天。多数病人口服抗生素即可，症状较重者可肌内注射或静脉滴注给药，少数病人需根据病原体培养结果指导用药。

（三）一般治疗

多休息，多饮水，避免劳累。

七、预后

多数病人预后良好，少数体质弱者可迁延不愈，应引起足够重视。

八、预防

增强体质，避免劳累，防止感冒。改善生活卫生环境，避免接触污染空气及过敏物质。

第三章　慢性支气管炎、慢性阻塞性肺疾病

第一节　慢性支气管炎

慢性支气管炎简称慢支，是气管、支气管黏膜及其周围组织的慢性非特异性炎症。临床上以咳嗽、咳痰为主要症状，或有喘息，每年发病持续 3 个月或更长时间，连续 2 年或 2 年以上，并排除具有咳嗽、咳痰、喘息症状的其他疾病。

一、病因和发病机制

本病的病因尚不完全清楚，可能是多种环境因素与机体自身因素长期相互作用的结果。

(一) 吸烟

吸烟是最重要的环境发病因素，吸烟者慢性支气管炎的患病率比不吸烟者高 2~8 倍。烟草中的焦油、尼古丁和氢氰酸等化学物质具有多种损伤效应，如损伤气道上皮细胞和纤毛运动，使气道净化能力下降；促使支气管黏液腺和杯状细胞增生肥大，黏液分泌增多；刺激副交感神经而使支气管平滑肌收缩，气道阻力增加；使氧自由基产生增多，诱导中性粒细胞释放蛋白酶，破坏肺弹力纤维，诱发肺气肿形成等。

(二) 职业粉尘和化学物质

接触职业粉尘及化学物质，如烟雾、变应原、工业废气及室内空气污染等，浓度过高或接触时间过长，均可能促进慢性支气管炎发病。

(三) 空气污染

大量有害气体如二氧化硫、二氧化碳、氯气等可损伤气道黏膜上皮，使纤毛清除功能下降，黏液分泌增加，为细菌感染增加条件。

(四) 感染因素

病毒、支原体、细菌等感染是慢性支气管炎发生发展的重要原因之一。病毒感染以流感病毒、鼻病毒、腺病毒和呼吸道合胞病毒为常见。细菌感染常继发于病毒感染，常见病原体为肺炎链球菌、流感嗜血杆菌、卡他莫拉菌和葡萄球菌等。这些感染因素同样造成气管、支气管黏膜的损伤和慢性炎症。

（五）其他因素

免疫功能紊乱、气道高反应性、自主神经功能失调、年龄增大等机体因素和气候等环境因素均与慢性支气管炎的发生和发展有关。如老年人肾上腺皮质功能减退，细胞免疫功能下降，溶菌酶活性降低，从而容易造成呼吸道的反复感染。寒冷空气可以刺激腺体增加黏液分泌，纤毛运动减弱，黏膜血管收缩，局部血液循环障碍，有利于继发感染。

二、病理

支气管上皮细胞变性、坏死、脱落，后期出现鳞状上皮化生，纤毛变短、粘连、倒伏、脱失；各级支气管管壁均有多种炎症细胞浸润，以中性粒细胞、淋巴细胞为主，急性发作期可见大量中性粒细胞，严重者为化脓性炎症，黏膜充血、水肿；杯状细胞和黏液腺肥大增生、分泌旺盛，大量黏液潴留；病情继续发展，炎症由支气管壁向其周围组织扩散，黏膜下层平滑肌束可断裂萎缩，黏膜下和支气管周围纤维组织增生；支气管壁的损伤-修复过程反复发生，进而引起支气管结构重塑，胶原含量增加，瘢痕形成；进一步发展成阻塞性肺气肿时见肺泡腔扩大，肺泡弹性纤维断裂。

三、临床表现

（一）症状

缓慢起病，病程长，反复急性发作而使病情加重。主要症状为咳嗽、咳痰或伴有喘息。急性加重系指咳嗽、咳痰、喘息等症状突然加重。急性加重的主要原因是呼吸道感染，病原体可以是病毒、细菌、支原体和衣原体等。

1. 咳嗽

一般晨间咳嗽为主，睡眠时有阵咳或排痰。

2. 咳痰

一般为白色黏液或浆液泡沫性，偶可带血。清晨排痰较多，起床后或体位变动可刺激排痰。

3. 喘息或气急

喘息明显者可能伴发支气管哮喘。若伴肺气肿时可表现为活动后气促。

（二）体征

早期多无异常体征。急性发作期可在背部或双肺底听到干、湿啰音，咳嗽后可减少或消失。如伴发哮喘可闻及广泛哮鸣音并伴呼气期延长。

四、实验室和其他辅助检查

（一）X 线检查

早期可无异常。反复发作者表现为肺纹理增粗、紊乱，呈网状或条索状、斑点状阴影，以双下肺明显。

（二）呼吸功能检查

早期无异常。如有小气道阻塞时，最大呼气流速-容量曲线在 75% 和 50% 肺容量时流量明显降低。当使用支气管扩张剂后第一秒用力呼气容积（FEV_1）与用力肺活量（FVC）的比值（FEV_1/FVC）<0.70 提示已发展为慢阻肺。

（三）血液检查

细菌感染时可出现白细胞总数和（或）中性粒细胞计数增高。

（四）痰液检查

可培养出致病菌。涂片可发现革兰阳性菌或革兰阴性菌，或大量破坏的白细胞和杯状细胞。

五、诊断

依据咳嗽、咳痰或伴有喘息，每年发病持续 3 个月，连续 2 年或 2 年以上，并排除其他可以引起类似症状的慢性疾病。

六、鉴别诊断

（一）支气管哮喘

部分哮喘病人以刺激性咳嗽为特征，灰尘、油烟、冷空气等容易诱发咳嗽，常有家庭或个人过敏性疾病史。对抗生素无效，支气管激发试验阳性。

（二）嗜酸性粒细胞性支气管炎

临床症状类似，X 线检查无明显改变或肺纹理增加，支气管激发试验多阴性，临床上容易误诊。诱导痰检查嗜酸性粒细胞比例增加（≥3%）可以诊断。

（三）肺结核

常有发热、乏力、盗汗及消瘦等症状。痰液查找抗酸杆菌及胸部 X 线检查可以鉴别。

（四）支气管肺癌

多数有数年吸烟史，顽固性刺激性咳嗽或过去有咳嗽史，近期咳嗽性质发生改变，常有痰中带血。有时表现为反复同一部位的阻塞性肺炎，经抗生素治疗未能完全消退。痰脱落细胞学、胸部 CT 及支气管镜等检查可明确诊断。

（五）特发性肺纤维化

临床经过多缓慢，开始仅有咳嗽、咳痰，偶有气短。仔细听诊在胸部下后侧可闻及爆裂音（Velcro 啰音）。血气分析示动脉血氧分压降低，而二氧化碳分压可不升高。高分辨率螺旋 CT 检查有助诊断。

（六）支气管扩张

典型者表现为反复大量咯脓痰或反复咯血。X 线胸部检查常见肺野纹理粗乱或呈卷发状。高分辨率螺旋 CT 检查可确定诊断。

（七）其他引起慢性咳嗽的疾病

慢性咽炎、上呼吸道咳嗽综合征、胃食管反流、某些心血管疾病（如二尖瓣狭窄）等均有其各自的特点。

七、治疗

（一）急性加重期的治疗

1. 控制感染

多依据病人所在地常见病原菌经验型选用抗生素，一般口服，病情严重时静脉给药。如左氧氟沙星 0.4g，每日 1 次；罗红霉素 0.3g，每日 2 次；阿莫西林 2~4g/d，分 2~4 次口服；头孢呋辛 1.0g/d，分 2 次口服；复方磺胺甲恶唑片（SMZ-TMP），每次 2 片，每日 2 次。如果能培养出致病菌，可按药敏试验选用抗生素。

2. 镇咳祛痰

可使用复方甘草合剂 10mL，每日 3 次；或复方氯化铵合剂 10mL，每日 3 次；或溴己新 8~16mg，每日 3 次；或盐酸氨溴索 30mg，每日 3 次；或桃金娘油 0.3g，每日 3 次。干咳为主者可用镇咳药物，如右美沙芬或其合剂等。

3. 平喘

有气喘者可加用支气管扩张剂，如氨茶碱 0.1g，每日 3 次，或用茶碱控释剂；或 β_2 受体激动剂吸入。

（二）缓解期治疗

（1）戒烟，应避免吸入有害气体和其他有害颗粒。

（2）增强体质，预防感冒。

（3）反复呼吸道感染者可试用免疫调节剂或中医中药，如流感疫苗、肺炎疫苗、卡介苗多糖核酸、胸腺素等，部分病人或可见效。

八、预后

部分病人可控制，不影响工作、学习；部分病人可发展成慢性阻塞性肺疾病甚至肺源性心脏病（肺心病）。

第二节　慢性阻塞性肺疾病

慢性阻塞性肺疾病（COPD）简称慢阻肺，是一种常见的、可以预防和治疗的疾病，其特征是持续存在的呼吸系统症状和气流受限，通常与显著暴露于有害颗粒或气体引起的气道和（或）肺泡异常有关。肺功能检查对确定气流受限有重要意义，在吸入支气管扩张剂后，第一秒用力呼气容积（FEV_1）占用力肺活量（FVC）之比值（FEV_1/FVC）<70%表明存在持续气流受限。

慢阻肺与慢性支气管炎和肺气肿有密切关系。如本章第一节所述，慢性支气管炎是指在除外慢性咳嗽的其他已知原因后，病人每年咳嗽、咳痰3个月以上并连续2年者。肺气肿是指肺部终末细支气管远端气腔出现异常持久的扩张，并伴有肺泡和细支气管的破坏，而无明显的肺纤维化。当慢性支气管炎、肺气肿病人肺功能检查出现持续气流受限时，则能诊断为慢阻肺；如病人只有慢性支气管炎和（或）肺气肿，而无持续气流受限，则不能诊断为慢阻肺。

一些已知病因或具有特征病理表现的疾病也可导致持续气流受限，如支气管扩张症、肺结核纤维化病变、严重的间质性肺疾病、弥漫性泛细支气管炎以及闭塞性细支气管炎等，但均不属于慢阻肺。

慢阻肺是呼吸系统疾病中的常见病和多发病，患病率和病死率均居高不下。1992年在我国北部和中部地区对102230名农村成年人进行了调查，慢阻肺的患病率为3%。2018年新发布的我国慢阻肺流行病学调查结果显示，慢阻肺的患病率占40岁以上人群的13.7%。在我国，慢阻肺是导致慢性呼吸衰竭和慢性肺源性心脏病最常见的病因，约占全部病例的80%。因肺功能进行性减退，严重影响病人的劳动力和生活质量。慢阻肺造成巨大的社会和经济负担，根据世界银行/世界卫生组织发表的研究，预计至2020年慢阻肺将占世界疾病经济负担的第五位。

一、病因

本病的病因与慢性支气管炎相似，可能是多种环境因素与机体自身因素长期相互作用的结果。

二、发病机制

(一) 炎症机制

气道、肺实质和肺血管的慢性炎症是慢阻肺的特征性改变，中性粒细胞、巨噬细胞、T淋巴细胞等炎症细胞参与了慢阻肺的发病过程。中性粒细胞的活化和聚集是慢阻肺炎症过程的一个重要环节，通过释放中性粒细胞弹性蛋白酶等多种生物活性物质，引起慢性黏液高分泌状态并破坏肺实质。

(二) 蛋白酶-抗蛋白酶失衡机制

蛋白水解酶对组织有损伤、破坏作用；抗蛋白酶对弹性蛋白酶等多种蛋白酶具有抑制功能，其中 α_1-抗胰蛋白酶 (α_1-AT) 是活性最强的一种。蛋白酶增多或抗蛋白酶不足均可导致组织结构破坏，产生肺气肿。吸入有害气体和有害物质可以导致蛋白酶产生增多或活性增强，抗蛋白酶产生减少或灭活加快；同时氧化应激、吸烟等危险因素也可以降低抗蛋白酶的活性。先天性 α_1-AT 缺乏多见于北欧血统的个体，我国尚未见正式报道。

(三) 氧化应激机制

许多研究表明慢阻肺病人的氧化应激增加。氧化物主要有超氧阴离子、羟根、次氯酸、H_2O_2 和一氧化氮等。氧化物可直接作用并破坏许多生化大分子如蛋白质、脂质、核酸等，导致细胞功能障碍或细胞死亡，还可以：破坏细胞外基质；引起蛋白酶-抗蛋白酶失衡；促进炎症反应，如激活转录因子 NF-κB，参与多种炎症介质的转录，如 IL-8、TNF-α 以及诱导型一氧化氮合酶 (NOS) 和环氧合物酶等的转录。

(四) 其他机制

如自主神经功能失调、营养不良、气温变化等都有可能参与慢阻肺的发生、发展。

上述机制共同作用，最终产生两种重要病变：①小气道病变，包括小气道炎症、小气道纤维组织形成、小气道管腔黏液栓等，使小气道阻力明显升高。②肺气肿病变，使肺泡对小气道的正常拉力减小，小气道较易塌陷；同时肺气肿使肺泡弹性回缩力明显降低。这种小气道病变与肺气肿病变共同作用，造成慢阻肺特征性的持续性气流受限。

三、病理

慢阻肺的病理改变主要表现为慢性支气管炎及肺气肿的病理变化。慢性支气管炎的病理改变见本章第一节。肺气肿的病理改变可见肺过度膨胀，弹性减退。外观灰白或苍白，表面可见多个大小不一的大疱。镜检见肺泡壁变薄，肺泡腔扩大、破裂或形成大疱，血液供应减少，弹力纤维网破坏。按照累及肺小叶的部位，可将阻塞性肺气肿分为小叶中央型、全小叶型及介于两者之间的混合型三类，其中以小叶中央型为多见。小叶中央型是由于终末细支气管或一级呼吸性细支气管炎症导致管腔狭窄，其远端的二级呼吸性细支气管呈囊状扩张，其特点是囊状扩张的呼吸性细支气管位于二级小叶的中央区。全小叶型是呼吸性细支气管狭窄，引起所属终末肺组织，即肺泡管、肺泡囊及肺泡的扩张，其特点是气肿囊腔较小，遍布于肺小叶内。有时两型存在一个肺内称混合型肺气肿，多在小叶中央型基础上，并发小叶周边区肺组织膨胀。

四、病理生理

慢阻肺特征性的病理生理变化是持续气流受限致肺通气功能障碍。随着病情的发展，肺组织弹性日益减退，肺泡持续扩大，回缩障碍，则残气量及残气量占肺总量的百分比增加。肺气肿加重导致大量肺泡周围的毛细血管受肺泡膨胀的挤压而退化，致使肺毛细血管大量减少，肺泡间的血流量减少，此时肺泡虽有通气，但肺泡壁无血液灌流，导致生理无效腔气量增大；也有部分肺区虽有血液灌流，但肺泡通气不良，不能参与气体交换，导致功能性分流增加，从而产生通气与血流比例失调。同时，肺泡及毛细血管大量丧失，弥散面积减少，进而导致换气功能发生障碍。通气和换气功能障碍引起缺氧和二氧化碳潴留，可发生不同程度的低氧血症和高碳酸血症，最终出现呼吸衰竭。

五、临床表现

（一）症状

起病缓慢，病程较长，早期可以没有自觉症状。主要症状包括：

1. 慢性咳嗽

随病程发展可终身不愈。常晨间咳嗽明显，夜间阵咳或排痰。

2. 咳痰

一般为白色黏液或浆液泡沫性痰，偶可带血丝，清晨排痰较多。急性发作期痰量增多，可有脓性痰。

3. 气短或呼吸困难

早期在较剧烈活动时出现，后逐渐加重，以致在日常活动甚至休息时也感到气短，是慢阻肺的标志性症状。

4. 喘息和胸闷

部分病人特别是重度病人或急性加重时出现喘息。

5. 其他

晚期病人有体重下降、食欲减退等。

（二）体征

1. 视诊

胸廓前后径增大，肋间隙增宽，剑突下胸骨下角增宽，称为桶状胸。部分病人呼吸变浅，频率增快，严重者可有缩唇呼吸等。

2. 触诊

双侧语颤减弱。

3. 叩诊

肺部过清音，心浊音界缩小，肺下界和肝浊音界下降。

4. 听诊

两肺呼吸音减弱，呼气期延长，部分病人可闻及湿啰音和（或）干啰音。

六、实验室和其他辅助检查

（一）肺功能检查

是判断持续气流受限的主要客观指标。吸入支气管扩张剂后，$FEV_1/FVC<70\%$ 可确定为持续气流受限。肺总量（TLC）、功能残气量（FRC）和残气量（RV）增高，肺活量（VC）减低，表明肺过度充气。

（二）胸部 X 线检查

慢阻肺早期胸片无异常变化。以后可出现肺纹理增粗、紊乱等非特异性改变，也可出现肺气肿。X 线胸片改变对慢阻肺诊断的特异性不高，但对于与其他肺疾病进行鉴别具有重要价值，对于明确自发性气胸、肺炎等常见并发症也十分有用。

（三）胸部 CT 检查

CT 检查可见慢阻肺小气道病变的表现、肺气肿的表现以及并发症的表现，但其主要临床意义在于排除其他具有相似症状的呼吸系统疾病。高分辨率 CT 对辨别小叶中央型或全小叶型肺气肿以及确定肺大疱的大小和数量，有较高的敏感性和特异性，对预估肺大疱切除或外科减容手术等效果有一定价值。

（四）血气检查

对确定发生低氧血症、高碳酸血症、酸碱平衡失调以及判断呼吸衰竭的类型有重要价值。

（五）其他

慢阻肺合并细菌感染时，外周血白细胞计数增高，核左移。痰培养可能查出病原菌。

七、诊断与稳定期病情严重程度评估

（一）诊断

根据吸烟等高危因素史、临床症状和体征等资料，临床可以怀疑慢阻肺。肺功能检查确定持续气流受限是慢阻肺诊断的必备条件，吸入支气管扩张剂后，$FEV_1/FVC<70\%$ 为确定存在持续气流受限的界限，若能同时排除其他已知病因或具有特征病理表现的气流受限疾病，则可明确诊断为慢阻肺。

（二）稳定期病情严重程度评估

目前多主张对稳定期慢阻肺采用综合指标体系进行病情严重程度评估。

1. 肺功能评估

可使用 GOLD 分级，慢阻肺病人吸入支气管扩张剂后 $FEV_1/FVC<70\%$，再依据其 FEV_1 下降幅度进行气流受限的严重度分级，见表 3-1。

表 3-1　COPD 病人气流受限严重程度的肺功能分级

肺功能分级	病人肺功能 FEV_1 占预计值的百分比（%pred）
GOLD1 级：轻度	≥80
GOLD2 级：中度	50~79
GOLD3 级：重度	30~49
GOLD4 级：极重度	<30

2. 症状评估

可采用改良版英国医学研究委员会呼吸困难问卷（mMRC 问卷）评估呼吸困难程度（表3-2），采用慢阻肺评估测试（CAT）问卷评估慢阻肺病人的健康损害程度。

表 3-2　mMRC 问卷

mMRC 分级	呼吸困难症状
0 级	剧烈活动时出现呼吸困难
1 级	平地快步行走或爬缓坡时出现呼吸困难
2 级	由于呼吸困难，平地行走时比同龄人慢或需要停下来休息
3 级	平地行走 100 米左右或数分钟后即需要停下来喘气
4 级	因严重呼吸困难而不能离开家，或在穿衣脱衣时即出现呼吸困难

3. 急性加重风险评估

上一年发生 2 次或以上急性加重，或者 1 次及 1 次以上需要住院治疗的急性加重，均提示今后急性加重风险增加。

依据上述症状、急性加重风险和肺功能改变等，即可对稳定期慢阻肺病人的病情严重程度做出综合性评估，并依据该评估结果选择稳定期的主要治疗药物（表 3-3）。外周血嗜酸性粒细胞计数有可能在预估慢阻肺急性加重风险及吸入糖皮质激素（ICS）对急性加重的预防效果有一定价值。

表 3-3　稳定期 COPD 病人病情严重程度的综合性评估及其主要治疗药物

病人综合评估分组	特征	上一年急性加重次数	mMRC 分级或 CAT 评分	首选治疗药物
A 组	低风险，症状少	≤1 次	0~1 级或<10	SAMA 或 SABA，必要时
B 组	低风险，症状多	≤1 次	≥2 级或≥10	LAMA 或（和）LABA
C 组	高风险，症状少	≥2 次 *	0~1 级或<10	LAMA，或 LAMA 加 LABA 或 ICS 加 LABA
D 组	高风险，症状多	≥2 次 *	≥2 级或≥10	LAMA 加 LABA，或加 ICS

注：SABA—短效 β_2 受体激动剂；SAMA—短效抗胆碱能药物；LABA—长效队受体激动剂；LAMA—长效抗胆碱能药物；ICS—吸入糖皮质激素；*—或因急性加重住院≥1 次

在对慢阻肺病人进行病情严重程度的综合评估时，还应注意慢阻肺病人的全身合并疾病，如心血管疾病、骨质疏松、焦虑和抑郁、肺癌、感染、代谢综合征和糖尿病等，治疗时应予兼顾。

（三）急性加重期病情严重程度评估

慢阻肺急性加重是指咳嗽、咳痰、呼吸困难比平时加重，或痰量增多，或咯黄痰，需要改变用药方案。根据临床征象将慢阻肺急性加重分为 3 级（表 3-4）。

表 3-4　AECOPD 的临床分级

	I 级	II 级	III 级
呼吸衰竭	无	有	有
呼吸频率（次/分）	20~30	>30	>30
应用辅助呼吸肌群	无	有	有
意识状态改变	无	无	有

	I级	II级	III级
低氧血症	能通过鼻导管或文丘里面罩28%～35%浓度吸氧而改善	能通过文丘里面罩28%～35%浓度吸氧而改善	低氧血症不能通过文丘里面罩吸氧或>40%吸氧浓度而改善
高碳酸血症	无	有，$PaCO_2$增加到50～60mmHg	有，$PaCO_2$>60mraHg，或存在酸中毒（pH≤7.25）

八、鉴别诊断

（一）哮喘

慢阻肺多为中年发病，症状缓慢进展，多有长期吸烟史。哮喘多为儿童或青少年期起病，症状起伏大，常伴有过敏史、鼻炎和（或）湿疹等，部分病人有哮喘家族史。大多数哮喘病人的气流受限有显著的可逆性，合理吸入糖皮质激素等药物常能有效控制病情，是其与慢阻肺相鉴别的一个重要特征。但是，部分病程长的哮喘病人可发生气道重塑，气流受限的可逆性减小，两者的鉴别诊断比较困难。此时应根据临床及实验室所见全面分析，进行鉴别。在少部分病人中这两种疾病可以重叠存在。

（二）其他引起慢性咳嗽、咳痰症状的疾病

如支气管扩张、肺结核、肺癌、特发性肺纤维化、弥漫性泛细支气管炎等，具体见本章第一节。

（三）其他引起劳力性气促的疾病

如冠心病、高血压心脏病、心脏瓣膜疾病等。

（四）其他原因导致的呼吸气腔扩大

呼吸气腔均匀规则扩大而不伴有肺泡壁破坏时，虽不符合肺气肿的严格定义，但临床上也习惯称为肺气肿，如代偿性肺气肿、老年性肺气肿。临床表现可以出现劳力性呼吸困难和肺气肿体征。需要综合分析临床资料以进行鉴别。

九、并发症

（一）慢性呼吸衰竭

常在慢阻肺急性加重时发生，其症状明显加重，发生低氧血症和（或）高碳酸血症，出现缺氧和二氧化碳潴留的临床表现。

（二）自发性气胸

如有突然加重的呼吸困难，并伴有明显发绀，患侧肺部叩诊为鼓音，听诊呼吸音减弱或消失，应考虑并发自发性气胸，通过 X 线检查可以确诊。

（三）慢性肺源性心脏病

由于慢阻肺引起肺血管床减少及缺氧致肺动脉收缩和血管重塑，导致肺动脉高压，右心室肥厚扩大，最终发生右心功能不全。

十、治疗

（一）稳定期的治疗

1. 教育与管理

其中最重要的是劝导吸烟的病人戒烟，这是减慢肺功能损害最有效的措施，也是最难落实的措施。医务人员自己首先应该不吸烟。对吸烟的病人采用多种宣教措施，有条件者可以考虑使用辅助药物。因职业或环境粉尘、刺激性气体所致者，应脱离污染环境。

2. 支气管扩张剂

是现有控制症状的主要措施，可依据病人病情严重程度（参照表 3-3）、用药后病人的反应等因素选用。联合应用不同药理机制的支气管扩张剂可增加支气管扩张效果。

（1）β_2 肾上腺素受体激动剂：短效制剂如沙丁胺醇气雾剂，每次 100～200μg（1～2喷），雾化吸入，疗效持续 4 小时，每 24 小时不超过 8～12 喷。长效制剂如沙美特罗、福莫特罗等，每日吸入 2 次，茚达特罗每日仅吸入 1 次。

（2）抗胆碱药：短效制剂如异丙托溴铵气雾剂，雾化吸入，持续 6～8 小时，每次 40～80μg（每喷 20μg），每天 3～4 次。长效制剂有噻托溴铵粉吸入剂，剂量为 18μg，每天吸入 1 次；噻托溴铵喷雾剂，剂量为 5μg，每天吸入 1 次。

（3）茶碱类药：茶碱缓释或控释片，0.2g，每 12 小时 1 次；氨茶碱，0.1g，每天 3 次。

3. 糖皮质激素

对高风险病人（C 组和 D 组病人），有研究显示长期吸入糖皮质激素与长效 β_2 肾上腺素受体激动剂的联合制剂可增加运动耐量、减少急性加重频率、提高生活质量。目前常用剂型有沙美特罗加氟替卡松、福莫特罗加布地奈德。

3. 祛痰药

对痰不易咳出者可应用，常用药物有盐酸氨溴索，30mg，每日 3 次；N-乙酰半胱氨酸，0.6g，每日 2 次；或羧甲司坦，0.5g，每日 3 次。后两种药物可以降低部分病人急性加重的风险。

4. 其他药物

磷酸二酯酶-4 抑制剂罗氟司特用于具有 COPD 频繁急性加重病史的病人，可以降低急性加重风险。有研究表明大环内酯类药物（红霉素或阿奇霉素）应用 1 年可以减少某些频繁急性加重的慢阻肺病人的急性加重频率，但有可能导致细菌耐药及听力受损。

5. 长期家庭氧疗（LTOT）

对慢阻肺并发慢性呼吸衰竭者可提高生活质量和生存率，对血流动力学、运动能力和精神状态均会产生有益的影响。LTOT 的使用指征为：①$PaO_2 \leqslant 55mmHg$ 或 $SaO_2 \leqslant 88\%$，有或没有高碳酸血症。②PaO_2 55~60mmHg，或 $SaO_2 < 89\%$，并有肺动脉高压、右心衰竭或红细胞增多症（血细胞比容 > 0.55）。一般用鼻导管吸氧，氧流量为 1.0~2.0L/min，吸氧时间 > 15h/d。目的是使病人在海平面、静息状态下，达到 $PaO_2 \geqslant 60mmHg$ 和（或）使 SaO_2 升至 90% 以上。

6. 康复治疗

可以使因进行性气流受限、严重呼吸困难而很少活动的病人改善活动能力、提高生活质量，是稳定期病人的重要治疗手段，具体包括呼吸生理治疗、肌肉训练、营养支持、精神治疗与教育等多方面措施。

（二）急性加重期治疗

1. 确定急性加重的原因

最多见的原因是细菌或病毒感染及病情的严重程度，根据病情严重程度决定门诊或住院治疗。

2. 支气管扩张剂

药物同稳定期。有严重喘息症状者可给予较大剂量雾化吸入治疗，如应用沙丁胺醇 500μg，或沙丁胺醇 1000μg 加异丙托溴铵 250~500μg，通过小型雾化器给病人吸入治疗以缓解症状。

3. 低流量吸氧

发生低氧血症者可用鼻导管吸氧，或通过文丘里面罩吸氧。鼻导管给氧时，吸入的氧浓度为 28%~30%，应避免吸入氧浓度过高引起二氧化碳潴留。

4. 抗生素

当病人呼吸困难加重，咳嗽伴痰量增加、有脓性痰时，应依据病人所在地常见病原菌及其药物敏感情况积极选用抗生素治疗。门诊可用阿莫西林/克拉维酸、头孢唑肟、头孢呋辛、左氧氟沙星、莫西沙星口服治疗；较重者可应用第三代头孢菌素，如头孢曲松 2.0g 加于生理盐水中静脉滴注，每天 1 次。住院病人应根据预计的病原菌及当地细菌耐药情况选用抗生素，如 β-内酰胺类/β-内酰胺酶抑制剂、大环内酯类或呼吸喹诺酮类，一般多静脉滴注给药。如果找到确切的病原菌，应根据药敏结果选用抗生素。

5. 糖皮质激素

对需要住院治疗的急性加重期病人可考虑泼尼松龙 30～40mg/d，也可静脉给予甲泼尼龙 40～80mg，每日 1 次。连续 5～7 天。

6. 机械通气

对于并发较严重呼吸衰竭的病人可使用机械通气治疗。

7. 其他治疗措施

合理补充液体和电解质以保持身体水电解质平衡。注意补充营养，根据病人胃肠功能状况调节饮食，保证热量和蛋白质、维生素等营养素的摄入，必要时可以选用肠外营养治疗。积极排痰治疗，最有效的措施是保持机体有足够体液，使痰液变稀薄；其他措施如刺激咳嗽、叩击胸部、体位引流等方法。积极处理伴随疾病（如冠心病、糖尿病等）及并发症（如自发性气胸、休克、弥散性血管内凝血、上消化道出血、肾功能不全等）。

如病人有呼吸衰竭、肺源性心脏病、心力衰竭，具体治疗方法可参阅有关章节治疗内容。

（三）外科治疗

外科方法仅适用于少数有特殊指征的病人，选择适当病例可以取得一定疗效，使病人肺功能有所改善，呼吸困难有所减轻。鉴于较高的手术风险及昂贵的手术费用，选择手术治疗应十分谨慎。术前必须进行动脉血气分析、肺功能测定和胸部 CT 检查，全面评估呼吸功能。手术方式包括肺大疱切除术和肺减容手术。肺移植术为终末期慢阻肺病人提供了一种新的治疗选择，但存在着技术要求高、供体资源有限、手术费用昂贵等诸多问题。

十一、预防

戒烟是预防慢阻肺最重要的措施，在疾病的任何阶段戒烟都有助于防止慢阻肺的发生和发展。控制环境污染，减少有害气体或有害颗粒的吸入。积极防治婴幼儿和儿童期的呼吸系统感染。流感疫苗、肺炎链球菌疫苗、细菌溶解物、卡介苗多糖核酸等对防止慢阻肺病人反复感染可能有益。加强体育锻炼，增强体质，提高机体免疫力，可帮助改善机体一般状况。此外，对于有慢阻肺高危因素的人群，应定期进行肺功能监测，以尽可能早期发现慢阻肺并及时予以干预。慢阻肺的早期发现和早期干预十分重要。

第四章　支气管哮喘

支气管哮喘简称哮喘，是一种以慢性气道炎症和气道高反应性为特征的异质性疾病。主要特征包括气道慢性炎症，气道对多种刺激因素呈现的高反应性，多变的可逆性气流受限，以及随病程延长而导致的一系列气道结构的改变，即气道重构。临床表现为反复发作的喘息、气急、胸闷或咳嗽等症状，常在夜间及凌晨发作或加重，多数病人可自行缓解或经治疗后缓解。根据全球和我国哮喘防治指南提供的资料，经过长期规范化治疗和管理，80%以上的病人可以达到哮喘的临床控制。

一、流行病学

哮喘是世界上最常见的慢性疾病之一，全球约有 3 亿、我国约有 3000 万哮喘病人。各国哮喘患病率从 1%~18% 不等，我国成人哮喘的患病率为 1.24%，且呈逐年上升趋势。一般认为发达国家哮喘患病率高于发展中国家，城市高于农村。哮喘病死率在 (1.6~36.7)/10 万，多与哮喘长期控制不佳、最后一次发作时治疗不及时有关，其中大部分是可预防的。我国已成为全球哮喘病死率最高的国家之一

二、病因和发病机制

(一) 病因

哮喘是一种复杂的、具有多基因遗传倾向的疾病，其发病具有家族集聚现象，亲缘关系越近，患病率越高。近年来，点阵单核苷酸多态性基因分型技术，也称全基因组关联研究（GWAS）的发展给哮喘的易感基因研究带来了革命性的突破。目前采用 GWAS 鉴定了多个哮喘易感基因，如 YLK40、IL6R、PDE4D、IL33 等。具有哮喘易感基因的人群发病与否受环境因素的影响较大，深入研究基因-环境相互作用将有助于揭示哮喘发病的遗传机制。

环境因素包括变应原性因素，如室内变应原（尘螨、家养宠物、蟑螂）、室外变应原（花粉、草粉）、职业性变应原（油漆、活性染料）、食物（鱼、虾、蛋类、牛奶）、药物（阿司匹林、抗生素）和非变应原性因素，如大气污染、吸烟、运动、肥胖等。

(二) 发病机制

哮喘的发病机制尚未完全阐明，目前可概括为气道免疫-炎症机制、神经调节机制及其相互作用。

1. 气道免疫-炎症机制

（1）气道炎症形成机制：气道慢性炎症反应是由多种炎症细胞、炎症介质和细胞因子共同参与、相互作用的结果。

外源性变应原通过吸入、食入或接触等途径进入机体后，被抗原提呈细胞内吞并激活 T 细胞。一方面，活化的辅助性 Th2 细胞产生白介素（IL）如 IL-4、IL-5 和 IL-13 等激活 B 淋巴细胞并合成特异性 IgE，后者结合于肥大细胞和嗜碱性粒细胞等表面的 IgE 受体。若变应原再次进入体内，可与结合在细胞表面的 IgE 交联，使该细胞合成并释放多种活性介质，导致气道平滑肌收缩、黏液分泌增加和炎症细胞浸润，产生哮喘的临床症状，这是一个典型的变态反应过程。另一方面，活化的辅助性 Th2 细胞分泌的 IL 等细胞因子可直接激活肥大细胞、嗜酸性粒细胞及巨噬细胞等，并使之聚集在气道。这些细胞进一步分泌多种炎症因子如组胺、白三烯、前列腺素、活性神经肽、嗜酸性粒细胞趋化因子、转化生长因子（TGF）等，构成了一个与炎症细胞相互作用的复杂网络，导致气道慢性炎症。近年来认识到嗜酸性粒细胞在哮喘发病中不仅发挥着终末效应细胞的作用，还具有免疫调节作用。Thl7 细胞在以中性粒细胞浸润为主的激素抵抗型哮喘和重症哮喘发病中起到了重要作用。

根据变应原吸入后哮喘发生的时间，可分为早发型哮喘反应、迟发型哮喘反应和双相型哮喘反应。早发型哮喘反应几乎在吸入变应原的同时立即发生，15~30 分钟达高峰，2 小时后逐渐恢复正常。迟发型哮喘反应约 6 小时后发生，持续时间长，可达数天。约半数以上病人出现迟发型哮喘反应。

（2）气道高反应性（AHR）：是指气道对各种刺激因子如变应原、理化因素、运动、药物等呈现的高度敏感状态，表现为病人接触这些刺激因子时气道出现过强或过早的收缩反应。AHR 是哮喘的基本特征，可通过支气管激发试验来量化和评估，有症状的哮喘病人几乎都存在 AHR。目前普遍认为气道慢性炎症是导致 AHR 的重要机制之一，当气道受到变应原或其他刺激后，多种炎症细胞释放炎症介质和细胞因子，引起气道上皮损害、上皮下神经末梢裸露等，从而导致气道高反应性。长期存在无症状的气道高反应性者出现典型哮喘症状的风险明显增加。然而，出现 AHR 者并非都是哮喘，如长期吸烟、接触臭氧、病毒性上呼吸道感染、慢性阻塞性肺疾病等也可出现 AHR，但程度相对较轻。

2. 神经调节机制

神经因素是哮喘发病的重要环节之一。支气管受复杂的自主神经支配，除肾上腺素能神经、胆碱能神经外，还有非肾上腺素能非胆碱能（NANC）神经系统。哮喘病人 β 肾上腺素受体功能低下，而病人对吸入组胺和乙酰甲胆碱的气道反应性显著增高则提示存在胆碱能神经张力的增加。NANC 神经系统能释放舒张支气管平滑肌的神经介质如血管活性肠肽、一氧化氮及收缩支气管平滑肌的介质如 P 物质、神经激肽，两者平衡失调则可引起支气管平滑肌收缩。此外，从感觉神经末梢释放的 P 物质、降钙素基因相关肽、神经激肽 A 等导致血管扩张、血管通透性增加和炎症渗出，此即为神经源性炎症。神经源性炎症能通过局部轴突反射释放感觉神经肽而引起哮喘发作。

三、病理

气道慢性炎症作为哮喘的基本特征，存在于所有的哮喘病人，表现为气道上皮下肥大细胞、嗜酸性粒细胞、巨噬细胞、淋巴细胞及中性粒细胞等的浸润，以及气道黏膜下组织水肿、微血管通透性增加、支气管平滑肌痉挛、纤毛上皮细胞脱落、杯状细胞增殖及气道分泌物增加等病理改变。若哮喘长期反复发作，可见支气管平滑肌肥大/增生、气道上皮细胞黏液化生、上皮下胶原沉积和纤维化、血管增生以及基底膜增厚等气道重构的表现。

四、临床表现

（一）症状

典型症状为发作性伴有哮鸣音的呼气性呼吸困难，可伴有气促、胸闷或咳嗽。症状可在数分钟内发作，并持续数小时至数天，可经平喘药物治疗后缓解或自行缓解。夜间及凌晨发作或加重是哮喘的重要临床特征。有些病人尤其是青少年，其哮喘症状在运动时出现，称为运动性哮喘。此外，临床上还存在没有喘息症状的不典型哮喘，病人可表现为发作性咳嗽、胸闷或其他症状。对以咳嗽为唯一症状的不典型哮喘称为咳嗽变异性哮喘（CVA）；对以胸闷为唯一症状的不典型哮喘，有人称之为胸闷变异性哮喘（CTVA）。哮喘的具体临床表现形式及严重程度在不同时间表现为多变性。

（二）体征

发作时典型的体征为双肺可闻及广泛的哮鸣音，呼气音延长。但非常严重的哮喘发作，哮鸣音反而减弱，甚至完全消失，表现为"沉默肺"，是病情危重的表现。非发作期体检可无异常发现，故未闻及哮鸣音，也不能排除哮喘。

五、实验室和其他检查

（一）痰嗜酸性粒细胞计数

大多数哮喘病人诱导痰液中嗜酸性粒细胞计数增高（>2.5%），且与哮喘症状相关。诱导痰嗜酸性粒细胞计数可作为评价哮喘气道炎症指标之一，也是评估糖皮质激素治疗反应性的敏感指标。

（二）肺功能检查

1. 通气功能检测

哮喘发作时呈阻塞性通气功能障碍表现，用力肺活量（FVC）正常或下降，第一秒用力呼气容积（FEV_1）、1 秒率（$FEV_1/FVC\%$）以及最高呼气流量（PEF）均下降；残气量及残气量与肺总量比值增加。其中以 $FEV_1/FVC\%<70\%$ 或 FEV_1 低于正常预计值的 80% 为判断气流受限的最重要指标。缓解期上述通气功能指标可逐渐恢复。病变迁延、反复发作者，其通气功能可逐渐下降。

2. 支气管激发试验（BPT）

用于测定气道反应性。常用吸入激发剂为乙酰甲胆碱和组胺，其他激发剂包括变应原、单磷酸腺苷、甘露醇、高渗盐水等，也有用物理激发因素如运动、冷空气等作为激发剂。观察指标包括 FEV_1、PEF 等。结果判断与采用的激发剂有关，通常以使 FEV_1 下降 20% 所需吸入乙酰甲胆碱或组胺累积剂量（$PD20-FEV_1$）或浓度（$PC20-FEV_1$）来表示，如 FEV_1 下降 ≥20%，判断结果为阳性，提示存在气道高反应性。BPT 适用于非哮喘发作期、FEV_1 在正常预计值 70% 以上病人的检查。

3. 支气管舒张试验（BDT）

用于测定气道的可逆性改变。常用吸入支气管舒张剂有沙丁胺醇、特布他林。当吸入支气管舒张剂 20 分钟后重复测定肺功能，FEV_1 较用药前增加 ≥12%，且其绝对值增加 ≥200mL，判断结果为阳性，提示存在可逆性的气道阻塞。

4. 呼吸流量峰值（PEF）及其变异率测定

哮喘发作时 PEF 下降。由于哮喘有通气功能时间节律变化的特点，监测 PEF 日间、周间变异率有助于哮喘的诊断和病情评估。PEF 平均每日昼夜变异率（连续 7 天，每日 PEF 昼夜变异率之和/7）>10%，或 PEF 周变异率｛（2 周内最高 PEF 值−最低 PEF 值）／［（2 周内最高 PEF 值+最低 PEF 值）×1/2］×100%｝>20%，提示存在气道可逆性的改变。

（三）胸部 X 线/CT 检查

哮喘发作时胸部 X 线可见两肺透亮度增加，呈过度通气状态，缓解期多无明显异常。胸部 CT 在部分病人可见支气管壁增厚、黏液阻塞。

（四）特异性变应原检测

外周血变应原特异性 IgE 增高结合病史有助于病因诊断；血清总 IgE 测定对哮喘诊断价值不大，但其增高的程度可作为重症哮喘使用抗 IgE 抗体治疗及调整剂量的依据。体内变应原试验包括皮肤变应原试验和吸入变应原试验。

（五）动脉血气分析

严重哮喘发作时可出现缺氧。由于过度通气可使 $PaCO_2$ 下降，pH 上升，表现为呼吸性碱中毒。若病情进一步恶化，可同时出现缺氧和 CO_2 滞留，表现为呼吸性酸中毒。当 $PaCO_2$ 较前增高，即使在正常范围内也要警惕严重气道阻塞的发生。

（六）呼出气一氧化氮（FeNO）检测

FeNO测定可以作为评估气道炎症和哮喘控制水平的指标，也可以用于判断吸入激素治疗的反应。

六、诊断

（一）诊断标准

1. 典型哮喘的临床症状和体征

（1）反复发作喘息、气急，胸闷或咳嗽，夜间及晨间多发，常与接触变应原、冷空气、理化刺激以及病毒性上呼吸道感染、运动等有关。

（2）发作时双肺可闻及散在或弥漫性哮鸣音，呼气相延长。

（3）上述症状和体征可经治疗缓解或自行缓解。

2. 可变气流受限的客观检查

①支气管舒张试验阳性；②支气管激发试验阳性；③平均每日PEF昼夜变异率>10%或PEF周变异率>20%。

符合上述症状和体征，同时具备气流受限客观检查中的任一条，并除外其他疾病所引起的喘息、气急、胸闷和咳嗽，可以诊断为哮喘。

咳嗽变异性哮喘：指咳嗽作为唯一或主要症状，无喘息、气急等典型哮喘症状，同时具备可变气流受限客观检查中的任一条，除外其他疾病所引起的咳嗽。

（二）哮喘的分期及控制水平分级

哮喘可分为急性发作期、慢性持续期和临床缓解期。

1. 急性发作期

指喘息、气急、胸闷或咳嗽等症状突然发生或症状加重，伴有呼气流量降低，常因接触变应原等刺激物或治疗不当所致。哮喘急性发作时其程度轻重不一，病情加重可在数小时或数天内出现，偶尔可在数分钟内即危及生命，故应对病情做出正确评估并及时治疗。急性发作时严重程度可分为轻度、中度、重度和危重4级。

轻度：步行或上楼时气短，可有焦虑，呼吸频率轻度增加，闻及散在哮鸣音，肺通气功能和血气检查正常。

中度：稍事活动感气短，讲话常有中断，时有焦虑，呼吸频率增加，可有三凹征，闻及响亮、弥漫的哮鸣音，心率增快，可出现奇脉，使用支气管舒张剂后PEF占预计值的60%~80%，SaO_2 91%~95%。

重度：休息时感气短，端坐呼吸，只能发单字表达，常有焦虑和烦躁，大汗淋漓，呼吸频率>30次/分，常有三凹征，闻及响亮、弥漫的哮鸣音，心率增快常>120次/分，奇脉，使用支气管舒张剂后 PEF 占预计值<60%或绝对值<100L/min 或作用时间<2 小时，PaO_2<60mmHg，$PaCO_2$>45mmHg，SaO_2≤90%，pH 可降低。

危重：病人不能讲话，嗜睡或意识模糊，胸腹矛盾运动，哮鸣音减弱甚至消失，脉率变慢或不规则，严重低氧血症和高二氧化碳血症，pH 降低。

2. 慢性持续期

指病人虽然没有哮喘急性发作，但在相当长的时间内仍有不同频度和不同程度的喘息、咳嗽、胸闷等症状，可伴有肺通气功能下降。可根据白天、夜间哮喘症状出现的频率和肺功能检查结果，将慢性持续期哮喘病情严重程度分为间歇性、轻度持续、中度持续和重度持续4 级，但这种分级方法在日常工作中已少采用，主要用于临床研究。目前应用最为广泛的慢性持续期哮喘严重性评估方法为哮喘控制水平，这种评估方法包括目前临床控制评估和未来风险评估，临床控制又可分为良好控制、部分控制和未控制 3 个等级，具体指标见表 4-1。

表 4-1 哮喘控制水平的分级

A：哮喘症状控制	哮喘症状控制水平		
	良好控制	部分控制	未控制
过去四周，病人存在：			
日间哮喘症状>2 次/周 是□ 否□			
夜间因哮喘憋醒 是□ 否□	无	存在 1~2 项	存在 3~4 项
使用缓解药次数>2 次/周 是□ 否□			
哮喘引起的活动受限 是□ 否□			
B：未来风险评估（急性发作风险，病情不稳定，肺功能迅速下降，药物不良反应）			
与未来不良事件风险增加的相关因素包括： 临床控制不佳；过去一年频繁急性发作；曾因严重哮喘而住院治疗；FEV_t 低；烟草暴露；高剂量药物治疗			

3. 临床缓解期

指病人无喘息、气急、胸闷、咳嗽等症状，并维持 1 年以上。

七、鉴别诊断

（一）左心衰竭引起的呼吸困难

该病与重症哮喘症状相似，极易混淆。鉴别要点：病人多有高血压、冠状动脉粥样硬化性心脏病、风湿性心脏病等病史和体征，突发气急，端坐呼吸，阵发性咳嗽，常咳出粉红色泡沫痰，两肺可闻及广泛的湿啰音和哮鸣音，左心界扩大，心率增快，心尖部可闻及奔马律。胸部 X 线检查可见心脏增大、肺淤血征。若一时难以鉴别，可雾化吸入 β_2 受体激动剂或静脉注射氨茶碱缓解症状后进一步检查。忌用肾上腺素或吗啡。

（二）慢性阻塞性肺疾病（COPD）

多见于中老年人，多有长期吸烟或接触有害气体的病史和慢性咳嗽史，喘息长年存在，有加重期。体检双肺呼吸音明显下降，可有肺气肿体征，两肺或可闻及湿啰音。对中老年病人，严格将慢阻肺和哮喘区分有时十分困难，用支气管舒张剂和口服或吸入激素做治疗性试验可能有所帮助。如病人同时具有哮喘和慢阻肺的特征，可以诊断哮喘合并慢阻肺或慢阻肺合并哮喘。

（三）上气道阻塞

中央型支气管肺癌、气管支气管结核、复发性多软骨炎等气道疾病或异物气管吸入，导致支气管狭窄或伴发感染时，可出现喘鸣或类似哮喘样呼吸困难，肺部可闻及哮鸣音。但根据病史，特别是出现吸气性呼吸困难，痰细胞学或细菌学检查，胸部影像、支气管镜检查，常可明确诊断。

（四）变态反应性支气管肺曲菌病（ABPA）

常以反复哮喘发作为特征，可咳出棕褐色黏稠痰块或咳出树枝状支气管管型。痰嗜酸性粒细胞数增加，痰镜检或培养可查及曲菌。胸部 X 线呈游走性或固定性浸润病灶，CT 可显示近端支气管呈囊状或柱状扩张。曲菌抗原皮肤试验呈双相反应，曲菌抗原特异性沉淀抗体（IgG）测定阳性，血清总 IgE 显著升高。

八、并发症

严重发作时可并发气胸、纵隔气肿、肺不张；长期反复发作或感染可致慢性并发症，如慢阻肺、支气管扩张、间质性肺炎和肺源性心脏病。

九、治疗

虽然目前哮喘不能根治，但长期规范化治疗可使大多数病人达到良好或完全的临床控制。哮喘治疗的目标是长期控制症状、预防未来风险的发生，即在使用最小有效剂量药物治疗的基础上或不用药物，能使病人与正常人一样生活、学习和工作。

（一）确定并减少危险因素接触

部分病人能找到引起哮喘发作的变应原或其他非特异刺激因素，使病人脱离并长期避免接触这些危险因素是防治哮喘最有效的方法。

（二）药物治疗

1. 药物分类和作用特点

哮喘治疗药物分为控制性药物和缓解性药物。前者指需要长期使用的药物，主要用于治疗气道慢性炎症而使哮喘维持临床控制，亦称抗炎药。后者指按需使用的药物，通过迅速解除支气管痉挛从而缓解哮喘症状，亦称解痉平喘药。各类药物介绍见表4-2。

表4-2　哮喘治疗药物分类

缓解性药物	控制性药物
短效 β_2 受体激动剂（SABA） 短效吸入型抗胆碱能药物（SAMA） 短效茶碱 全身用糖皮质激素	吸入型糖皮质激素（ICS） 白三烯调节剂 长效 β_2 受体激动剂（LABA，不单独使用） 缓释茶碱 色甘酸钠 抗 IgE 抗体 抗 IL-5 抗体 联合药物（如 ICS/LABA）

（1）糖皮质激素：简称激素，是目前控制哮喘最有效的药物。激素通过作用于气道炎症形成过程中的诸多环节，如抑制嗜酸性粒细胞等炎症细胞在气道的聚集、抑制炎症因子的生成和介质释放、增强平滑肌细胞 β_2 受体的反应性等，有效抑制气道炎症。分为吸入、口服和静脉用药。

吸入：吸入型糖皮质激素（ICS）由于其局部抗炎作用强、全身不良反应少，已成为目前哮喘长期治疗的首选药物。常用药物有倍氯米松、布地奈德、氟替卡松、环索奈德、莫米松等。通常需规律吸入 1~2 周或以上方能起效。根据哮喘病情选择吸入不同 ICS 剂量。虽然吸入 ICS 全身不良反应少，但少数病人可出现口咽念珠菌感染、声音嘶哑，吸入药后用清水漱口可减轻局部反应和胃肠吸收。长期吸入较大剂量 ICS（>100μg/d）者应注意预防全身性不良反应。为减少吸入大剂量激素的不良反应，可采用低、中剂量 ICS 与长效 β_2 受体激动剂、白三烯调节剂或缓释茶碱联合使用。布地奈德、倍氯米松还有雾化用混悬液制剂，经以压缩空气为动力的射流装置雾化吸入，起效快，在应用短效支气管舒张剂的基础上，可用于轻、中度哮喘急性发作的治疗。

口服：常用泼尼松和泼尼松龙。用于吸入激素无效或需要短期加强治疗的病人。起始 30~60mg/d，症状缓解后逐渐减量至 ≤10mg/d，然后停用或改用吸入剂。不主张长期口服激素用于维持哮喘控制的治疗。

静脉：重度或严重哮喘发作时应及早静脉给予激素。可选择琥珀酸氢化可的松，常用量 100~400mg/d，或甲泼尼龙，常用量 80~160mg/d。地塞米松因在体内半衰期较长、不良反应较多，宜慎用。无激素依赖倾向者，可在短期（3~5 天）内停药；有激素依赖倾向者应适当延长给药时间，症状缓解后逐渐减量，然后改口服和吸入剂维持。

（2）β_2 受体激动剂：主要通过激动气道的 β_2 受体，舒张支气管、缓解哮喘症状。分为 SABA（维持 4~6 小时）和 LABA（维持 10~12 小时），LABA 又可分为快速起效（数分钟起效）和缓慢起效（30 分钟起效）2 种。

SABA：为治疗哮喘急性发作的首选药物。有吸入、口服和静脉 3 种制剂，首选吸入给药。常用药物有沙丁胺醇和特布他林。吸入剂包括定量气雾剂（MDI）、干粉剂和雾化溶液。SABA 应按需间歇使用，不宜长期、单一使用。主要不良反应有心悸、骨骼肌震颤、低钾血症等。

LABA：与 ICS 联合是目前最常用的哮喘控制性药物。常用 LABA 有沙美特罗和福莫特罗。福莫特罗属快速起效的 LABA，也可按需用于哮喘急性发作的治疗。目前常用 ICS 加 LABA 的联合制剂有：氟替卡松/沙美特罗吸入干粉剂，布地奈德/福莫特罗吸入干粉剂。特别注意：LABA 不能单独用于哮喘的治疗。

（3）白三烯调节剂：通过调节白三烯的生物活性而发挥抗炎作用，同时可以舒张支气管平滑肌，是目前除 ICS 外唯一可单独应用的哮喘控制性药物，可作为轻度哮喘 ICS 的替代治疗药物和中、重度哮喘的联合治疗用药，尤适用于阿司匹林哮喘、运动性哮喘和伴有过敏性鼻炎哮喘病人的治疗。常用药物有孟鲁司特和扎鲁司特。不良反应通常较轻微，主要是胃肠道症状，少数有皮疹、血管性水肿、转氨酶升高，停药后可恢复正常。

（4）茶碱类药物：通过抑制磷酸二酯酶，提高平滑肌细胞内的 cAMP 浓度，拮抗腺苷受体，增强呼吸肌的力量以及增强气道纤毛清除功能等，从而起到舒张支气管和气道抗炎作用，是目前治疗哮喘的有效药物之一。

口服：用于轻至中度哮喘急性发作以及哮喘的维持治疗，常用药物有氨茶碱和缓释茶碱，常用剂量每日 6~10mg/kg。口服缓释茶碱尤适用于夜间哮喘症状的控制。小剂量缓释茶碱与 ICS 联合是目前常用的哮喘控制性药物之一。

静脉给药：氨茶碱首剂负荷剂量为 4~6mg/kg，注射速度不宜超过 0.25mg/（kg·min），维持剂量为 0.6~0.8mg/（kg·h）。每日最大用量一般不超过 1.0g（包括口服和静脉给药）。静脉给药主要用于重症和危重症哮喘。

茶碱的主要不良反应包括恶心、呕吐、心律失常、血压下降及多尿，偶可兴奋呼吸中枢，严重者可引起抽搐乃至死亡。静脉注射速度过快可引起严重不良反应，甚至死亡。由于茶碱的"治疗窗"窄，以及茶碱代谢存在较大的个体差异，有条件的应在用药期间监测其血药浓度，安全有效浓度为 6~15mg/L。发热、妊娠、小儿或老年，患有肝、心、肾功能障碍及甲状腺功能亢进者尤须慎用。合用西咪替丁、喹诺酮类、大环内酯类药物等可影响茶碱代谢而使其排泄减慢，应减少用药量。

（5）抗胆碱药：通过阻断节后迷走神经通路，降低迷走神经张力而起到舒张支气管、减少黏液分泌的作用，但其舒张支气管的作用比 β_2 受体激动剂弱。分为 SAMA（维持 4~6 小时）和长效抗胆碱药（LAMA，维持 24 小时）。常用的 SAMA 异丙托溴铵有 MDI 和雾化溶液两种剂型。SAMA 主要用于哮喘急性发作的治疗，多与 β_2 受体激动剂联合应用。少数病人可有口苦或口干等不良反应。常用的 LAMA 噻托溴铵是近年发展的选择性 M_1、M_3 受体拮抗剂，作用更强，持续时间更久（可达 24 小时），目前有干粉吸入剂和喷雾剂。LAMA 主要用于哮喘合并慢阻肺以及慢阻肺病人的长期治疗。

（6）抗 IgE 抗体：是一种人源化的重组鼠抗人 IgE 单克隆抗体，具有阻断游离 IgE 与 IgE 效应细胞表面受体结合的作用。主要用于经吸入 ICS 和 LABA 联合治疗后症状仍未控制，且血清 IgE 水平增高的重症哮喘病人。可显著改善重症哮喘病人的症状、肺功能和提高生存质量，减少口服激素和急救用药，降低哮喘严重急性发作率和住院率，且具有较好的安全性和耐受性。该药临床使用的时间尚短，其远期疗效与安全性有待进一步观察。

（7）抗 IL-5 治疗：IL-5 是促进嗜酸性粒细胞增多、在肺内聚集和活化的重要细胞因子。抗 IL-5 单抗治疗哮喘，可以减少病人体内嗜酸性粒细胞浸润，减少哮喘急性加重和提高病人生存质量，对于高嗜酸性粒细胞血症的哮喘病人治疗效果好。

2. 急性发作期的治疗

急性发作的治疗目标是尽快缓解气道痉挛，纠正低氧血症，恢复肺功能，预防进一步恶化或再次发作，防治并发症。

（1）轻度：经 MDI 吸入 SABA，在第 1 小时内每 20 分钟吸入 1~2 喷。随后轻度急性发作可调整为每 3~4 小时吸入 1~2 喷。效果不佳时可加缓释茶碱片，或加用短效抗胆碱药气雾剂吸入。

（2）中度：吸入 SABA（常用雾化吸入），第 1 小时内可持续雾化吸入。联合应用雾化吸入短效抗胆碱药、激素混悬液，也可联合静脉注射茶碱类。如果治疗效果欠佳，尤其是在控制性药物治疗的基础上发生的急性发作，应尽早口服激素，同时吸氧。

（3）重度至危重度：持续雾化吸入 SABA，联合雾化吸入短效抗胆碱药、激素混悬液以及静脉茶碱类药物，吸氧。尽早静脉应用激素，待病情得到控制和缓解后改为口服给药。注意维持水、电解质平衡，纠正酸碱失衡，当 pH<7.20 且合并代谢性酸中毒时，应适当补碱。经过上述治疗，临床症状和肺功能无改善甚至继续恶化，应及时给予机械通气治疗，其指征主要包括：呼吸肌疲劳、$PaCO_2 \geqslant 45mmHg$，意识改变（需进行有创机械通气）。此外，应预防呼吸道感染等。

对所有急性发作的病人都要制订个体化的长期治疗方案。

3. 慢性持续期的治疗

慢性持续期的治疗应在评估和监测病人哮喘控制水平的基础上，定期根据长期治疗分级方案做出调整，以维持病人的控制水平。哮喘长期治疗方案分为5级，见表5-3。

对哮喘病人进行健康教育、有效控制环境、避免诱发因素，要贯穿于整个哮喘治疗过程中。对大多数未经治疗的持续性哮喘病人，初始治疗应从第2级方案开始，如果初始评估提示哮喘处于严重未控制，治疗应从第3级方案开始。从第2级到第5级的治疗方案中都有不同的哮喘控制药物可供选择。而在每一级中缓解药物都应按需使用，以迅速缓解哮喘症状。

如果使用该级治疗方案不能够使哮喘得到控制，治疗方案应该升级直至达到哮喘控制为止。当达到哮喘控制之后并能够维持至少3个月，且肺功能恢复并维持平稳状态，可考虑降级治疗。建议减量方案如下：①单独使用中至高剂量ICS的病人，将剂量减少50%；②单独使用低剂量ICS的病人可改为每日1次用药；③联合吸入ICS/LABA的病人，先将ICS剂量减少50%，继续使用联合治疗。当达到低剂量联合治疗时，可选择改为每日1次联合用药或停用LABA，单用ICS治疗。若病人使用最低剂量控制药物达到哮喘控制1年，并且哮喘症状不再发作，可考虑停用药物治疗。以上方案为基本原则，必须个体化，以最小量、最简单的联合、不良反应最少、达到最佳哮喘控制为原则。

表 4-3　哮喘长期治疗方案

治疗方案	第1级	第2级	第3级	第4级	第5级
推荐选择控制药物	不需使用药物	低剂量ICS	低剂量ICS加LABA	中/高剂量ICS加LABA	加其他治疗，如口服糖皮质激素
其他选择控制药物	低剂量ICS	白三烯受体拮抗剂 低剂量茶碱	中/高剂量ICS 低剂量ICS加白三烯受体拮抗剂 低剂量ICS加茶碱	中/高剂量ICS加LABA加LAMA 高剂量ICS加白三烯受体拮抗剂 高剂量ICS加茶碱	加LAMA 加IgE单克隆抗体 加IL-5单克隆抗体
缓解药物	按需使用SABA	按需使用SABA	按需使用SABA或低剂量布地奈德/福莫特罗或倍氯米松/福莫特罗		

注：推荐选用的治疗方案，但也要考虑病人的实际状况，如经济收入和当地的医疗资源等。低剂量ICS指每日吸入布地奈德（或等效其他ICS）200~400μg，中等剂量为>400%~800%，高剂量为>800~1600μg

4. 免疫疗法

分为特异性和非特异性两种。特异性免疫治疗是指将诱发哮喘发作的特异性变应原（如螨、花粉、猫毛等）配制成各种不同浓度的提取液，通过皮下注射、舌下含服或其他途径给予对该变应原过敏的病人，使其对此种变应原的耐受性增高，当再次接触此变应原时，不再诱发哮喘发作，或发作程度减轻，此法又称脱敏疗法或减敏疗法。适用于变应原明确，且在严格的环境控制和药物治疗后仍控制不良的哮喘病人。一般需治疗 1~2 年，若治疗反应良好，可坚持 3~5 年。非特异性免疫治疗，如注射卡介苗及其衍生物、转移因子、疫苗等，有一定辅助的疗效。

咳嗽变异性哮喘和胸闷变异性哮喘的治疗原则与典型哮喘治疗相同。大多数病人可选择吸入低剂量 ICS 联合长效 β_2 受体激动剂或白三烯调节剂、缓释茶碱，必要时可短期口服小剂量激素治疗。疗程则可以短于典型哮喘。

重症哮喘，是指在过去 1 年中 >50% 时间需要给予高剂量 ICS 联合 LABA 和（或）LTRA/缓释茶碱，或全身激素治疗，才能维持哮喘控制，或即使在上述治疗下仍不能控制的哮喘。治疗包括：①首先排除病人治疗依从性不佳，并排除诱发加重或使哮喘难以控制的因素；②给予高剂量 ICS 联合/不联合口服激素，加用白三烯调节剂、抗 IgE 抗体联合治疗；③其他可选择的治疗包括免疫抑制剂、支气管热成形术等。

十、哮喘的教育与管理

哮喘病人的教育与管理是提高疗效、减少复发、提高病人生存质量的重要措施。为每位初诊哮喘病人制订长期防治计划，使病人在医生和专科护士指导下学会自我管理，包括了解哮喘的激发因素及避免诱因的方法、熟悉哮喘发作先兆表现及相应处理办法、学会在家中自行监测病情变化并进行评定、重点掌握峰流速仪的使用方法、坚持记哮喘日记、学会哮喘发作时进行简单的紧急自我处理方法、掌握正确的吸入技术、知道什么情况下应去医院就诊，以及和医生共同制订防止复发、保持长期稳定的方案。

十一、预后

通过长期规范化治疗，儿童哮喘临床控制率可达 95%，成人可达 80%。轻症病人容易控制；病情重，气道反应性增高明显，出现气道重构，或伴有其他过敏性疾病者则不易控制。若长期反复发作，可并发肺源性心脏病。

第五章　支气管扩张症

支气管扩张症（或支气管扩张）最早在 1819 年由发明听诊器的 Laennec 首先描述，主要指急、慢性呼吸道感染和支气管阻塞后，反复发生支气管化脓性炎症，致使支气管壁结构破坏，管壁增厚，引起支气管异常和持久性扩张的一类异质性疾病的总称，可以是原发或继发，主要分为囊性纤维化（CF）导致的支气管扩张症和非囊性纤维化导致的支气管扩张症。本章主要讨论非囊性纤维化支气管扩张症。支气管扩张症临床表现主要为慢性咳嗽、咯大量脓痰和（或）反复咯血，近年来随着急、慢性呼吸道感染的恰当治疗，其发病率有减少趋势，但随着 CT 的普及，尤其是高分辨 CT 的应用，在某些晚期慢阻肺病人也发现了一定比例的支气管扩张症。

一、流行病学

支气管扩张症的患病率各国报道差别较大，为（1~52）/10 万。美国从 2000 年到 2007 年每年支气管扩张症病人增加 8.74%。国内目前缺乏全国注册登记研究和全国性的流行病学资料。我国报道 40 岁以上人群中支气管扩张症的患病率可达到 1.2%。部分慢阻肺病人合并支气管扩张的比例高达 30%。支气管扩张症病人反复发生呼吸道感染，导致肺功能下降，最后出现呼吸衰竭，整体预后较差。慢阻肺合并支气管扩张者病死率增加一倍。

二、病因和发病机制

本病可以分为先天性和继发性。先天性支气管扩张症少见，有些病例无明显病因，但弥漫性支气管扩张常发生于有遗传、免疫或解剖缺陷的病人，如囊性纤维化、纤毛运动障碍和严重的 α_1-抗胰蛋白酶缺乏病人。低免疫球蛋白血症、免疫缺陷和罕见的气道结构异常也可引起弥漫性支气管扩张，如巨大气管-支气管症、支气管软骨发育不全等。此外，其他气道疾病，如变态反应性支气管肺曲霉病（ABPA）也是诱发支气管扩张症的原因之一（表 5-1）。局灶性支气管扩张可源于未进行治疗的肺炎或气道阻塞，例如异物或肿瘤、外源性压迫或肺叶切除后解剖移位。

表5-1 支气管扩张症的诱发因素

	种类	诱发因素及特征
感染	细菌	铜绿假单胞菌，流感嗜血杆菌，卡他莫拉菌，肺炎克雷伯杆菌，金黄色葡萄球菌，百日咳杆菌
	真菌	曲霉菌
	分枝杆菌	结核分枝杆菌，非结核分枝杆菌（NTM）
	病毒	腺病毒，流感病毒，单纯疱疹病毒，麻疹病毒
免疫缺陷或异常	原发性	低免疫球蛋白血症，包括IgG亚群的缺陷（IgG2，IgG4），慢性肉芽肿性疾病
	继发性	长期服用免疫抑制药物，人类鳞缺陷病毒（HIV）感染，慢性淋巴细胞白血病，肺移植后
	免疫异常	干燥综合征，ABPA，类风湿关节炎
先天性遗传疾病	α_1-抗胰蛋白酶缺乏	支气管扩张仅见于严重缺乏的病人
	纤毛缺陷	原发纤毛不动综合征（PCD）和Kartagener综合征
	囊性纤维化	白种人常见
先天性结构缺损	淋巴管性/淋巴结	淋巴结病
	黄甲综合征	指（趾）甲黄色、肥厚、淋巴水肿，慢性胸腔积液三联征
	气管支气管性	巨大气管-支气管症，支气管软骨发育缺陷，先天性支气管发育不良，马方综合征
	血管性	肺隔离症
其他	气道阻塞	外源性压迫，异物，恶性肿瘤，黏液阻塞，肺叶切除后其余肺叶纠集弯曲
	毒性物质吸入	氨气，氯气和二氧化氮使气道直接受损，改变结构和功能
	炎症性肠病	常见于慢性溃疡性结肠炎，肠道的切除加重肺部疾病

上述疾病损伤了宿主气道清除和防御功能，易发生感染和炎症。细菌反复感染可使充满炎症介质和病原菌黏稠脓性液体的气道逐渐扩大，形成瘢痕和扭曲。支气管壁由于水肿、炎症和新血管形成而变厚。周围间质组织和肺泡的破坏导致了纤维化、肺气肿，或二者兼有。

三、病理和病理生理

支气管扩张常常是位于段或亚段支气管管壁的破坏和炎性改变，受累管壁的结构，包括软骨、肌肉和弹性组织被破坏并被纤维组织替代，进而形成三种不同类型。①柱状扩张：支气管呈均一管形扩张且突然在一处变细，远处的小气道往往被分泌物阻塞。②囊状扩张：扩张支气管腔呈囊状改变，支气管末端的盲端也呈无法辨认的囊状结构。③不规则扩张：支气管腔呈不规则改变或串珠样改变。显微镜下可见支气管炎症和纤维化、支气管壁溃疡、鳞状上皮化生和黏液腺增生。病变支气管相邻肺实质也可有纤维化、肺气肿、支气管肺炎和肺萎陷。炎症可致支气管壁血管增多，并伴相应支气管动脉扩张及支气管动脉和肺动脉吻合。支气管扩张症是呼吸科化脓性疾病之一，由于各种致病因素导致慢性气道炎症，气道内分泌物增多，气道廓清障碍，出现痰液积聚，气道梗阻，进而出现病原微生物定植，增生及感染的概率增加，而反复的细菌感染会加重气道炎症反应气道壁的破坏和增厚，反过来降低痰液廓清的能力。

四、临床表现

主要症状为持续或反复的咳嗽、咳痰或咳脓痰。痰液为黏液性、黏液脓性或脓性，可呈黄绿色，收集后分层：上层为泡沫，中间为浑浊黏液，下层为脓性成分，最下层为坏死组织。无明显诱因者常隐匿起病，无症状或症状轻微。呼吸困难和喘息常提示有广泛的支气管扩张或有潜在的慢阻肺。随着感染加重，可出现痰量增多和发热，可仅为支气管感染加重，也可为病变累及周围肺实质出现肺炎所致。当支气管扩张伴急性感染时，病人可表现为咳嗽、咳脓痰和伴随肺炎。50%~70%的病例可发生咯血，大出血常为小动脉被侵蚀或增生的血管被破坏所致。部分病人以反复咯血为唯一症状，称为"干性支气管扩张"。

气道内有较多分泌物时，体检可闻及湿啰音和干啰音。病变严重尤其是伴有慢性缺氧、肺源性心脏病和右心衰竭的病人可出现杵状指及右心衰竭体征。

五、实验室和其他辅助检查

主要影像学检查包括：胸部X线和胸部高分辨CT；实验室检查包括血常规和炎症标志物如C反应蛋白，免疫球蛋白（IgG，IgA，IgM），微生物学检查，血气分析；还有肺功能检查。次要检查包括：鼻窦CT，血IgE，特异性IgE，烟曲霉皮试，类风湿因子，抗核抗体，细胞免疫功能检查，CF和PCD相关检查（如汗液氯化钠），鼻呼出气NO，基因检测，黏膜纤毛电镜检查，以及必要时纤支镜检查等。

（一）影像学检查

1. 胸部X线检查

囊状支气管扩张的气道表现为显著的囊腔，腔内可存在气液平面。囊腔内无气液平面时，很难与大泡性肺气肿或严重肺间质病变的蜂窝肺鉴别。支气管扩张的其他表现为气道壁增厚，主要由支气管周围炎症所致。由于受累肺实质通气不足、萎陷，扩张的气道往往聚拢，纵切面可显示为"双轨征"，横切面显示"环形阴影"。这是由于扩张的气道内充满分泌物，管腔显像较透亮区致密，产生不透明的管道或分支的管状结构。但是这一检查对判断有无支气管扩张缺乏特异性，病变轻时影像学检查可正常。

2. 胸部高分辨 CT 扫描（HRCT）

HRCT 可在横断面上清楚地显示扩张的支气管，且兼具无创、易重复、易接受的特点，现已成为支气管扩张的主要诊断方法。支气管扩张症在 HRCT 上的主要表现为支气管呈柱状及囊状改变，气道壁增厚（支气管内径<80%外径）、黏液阻塞、树芽征及马赛克征。当 CT 扫描层面与支气管平行时，扩张的支气管呈"双轨征"或"串珠"状改变；当扫描层面与支气管垂直时，扩张的支气管与伴行的肺动脉形成"印戒征"；当多个囊状扩张的支气管彼此相邻时，则表现为"蜂窝"状改变。

3. 支气管碘油造影

可确诊支气管扩张，但因其为创伤性检查，现已被高分辨 CT（HRCT）所取代。

（二）实验室检查

1. 血常规及炎症标志物

当细菌感染导致支气管扩张症急性加重时，血常规白细胞计数、中性粒细胞分类及 C 反应蛋白可升高。

2. 血清免疫球蛋白

合并免疫功能缺陷者可出现血清免疫球蛋白（IgG、IgA、IgM）缺乏。

3. 血气分析

可判断病人是否合并低氧血症和（或）高碳酸血症。

4. 微生物学检查

应留取合格的痰标本送检涂片染色以及痰细菌培养，痰培养和药敏试验结果可指导抗菌药物的选择，痰液中找到抗酸杆菌时需要进一步分型是结核杆菌还是非结核分枝杆菌。

5. 其他

必要时可检测类风湿因子、抗核抗体、抗中性粒细胞胞浆抗体。怀疑 ABPA 的病人可选择性进行血清 IgE 测定、烟曲霉皮试、曲霉沉淀素检查。如病人自幼起病，合并慢性鼻窦炎或中耳炎，或合并右位心，需怀疑 PCD 可能，可行鼻呼出气一氧化氮测定筛查，疑诊者需进一步取纤毛上皮行电镜检查，必要时行基因检测。

（三）其他

1. 纤维支气管镜检查

当支气管扩张呈局灶性且位于段支气管以上时，可发现弹坑样改变，可通过纤维支气管镜采样用于病原学诊断及病理诊断。纤支镜检查还可明确出血、扩张或阻塞的部位。还可经纤支镜进行局部灌洗，采取灌洗液标本进行涂片、细菌学和细胞学检查，协助诊断和指导治疗。

2. 肺功能测定

可证实由弥漫性支气管扩张或相关阻塞性肺病导致的气流受限以及指导临床使用支气管舒张剂。

六、诊断与鉴别诊断

（一）诊断

根据反复咳脓痰、咯血病史和既往有诱发支气管扩张的呼吸道感染病史，HRCT 显示支气管扩张的异常影像学改变，即可明确诊断为支气管扩张。诊断支气管扩张症的病人还应进一步仔细询问既往病史、评估上呼吸道症状、根据病情完善相关检查以明确病因诊断。

（二）评估

病人初次诊断后的评估包括：痰液检查，包括痰涂片（包括真菌和抗酸染色），痰培养加药敏试验。肺部 CT 随访，尤其是肺内出现空洞、无法解释的咯血或痰中带血、治疗反应不佳、反复急性加重等。肺功能用于评估疾病进展程度和指导药物治疗。血气分析判断是否存在低氧血症和（或）CO_2 潴留。以及实验室检查评估病人的炎症反应、免疫状态、是否合并其他病原体感染等。

（三）鉴别诊断

需鉴别的疾病主要为慢性支气管炎、肺脓肿、肺结核、先天性肺囊肿、支气管肺癌和弥漫性泛细支气管炎等。仔细研究病史和临床表现，参考影像学、纤维支气管镜和支气管造影的特征常可做出明确的鉴别诊断。下述要点对鉴别性诊断有一定参考意义：

1. 慢性支气管炎

多发生在中年以上病人，在气候多变的冬、春季节咳嗽、咳痰明显，多咳白色黏液痰，感染急性发作时可出现脓性痰，但无反复咯血史。听诊双肺可闻及散在干、湿啰音。

2. 肺脓肿

起病急，有高热、咳嗽、大量脓臭痰。X 线检查可见局部浓密炎症阴影，内有空腔液平。

3. 肺结核

常有低热、盗汗、乏力、消瘦等结核毒性症状，干、湿啰音多局限于上肺，X 线胸片和痰结核菌检查可做出诊断。

4. 先天性肺囊肿

X 线检查可见多个边界纤细的圆形或椭圆形阴影，壁较薄，周围组织无炎症浸润。胸部 CT 和支气管造影可协助诊断。

5. 弥漫性泛细支气管炎

有慢性咳嗽、咳痰、活动时呼吸困难及慢性鼻窦炎。胸片和胸部 CT 显示弥漫分布的小结节影。大环内酯类抗生素治疗有效。

6. 支气管肺癌

多见于 40 岁以上病人，可伴有咳嗽、咳痰、胸痛，痰中带血。大咯血少见。影像学、痰细胞学、支气管镜检查等有助于确诊。

七、治疗

（一）治疗基础疾病

对活动性肺结核伴支气管扩张应积极抗结核治疗，低免疫球蛋白血症可用免疫球蛋白替代治疗。

（二）控制感染

支气管扩张症病人出现痰量增多及其脓性成分增加等急性感染征象时，需应用抗感染药物。急性加重期开始抗菌药物治疗前应常规送痰培养，根据痰培养和药敏结果指导抗生素应用，但在等待培养结果时即应开始经验性抗菌药物治疗。无铜绿假单胞菌感染高危因素的病人应立即经验性使用对流感嗜血杆菌有活性的抗菌药物，如氨苄西林/舒巴坦、阿莫西林/克拉维酸、第二代头孢菌素、第三代头孢菌素（头孢曲松钠、头孢噻肟）、莫西沙星、左氧氟沙星。对于存在铜绿假单胞菌感染高危因素的病人 [如存在以下 4 条中的 2 条：①近期住院；②每年 4 次以上或近 3 个月以内应用抗生素；③重度气流阻塞（FEV_1<30%预计值）；④最近 2 周每日口服泼尼松<10mg]，可选择具有抗假单胞菌活性的 β-内酰胺类抗生素（如头孢他啶、头孢吡肟、哌拉西林/他唑巴坦、头孢哌酮/舒巴坦）、碳青霉烯类（如亚胺培南、美罗培南）、氨基糖苷类、喹诺酮类（环丙沙星或左氧氟沙星），可单独应用或联合应用。对于慢性咳脓痰病人，还可考虑使用疗程更长的抗生素，如口服阿莫西林或吸入氨基糖苷类药物，或间断并规则使用单一抗生素以及轮换使用抗生素以加强对下呼吸道病原体的清除。合并 ABPA 时，除一般需要糖皮质激素（泼尼松 0.5~1mg/kg）外，还需要抗真菌药物（如伊曲康唑）联合治疗，疗程较长。支气管扩张症病人出现肺内空洞，尤其是内壁光滑的空洞，合并或没有合并树芽征，要考虑到不典型分枝杆菌感染的可能，可采用痰抗酸染色、痰培养及痰的微生物分子检测进行诊断。本病也容易合并结核，病人可以有肺内空洞或肺内结节，渗出合并增殖性改变等，可合并低热、夜间盗汗，需要在随访过程中密切注意上述相

关的临床表现。支气管扩张症病人容易合并曲霉菌的定植和感染，表现为管腔内有曲霉球，或出现慢性纤维空洞样改变，或急性、亚急性侵袭性感染。曲霉菌的侵袭性感染治疗一般选择伏立康唑。

（三）改善气流受限

建议支气管扩张症病人常规随访肺功能的变化，尤其是已经有阻塞性通气功能障碍的病人。长效支气管舒张剂（长效 β_2 受体激动剂，长效抗胆碱能药物，吸入糖皮质激素/长效 β_2 受体激动剂）可改善气流受限并帮助清除分泌物，对伴有气道高反应及可逆性气流受限的病人常有一定疗效。但由于缺乏循证医学的依据，在支气管舒张剂的选择上，目前并无常规推荐的指征。

（四）清除气道分泌物

包括物理排痰和化痰药物。物理排痰包括体位引流，一般头低臀部抬高，可配合震动拍击背部协助痰液引流。气道内雾化吸入生理盐水，短时间内吸入高渗生理盐水，或吸入黏液松解剂如乙酰半胱氨酸等，可有助于痰液的稀释和排出。其他如胸壁震荡、正压通气、主动呼吸训练等合理使用也可以起到排痰作用。药物包括黏液溶解剂、痰液促排剂、抗氧化剂等。N-乙酰半胱氨酸具有较强的化痰和抗氧化作用。切忌在非囊性纤维化支气管扩张病人使用重组脱氧核糖核酸酶。

（五）免疫调节剂

使用一些促进呼吸道免疫增强的药物如细菌细胞壁裂解产物可以减少支气管扩张症病人的急性发作。部分支气管扩张症病人长期使用十四环或十五环大环内酯类抗生素可以减少急性发作和改善病人的症状，但需要注意长期口服抗生素带来的其他副作用，包括心血管、听力、肝功能的损害及出现细菌耐药等。

（六）咯血的治疗

对反复咯血的病人，如果咯血量少，可以对症治疗或口服卡巴克洛（安络血）、云南白药。若出血量中等，可静脉给予垂体后叶素或酚妥拉明；若出血量大，经内科治疗无效，可考虑介入栓塞治疗或手术治疗。使用垂体后叶素需要注意低钠血症的产生。

（七）外科治疗

如支气管扩张为局限性，经充分内科治疗仍顽固反复发作者，可考虑外科手术切除病变肺组织。如大出血来自增生的支气管动脉，经休息和抗生素等保守治疗不能缓解仍反复大咯血时，病变局限者可考虑外科手术，否则采用支气管动脉栓塞术治疗。对于那些尽管采取了所有治疗仍致残的病例，合适者可考虑肺移植。

八、预防

可考虑应用肺炎球菌疫苗和流感病毒疫苗预防或减少急性发作，免疫调节剂对于减轻症状和减少发作有一定帮助。吸烟者应予以戒烟。康复锻炼对于保持肺功能有一定作用。

九、预后

支气管扩张症的危重程度评分有 BIS 评分，取决于支气管扩张范围和有无并发症。支气管扩张范围局限者，积极治疗可提高生活质量和延长寿命。支气管扩张范围广泛者易损害肺功能，甚至发展至呼吸衰竭而引起死亡。大咯血也可严重影响预后。支气管扩张症合并肺实质损害如肺气肿和肺大疱者预后较差。慢阻肺病人合并支气管扩张症后死亡率增加。

第六章　肺部感染性疾病

第一节　肺炎概述

肺炎指终末气道、肺泡和肺间质的炎症，可由病原微生物、理化因素、免疫损伤、过敏及药物所致。细菌性肺炎是最常见的肺炎，也是最常见的感染性疾病之一。在抗菌药物应用以前，细菌性肺炎对儿童及老年人的健康威胁极大，抗菌药物的出现及发展曾一度使肺炎病死率明显下降。但近年来，尽管应用强力的抗菌药物和有效的疫苗，肺炎的病死率并未进一步降低，甚至有所上升。

一、流行病学

社区获得性肺炎（CAP）和医院获得性肺炎（HAP）年发病率分别为（5~11）/1000人口和（5~10）/1000住院病人。CAP病人门诊治疗者病死率<1%~5%，住院治疗者平均为12%，入住重症监护病房者约为40%。由HAP引起的相关病死率为15.5%~38.2%。发病率和病死率高的原因与社会人口老龄化、吸烟、伴有基础疾病和免疫功能低下有关，如慢性阻塞性肺病、心力衰竭、肿瘤、糖尿病、尿毒症、神经系统疾病、药瘾、嗜酒、艾滋病、久病体衰、大型手术、应用免疫抑制剂和器官移植等。此外，亦与病原体变迁、新病原体出现、医院获得性肺炎发病率增加、病原学诊断困难、不合理使用抗菌药物导致细菌耐药性增加，尤其是多耐药（MDR）病原体增加等有关。

二、病因、发病机制和病理

正常的呼吸道免疫防御机制（支气管内黏液-纤毛运载系统、肺泡巨噬细胞等细胞防御的完整性等）使下呼吸道免于细菌等致病菌感染。是否发生肺炎取决于两个因素：病原体和宿主因素。如果病原体数量多、毒力强和（或）宿主呼吸道局部和全身免疫防御系统损害，即可发生肺炎。病原体可通过下列途径引起社区获得性肺炎：①空气吸入；②血行播散；③邻近感染部位蔓延；④上呼吸道定植菌的误吸。医院获得性肺炎则更多是通过误吸胃肠道的定植菌（胃食管反流）和（或）通过人工气道吸入环境中的致病菌引起。病原体直接抵达下呼吸道后，孳生繁殖，引起肺泡毛细血管充血、水肿，肺泡内纤维蛋白渗出及细胞浸润。除了金黄色葡萄球菌、铜绿假单胞菌和肺炎克雷伯杆菌等可引起肺组织的坏死性病变易形成空洞外，肺炎治愈后多不遗留瘢痕，肺的结构与功能均可恢复。

三、分类

肺炎可按解剖、病因或患病环境加以分类。

(一) 解剖分类

1. 大叶性 (肺泡性) 肺炎

病原体先在肺泡引起炎症，经肺泡间孔向其他肺泡扩散，致使部分肺段或整个肺段、肺叶发生炎症。典型者表现为肺实质炎症，通常并不累及支气管。致病菌多为肺炎链球菌。X线影像显示肺叶或肺段的实变阴影。

2. 小叶性 (支气管性) 肺炎

病原体经支气管入侵，引起细支气管、终末细支气管及肺泡的炎症，常继发于其他疾病，如支气管炎、支气管扩张、上呼吸道病毒感染以及长期卧床的危重病人。其病原体有肺炎链球菌、葡萄球菌、病毒、肺炎支原体以及军团菌等。X线影像显示为沿着肺纹理分布的不规则斑片状阴影，边缘密度浅而模糊，无实变征象，肺下叶常受累。

3. 间质性肺炎

以肺间质为主的炎症，累及支气管壁和支气管周围组织，有肺泡壁增生及间质水肿，因病变仅在肺间质，故呼吸道症状较轻，病变广泛则呼吸困难明显。可由细菌、支原体、衣原体、病毒或肺孢子菌等引起。X线影像表现为一侧或双侧肺下部不规则阴影，可呈磨玻璃状、网格状，其间可有小片肺不张阴影。

(二) 病因分类

1. 细菌性肺炎

如肺炎链球菌、金黄色葡萄球菌、甲型溶血性链球菌、肺炎克雷伯杆菌、流感嗜血杆菌、铜绿假单胞菌肺炎和鲍曼不动杆菌等。

2. 非典型病原体所致肺炎

如军团菌、支原体和衣原体等。

3. 病毒性肺炎

如冠状病毒、腺病毒、呼吸道合胞病毒、流感病毒、麻疹病毒、巨细胞病毒、单纯疱疹病毒等。

4. 肺真菌病

如念珠菌、曲霉、隐球菌、肺孢子菌、毛霉等。

5. 其他病原体所致肺炎

如立克次体 (如 Q 热立克次体)、弓形体 (如鼠弓形体)、寄生虫 (如肺包虫、肺吸虫、肺血吸虫）等。

6. 理化因素所致的肺炎

如放射性损伤引起的放射性肺炎，胃酸吸入引起的化学性肺炎，对吸入或内源性脂类物质产生炎症反应的类脂性肺炎等。通常所说的肺炎不包括理化因素所致的肺炎。

（三）患病环境分类

由于细菌学检查阳性率低，培养结果滞后，病因分类在临床上应用较为困难，目前多按肺炎的获得环境分成两类，这是因为不同场所发生的肺炎病原学有相应的特点，因此有利于指导经验性治疗。

1. CAP

是指在医院外罹患的感染性肺实质（含肺泡壁，即广义上的肺间质）炎症，包括具有明确潜伏期的病原体感染在入院后于潜伏期内发病的肺炎。其临床诊断依据是：①社区发病。②肺炎相关临床表现：a. 新近出现的咳嗽、咳痰或原有呼吸道疾病症状加重并出现脓性痰，伴或不伴胸痛/呼吸困难/咯血；b. 发热；c. 肺实变体征和（或）闻及湿啰音；d. WBC>$10×10^9$/L 或<$4×10^9$/L，伴或不伴中性粒细胞核左移。③胸部影像学检查显示片状、斑片状浸润性阴影或间质性改变，伴或不伴胸腔积液。符合①、③及②中任何一项，并除外肺结核、肺部肿瘤、非感染性肺间质性疾病、肺水肿、肺不张、肺栓塞、肺嗜酸性粒细胞浸润症及肺血管炎等后，可建立临床诊断。CAP 常见病原体为肺炎链球菌、支原体、衣原体、流感嗜血杆菌和呼吸道病毒（甲、乙型流感病毒，腺病毒，呼吸道合胞病毒和副流感病毒）等。

2. HAP

亦称医院内肺炎，指病人住院期间没有接受有创机械通气，未处于病原感染的潜伏期，且入院≥48 小时后在医院内新发生的肺炎。呼吸机相关性肺炎（VAP）是指气管插管或气管切开病人，接受机械通气 48 小时后发生的肺炎及机械通气撤机、拔管后 48 小时内出现的肺炎。胸部 X 线或 CT 显示新出现或进展性的浸润影、实变影、磨玻璃影，加上下列 3 个临床症状中的两个或以上，可建立临床诊断：①发热，体温>38℃；②脓性气道分泌物；③外周血白细胞计数>$10×10^9$/L 或<$4×10^9$/L。肺炎相关的临床表现，满足的条件越多，临床诊断的准确性越高。HAP 的临床表现、实验室和影像学检查特异性低，应注意与肺不张、心力衰竭和肺水肿、基础疾病肺侵犯、药物性肺损伤、肺栓塞和急性呼吸窘迫综合征等相鉴别。临床诊断 HAP/VAP 后，应积极留取标本行微生物学检测。非免疫缺陷的病人 HAP/VAP 通常由细菌感染引起，常见病原菌的分布及其耐药性特点随地区、医院等级、病人人群、暴露于抗菌药物情况不同而异，并且随时间而改变。我国 HAP/VAP 常见病原菌包括鲍曼不动杆菌、铜绿假单胞菌、肺炎克雷伯杆菌、大肠埃希菌、金黄色葡萄球菌等。需要强调

的是，在经验性治疗时了解当地医院的病原学监测数据更为重要，应根据本地区、本医院甚至特定科室的病原谱和耐药特点，结合病人个体因素来选择抗菌药物。

四、临床表现

细菌性肺炎的症状可轻可重，决定于病原体和宿主的状态。常见症状为咳嗽、咳痰，或原有呼吸道症状加重，并出现脓性痰或血痰，伴或不伴胸痛。病变范围大者可有呼吸困难、呼吸窘迫。大多数病人有发热。早期肺部体征无明显异常，重症者可有呼吸频率增快，鼻翼翕动，发绀。肺实变时有典型的体征，如叩诊浊音、语颤增强和支气管呼吸音等，也可闻及湿啰音。并发胸腔积液者，患侧胸部叩诊浊音，语颤减弱，呼吸音减弱。

五、诊断与鉴别诊断

肺炎的诊断程序如下。

（一）确定肺炎诊断

首先必须把肺炎与呼吸道感染区别开来。呼吸道感染虽然有咳嗽、咳痰和发热等症状，但有其特点——上、下呼吸道感染无肺实质浸润，胸部 X 线检查可鉴别。其次，必须把肺炎与其他类似肺炎的疾病区别开来。

1. 肺结核

多有全身中毒症状，如午后低热、盗汗、疲乏无力、体重减轻、失眠、心悸，女性病人可有月经失调或闭经等。X 线胸片见病变多在肺尖或锁骨上下，密度不均，消散缓慢，且可形成空洞或肺内播散。痰中可找到结核分枝杆菌。一般抗菌治疗疗效不佳。

2. 肺癌

多无急性感染中毒症状，有时痰中带血丝，血白细胞计数不高。但肺癌可伴发阻塞性肺炎，经抗菌药物治疗炎症消退后肿瘤阴影渐趋明显，或可见肺门淋巴结肿大，有时出现肺不张。若抗菌药物治疗后肺部炎症不见消散，或消散后于同一部位再次出现肺炎，应密切随访。对有吸烟史及年龄较大的病人，必要时做 CT、MRI、支气管镜和痰液脱落细胞等检查，以免贻误诊断。

3. 肺血栓栓塞症

多有静脉血栓的危险因素，如血栓性静脉炎、心肺疾病、创伤、手术和肿瘤等病史，可发生咯血、晕厥，呼吸困难较明显。X 线胸片示区域性肺血管纹理减少，有时可见尖端指向肺门的楔形阴影。动脉血气分析常见低氧血症及低碳酸血症。D-二聚体、CT 肺动脉造影、放射性核素肺通气/灌注扫描和 MRI 等检查可帮助鉴别。

4. 非感染性肺部浸润

需排除非感染性肺部疾病，如间质性肺炎、肺水肿、肺不张和肺血管炎等。

（二）评估严重程度

如果肺炎的诊断成立，评价病情的严重程度对于决定在门诊或入院治疗甚或 ICU 治疗至关重要。肺炎严重性决定于 3 个主要因素：肺部局部炎症程度，肺部炎症的播散和全身炎症反应程度。重症肺炎目前还没有普遍认同的诊断标准，如果肺炎病人需要通气支持（急性呼吸衰竭、气体交换严重障碍伴高碳酸血症或持续低氧血症）、循环支持（血流动力学障碍、外周灌注不足）和需要加强监护与治疗，可认为是重症肺炎。目前许多国家制定了重症肺炎的诊断标准，虽然有所不同，但均注重肺部病变的范围、器官灌注和氧合状态。目前我国推荐使用 CURB-65 作为判断 CAP 病人是否需要住院治疗的标准。CURB-65 共 5 项指标，满足 1 项得 1 分：①意识障碍；②尿素氮>7mmol/L；③呼吸频率≥30 次/分；④收缩压<90mmHg 或舒张压≤60mmHg；⑤年龄≥65 岁。评分 0~1 分，原则上门诊治疗即可；2 分建议住院或严格随访下的院外治疗；3~5 分应住院治疗。同时应结合病人年龄、基础疾病、社会经济状况、胃肠功能、治疗依从性等综合判断。若 CAP 符合下列 1 项主要标准或≥3 项次要标准者可诊断为重症肺炎，需密切观察，积极救治，有条件时收住 ICU 治疗。主要标准：①需要气管插管行机械通气治疗；②脓毒症休克经积极液体复苏后仍需要血管活性药物治疗。次要标准：①呼吸频率>30 次/分；②PaO_2/FiO_2≤250mmHg（$1mmHg = 0.133kPa$）；③多肺叶浸润；④意识障碍和（或）定向障碍；⑤血尿素氮≥20mg/dL（7.14mmol/L）收缩压<90mmHg，需要积极的液体复苏。

（三）确定病原体

由于人上呼吸道黏膜表面及其分泌物含有许多微生物，即所谓的正常菌群，因此，途经口咽部的下呼吸道分泌物或痰无疑极易受到污染。有慢性气道疾病者、老年人和危重病病人等，其呼吸道定植菌明显增加，影响痰中致病菌的分离和判断。另外，应用抗菌药物后可影响细菌培养结果。因此，在采集呼吸道标本进行细菌培养时尽可能在抗菌药物应用前采集，避免污染，及时送检，其结果才能起到指导治疗的作用。目前常用的方法有：

1. 痰

采集方便，是最常用的下呼吸道病原学标本。采集后在室温下 2 小时内送检。先直接涂片，光镜下观察细胞数量，如每低倍视野鳞状上皮细胞<10 个、白细胞>25 个，或鳞状上皮细胞白细胞<1：2.5，可作为污染相对较少的“合格”标本接种培养。痰定量培养分离的致病菌或条件致病菌浓度≥10^7cfu/mL，可以认为是肺部感染的致病菌；≤10^4cfu/mL 则为污染菌；介于两者之间建议重复痰培养；如连续分离到相同细菌，10^5~10^6cfu/mL 连续两次以上，也可认为是致病菌。

2. 经支气管镜或人工气道吸引

受口咽部细菌污染的机会较咳痰为少，如吸引物细菌培养其浓度 $\geqslant 10^5$ cfu/mL，可认为是致病菌，低于此浓度则多为污染菌。

3. 防污染样本毛刷

如细菌 $\geqslant 10^3$ cfu/mL，可认为是致病菌。

4. 支气管肺泡灌洗

如细菌 $\geqslant 10^4$ cfu/mL，防污染 BAL 标本细菌 $\geqslant 10^3$ cfu/mL，可认为是致病菌。

5. 经皮细针吸检和开胸肺活检

敏感性和特异性均很好，但由于是创伤性检查，容易引起并发症，如气胸、出血等，临床一般用于对抗菌药物经验性治疗无效或其他检查不能确定者。

6. 血培养和胸腔积液培养

肺炎病人血培养和痰培养分离到相同细菌，可确定为肺炎的病原菌。如仅为血培养阳性，但不能用其他原因如腹腔感染、静脉导管相关性感染解释菌血症的原因，血培养的细菌也可认为是肺炎的病原菌。胸腔积液培养到的细菌则基本可认为是肺炎的致病菌。由于血或胸腔积液标本的采集均经过皮肤，故其结果须排除操作过程中皮肤细菌的污染。

7. 尿抗原试验

包括军团菌和肺炎链球菌尿抗原。

8. 血清学检查

测定特异性 IgM 抗体滴度，如急性期和恢复期之间抗体滴度有 4 倍增高可诊断，例如支原体、衣原体、嗜肺军团菌和病毒感染等，多为回顾性诊断。

虽然目前有许多病原学诊断方法，仍有高达 40%~50% 的肺炎不能确定相关病原体。病原体低检出率以及病原学和血清学诊断的滞后性，使大多数肺部感染治疗特别是初始的抗菌治疗都是经验性的，而且相当一部分病人的抗菌治疗始终是在没有病原学诊断的情况下进行。但是，对 HAP、免疫抑制宿主肺炎和抗感染治疗无反应的重症肺炎等，仍应积极采用各种手段确定病原体，以指导临床的抗菌药物治疗。临床可根据各种肺炎的临床和放射学特征估计可能的病原体（表6-1）。

表 6-1　常见肺炎的症状、体征和 X 线特征

病原体	病史、症状和体征	X 线征象
肺炎链球菌	起病急，寒战、高热、咳铁锈色痰、胸痛，肺实变体征	肺叶或肺段实变，无空洞，可伴胸腔积液

续表

病原体	病史、症状和体征	X线征象
金黄色葡萄球菌	起病急、寒战、高热、脓血痰、气急、毒血症症状、休克	肺叶或小叶浸润，早期空洞，脓胸，可见液气囊腔
肺炎克雷伯杆菌	起病急，寒战、高热、全身衰竭、咳砖红色胶冻状痰	肺叶或肺段实变，蜂窝状脓肿，叶间隙下坠
铜绿假单胞菌	毒血症症状明显，脓痰，可呈蓝绿色	弥漫性支气管炎，早期肺脓肿
大肠埃希菌	原有慢性病，发热、脓痰、呼吸困难	支气管肺炎，脓胸
流感嗜血杆菌	高热、呼吸困难、衰竭	支气管肺炎，肺叶实变，无空洞
厌氧菌	吸入病史，高热、腥臭痰、毒血症症状明显	支气管肺炎，脓胸，脓气胸，多发性肺脓肿
军团菌	高热、肌痛、相对缓脉	下叶斑片浸润，进展迅速，无空洞
支原体	起病缓，可流行、乏力、肌痛、头痛	下叶间质性支气管肺炎，3~4周可自行消散
念珠菌	慢性病史，畏寒、高热、黏痰	双下肺纹理增多，支气管肺炎或大片浸润，可有空洞
曲霉	免疫抑制宿主，发热、干咳或棕黄色痰、胸痛、咯血、喘息	以胸膜为基底的楔形影，结节或团块影，内有空洞；有晕轮征和新月体征

六、治疗

　　抗感染治疗是肺炎治疗的关键环节，包括经验性治疗和抗病原体治疗。前者主要根据本地区、本单位的肺炎病原体流行病学资料，选择可能覆盖病原体的抗菌药物；后者则根据病原学的培养结果或肺组织标本的培养或病理结果以及药物敏感试验结果，选择体外试验敏感的抗菌药物。此外，还应该根据病人的年龄、有无基础疾病、是否有误吸、住普通病房还是重症监护病房、住院时间长短和肺炎的严重程度等，选择抗菌药物和给药途径。

　　青壮年和无基础疾病的 CAP 病人，常用青霉素类、第一代头孢菌素等。由于我国肺炎链球菌对大环内酯类耐药率高，故对该菌所致的肺炎不单独使用大环内酯类药物治疗。对耐药肺炎链球菌可使用呼吸氟喹诺酮类药物（莫西沙星、吉米沙星和左氧氟沙星）。老年人、有基础疾病或住院的 CAP，常用呼吸氟喹诺酮类药物，第二、三代头孢菌素，β-内酰胺类/β-内酰胺酶抑制剂或厄他培南，可联合大环内酯类药物。HAP 常用第二、三代头孢菌素，内酰胺类/β-内酰胺酶抑制剂、氟喹诺酮类或碳青霉烯类药物。

重症肺炎首先应选择广谱的强力抗菌药物，并应足量、联合用药。因为初始经验性治疗不足或不合理，或尔后根据病原学培养结果调整抗菌药物，其病死率均明显高于初始治疗正确者。重症 CAP 常用 β-内酰胺类联合大环内酯类或氟喹诺酮类药物；青霉素过敏者用呼吸氟喹诺酮类和氨曲南。HAP 可用抗假单胞菌的 β-内酰胺类、广谱青霉素/β-内酰胺酶抑制剂、碳青霉烯类的任何一种联合呼吸氟喹诺酮类或氨基糖苷类药物，如怀疑有 MDR 球菌感染可选择联合万古霉素、替考拉宁或利奈唑胺。

抗菌药物治疗应尽早进行，一旦怀疑为肺炎即应马上给予首剂抗菌药物，越早治疗预后越好。病情稳定后可从静脉途径转为口服治疗。抗感染治疗一般可于热退 2~3 天且主要呼吸道症状明显改善后停药，但疗程应视病情严重程度、缓解速度、并发症以及不同病原体而异，不必以肺部阴影吸收程度作为停用抗菌药物的指征。通常轻、中度 CAP 病人疗程 5~7天，重症以及伴有肺外并发症病人可适当延长抗感染疗程。非典型病原体治疗反应较慢者疗程延长至 10~14 天。金黄色葡萄球菌、铜绿假单胞菌、克雷伯菌属或厌氧菌等容易导致肺组织坏死，抗菌药物疗程可延长至 14~21 天。

大多数 CAP 病人在初始治疗后 72 小时临床症状改善，表现为体温下降，症状改善，临床状态稳定，白细胞、C 反应蛋白和降钙素原逐渐降低或恢复正常，但影像学改善滞后于临床症状。应在初始治疗后 12 小时对病情进行评价，部分病人对治疗的反应相对较慢，只要临床表现无恶化，可以继续观察，不必急于更换抗感染药物。经治疗后达到临床稳定，可以认定为初始治疗有效。临床稳定标准需符合下列所有 5 项指标：①体温≤37.8℃；②心率≤100 次/分；③呼吸频率≤24 次/分；④收缩压≥90mmHg；⑤氧饱和度≥90%（或者动脉氧分压≥60mmHg，吸空气条件下）。对达到临床稳定且能接受口服药物治疗的病人，改用同类或抗菌谱相近、对致病菌敏感的口服制剂进行序贯治疗。

如 72 小时后症状无改善，其原因可能有：①药物未能覆盖致病菌，或细菌耐药；②特殊病原体感染，如结核分枝杆菌、真菌、病毒等；③出现并发症或存在影响疗效的宿主因素（如免疫抑制）；④非感染性疾病误诊为肺炎；⑤药物热。需仔细分析，做必要的检查，进行相应处理。

七、预防

加强体育锻炼，增强体质。减少危险因素如吸烟、酗酒。年龄大于 65 岁者可接种流感疫苗。对年龄大于 65 岁或不足 65 岁，但有心血管疾病、肺疾病、糖尿病、酗酒、肝硬化和免疫抑制者可接种肺炎疫苗。

第二节　细菌性肺炎

一、肺炎链球菌肺炎

肺炎链球菌肺炎是由肺炎链球菌或称肺炎球菌所引起的肺炎，约占 CAP 的半数。通常急骤起病，以高热、寒战、咳嗽、血痰及胸痛为特征。胸部影像学检查呈肺段或肺叶急性炎症实变。因抗菌药物的广泛使用，使本病的起病方式、症状及 X 线影像改变均不典型。

（一）病因和发病机制

SP 为革兰染色阳性球菌，多成双排列或短链排列。有荚膜，其毒力大小与荚膜中的多糖结构及含量有关。根据荚膜多糖的抗原特性，SP 可分为 86 个血清型。成人致病菌多属 1~9 型及 12 型，以第 3 型毒力最强，儿童则多为 6、14、19 及 23 型。SP 在干燥痰中能存活数个月，但在阳光直射 1 小时或加热至 52℃ 10 分钟即可被杀灭，对苯酚等消毒剂亦甚敏感。机体免疫功能正常时，SP 是寄居在口腔及鼻咽部的一种正常菌群，带菌率随年龄、季节及免疫状态的变化而有差异。机体免疫功能受损时，有毒力的 SP 入侵人体而致病。SP 除引起肺炎外，少数可发生菌血症或感染性休克，老年人及婴幼儿的病情尤为严重。

SP 不产生毒素，不引起组织坏死或形成空洞。其致病力是由于高分子多糖体的荚膜对组织的侵袭作用，首先引起肺泡壁水肿，出现白细胞与红细胞渗出，之后含菌的渗出液经 Cohn 孔向肺的中央部分扩展，甚至累及几个肺段或整个肺叶。因病变开始于肺的外周，故肺叶间分界清楚，易累及胸膜，引起渗出性胸膜炎。

（二）病理

病理改变有充血期、红肝变期、灰肝变期及消散期。表现为肺组织充血水肿，肺泡内浆液渗出及红、白细胞浸润，白细胞吞噬细菌，继而纤维蛋白渗出物溶解、吸收、肺泡重新充气。肝变期病理阶段实际并无明确分界，经早期应用抗菌药物治疗，典型病理的分期已经很少见。病变消散后肺组织结构多无损坏，不留纤维瘢痕。极个别病人肺泡内纤维蛋白吸收不完全，甚至有成纤维细胞形成，形成机化性肺炎。老年人及婴幼儿感染可沿支气管分布（支气管肺炎）。若未及时治疗，5%～10% 的病人可并发脓胸，10%～20% 的病人因细菌经淋巴管、胸导管进入血液循环，可引起脑膜炎、心包炎、心内膜炎、关节炎和中耳炎等肺外感染。

（三）临床表现

冬季与初春多见，常与呼吸道病毒感染相伴行。病人多为原来健康的青壮年或老年与婴幼儿，男性较多见。吸烟者、痴呆者、慢性支气管炎、支气管扩张、充血性心力衰竭、慢性病病人以及免疫抑制者均易受 SP 感染。

1. 症状

发病前常有受凉、淋雨、疲劳、醉酒、病毒感染史，多有上呼吸道感染的前驱症状。起病急骤，高热、寒战、全身肌肉酸痛，体温在数小时内升至 39~40℃，高峰在下午或傍晚，或呈稽留热，脉率随之增速。可有患侧胸部疼痛，放射到肩部或腹部，咳嗽或深呼吸时加剧。痰少，可带血或呈铁锈色，胃纳锐减，偶有恶心、呕吐、腹痛或腹泻，易被误诊为急腹症。

2. 体征

病人呈急性热病容，面颊绯红，鼻翼扇动，皮肤灼热、干燥，口角及鼻周有单纯疱疹；病变广泛时可出现发绀。有脓毒症者，可出现皮肤、黏膜出血点，巩膜黄染。早期肺部体征无明显异常，仅有胸廓呼吸运动幅度减小，叩诊稍浊，听诊可有呼吸音减低及胸膜摩擦音。肺实变时叩诊浊音，触觉语颤增强并可闻及支气管呼吸音。消散期可闻及湿啰音。心率增快，有时心律不齐。重症病人有肠胀气，上腹部压痛多与炎症累及膈胸膜有关。重症感染时可伴休克、急性呼吸窘迫综合征及神经精神症状。

自然病程大致 1~2 周。发病 5~10 天，体温可自行骤降或逐渐消退；使用有效的抗菌药物后可使体温在 1~3 天内恢复正常。病人的其他症状与体征亦随之逐渐消失。

（四）并发症

SP 肺炎的并发症近年已很少见。严重脓毒症或毒血症病人易发生感染性休克，尤其是老年人。表现为血压降低、四肢厥冷、多汗、发绀、心动过速、心律失常等，而高热、胸痛、咳嗽等症状并不突出。其他并发症有胸膜炎、脓胸、心包炎、脑膜炎和关节炎等。

（五）实验室和其他检查

血白细胞计数升高，中性粒细胞多在 80% 以上，并有核左移。年老体弱、酗酒、免疫功能低下者的白细胞计数可不增高，但中性粒细胞百分比仍增高。痰直接涂片作革兰染色及荚膜染色镜检，如发现典型的革兰染色阳性、带荚膜的双球菌或链球菌，即可初步做出病原学诊断。痰培养 24~48 小时可以确定病原体。痰标本要及时送检，在抗菌药物应用之前漱口后采集，取深部咳出的脓性或铁锈色痰。聚合酶链反应（PCR）及荧光标记抗体检测可提高病原学诊断率。尿 SP 抗原可阳性。约 10%~20% 的病人合并菌血症，故重症肺炎应做血培养。如合并胸腔积液，应积极抽取积液进行细菌培养。

胸部影像学检查早期仅见肺纹理增粗，或受累的肺段、肺叶稍模糊。随着病情进展，表现为大片炎症浸润阴影或实变影，在实变阴影中可见支气管充气征，肋膈角可有少量胸腔积液。在消散期，炎症浸润逐渐吸收，可有片状区域吸收较快而呈现"假空洞"征，多数病例在起病 3~4 周后才完全消散。老年肺炎病灶消散较慢，容易吸收不完全而成为机化性肺炎。

（六）诊断

根据典型症状与体征，结合胸部 X 线检查，容易做出初步诊断。年老体衰、继发于其他疾病或灶性肺炎表现者，临床常不典型，需认真加以鉴别。病原菌检测是确诊本病的主要依据。

（七）治疗

1. 抗菌药物治疗

首选青霉素，用药途径及剂量视病情轻重及有无并发症而定。轻症病人，可用 240 万 U/d，分 3 次肌内注射，或用普鲁卡因青霉素每 12 小时肌内注射 60 万 U。病情稍重者，宜用青霉素 240 万 ~480 万 U/d，分次静脉滴注，每 6~8 小时 1 次；重症及并发脑膜炎者，可增至 1000 万 ~3000 万 U/d，分 4 次静脉滴注。鉴于目前 SP 对青霉素不敏感率的升高以及对青霉素 MIC 敏感阈值的提高，最近欧洲下呼吸道感染处理指南建议大剂量青霉素治疗，对怀疑 SP 肺炎者，青霉素 320 万 U，每 4 小时 1 次，对青霉素 MIC≤8mg/L 的 SP 有效，并可预防由于广谱抗菌药物应用引起的耐药 SP、MRSA 和艰难梭菌的传播。对青霉素过敏者，或感染耐青霉素菌株者，用呼吸氟喹诺酮类、头孢噻肟或头孢曲松等药物，感染 MDR 菌株者可用万古霉素、替考拉宁或利奈唑胺。

2. 支持疗法

病人卧床休息，补充足够的蛋白质、热量及维生素。密切监测病情变化，防止休克。剧烈胸痛者，可酌用少量镇痛药。不用阿司匹林或其他解热药，以免过度出汗、脱水及干扰真实热型，导致临床判断错误。鼓励饮水每日 1~2L，失水者可输液。中等或重症病人（PaO_2 <60mmHg 或有发绀）应给氧。若有明显麻痹性肠梗阻或胃扩张，应暂时禁食、禁饮和胃肠减压，直至肠蠕动恢复。烦躁不安、谵妄、失眠酌用镇静药，禁用抑制呼吸的镇静药。

3. 并发症的处理

经抗菌药物治疗后，高热常在 24 小时内消退，或数日内逐渐下降。若体温降而复升或 3 天后仍不降者，应考虑 SP 的肺外感染，如脓胸、心包炎或关节炎等；若持续发热应寻找其他原因。约 10%~20%SP 肺炎伴发胸腔积液，应酌情取胸液检查及培养以确定其性质。若治疗不当，约 5%并发脓胸，应积极引流排脓。

二、葡萄球菌肺炎

葡萄球菌肺炎是由葡萄球菌引起的急性肺化脓性炎症。常发生于有基础疾病如糖尿病、血液病、艾滋病、肝病或原有支气管肺疾病者，以及营养不良、酒精中毒、静脉吸毒者，流感后、病毒性肺炎后或儿童患麻疹时也易罹患。多急骤起病，高热、寒战、胸痛，脓性痰，可早期出现循环衰竭。胸部影像学表现为坏死性肺炎，如肺脓肿、肺气囊肿和脓胸。若治疗不及时或不当，病死率甚高。

（一）病因和发病机制

葡萄球菌为革兰染色阳性球菌，可分为凝固酶阳性的葡萄球菌（主要为金黄色葡萄球菌，简称金葡菌）及凝固酶阴性的葡萄球菌（如表皮葡萄球菌和腐生葡萄球菌等）。其致病物质主要是毒素与酶，如溶血毒素、杀白细胞素、肠毒素等，具有溶血、坏死、杀白细胞及血管痉挛等作用。葡萄球菌致病力可用血浆凝固酶来测定，阳性者致病力较强。金黄色葡萄球菌凝固酶为阳性，是化脓性感染的主要原因，但其他凝固酶阴性葡萄球菌亦可引起感染。随着医院内感染的增多，由凝固酶阴性葡萄球菌引起的肺炎也不断增多。HAP 中葡萄球菌感染占 11%~25%。近年有耐甲氧西林金黄色葡萄球菌（MRSA）在医院内暴发流行的报道。另外，社区获得性 MRSA 肺炎的出现也引起高度的重视。

（二）病理

经呼吸道吸入的肺炎常呈大叶性分布或广泛的融合性的支气管肺炎。支气管及肺泡破溃可使气体进入肺间质，并与支气管相通。当坏死组织或脓液阻塞细支气管，形成单向活瓣作用，产生张力性肺气囊肿。浅表的肺气囊肿若张力过高，可溃破形成气胸或脓气胸，并可形成支气管胸膜瘘。偶可伴发化脓性心包炎、脑膜炎等。

皮肤感染灶（疖、痈、毛囊炎、蜂窝织炎、伤口感染）中的葡萄球菌可经血液循环抵达肺部，引起多处肺实变、化脓及组织破坏，形成单个或多发性肺脓肿。

（三）临床表现

1. 症状

起病多急骤，寒战、高热，体温多高达 39~40℃，胸痛，痰脓性，量多，带血丝或呈脓血状。毒血症状明显，全身肌肉、关节酸痛，体质衰弱，精神萎靡，病情严重者可早期出现周围循环衰竭。院内感染者通常起病较隐袭，体温逐渐上升。老年人症状可不典型。血源性葡萄球菌肺炎常有皮肤伤口、疖、痈或中心静脉导管置入等，或静脉吸毒史，较少咳脓性痰。

2. 体征

早期可无体征，常与严重的中毒症状和呼吸道症状不平行，然后可出现两肺散在性湿啰音。病变较大或融合时可有肺实变体征，气胸或脓气胸则有相应体征。血源性葡萄球菌肺炎应注意肺外病灶，静脉吸毒者多有皮肤针口和三尖瓣赘生物，可闻及心脏杂音。

（四）实验室和其他检查

外周血白细胞计数明显升高，中性粒细胞比例增加，核左移。胸部 X 线检查显示肺段或肺叶实变，可早期形成空洞，或呈小叶状浸润，其中有单个或多发的液气囊腔。另一特征是 X 线影像阴影的易变性，表现为一处的炎性浸润消失而在另一处出现新的病灶，或很小的单一病灶发展为大片阴影。治疗有效时，病变消散，阴影密度逐渐减低，约 2~4 周后病变完全消失，偶可遗留少许条索状阴影或肺纹理增多等。

（五）诊断

根据全身毒血症状、咳嗽、脓血痰，白细胞计数增高、中性粒细胞比例增加、核左移并有中毒颗粒和 X 线影像表现，可做出初步诊断。细菌学检查是确诊的依据，可行痰、胸腔积液、血和肺穿刺物培养。

（六）治疗

强调早期清除和引流原发病灶，选用敏感的抗菌药物。近年来，金黄色葡萄球菌对青霉素的耐药率已高达 90% 左右，因此可选用耐青霉素酶的半合成青霉素或头孢菌素，如苯唑西林钠、氯唑西林、头孢呋辛钠等，联合氨基糖苷类如阿米卡星等，亦有较好疗效。阿莫西林、氨苄西林与酶抑制剂组成的复方制剂对产酶金黄色葡萄球菌有效。对 MRSA，则应选用万古霉素、替考拉宁和利奈唑胺等，如万古霉素 1.5~2.0g/d 静脉滴注，偶有药物热、皮疹、静脉炎等不良反应。临床选择抗菌药物时可参考细菌培养的药物敏感试验。

第三节　其他病原体所致肺部感染

一、肺炎支原体肺炎

肺炎支原体肺炎是由肺炎支原体（MP）引起的呼吸道和肺部的急性炎症改变，常同时有咽炎、支气管炎和肺炎。肺炎支原体是引起人类社区获得性肺炎（CAP）的重要病原体，约占所有 CAP 病原体的 5%~30%，它由口、鼻分泌物经空气传播，终年散发并可引起小流行的呼吸道感染。主要见于儿童和青少年，在成人中也较常见。支原体肺炎大多症状轻，预后较好，但肺炎支原体感染也可引起严重的双侧肺炎和其他系统的肺外并发症而导致死亡，如脑膜炎、脊髓炎、心肌炎、心包炎、免疫性溶血性贫血和肾炎等。

（一）病因和发病机制

MP 是介于细菌和病毒之间、兼性厌氧、能独立生活的最小微生物。存在于呼吸道分泌物中的支原体随飞沫以气溶胶颗粒形式传播给密切接触者，潜伏期 2~3 周，传染性较小。支原体肺炎以儿童及青年人居多，婴儿间质性肺炎亦应考虑本病的可能。发病前 2~3 天直至病愈数周，均可在呼吸道分泌物中发现 MP。肺炎支原体入侵呼吸道后，首先借助表面蛋白与呼吸道上皮细胞表面的神经氨酸受体黏附，并移动到纤毛的基底部位，从而保护了支原体免受纤毛系统的清除。肺炎支原体通过诱导免疫损伤及释放毒性代谢产物如过氧化氢（H_2O_2）和超氧化物等，引起支气管、细支气管黏膜层破坏，纤毛运动减弱甚至消失，并可累及间质，肺泡壁等。肺炎支原体感染和发病除病原体的直接致病作用外，尚存在复杂的免疫病理机制。MP 感染后血清中产生特异性 IgM、IgG 及 IgA，呼吸道局部也产生相应的分泌性抗体，后者具有较强的保护作用，在儿童或青少年可促使再感染时病变和症状加重。MP 感染后 IgE 反应亦见增强，可出现 IgE 介导的超敏反应，促使哮喘病人的急性发作。肺炎支原体感染后还可以产生多种非特异性抗体，如冷凝集素、MG 链球菌凝集素以及抗脑、心、肺、肝及平滑肌的自身抗体，可能与病人肺外并发症的发生有关。此外，有报道肺炎支原体肺炎病人血清中测出免疫复合物，在并发肾炎者的肾小球中测出含肺炎支原体抗原的免疫复合物。MP 感染可产生特异性细胞免疫，并随年龄增长而上升，也可产生酷似结核菌素反应的迟发型变态反应。MP 细胞膜与宿主细胞膜有共同抗原成分，使之逃避宿主的免疫监视，导致长期寄居。

（二）病理

肺部病变为支气管肺炎、间质性肺炎和细支气管炎。肺泡内可含少量渗出液，并可发生灶性肺不张。肺泡壁与间隔有中性粒细胞、单核细胞、淋巴细胞及浆细胞浸润。支气管黏膜充血，上皮细胞肿胀，胞质空泡形成，有坏死和脱落。胸腔可有纤维蛋白渗出和少量渗出液。开胸肺活检的资料表明肺炎支原体感染还可引起闭塞性细支气管炎伴机化性肺炎。

（三）临床表现

肺炎支原体感染起病缓慢，起初有数天至一周的无症状期，继而乏力、头痛、咽痛、肌肉酸痛，咳嗽明显，多为发作性干咳，夜间为重，也可产生脓痰，持久的阵发性剧咳为支原体肺炎较为典型的表现。一般为中等度发热，也可以不出现发热。可伴有鼻咽部和耳部的疼痛，也可伴有气促或呼吸困难。咽部和鼓膜可以见到充血，颈部巴结可肿大。有 10%～20% 病人出现斑丘疹或多形红斑等。胸部体征不明显，与肺部病变程度不相符。可闻鼾音、笛音及湿啰音。很少肺实变体征，亦有在整个病程中无任何阳性体征者。

（四）实验室和其他检查

血白细胞总数正常或略增高，以中性粒细胞为主。起病 2 周后，约 2/3 的病人冷凝集试验阳性，滴度≥1:32，如果滴度逐步升高，更有诊断价值。如血清支原体 IgM 抗体≥1:64，或恢复期抗体滴度有 4 倍增高，可进一步确诊。直接检测呼吸道标本中肺炎支原体抗原，可用于临床早期快速诊断。单克隆抗体免疫印迹法、核酸杂交技术及 PCR 技术等具有高效、特异而敏感等优点。

X 线检查显示肺部多种形态的浸润影，呈节段性分布，以肺下叶为多见，有的从肺门附近向外伸展。病变常经 3～4 周后自行消散。部分病人出现少量胸腔积液。

（五）诊断与鉴别诊断

需综合临床症状、X 线影像表现及血清学检查结果做出诊断。培养分离出肺炎支原体虽对诊断有决定性意义，但其检出率较低，技术条件要求高，所需时间长。血清学试验有一定参考价值，尤其血清抗体有 4 倍增高者，但多为回顾性诊断。本病应与病毒性肺炎、军团菌肺炎等鉴别。外周血嗜酸性粒细胞数正常，可与嗜酸性粒细胞肺浸润相鉴别。

（六）治疗

早期使用适当抗生素可减轻症状及缩短病程。本病有自限性，多数病例不经治疗可自愈。大环内酯类抗生素为首选，如红霉素、罗红霉素和阿奇霉素。对大环内酯不敏感者则可选用呼吸氟喹诺酮类，如左氧氟沙星、莫西沙星等，四环素类也用于肺炎支原体肺炎的治疗。疗程一般 2~3 周。因肺炎支原体无细胞壁，青霉素或头孢菌素类等抗生素无效。对剧烈呛咳者，应适当给予镇咳药。若合并细菌感染，可根据病原学检查，选用针对性的抗生素治疗。

二、肺炎衣原体肺炎

肺炎衣原体肺炎是由肺炎衣原体（CP）引起的急性肺部炎症，大部分为轻症，发病常隐匿，没有性别差异，四季均可发生。常累及上下呼吸道，可引起咽炎、喉炎、扁桃体炎、鼻窦炎、支气管炎和肺炎。肺炎衣原体肺炎多见于学龄儿童，但 3 岁以下的儿童较少患病。在半封闭的环境如家庭、学校、军队以及其他人口集中的工作区域可存在小范围的流行，占社区获得性肺炎的 10%~20%。

（一）病因和发病机制

CP 是专性细胞内细菌样寄生物，属于衣原体科。引起人类肺炎的还有鹦鹉热衣原体。CP 具有原体和始体两相生活环。原体呈致密球状，直径 0.2~0.4μm，具有感染性；始体亦称网状体（reticulate body），直径约 0.51μm，是衣原体的增殖型，没有感染力。CP 是一种人类致病原，属于人—人传播，可能主要是通过呼吸道的飞沫传染，也可能通过污染物传染。年老体弱、营养不良、慢阻肺、免疫功能低下者易被感染。

（二）临床表现

起病多隐袭，早期表现为上呼吸道感染症状，与支原体肺炎颇为相似。通常症状较轻，伴有发热、寒战、肌痛、干咳，非胸膜炎性胸痛，头痛、不适和乏力，少有咯血。发生咽喉炎者表现为咽喉痛、声音嘶哑，有些病人可表现为双阶段病程：开始表现为咽炎，经对症处理好转；1~3 周后又发生肺炎或支气管炎，咳嗽加重。少数病人可无症状。CP 感染时也可伴有肺外表现，如中耳炎、关节炎、甲状腺炎、脑炎、吉兰-巴雷综合征等。体格检查肺部多无异常，偶闻及湿啰音。

（三）实验室和其他检查

血白细胞正常或稍高，血沉多增快。从痰、咽拭子、咽喉分泌物、支气管肺泡灌洗液中直接分离出 CP 是诊断的金标准。但 CP 不能体外培养，需要在呼吸道来源的细胞系（如：

Hep-2 和 HL 细胞系）中接种培养，操作较烦琐，一般仅用于科学研究，大多医院难以开展。目前衣原体肺炎的诊断主要依靠血清学。原发感染者，急性期血清标本如 IgM 滴度 ≥ 1∶32 或急性期和恢复期的双份血清 IgM 或 IgG 有 4 倍以上的升高可诊断。再感染者 IgG 滴度 ≥1∶512 或 4 倍增高，或恢复期 IgM 有 4 倍以上的升高。也可用 PCR 方法对呼吸道标本进行 DNA 扩增，多用于临床流行病学调查。

X 线检查显示疾病早期以单侧、下叶肺泡渗出为主，后期可发展成双侧病变，表现为肺间质和肺泡渗出混合存在，病变可持续几周。原发感染者多为肺泡渗出，再感染者则为肺泡渗出和间质病变混合。

（四）诊断与鉴别诊断

应结合呼吸道和全身症状、X 线检查、病原学和血清学检查作综合分析。对于应用 β-内酰胺类抗生素治疗无效的肺炎病人，持续干咳时应警惕 CP 感染。因此病无特异的临床表现，确诊主要依据有关的特殊检查，如病原体分离和血清学检测。应注意与肺炎支原体肺炎和病毒性肺炎相鉴别。

（五）治疗

大环内酯类抗生素为首选，如红霉素、罗红霉素、阿奇霉素和克拉霉素。喹诺酮类（如左氧氟沙星、莫西沙星等）和四环素类（如多西环素等）也具有良好疗效。疗程均为 14~21 天。对发热、干咳、头痛等可对症治疗。

三、病毒性肺炎

病毒性肺炎是由病毒侵入呼吸道上皮及肺泡上皮细胞引起的肺间质及实质性炎症。免疫功能正常或抑制的个体均可罹患。大多发生于冬春季节，暴发或散发流行。病毒是成人社区获得性肺炎除细菌外第二大常见病原体，大多可自愈。近年来，新的变异病毒（如 SARS 冠状病毒，H5N1、H1N1、H7N9 病毒等）不断出现，产生暴发流行，死亡率较高，成为公共卫生防御的重要疾病之一。

（一）病因和发病机制

常见病毒为甲、乙型流感病毒，腺病毒，副流感病毒，呼吸道合胞病毒和冠状病毒等。免疫抑制宿主为疱疹病毒和麻疹病毒的易感者；骨髓移植和器官移植受者易患疱疹病毒和巨细胞病毒性肺炎。病人可同时受一种以上病毒感染，并常继发细菌感染如金黄色葡萄球菌感染，免疫抑制宿主还常继发真菌感染。病毒性肺炎主要为吸入性感染，通过人与人的飞沫传染，主要是由上呼吸道病毒感染向下蔓延所致，常伴气管-支气管炎。偶见黏膜接触传染，呼吸道合胞病毒通过尘埃传染。器官移植的病例可通过多次输血，甚至供者的器官引起病毒血行播散感染，通常不伴气管-支气管炎。

（二）病理

病毒侵入细支气管上皮引起细支气管炎。感染可波及肺间质与肺泡而致肺炎。气道上皮广泛受损，黏膜发生溃疡，其上覆盖纤维蛋白被膜。单纯病毒性肺炎多为间质性肺炎，肺泡间隔有大量单核细胞浸润。肺泡水肿，被覆含蛋白及纤维蛋白的透明膜，使肺泡弥散距离增加。肺炎可为局灶性或弥漫性，也可呈实变。部分肺泡细胞及巨噬细胞内可见病毒包涵体。炎症介质释出，直接作用于支气管平滑肌，致使支气管痉挛。病变吸收后可留有肺纤维化。

（三）临床表现

好发于病毒性疾病流行季节，症状通常较轻，与支原体肺炎的症状相似。但起病较急，发热、头痛、全身酸痛、倦怠等全身症状较突出，常在急性流感症状尚未消退时即出现咳嗽、少痰或白色黏液痰、咽痛等呼吸道症状。小儿或老年人易发生重症肺炎，表现为呼吸困难、发绀、嗜睡、精神萎靡，甚至发生休克、心力衰竭和呼吸衰竭或 ARDS 等并发症。本病常无显著的胸部体征，病情严重者有呼吸浅速、心率增快、发绀、肺部干湿啰音。

（四）实验室和其他检查

白细胞计数正常、稍高或偏低，血沉通常在正常范围，痰涂片所见的白细胞以单核细胞居多，痰培养常无致病细菌生长。

病毒培养较困难，不易常规开展，肺炎病人的痰涂片仅发现散在细菌及大量有核细胞，或找不到致病菌，应怀疑病毒性肺炎的可能。用血清监测病毒的特异性 IgM 抗体，有助于早期诊断。急性期和恢复期的双份血清抗体滴度增高 4 倍或以上有确诊意义。PCR 检测病毒核酸对新发变异病毒或少见病毒有确诊价值。

胸部 X 线检查可见肺纹理增多，磨玻璃状阴影，小片状浸润或广泛浸润、实变，病情严重者显示双肺弥漫性结节性浸润，但大叶实变及胸腔积液者均不多见。病毒性肺炎的致病原不同，其 X 线征象亦有不同的特征。病毒性肺炎胸部 CT 表现多样，常见小叶分布的毛玻璃影、小结节病灶，也可表现为网织索条影，支气管、血管束增粗，叶、段实变影，可伴有纵隔淋巴结肿大，单侧或双侧少量胸腔积液。病毒性肺炎吸收慢，病程长。

（五）诊断

诊断依据为临床症状及 X 线或 CT 影像改变，并排除由其他病原体引起的肺炎。确诊则有赖于病原学检查，包括病毒分离、血清学检查以及病毒抗原的检测。呼吸道分泌物中细胞核内的包涵体可提示病毒感染，但并非一定来自肺部，需进一步收集下呼吸道分泌物或肺活检标本作培养分离病毒。血清学检查常用的方法是检测特异性 IgG 抗体，如补体结合试验、血凝抑制试验、中和试验，作为回顾性诊断。

（六）治疗

以对症为主，必要时氧疗。注意隔离消毒，预防交叉感染。

目前已经证实较为有效的病毒抑制药物有：①利巴韦林，具有广谱抗病毒活性，包括呼吸道合胞病毒、腺病毒、副流感病毒和流感病毒。0.8~1.0g/d，分3~4次服用；静脉滴注或肌注，每日10~15mg/kg，分2次。亦可用雾化吸入，每次10~30mg，加蒸馏水30mL，每日2次，连续5~7天。②阿昔洛韦，具有广谱、强效和起效快的特点，用于疱疹病毒、水痘病毒感染，尤其对免疫缺陷或应用免疫抑制者应尽早应用。每次5mg/kg，静脉滴注，一日3次，连续给药7天。③更昔洛韦，可抑制DNA合成，用于巨细胞病毒感染，7.5~15mg/（kg·d），连用10~15天。④奥司他韦，为神经氨酸酶抑制剂，对甲、乙型流感病毒均有很好作用，耐药发生率低，150mg/d，分2次，连用5天。⑤阿糖腺苷，具有广泛的抗病毒作用，多用于治疗免疫缺陷病人的疱疹病毒与水痘病毒感染，5~15mg/（kg·d），静脉滴注，每10~14天为1个疗程。⑥金刚烷胺，有阻止某些病毒进入人体细胞及退热作用，用于流感病毒等感染。成人每次100mg，早晚各1次，连用3~5天。原则上不宜应用抗生素预防继发性细菌感染，一旦明确已合并细菌感染，应及时选用敏感的抗生素。

糖皮质激素对病毒性肺炎疗效仍有争论，例如对传染性非典型肺炎国内报道有效，而最近欧洲和亚洲对H1N1肺炎的观察证明无效，还导致病死率升高、机械通气和住院时间延长、二重感染发生率升高。因此，不同的病毒性肺炎对激素的反应可能存在差异，应酌情使用。

四、肺真菌病

肺真菌病是最常见的深部真菌病。近年来由于广谱抗生素、糖皮质激素、细胞毒药物及免疫抑制剂的广泛使用，器官移植的开展，以及免疫缺陷病如艾滋病病人的增多等，肺真菌病有增多的趋势。

真菌多在土壤中生长，孢子飞扬于空气中，被吸入到肺部可引起肺真菌病（外源性）。有些真菌为寄生菌，当机体免疫力下降时可引起感染。体内其他部位真菌感染亦可经淋巴或血液到肺部，为继发性肺真菌病。

病理改变有过敏、化脓性炎症或形成慢性肉芽肿。X线影像表现无特征性，可为支气管肺炎、大叶性肺炎、单发或多发结节，乃至肿块状阴影和空洞。由于肺真菌病临床表现无特异性，诊断时必须综合考虑宿主因素、临床特征、微生物学检查和组织病理学资料，病理学诊断仍是肺真菌病的金标准。

（一）肺念珠菌病

肺念珠菌病又称支气管肺念珠菌病，是由白念珠菌或其他念珠菌所引起的急性、亚急性或慢性下呼吸道真菌病。念珠菌有黏附黏膜组织的特性，其中白念珠菌对组织的黏附力尤强，故其致病力较其他念珠菌更强。念珠菌被吞噬后，在巨噬细胞内仍可长出芽管，穿破细胞膜并损伤巨噬细胞。念珠菌尚可产生致病性强的水溶性毒素，引起休克。近年非白念珠菌

（如热带念珠菌、光滑念珠菌、克柔念珠菌等）感染有升高的趋势，可能与抗真菌药广泛应用有关。

念珠菌病临床可分为两种类型，亦是病程发展中的两个阶段。

1. 支气管炎型

表现为阵发性刺激性咳嗽，咳多量似白泡沫塑料状稀痰，偶带血丝，随病情进展，痰稠如糨糊状。憋喘、气短、尤以夜间为甚。乏力、盗汗，多无发热。X线影像仅示两肺中下野纹理增粗。

2. 肺炎型

表现为畏寒、高热，咳白色泡沫黏痰，有酵臭味，痰或呈胶冻状，有时咯血，临床酷似急性细菌性肺炎。胸部X线检查显示双下肺纹理增多，有纤维条索影，伴散在的大小不等、形状不一的结节状阴影，呈支气管肺炎表现；或融合的均匀大片浸润，自肺门向周边扩展，可形成空洞。多为双肺或多肺叶病变，但肺尖较少受累。偶可并发胸膜炎。

诊断肺念珠菌病，要求合格的痰或支气管分泌物标本2次显微镜检酵母假菌丝或菌丝阳性以及真菌培养有念珠菌生长且两次培养为同一菌种（血行播散者除外）。另外，血清1，3-β-D-葡聚糖抗原检测（G试验）连续2次阳性。但确诊仍需组织病理学的依据。

轻症病人在消除诱因后，病情常能逐渐好转，病情严重者则应及时应用抗真菌药物。氟康唑、伊曲康唑、伏立康唑和泊沙康唑均有效果。氟康唑每日200mg，首剂加倍，病情重者可用400mg/d，甚或更高剂量，6~12mg/（kg·d）。两性霉素B亦可用于重症病例，0.5~1.0mg/（kg·d），但毒性反应较大。棘白菌素类抗真菌药如卡泊芬净、米卡芬净等对念珠菌也有效。临床上应根据病人的状态和真菌药敏结果选用。

（二）肺曲霉病

肺曲霉病可由多种曲霉引起，烟曲霉为主要致病原。烟曲霉常定植在上呼吸道，病人免疫力的高低对临床曲霉病的类型有明显的影响，如：免疫力正常，可发生变应性支气管肺曲霉病和曲霉相关的过敏性肺炎；免疫力极度低下时，可致侵袭性肺曲霉病。曲霉属广泛存在于自然界，空气中到处有其孢子，在秋冬及阴雨季节，储藏的谷草霉变更多。吸入曲霉孢子不一定致病，如大量吸入可能引起急性气管-支气管炎或肺炎。曲霉的内毒素使组织坏死，病灶可为浸润性、实变、空洞、支气管炎或粟粒状弥漫性病变。

肺曲霉病的确诊有赖于组织培养（病变器官活检标本）及组织病理学检查，镜检可见锐角分支分隔无色素沉着的菌丝，直径约2~4μm；无菌组织或体液培养有曲霉属生长。如呼吸道标本（痰液、支气管肺泡灌洗液和支气管毛刷）镜检真菌成分显示为霉或培养阳性，或肺、脑、鼻窦CT或X线检查有特征性改变，病人为免疫抑制宿主，应怀疑曲霉病。免疫抑制宿主侵袭性肺曲霉病其支气管肺泡灌洗液涂片、培养和（或）抗原测定有很好的特异性和阳性预测值。用曲霉浸出液作抗原皮试，变应性病人有速发型反应，表明有IgE抗体存在；对曲霉过敏者血清 IgE 可明显升高。血、尿、脑脊液及肺泡灌洗液曲霉半乳甘露聚糖测定（GM 试验）和 PCR 测定血中曲霉 DNA 对本病诊断亦有帮助，动态观察其变化对诊断更有价值。

临床上肺曲霉病可分 5 种类型：

1. 侵袭性肺曲霉病（IPA）

IPA 是最常见的类型，肺组织破坏严重，治疗困难，病死率高。侵袭性肺曲霉病多为局限性肉芽肿或广泛化脓性肺炎，伴脓肿形成。病灶呈急性凝固性坏死，伴坏死性血管炎、血栓及霉栓，甚至累及胸膜。症状以干咳、胸痛常见，部分病人有咯血，病变广泛时出现气急和呼吸困难，甚至呼吸衰竭。X 线胸片表现为以胸膜为基底的多发的楔形、结节、肿块阴影或空洞；有些病人典型的胸部 CT 表现早期为晕轮征，即肺结节影（水肿或出血）周围环绕有低密度影（缺血），后期为新月体征。部分病人可有中枢神经系统感染，出现中枢神经系统的症状和体征。

2. 侵袭性气管支气管曲霉病（ITBA）

ITBA 病变主要局限于大气道，支气管镜检查可见气道壁假膜、溃疡、结节等。常见症状为频繁咳嗽、胸痛、发热和咯血。本病需经支气管镜确诊。

3. 慢性坏死性肺曲霉病（CNPA）

CNPA 亦称半侵袭性肺曲霉病，曲霉直接侵袭肺实质，是一种亚急性或非血管侵袭性病变。病人表现为肺部空洞性病变，长期呼吸道症状和血清抗曲霉属抗体阳性。未治疗病人 1 年生存率仅 50%。

4. 曲霉肿

曲霉肿又称曲菌球，常继发于支气管囊肿、支气管扩张、肺脓肿和肺结核空洞，系曲霉在慢性肺部疾病原有的空腔内繁殖、蓄积，与纤维蛋白、黏液及细胞碎屑凝聚成曲霉肿。曲霉肿一般不侵犯组织，但可发展成侵袭性肺曲霉病。可有刺激性咳嗽，常反复咯血，甚至发生威胁生命的大咯血。因为曲霉肿和支气管多不相通，故痰量不多，痰中亦难以发现曲霉。X 线胸片或 CT 片显示在原有的慢性空洞内有一球形影，可随体位改变而在空腔内移动。

5. 变应性支气管肺曲霉病（ABPA）

ABPA 多由烟曲霉引起的气道高反应性疾病。对曲霉过敏者吸入大量孢子后，阻塞小支气管，引起短暂的肺不张和喘息的发作，亦可引起肺部反复游走性浸润。病人喘息，畏寒，发热，乏力，刺激性咳嗽，咳棕黄色脓痰，偶带血。痰中有大量嗜酸性粒细胞及曲霉丝，烟曲霉培养阳性。哮喘发作为其突出的临床表现，一般解痉平喘药难以奏效。外周血嗜酸性粒细胞增多，血清 IgE>1000U/mL，曲霉速发型皮肤反应阳性，血清烟曲霉 IgG 抗体阳性，血清曲霉特异性 IgE 阳性。胸片或 CT 显示中央性支气管扩张（肺野内侧 2/3 的支气管）和一过性肺浸润，表现为上叶一过性实变或不张，磨玻璃阴影伴马赛克征，黏液嵌塞，可发生于双侧。

侵袭性肺曲霉病、侵袭性气管支气管曲霉病和慢性坏死性肺曲霉病的治疗首选伏立康唑，首日剂量 6mg/kg，随后 4mg/kg，每 12 小时 1 次；病情好转后可转为口服，200mg 每 12 小时 1 次。疗程至少 6~12 周。以往两性霉素 B 被视为治疗真菌的金标准，由于新的抗真菌药的出现，目前已不作为首选，但其具有价廉、疗效好的优点。首次宜从小剂量开始，每日 0.1mg/kg 溶于 5% 葡萄糖溶液中缓慢避光静脉滴注，逐日增加 5~10mg，尽快尽可能给予最大耐受剂量 [1~1.5mg/（kg·d）]，然后维持治疗。目前对疗程、总剂量还没有统一的意见，可根据病人病情的程度、对治疗的反应、基础疾病或免疫状态个体化给予。主要不良反应为畏寒、发热、心慌、腰痛及肝肾功能损害等。但用药过程中出现中度肾功能损害并非停药的指征。两性霉素 B 脂质复合体，其肾毒性较小，主要适合已有肾功能损害或用两性霉素 B 后出现肾毒性的病人，剂量 5mg/（kg·d）。还可选用卡泊芬净和米卡芬净等棘白菌素类药物。

曲霉肿的治疗主要是预防威胁生命的大咯血，如条件许可应行手术治疗。支气管动脉栓塞可用于大咯血的治疗。支气管内和脓腔内注入抗真菌药或口服伊曲康唑可能有效。

急性 ABPA 的治疗首选糖皮质激素，开始可用泼尼松 0.5mg/（kg·d），2 周后改为隔日 1 次。慢性 ABPA 糖皮质激素剂量 7.5~10mg/d。疗程根据情况决定，一般需 3 个月或更长。抗真菌治疗可选用伊曲康唑，200mg/d，口服，疗程大于 16 周。伏立康唑和泊沙康唑也有效。可酌情使用 β₂ 受体激动剂或吸入糖皮质激素。

（三）肺隐球菌病

肺隐球菌病为新型隐球菌感染引起的亚急性或慢性内脏真菌病。主要侵犯肺和中枢神经系统，但也可以侵犯骨骼、皮肤、黏膜和其他脏器。本菌感染后仅引起轻度炎症反应，多发于免疫抑制宿主，如艾滋病病人；约 20% 发生在免疫功能正常的健康人。

隐球菌中具有致病性的主要是新型隐球菌及格特变种（目前至少有 9 种），细胞多呈圆形或卵圆形，不形成菌丝和孢子，出芽生殖。新型隐球菌是一种腐物寄生性酵母菌，能在 37℃ 生长，具有荚膜。根据其荚膜抗原分为 A、B、C、D 四个血清型。不同变种及不同血清型所致感染呈现一定的地域性差异。A、D 型和 AD 型呈全球性分布，广泛存在于土壤和鸽粪中，与免疫抑制（尤其是 AIDS）病人感染有关，而格特变种（B、C 血清型）和上海变种（B 型）则见于热带和亚热带地区。我国以 A 型居多，未见 C 型。本菌可以从土壤、鸽粪和水果中分离到，也可从健康人的皮肤、黏膜和粪便中分离出来。环境中的病原体主要通过呼吸道，也可通过皮肤或消化道进入人体引起疾病，或成为带菌者。新型隐球菌病在 HIV 感染病人的发生率近 10%，居感染性并发症的第 4 位。隐球菌病可发生于任何年龄，儿童多见，多发于 40 岁以上年龄组。新型隐球菌不产生毒素，感染不引起组织破坏、出血、梗死或坏死，也不引起纤维化和钙化。病原菌对组织的直接作用是由于酵母细胞增加占据空间和压迫所致。

肺部隐球菌感染时起病多隐匿，可有发热、咳嗽、咳少量白痰或并有气短、胸痛、痰血、体重降低、盗汗等，亦可无症状。胸片常见肺局限性小斑片影，多误诊为肺结核或非典型病原体肺炎。病人可在未用抗真菌药物治疗时肺病变即自行吸收，但有部分病人可缓慢发展或形成播散：缓慢发展者则渐形成慢性炎症和肉芽肿，在胸片上显示结节或块影，此时易误诊为肺癌；形成播散者则发生肺外感染，尚可见少数病例在肺感染已有吸收或吸收后才出现脑膜脑炎或其他部位的肺外感染。免疫功能受抑制的肺感染病人，其胸片呈双肺多发实质性斑片状或弥漫性间质浸润，或呈结节、斑块影，可累及胸膜而发生渗液、气胸，或伴有肺门淋巴结肿大。痰培养有隐球菌生长对肺隐球菌病的诊断很有帮助，但不足以确诊，因为它可以作为呼吸道定植菌，不一定引起发病。确诊需要从下呼吸道或肺组织直接采样培养。脑脊液可墨汁染色直接镜检，若见到外圈透光的圆形厚壁菌体即可确定新型隐球菌。组织经六铵银染色或 Fontana-Masson 染色（FMS），能使隐球菌选择性染色。乳胶凝集试验检测隐球菌抗原对隐球菌感染具有很高的诊断价值。

治疗上可选用氟康唑、伊曲康唑或两性霉素 B。对免疫功能正常的无症状者，可临床观察随访或口服氟康唑 200~400mg/d，疗程 3~6 个月；有症状的病人疗程 6~12 个月，重症病人尤其是合并隐球菌脑膜炎者可联合两种抗真菌药物治疗，如两性霉素 B 联合 5-氟胞嘧啶治疗。术前未经化疗而手术切除的肺隐球菌病，建议术后口服氟康唑 200~400mg/d，疗程 2~4 个月。

（四）肺孢子菌肺炎

肺孢子菌肺炎（PCP）是机会性感染疾病。肺孢子菌（PC）是在哺乳动物和人的呼吸道发现的单细胞真菌属，以往称为卡氏肺囊虫，20 世纪 80 年代基因组序列分析结果显示其应归属于真菌。2002 年重新命名为伊氏肺孢子菌。

PC 有 3 种结构形态，即滋养体、包囊和子孢子（囊内体）。PC 可寄生于多种动物，如鼠、犬、猫、兔、羊、猪、马、猴等体内，也可寄生于健康人体。它广泛分布于自然界，如土壤、水等。PC 的不同株型存在宿主特异性，伊氏肺孢子菌是感染人类特异的病原体，其包囊壁薄、圆形，大小 5~8μm。PCP 是免疫功能低下病人最常见、最严重的机会性感染疾病。

PCP 的感染途径为空气传播和体内潜伏状态肺孢子菌的激活。在肺内繁殖并逐渐充满整个肺泡腔，并引起肺泡上皮细胞空泡化，脱落。肺间质充血水肿、肺泡间隔增宽。间质中淋巴细胞、巨噬细胞和浆细胞浸润，亦可见中性粒细胞和嗜酸性粒细胞。

PCP 潜伏期一般为 2 周，而艾滋病病人潜伏期约 4 周。发病无性别和季节差异。在不同个体及疾病的不同病程，PCP 临床表现差异甚大。

1. 流行型或经典型

主要见于早产儿、营养不良儿，年龄多在 2~6 个月，可在育婴机构内流行。起病常隐匿，进展缓慢。初期大多有拒睡、食欲下降、腹泻、低热，体重减轻，逐渐出现干咳、气急，并呈进行性加重，发生呼吸困难、鼻翼扇动和发绀。有时可发生脾大。病程一般持续 3~8 周，如不及时治疗，可死于呼吸衰竭，病死率为 20%~50%。

2. 散发型或现代型

多见于免疫缺陷者，偶见于健康者。化疗或器官移植病人并发 PCP 时病情进展迅速，而艾滋病病人并发 PCP 时的进展较缓慢。初期表现有食欲缺乏、体重减轻。继而出现干咳、发热、发绀、呼吸困难，很快发生呼吸窘迫，未及时发现和治疗的病人其病死率高达 70%~100%。

PCP 病人常表现症状和体征分离现象，即症状虽重，体征常缺如。少数病人可有数次复发，尤其在艾滋病病人中更为常见。

外周血白细胞计数升高，部分病人减少，嗜酸性粒细胞增加，淋巴细胞绝对值减少。动脉血气示低氧血症和呼吸性碱中毒。乳酸脱氢酶明显升高。肺功能潮气量、肺总量和弥散量降低。

胸部 X 线检查早期典型改变为弥漫性肺泡和间质浸润性阴影，表现为双侧肺门周围弥漫性渗出，呈网状和小结节状影，然后迅速进展成双侧肺门的蝶状影，呈肺实变，可见支气管充气征。

病原学检查可用痰或诱导痰标本，经支气管镜刷检、肺活检和肺泡灌洗，经皮肺穿刺和开胸肺活检等标本染色观察包囊壁、子孢子。

除了对症治疗和基础病治疗之外，主要是病原治疗。首选复方磺胺甲恶唑（TMP-SMZ），TMP15~20mg/（kg·d）或 SMZ75~100mg/（kg·d），分 3~4 次口服或静脉滴注，疗程 2~3 周；如对 TMP-SMZ 耐药或不耐受，也可选用氨苯砜、克林霉素+伯氨喹、甲氧苄啶+氨苯砜、阿托伐醌等。棘白菌素类抗真菌药如卡泊芬净等对 PCP 也有良好的疗效。此外，糖皮质激素可抑制 PCP 的炎症反应，降低病死率，对于 $PaO_2 \leqslant 70mmHg$ 者，应尽早使用泼尼松 40mg，每日 2 次口服，连续 5 天，随后 40mg/d，连续 5 天，然后 20mg/d 直至停用。临床对高危人群可预防性化学治疗。

第七章　肺　癌

肺癌或称原发性支气管癌或原发性支气管肺癌，世界卫生组织（WHO）定义为起源于呼吸上皮细胞（支气管、细支气管和肺泡）的恶性肿瘤，是最常见的肺部原发性恶性肿瘤。根据组织病变，肺癌可分成小细胞癌和非小细胞癌。发病高峰在 55~65 岁，男性多于女性，男女比约为 2.1∶1。临床症状多隐匿，以咳嗽、咳痰、咯血和消瘦等为主要表现，X 线影像学主要表现为肺部结节、肿块影等。

一、流行病学

肺癌是全球癌症相关死亡最主要的原因。男性发病率在所有癌症中列首位，女性发病率仅次于乳腺癌列第二位，死亡率则均列首位，与以往数据相比发病率和死亡率均呈上升趋势。

二、病因和发病机制

肺癌的病因和发病机制迄今尚未明确，但有证据显示与下列因素有关。

（一）吸烟

吸烟是引起肺癌最常见的原因，约 85% 肺癌病人有吸烟史，包括吸烟和已戒烟者（定义为诊断前戒烟至少 12 个月）。吸烟 20~30 包/年者罹患肺癌的危险性明显增加。已戒烟者罹患肺癌的危险性比那些持续吸烟者降低，但与从未吸烟者相比仍有 9 倍升高的危险，随着戒烟时间的延长，发生肺癌的危险性逐步降低。吸烟与肺癌之间存在着明确的关系，开始吸烟的年龄越小，吸烟时间越长，吸烟量越大，肺癌的发病率和死亡率越高。

（二）职业致癌因子

某些职业的工作环境中存在许多致癌物质。已被确认的致癌物质包括石棉、砷、双氯甲基乙醚、铬、芥子气、镍、多环芳香烃类，以及铀、镭等放射性物质衰变时产生的氡和氢气，电离辐射和微波辐射等。这些因素可使肺癌发生危险性增加 3~30 倍。吸烟可明显加重这些危险。由于肺癌的形成是一个漫长的过程，其潜伏期可达 20 年或更久，故不少病人在停止接触致癌物质很长时间后才发生肺癌。

（三）空气污染

1. 室外大环境污染

城市中的工业废气、汽车尾气等都有致癌物质，如苯并芘，氧化亚砷，放射性物质，镍、铬化合物，SO_2，NO，以及不燃的脂肪族碳氢化合物等。有资料显示，城市肺癌发病率明显高于农村。

2. 室内小环境污染

室内被动吸烟，燃料燃烧和烹调过程中均可产生致癌物。室内接触煤烟或其不完全燃烧物为肺癌的危险因素，特别是对女性腺癌的影响较大。烹调时加热所释放出的油烟雾也是不可忽视的致癌因素。

（四）电离辐射

电离辐射可以是职业性或非职业性的，有来自体外或因吸入放射性粉尘和气体引起的体内照射。不同射线产生的效应也不同，如在日本广岛投放的原子弹释放的是中子和 α 射线，长崎原子弹则仅有 α 射线，前者患肺癌的危险性高于后者。

（五）饮食与体力活动

有研究显示，成年期水果和蔬菜的摄入量低，肺癌发生的危险性升高。血清中 β 胡萝卜素水平低的人，肺癌发生的危险性高。

（六）遗传和基因改变

遗传因素与肺癌的相关性受到重视。例如有早期肺癌（60 岁前）家族史的亲属罹患肺癌的危险性升高 2 倍；同样的香烟暴露水平，女性发生肺癌的危险性高于男性。肺癌可能是外因通过内因而发病的，外因可诱发细胞的恶性转化和不可逆的基因改变，包括原癌基因的活化、抑癌基因的失活、自反馈分泌环的活化和细胞凋亡的抑制。肺癌的发生是一个多阶段逐步演变的过程，涉及一系列基因改变，多种基因变化的积累才会引起细胞生长和分化的控制机制紊乱，使细胞生长失控而发生癌变。与肺癌发生关系较为密切的癌基因主要有 HER 家、RAS 基因家族、Myc 基因家族、ALK 融合基因、Sox 基因以及 MDM2 基因等。相关的抑癌基因包括 p53、Rb、p16、nm23、PTEN 基因等。与肺癌发生、发展相关的分子发病机制还包括生长因子信号转导通路激活、肿瘤血管生成、细胞凋亡障碍和免疫逃避等。

（七）其他因素

美国癌症学会将结核列为肺癌的发病因素之一，其罹患肺癌的危险性是正常人群的 10 倍，主要组织学类型为腺癌。某些慢性肺部疾病如慢性阻塞性肺疾病、结节病、特发性肺纤维化、硬皮病，病毒感染、真菌毒素（黄曲霉）等，与肺癌的发生可能也有一定关系。

三、分类

（一）按解剖学部位分类

1. 中央型肺癌

发生在段及以上支气管的肺癌，以鳞状上皮细胞癌和小细胞肺癌较多见。

2. 周围型肺癌

发生在段支气管以下的肺癌，以腺癌较多见。

（二）按组织病理学分类

肺癌的组织病理学分为非小细胞肺癌和小细胞肺癌两大类，其中，非小细胞肺癌最为常见，约占肺癌总发病率的85%。

1. 非小细胞肺癌（NSCLC）

（1）鳞状上皮细胞癌（简称鳞癌）：目前分为角化型、非角化型和基底细胞样型鳞状上皮细胞癌。典型的鳞癌显示来源于支气管上皮的鳞状上皮细胞化生，常有细胞角化和（或）细胞间桥；非角化型鳞癌因缺乏细胞角化和（或）细胞间桥，常需免疫组化证实存在鳞状分化；基底细胞样型鳞癌，其基底细胞样癌细胞成分至少>50%。免疫组化染色癌细胞 CK5/6、p40 和 p63 阳性。

鳞癌多起源于段或亚段的支气管黏膜，并有向管腔内生长的倾向，早期常引起支气管狭窄，导致肺不张或阻塞性肺炎。癌组织易变性、坏死，形成空洞或癌性肺脓肿。常见于老年男性。一般生长较慢，转移晚，手术切除机会较多，5 年生存率较高，但对化疗和放疗敏感性不如小细胞肺癌。

（2）腺癌：分为：①原位腺癌（AIS），旧称细支气管肺泡癌（BAC），直径≤2cm；②微浸润性腺癌（MIA），直径≤3cm，浸润间质最大直径≤5mm，无脉管和胸膜侵犯；③浸润性腺癌（包括旧称的非黏液性 BAC），包括贴壁样生长为主型（浸润间质最大直径>5mm）、腺泡为主型、乳头状为主型、微乳头为主型和实性癌伴黏液形成型；④浸润性腺癌变异型：包括黏液型、胶样型、胎儿型和肠型腺癌。腺癌可分为黏液型、非黏液型或黏液/非黏液混合型。免疫组化染色癌细胞表达 CK7、甲状腺转录因子（TTF-1）和 NapsinA。

腺癌是肺癌最常见的类型。女性多见，主要起源于支气管黏液腺，可发生于细小支气管或中央气道，临床多表现为周围型。腺癌可在气管外生长，也可循肺泡壁蔓延，常在肺边缘部形成直径 2~4cm 的结节或肿块。由于腺癌富含血管，局部浸润和血行转移较早，易累及胸膜引起胸腔积液。

（3）大细胞癌：大细胞癌是一种未分化的非小细胞癌，较为少见，占肺癌的 10% 以下，其在细胞学和组织结构及免疫表型等方面缺乏小细胞癌、腺癌或鳞癌的特征。诊断大细胞癌只用手术切除的标本，不适用小活检和细胞学标本。免疫组化及黏液染色鳞状上皮样及腺样分化标志物阴性。大细胞癌的转移较晚，手术切除机会较大。

（4）其他：腺鳞癌、肉瘤样癌、淋巴上皮瘤样癌、NUT 癌、唾液腺型癌（腺样囊性癌、黏液表皮样癌）等。

2. 小细胞肺癌（SCLC）

肺神经内分泌肿瘤包括类癌、非典型类癌、小细胞癌和大细胞神经内分泌癌。SCLC 是一种低分化的神经内分泌肿瘤，包括小细胞癌和复合性小细胞癌。小细胞癌细胞小，圆形或卵圆形，胞质少，细胞边缘不清。核呈细颗粒状或深染，核仁缺乏或不明显，核分裂常见。小细胞肺癌细胞质内含有神经内分泌颗粒，具有内分泌和化学受体功能，能分泌 5-羟色胺、儿茶酚胺、组胺、激肽等物质，可引起类癌综合征。癌细胞常表达神经内分泌标志物如 CD56、神经细胞黏附分子、突触素和嗜铬粒蛋白。Ki-67 免疫组化对区分 SCLC 和类癌有很大帮助，SCLC 的 Ki-67 增殖指数通常为 50%~100%。

SCLC 以增殖快速和早期广泛转移为特征，初次确诊时 60%~88% 已有脑、肝、骨或肾上腺等转移，只有约 1/3 病人局限于胸内。SCLC 多为中央型，典型表现为肺门肿块和肿大的纵隔淋巴结引起的咳嗽和呼吸困难。SCLC 对化疗和放疗较敏感。

在所有上皮细胞来源的肺癌中，鳞癌、腺癌、大细胞癌和小细胞癌是主要类型的肺癌，约占所有肺癌的 90%。

四、临床表现

临床表现与肿瘤大小、类型、发展阶段、所在部位、有无并发症或转移有密切关系。5%~15% 的病人无症状，仅在常规体检、胸部影像学检查时发现。其余病人或多或少地表现与肺癌有关的症状与体征。

（一）原发肿瘤引起的症状和体征

1. 咳嗽

为早期症状，常为无痰或少痰的刺激性干咳，当肿瘤引起支气管狭窄后可加重咳嗽。多为持续性，呈高调金属音性咳嗽或刺激性呛咳。黏液型腺癌可有大量黏液痰。伴有继发感染时，痰量增加，且呈黏液脓性。

2. 痰血或咯血

多见于中央型肺癌。肿瘤向管腔内生长者可有间歇或持续性痰中带血，如果表面糜烂严重侵蚀大血管，则可引起大咯血。

3. 气短或喘鸣

肿瘤向气管、支气管内生长引起部分气道阻塞，或转移到肺门淋巴结致使肿大的淋巴结压迫主支气管或隆突，或转移引起大量胸腔积液、心包积液、膈肌麻痹、上腔静脉阻塞，或广泛肺部侵犯时，可有呼吸困难、气短、喘息，偶尔表现为喘鸣，听诊时可发现局限或单侧哮鸣音。

4. 胸痛

可有胸部隐痛，与肿瘤的转移或直接侵犯胸壁有关。

5. 发热

肿瘤组织坏死可引起发热。多数发热的原因是由于肿瘤引起的阻塞性肺炎所致，抗生素治疗效果不佳。

6. 消瘦

为恶性肿瘤常见表现，晚期由于肿瘤毒素以及感染、疼痛所致食欲减退，可表现消瘦或恶病质。

（二）肿瘤局部扩展引起的症状和体征

1. 胸痛

肿瘤侵犯胸膜或胸壁时，产生不规则的钝痛或隐痛，或剧痛，在呼吸、咳嗽时加重。肋骨、脊柱受侵犯时可有压痛点。肿瘤压迫肋间神经，胸痛可累及其分布区域。

2. 声音嘶哑

肿瘤直接或转移至纵隔淋巴结后压迫喉返神经（多见左侧）使声带麻痹，导致声音嘶哑。

3. 吞咽困难

肿瘤侵犯或压迫食管，引起吞咽困难，尚可引起气管-食管瘘，导致纵隔或肺部感染。

4. 胸腔积液

肿瘤转移累及胸膜或肺淋巴回流受阻，可引起胸腔积液。

5. 心包积液

肿瘤可通过直接蔓延侵犯心包，亦可阻塞心脏的淋巴引流导致心包积液。迅速产生或者大量的心包积液可有心脏压塞症状。

6. 上腔静脉阻塞综合征

肿瘤直接侵犯纵隔，或转移的肿大淋巴结压迫上腔静脉，或腔静脉内癌栓阻塞，均可引起静脉回流受阻。表现上肢、颈面部水肿和胸壁静脉曲张。严重者皮肤呈暗紫色，眼结膜充血，视物模糊，头晕、头痛。

7. Horner 综合征

肺上沟瘤是肺尖部肺癌，可压迫颈交感神经，引起病侧上睑下垂、瞳孔缩小、眼球内陷，同侧额部与胸壁少汗或无汗，称为 Homer 综合征。

（三）肿瘤远处转移引起的症状和体征

病理解剖发现，鳞癌病人 50% 以上有胸外转移，腺癌和大细胞癌病人为 80%，小细胞癌病人则为 95% 以上。约 1/3 有症状的病人是胸腔外转移引起的。肺癌可转移至任何器官系统，累及部位出现相应的症状和体征。

1. 中枢神经系统转移

脑转移可引起头痛、恶心、呕吐等颅内压增高的症状，也可表现眩晕、共济失调、复视、性格改变、癫痫发作，或一侧肢体无力甚至偏瘫等症状。脊髓束受压迫，出现背痛、下肢无力、感觉异常，膀胱或肠道功能失控。

2. 骨骼转移

表现为局部疼痛和压痛，也可出现病理性骨折。常见部位为肋骨、脊椎、骨盆和四肢长骨。多为溶骨性病变。

3. 腹部转移

可转移至肝脏、胰腺、胃肠道，表现为食欲减退、肝区疼痛或腹痛、黄疸、肝大、腹腔积液及胰腺炎症状。肾上腺转移亦常见。

4. 淋巴结转移

锁骨上窝淋巴结是常见部位，多位于胸锁乳突肌附着处的后下方，可单个、多个，固定质硬，逐渐增大、增多，可以融合，多无疼痛及压痛。腹膜后淋巴结转移也较常见。

（四）肺癌的胸外表现

指肺癌非转移性的胸外表现，可出现在肺癌发现的前、后，称之为副癌综合征。副癌综合征以 SCLC 多见，可以表现为先发症状或复发的首发征象。某些情况下其病理生理学是清楚的，如激素分泌异常，而大多数是不知道的，如厌食、恶病质、体重减轻、发热和免疫抑制。

1. 内分泌综合征

12% 肺癌病人出现内分泌综合征。内分泌综合征系指肿瘤细胞分泌一些具有生物活性的多肽和胺类物质，如促肾上腺皮质激素（ACTH）、甲状旁腺激素（PTH）、抗利尿激素（ADH）和促性腺激素等，出现相应的临床表现。

（1）抗利尿激素分泌异常综合征（SIADH）：表现为低钠血症和低渗透压血症，出现厌食、恶心、呕吐等水中毒症状，还可伴有逐渐加重的嗜睡、易激动、定向障碍、癫痫样发作或昏迷等神经系统症状。低钠血症还可以由于异位心钠肽（ANP）分泌增多引起。大多数病人的症状可在初始化疗后 1~4 周内缓解。

（2）异位 ACTH 综合征：表现为库欣综合征，如色素沉着、水肿、肌萎缩、低钾血症、代谢性碱中毒、高血糖或高血压等，但表现多不典型，向心性肥胖和紫纹罕见。由 SCLC 或类癌引起。

（3）高钙血症：轻症者表现口渴和多尿；重症者可有恶心、呕吐、腹痛、便秘，甚或嗜睡、昏迷，是恶性肿瘤最常见的威胁生命的代谢并发症。切除肿瘤后血钙水平可恢复正常。常见于鳞癌病人。

（4）其他：异位分泌促性腺激素主要表现为男性轻度乳房发育，常伴有肥大性肺性骨关节病，多见于大细胞癌。因 5-羟色胺等分泌过多引起的类癌综合征，表现为喘息、皮肤潮红、水样腹泻、阵发性心动过速等，多见于 SCLC 和腺癌。

2. 骨骼-结缔组织综合征

（1）原发性肥大性骨关节病：30%病人有杵状指（趾），多为 NSCLC。受累骨骼可发生骨膜炎，表现疼痛、压痛、肿胀，多在上、下肢长骨远端。X 线显示骨膜增厚、新骨形成，γ-骨显像病变部位有核素浓聚。

（2）神经-肌病综合征：原因不明，可能与自身免疫反应或肿瘤产生的体液物质有关。

①肌无力样综合征：类似肌无力的症状，即随意肌力减退。早期骨盆带肌群及下肢近端肌群无力，反复活动后肌力可得到暂时性改善。体检腱反射减弱。有些病人化疗后症状可以改善。70%以上病例对新斯的明试验反应欠佳，低频反复刺激显示动作电位波幅递减，高频刺激则引起波幅暂时性升高，可与重症肌无力鉴别。多见于 SCLC。

②其他：多发性周围神经炎、亚急性小脑变性、皮质变性和多发性肌炎可由各型肺癌引起；而副癌脑脊髓炎、感觉神经病变、小脑变性、边缘叶脑炎和脑干脑炎由小细胞肺癌引起，常伴有各种抗神经元抗体的出现，如抗 Hu 抗体、抗 CRMP5 和 ANNA-3 抗体。

3. 血液学异常及其他

1%~8%病人有凝血、血栓或其他血液学异常，包括游走性血栓性静脉炎、伴心房血栓的非细菌性血栓性心内膜炎、弥散性血管内凝血伴出血、贫血，粒细胞增多和红白血病。肺癌伴发血栓性疾病的预后较差。

其他还有皮肌炎、黑棘皮病，发生率约 1%；肾病综合征和肾小球肾炎发生率≤1%。

五、影像学及其他检查

（一）影像学检查

1. X 线胸片

是发现肺癌最常用的方法之一。但分辨率低，不易检出肺部微小结节和隐蔽部位的病灶，对早期肺癌的检出有一定的局限性。常见肺癌 X 线胸片特征表现如下。

（1）中央型肺癌：肿瘤生长在主支气管、叶或段支气管。①直接征象：向管腔内生长可引起支气管阻塞征象。多为一侧肺门类圆形阴影，边缘毛糙，可有分叶或切迹，与肺不张或阻塞性肺炎并存时，下缘可表现为倒 S 状影像，是右上叶中央型肺癌的典型征象。②间接征象：由于肿瘤在支气管内生长，可使支气管部分或完全阻塞，形成局限性肺气肿、肺不张、阻塞性肺炎和继发性肺脓肿等征象。

（2）周围型肺癌：肿瘤发生在段以下支气管。早期多呈局限性小斑片状阴影，边缘不清，密度较淡，也可呈结节、球状、网状阴影或磨玻璃影，易误诊为炎症或结核。随着肿瘤增大，阴影逐渐增大，密度增高，呈圆形或类圆形，边缘常呈分叶状，伴有脐凹征或细毛。右上肺中央型肺癌并阻塞性肺不刺，常有胸膜牵拉。如肿瘤向肺门淋巴结转移，可见引流淋巴管增粗成条索状阴影伴肺门淋巴结增大。癌组织坏死与支气管相通后，表现为厚壁，偏心，内缘凹凸不平的癌性空洞。继发感染时，空洞内可出现液平。腺癌经支气管播散后，可表现为类似支气管肺炎的斑片状浸润阴影。侵犯胸膜时引起胸腔积液。侵犯肋骨则引起骨质破坏。

2. 胸部电子计算机体层扫描（CT）

具有更高的分辨率，可发现肺微小病变和普通 X 线胸片难以显示的部位（如位于心脏后、脊柱旁、肺尖、肋膈角及肋骨头等）。增强 CT 能敏感地检出肺门及纵隔淋巴结肿大，有助于肺癌的临床分期。螺旋式 CT 可显示直径<5mm 的小结节、中央气道内和第 6～7 级支气管及小血管，明确病灶与周围气道和血管的关系。低剂量 CT 可以有效发现早期肺癌，已经取代 X 线胸片成为较敏感的肺结节评估工具。CT 引导下经皮肺病灶穿刺活检是重要的组织学诊断技术。应用 CT 模拟成像功能，可以引导支气管镜在气道内或经支气管壁进行病灶的活检。

3. 磁共振显像（MRI）

与 CT 相比，在明确肿瘤与大血管之间的关系、发现脑实质或脑膜转移上有优越性，而在发现肺部小病灶（<5mm）方面则不如 CT 敏感。

4. 核素闪烁显像

（1）骨 γ 闪烁显像：可以了解有无骨转移，其敏感性、特异性和准确性分别为 91%、

88%和89%。若采用核素标记生长抑素类似物显像则更有助于SCLC的分期诊断。核素标记的抗CEA抗体静脉注射后的显像，可提高胸腔内淋巴结转移的检出率。

（2）正电子发射断层显像（PET）和PET-CT：PET通过跟踪正电子核素标记的化合物在体内的转移与转变，显示代谢物质在体内的生理变化，能无创性地显示人体内部组织与器官的功能，并可定量分析。PET-CT是将PET和CT整合在一起，病人在检查时经过快速的全身扫描，可以同时获得CT解剖图像和PET功能代谢图像，可同时获得生物代谢信息和精准的解剖定位，对发现早期肺癌和其他部位的转移灶，以及肿瘤分期与疗效评价均优于任何现有的其他影像学检查。需要注意PET-CT阳性的病人仍然需要细胞学或病理学检查进行最终确诊。

（二）获得病理学诊断的检查

1. 痰脱落细胞学检查

重要诊断方法之一。要提高痰检阳性率，必须获得气道深部的痰液，及时送检，至少送检3次。敏感性<70%，但特异性高。

2. 胸腔积液细胞学检查

有胸腔积液的病人，可抽液找癌细胞，检出率40%~90%。多次送检可提高阳性率。

3. 呼吸内镜检查

（1）支气管镜：诊断肺癌的主要方法之一。对于中央型肺癌，直视下组织活检加细胞刷刷检的诊断阳性率可达90%左右。对于周围型肺癌，可行经支气管镜肺活检（TBLB），直径>4cm病变的诊断率可达50%~80%；也可在X线的引导下或导航技术（如磁导航、虚拟导航或支气管路径规划与导航系统等）引导下活检，阳性率更高。自荧光支气管镜可分辨出支气管黏膜的原位癌和癌前病变，提高早期诊断的阳性率。支气管镜内超声（EBUS）引导下针吸活检术有助于明确大气道管壁浸润病变、气道外占位性病变和纵隔淋巴结的性质，同时有助于肺癌的TNM分期；外周病变可用小超声探头引导下肺活检。

（2）胸腔镜：用于经支气管镜等方法无法取得病理标本的胸膜下病变，并可观察胸膜有无转移病变。

（3）纵隔镜：可作为确诊肺癌和手术前评估淋巴结分期的方法。

4. 针吸活检

（1）经胸壁穿刺肺活检：在X线透视、胸部CT或超声引导下可进行病灶针吸或切割活检。创伤小、操作简便，可迅速获得结果，适用于紧贴胸壁或离胸壁较近的肺内病灶。

（2）浅表淋巴结活检：锁骨上或腋窝肿大的浅表淋巴结可做针吸活检，也可手术淋巴结活检或切除。操作简便，可在门诊进行。

（3）闭式胸膜针刺活检：对胸膜结节或有胸腔积液的病人也可得到病理诊断。

5. 开胸肺活检

若经上述多项检查仍未能明确诊断，可考虑开胸肺活检。必须根据病人的年龄、肺功能等仔细权衡利弊后决定。

（三）肿瘤标志物检测

迄今尚无诊断敏感性和特异性高的肿瘤标志物。癌胚抗原（CEA）、神经特异性烯醇酶（NSE）、细胞角蛋白19片段（CYFRA21-1）和胃泌素释放肽前体检测或联合检测时，对肺癌的诊断和病情的监测有一定参考价值。

（四）肺癌的基因诊断及其他

肺癌的发生认为是由于原癌基因的激活和抑癌基因的缺失所致，因此癌基因产物如基因扩增，ras基因突变，抑癌基因Rb、p53异常等有助于诊断早期肺癌。同时，基因检测可识别靶向药物最佳用药人群。目前主要检测NSCLC病人EGFR基因突变、间变性淋巴瘤激酶（ALK）融合基因和ROS1融合基因重排等。还可检测耐药基因，如EGFR耐药突变的T790M、C797S等。当难以获取肿瘤组织标本时，可采用外周血游离肿瘤DNA（cell-freetumorDNA，ctDNA）作为补充标本评估基因突变状态，即所谓的"液体活检"。抗程序性细胞死亡蛋白配体-1（PD-L1）免疫组化检测可筛选对免疫检查点抑制剂可能获益的NSCLC病人。

六、诊断与鉴别诊断

（一）诊断

肺癌诊断可按下列步骤进行。

1. CT确定部位

有临床症状或放射学征象怀疑肺癌的病人先行胸部和腹部CT检查，发现肿瘤的原发部位、纵隔淋巴结侵犯和其他解剖部位的播散情况。

2. 组织病理学诊断

怀疑肺癌的病人必须获得组织学标本诊断。肿瘤组织多可通过微创技术获取，如支气管镜、胸腔镜。但不推荐痰细胞学确诊肺癌。浅表可扪及的淋巴结或皮肤转移也应活检。如怀疑远处转移病变，也应获得组织标本，如软组织肿块、溶骨性病变、骨髓、胸膜或肝病灶。胸腔积液则应获得足量的细胞团或胸腔镜检查。目前建议对高度怀疑为Ⅰ期和Ⅱ期肺癌者可直接手术切除。

3. 分子病理学诊断

有条件者应在病理学确诊的同时检测肿瘤组织的EGFR基因突变、ALK融合基因和ROS1融合基因等，NSCLC也可考虑检测PD-L1的表达水平，以利于制订个体化的治疗方案。

（二）鉴别诊断

肺癌常与某些肺部疾病共存，或其影像学的表现与某些疾病相类似，故常易误诊或漏诊，临床应与下列疾病鉴别：

1. 肺结核

（1）肺结核球：见于年轻病人，多无症状。病灶多位于肺上叶尖后段和下叶背段，边界清楚，密度高，可有包膜，有时含钙化点，周围有纤维结节状病灶，多年不变。

（2）肺门淋巴结结核：易与中央型肺癌相混淆，多见于儿童、青年，有发热、盗汗等结核中毒症状。结核菌素试验常阳性，抗结核治疗有效。

（3）急性粟粒型肺结核：年龄较轻，有发热、盗汗等全身中毒症状。X 线影像表现为细小、分布均匀、密度较淡的粟粒样结节病灶。腺癌（旧称细支气管肺泡癌）两肺多有大小不等的结节状播散病灶，边界清楚，密度较高，进行性发展和增大。

2. 肺炎

有发热、咳嗽、咳痰等症状，抗生素治疗有效。若无中毒症状，抗生素治疗后肺部阴影吸收缓慢，或同一部位反复发生肺炎时，应考虑肺癌可能。肺部慢性炎症机化，形成团块状的炎性假瘤，也易与肺癌相混淆。但炎性假瘤往往形态不整，边缘不齐，核心密度较高，易伴有胸膜增厚，病灶长期无明显变化。

3. 肺脓肿

起病急，中毒症状严重，寒战、高热、咳嗽、咳大量脓臭痰等症状。影像学可见均匀的大片状阴影，空洞内常见液平。癌性空洞病人一般不发热，继发感染时，可有肺脓肿的临床表现，影像学癌肿空洞偏心、壁厚、内壁凹凸不平。支气管镜和痰脱落细胞学检查有助鉴别。

4. 结核性胸膜炎

应与癌性胸腔积液相鉴别。

5. 肺隐球菌病

可肺内单发或多发结节和肿块，大多位于胸膜下，单发病变易与周围型肺癌混淆。肺活检和血清隐球菌荚膜多糖抗原检测有助于鉴别。

6. 其他

如肺良性肿瘤、淋巴瘤等，需通过组织病理学鉴别。

七、肺癌临床分期

2015 年国际肺癌研究学会（IASLC）公布了第 8 版肺癌 TNM 分期系统修订稿。对于

SCLC，亦可分为局限期和广泛期。局限期指病灶局限于同侧半胸，能安全地被单个放射野包围；广泛期指病灶超过同侧半胸，包括恶性胸腔积液或心包积液以及血行转移等。

八、治疗

肺癌的治疗应当根据病人的机体状况，病理学类型（包括分子病理诊断），侵及范围（临床分期），采用多学科综合治疗模式，强调个体化治疗。有计划、合理地应用手术、化疗、生物靶向和放射治疗等手段，以期达到根治或最大程度控制肿瘤，提高治愈率，提高病人的生活质量，延长生存期的目的。

（一）手术治疗

是早期肺癌的最佳治疗方法，分为根治性与姑息性手术，应当力争根治性切除，以期达到切除肿瘤、减少肿瘤转移和复发的目的，并可进行 TNM 分期，指导术后综合治疗。

1. NSCLC

主要适于 Ⅰ 期及 Ⅱ 期病人，根治性手术切除是首选的治疗手段，T_3N_1 和 $T_{1-3}N_2$ 的 Ⅲ A 期病人需通过多学科讨论采取综合治疗的方法，包括手术治疗联合术后化疗或序贯放化疗，或同步放化疗等。除了 Ⅰ 期外，Ⅱ、Ⅲ 期肺癌根治性手术后需术后辅助化疗。术前化疗（新辅助化疗）可使原先不能手术的病人降低 TNM 分期而可以手术。术后根据病人最终病理 TNM 分期、切缘情况，选择再次手术、术后辅助化疗或放疗。对不能耐受肺叶切除的病人也可考虑行楔形切除。

2. SCLC

90%以上就诊时已有胸内或远处转移，一般不推荐手术治疗。如经病理学纵隔分期方法如纵隔镜、纵隔切开术等检查阴性的 $T_{1-2}N_0$ 的病人，可考虑肺叶切除和淋巴结清扫，单纯手术无法根治 SCLC，因此所有术后的 SCLC 病人均需采用含铂的两药化疗方案化疗 4~6 个疗程。

（二）药物治疗

主要包括化疗和靶向治疗，用于肺癌晚期或复发病人的治疗。化疗还可用于手术后病人的辅助化疗、术前新辅助化疗及联合放疗的综合治疗等。

化疗应当严格掌握适应证，充分考虑病人的疾病分期、体力状况、自身意愿、药物不良反应、生活质量等，避免治疗过度或治疗不足。如病人体力状况评分≤2 分，重要脏器功能可耐受者可给予化疗。常用的药物包括铂类（顺铂、卡铂）、吉西他滨、培美曲塞、紫杉类（紫杉醇、多西他赛）、长春瑞滨、依托泊苷和喜树碱类似物（伊立替康）等。目前一线化疗推荐含铂的两药联合方案，二线化疗推荐多西他赛或培美曲塞单药治疗。一般治疗 2 个周期后评估疗效，密切监测及防治不良反应，并酌情调整药物和（或）剂量。

靶向治疗是以肿瘤组织或细胞的驱动基因变异以及肿瘤相关信号通路的特异性分子为靶点，利用分子靶向药物特异性阻断该靶点的生物学功能，选择性地从分子水平逆转肿瘤细胞的恶性生物学行为，从而达到抑制肿瘤生长甚至使肿瘤消退的目的。目前靶向治疗主要应用于非小细胞肺癌中的腺癌病人，例如以 EGFR 突变阳性为靶点 EGFR-酪氨酸激酶抑制剂（EGFR-TKI）的厄洛替尼、吉非替尼、阿法替尼、奥希替尼，ALK 重排阳性为靶点的克唑替尼、艾乐替尼、色瑞替尼等和 ROS1 重排阳性为靶点的克唑替尼可用于一线治疗或化疗后的维持治疗，对不适合根治性治疗局部晚期和转移的 NSCLC 有显著的治疗作用，并可延长病人的生存期。靶向治疗成功的关键是选择特异性的标靶人群。此外，以肿瘤血管生成为靶点的贝伐珠单抗，联合化疗能明显提高晚期 NSCLC 的化疗效果并延长肿瘤中位进展时间。采用针对免疫检查点 PD-L1 的单克隆抗体可抑制 PD-1 与肿瘤细胞表面的 PD-L1 结合，产生一系列抗肿瘤的免疫作用，也有一定的治疗效果。

1. NSCLC

对化疗的反应较差，对于晚期和复发 NSCLC 病人联合化疗方案可缓解症状及提高生活质量，提高生存率，约 30%~40% 的部分缓解率，近 5% 的完全缓解率，中位生存期 9~10 个月，1 年生存率为 30%~40%。目前一线化疗推荐含铂两药联合化疗，如卡铂或顺铂加上紫杉醇、长春瑞滨、吉西他滨、培美曲塞或多西他赛等，治疗 4~6 个周期。对于化疗之后肿瘤缓解或疾病稳定而没有发生进展的病人，可给予维持治疗。一线治疗失败者，推荐多西他赛或培美曲赛单药二线化疗。

对 EGFR 突变阳性的IV期 NSCLC，一线给予 EGFR-TKI（厄洛替尼、吉非替尼和阿法替尼）治疗较一线含铂的两药化疗方案，其治疗反应、无进展生存率（PFS）更具优势，且毒性反应更低。也可用于化疗无效的二线或三线口服治疗。如发生耐药（一般在治疗后 9~13 个月）或疾病进展，如 T790M 突变，可使用二线 TKI 奥希替尼。对于 ALK 和 ROS1 重排阳性的病人可选择克唑替尼治疗。对于IV期非鳞状细胞癌的 NSCLC，若病人无咯血及脑转移，可考虑在化疗基础上联合抗肿瘤血管药物如贝伐珠单抗。PD-L1 表达阳性≥50%者，可使用 PD-1 药物，如派姆单抗、纳武单抗和阿特珠单抗等。

2. SCLC

对化疗非常敏感，因此化疗是治疗的基本方案。一线化疗药物包括依托泊苷或伊立替康联合顺铂或卡铂，共 4~6 个周期。手术切除的病人推荐辅助化疗。对于局限期 SCLC（II~III期）推荐放、化疗为主的综合治疗。对于广泛期病人则采用以化疗为主的综合治疗，广泛期和脑转移病人，取决于病人是否有神经系统症状，可在全脑放疗之前或之后给予化疗。大多数局限期和几乎所有的广泛期 SCLC 都将会复发。复发 SCLC 病人根据复发类型选择二线化疗方案或一线方案的再次使用。

（三）放射治疗（放疗）

放疗可分为根治性放疗、姑息性放疗、辅助放疗、新辅助化放疗和预防性放疗等。根治性放疗用于病灶局限、因解剖原因不便手术或其他原因不能手术者，若辅以化疗，可提高疗效；姑息性放疗的目的在于抑制肿瘤的发展，延迟肿瘤扩散和缓解症状，对肺癌引起的顽固性咳嗽、咯血、肺不张、上腔静脉阻塞综合征有肯定疗效，也可缓解骨转移性疼痛和脑转移引起的症状。辅助放疗适用于术前放疗、术后切缘阳性的病人。预防性放疗适用于全身治疗有效的小细胞肺癌病人全脑放疗。

放疗通常联合化疗治疗肺癌，因分期、治疗目的和病人一般情况的不同，联合方案可选择同步放化疗、序贯放化疗。接受放化疗的病人，潜在毒副反应会增大，应当注意对肺、心脏、食管和脊髓的保护；治疗过程中应当尽可能避免因毒副反应处理不当导致放疗的非计划性中断。

肺癌对放疗的敏感性，以 SCLC 为最高，其次为鳞癌和腺癌，故照射剂量以 SCLC 最小，腺癌最大。

一般 $40\sim70Gy$ 为宜，分 $5\sim7$ 周照射，常用的放射线有线，电子束 β 线和中子加速器等。应注意减少和防止白细胞减少、放射性肺炎和放射性食管炎等放疗反应。对全身情况太差，有严重心、肺、肝、肾功能不全者应列为禁忌。放疗时可合理使用更安全、先进的技术，如三维适形放疗技术（3D-CRT）和调强放疗技术（IMRT）等。

1. NSCLC

主要适用于：①局部晚期病人，需与化疗结合进行；②因身体原因不能手术的早期 NSCLC 病人的根治性治疗；③选择性病人的术前、术后辅助治疗；④局部的复发与转移治疗；⑤晚期不可治愈病人的姑息性治疗。

2. SCLC

主要适用于：①局限期 SCLC 经全身化疗后部分病人可以达到完全缓解，但胸内复发和脑转移的风险很高，加用胸部放疗和预防性颅脑放射不仅可以显著降低局部复发率和脑转移，死亡风险也显著降低。②广泛期 SCLC 病人，远处转移病灶经过化疗控制后加用胸部放疗也可以提高肿瘤控制率，延长生存期。

（四）介入治疗

1. 支气管动脉灌注化疗

适用于失去手术指征，全身化疗无效的晚期病人。此方法毒副作用小，可缓解症状，减轻病人痛苦。

2. 经支气管镜介入治疗

①血卟啉染料激光治疗和 YAG 激光切除治疗：切除气道腔内肿瘤，解除气道阻塞和控

制出血，可延长病人的生存期。②经支气管镜行腔内放疗：可缓解肿瘤引起的阻塞和咯血症状。③超声引导下的介入治疗：可直接将抗癌药物等注入肿瘤组织内。

（五）中医药治疗

祖国医学有许多单方、验方，与西药协同治疗肺癌，可减少病人化疗、放疗时的不良反应，促进机体抵抗力的恢复。

九、预防

避免接触与肺癌发病有关的因素如吸烟和大气污染，加强职业接触中的劳动保护，可减少肺癌发病危险。由于目前尚无有效的肺癌化学预防措施，不吸烟和及早戒烟可能是预防肺癌的最有效方法。

十、预后

肺癌的预后取决于早发现、早诊断、早治疗。由于早期诊断不足致使肺癌的预后差，86%病人在确诊后5年内死亡；只有15%的病人在确诊时病变局限，这些病人的5年生存率可达50%。

第八章　心力衰竭

心力衰竭（HF）是各种心脏结构或功能性疾病导致心室充盈和（或）射血功能受损，心排血量不能满足机体组织代谢需要，以肺循环和（或）体循环淤血，器官、组织血液灌注不足为临床表现的一组综合征，主要表现为呼吸困难、体力活动受限和体液潴留。心功能不全或心功能障碍理论上是一个更广泛的概念，伴有临床症状的心功能不全称之为心力衰竭（简称心衰）。

第一节　心力衰竭总论

一、类型

（一）左心衰竭、右心衰竭和全心衰竭

左心衰竭由左心室代偿功能不全所致，以肺循环淤血为特征，临床上较为常见。单纯的右心衰竭主要见于肺源性心脏病及某些先天性心脏病，以体循环淤血为主要表现。左心衰竭后肺动脉压力增高，使右心负荷加重，右心衰竭继之出现，即为全心衰竭。心肌炎、心肌病病人左、右心同时受损，左、右心衰可同时出现而表现为全心衰竭。

单纯二尖瓣狭窄引起的是一种特殊类型的心衰，不涉及左心室的收缩功能，而直接因左心房压力升高而导致肺循环高压，有明显的肺淤血和相继出现的右心功能不全。

（二）急性和慢性心力衰竭

根据心衰发生的时间、速度、严重程度可分为慢性心衰和急性心衰。

急性心衰系因急性的严重心肌损害、心律失常或突然加重的心脏负荷，使心功能正常或处于代偿期的心脏在短时间内发生衰竭或慢性心衰急剧恶化。临床上以急性左心衰常见，表现为急性肺水肿或心源性休克。

慢性心衰有一个缓慢的发展过程，一般均有代偿性心脏扩大或肥厚及其他代偿机制的参与。

（三）射血分数降低性心衰和射血分数保留性心衰

对于心衰的描述主要基于左室射血分数（LVEF）。LVEF<40%者称为射血分数降低性心衰（HFrEF），即传统概念中的收缩性心衰。LVEF≥50%的心衰称为射血分数保留性心衰（HFpEF），通常存在左室肥厚或左房增大等充盈压升高，舒张功能受损的表现，以前称为

舒张性心衰。大多数 HFrEF 病人同时存在舒张功能不全，而 HFpEF 病人也可能同时存在非常轻微的收缩功能异常。LVEF 在 40%～49%之间者称为中间范围射血分数心衰（HFmrEF），这些病人通常以轻度收缩功能障碍为主，同时伴有舒张功能不全的特点。

二、病因

（一）基本病因

1. 心肌损害

（1）原发性心肌损害：冠状动脉疾病导致缺血性心肌损害如心肌梗死、慢性心肌缺血；炎症和免疫性心肌损害如心肌炎、扩张型心肌病；遗传性心肌病如家族性扩张型心肌病、肥厚型心肌病、右室心肌病、心肌致密化不全、线粒体肌病等。

（2）继发性心肌损害：内分泌代谢性疾病（如糖尿病、甲状腺疾病）、系统性浸润性疾病（如心肌淀粉样变性）、结缔组织病、心脏毒性药物等并发的心肌损害。

2. 心脏负荷过重

（1）压力负荷（后负荷）过重：见于高血压、主动脉瓣狭窄、肺动脉高压、肺动脉瓣狭窄等左、右心室收缩期射血阻力增加的疾病。心肌代偿性肥厚以克服增高的阻力，保证射血量，久之终致心肌结构、功能发生改变而失代偿。

（2）容量负荷（前负荷）过重：见于心脏瓣膜关闭不全及左、右心或动、静脉分流性先天性心血管病。此外，伴有全身循环血量增多的疾病如慢性贫血、甲状腺功能亢进症、围生期心肌病、体循环动静脉瘘等，心脏的容量负荷增加。早期心室腔代偿性扩大，心肌收缩功能尚能代偿，但心脏结构和功能发生改变超过一定限度后即出现失代偿表现。

3. 心室前负荷不足

二尖瓣狭窄、心脏压塞、限制型心肌病、缩窄性心包炎等，引起心室充盈受限，体、肺循环淤血。

（二）诱因

1. 感染

呼吸道感染是最常见、最重要的诱因，感染性心内膜炎也不少见，常因其发病隐匿而易漏诊。

2. 心律失常

心房颤动是器质性心脏病最常见的心律失常之一，也是诱发心力衰竭最重要的因素。其他各种类型的快速型心律失常以及严重缓慢型心律失常均可诱发心力衰竭。

3. 血容量增加

如钠盐摄入过多，静脉液体输入过多、过快等。

4. 过度体力消耗或情绪激动

如妊娠后期及分娩过程、暴怒等。

5. 治疗不当

如不恰当地停用利尿药物或降血压药等。

6. 原有心脏病变加重或并发其他疾病

如冠心病发生心肌梗死，风湿性心瓣膜病出现风湿活动，合并甲状腺功能亢进或贫血等。

三、病理生理

心力衰竭始于心肌损伤，导致病理性重塑，从而出现左心室扩大和（或）肥大。起初，以肾素-血管紧张素-酸固酮系统（RAAS）、抗利尿激素激活和交感神经兴奋为主的代偿机制尚能通过水钠潴留、外周血管收缩及增强心肌收缩等维持正常的心脏输出；但这些神经体液机制最终将导致直接细胞毒性，引起心肌纤维化，致心律失常以及泵衰竭。

（一）Frank-Starling 机制

增加心脏前负荷，回心血量增多，心室舒张末期容积增加，从而增加心排血量及心脏做功量，但同时也导致心室舒张末压力增高，心房压、静脉压随之升高，达到一定程度时可出现肺循环和（或）体循环静脉淤血。

（二）神经体液机制

当心脏排血量不足，心腔压力升高时，机体全面启动神经体液机制进行代偿，包括：

1. 交感神经兴奋性增强

心力衰竭病人血中去甲肾上腺素（NE）水平升高，作用于心肌 β_1 肾上腺素受体，增强心肌收缩力并提高心率，从而提高心排血量。但同时周围血管收缩，心脏后负荷增加及心率加快，均使心肌耗氧量增加。NE 还对心肌细胞有直接毒性作用，促使心肌细胞凋亡，参与心室重塑的病理过程。此外，交感神经兴奋还可使心肌应激性增强而有促心律失常作用。

2. RAAS 激活

心排血量降低致肾血流量减低，RAAS 激活，心肌收缩力增强，周围血管收缩维持血压，调节血液再分配，保证心、脑等重要脏器的血供，并促进醛固酮分泌，水、钠潴留，增加体液量及心脏前负荷，起到代偿作用。但同时 RAAS 激活促进心脏和血管重塑，加重心肌损伤和心功能恶化。

3. 其他体液因子的改变

心力衰竭时除了上述两个主要神经内分泌系统的代偿机制外，另有众多体液调节因子参与心血管系统调节，并在心肌和血管重塑中起重要作用。

（1）精氨酸加压素（AVP）：由垂体释放，具有抗利尿和促周围血管收缩作用。其释放受心房牵张感受器调控，心力衰竭时心房牵张感受器敏感性下降，不能抑制 AVP 释放而使血浆 AVP 水平升高。AVP 通过 V_1 受体引起全身血管收缩，通过 V_2 受体减少游离水清除，致水潴留增加，同时增加心脏前、后负荷。心衰早期，AVP 的效应有一定的代偿作用，而长期的 AVP 增加将使心衰进一步恶化。

（2）利钠肽类：人类有三种利钠肽类：心钠肽（ANP）、脑钠肽（BNP）和 C 型利钠肽（CNP）。ANP 主要由心房分泌，心室肌也有少量表达，心房压力增高时释放，其生理作用为扩张血管和利尿排钠，对抗肾上腺素、肾素－血管紧张素和 AVP 系统的水、钠潴留效应。BNP 主要由心室肌细胞分泌，生理作用与 ANP 相似但较弱，BNP 水平随心室壁张力而变化并对心室充盈压具有负反馈调节作用。CNP 主要位于血管系统内，生理作用尚不明确，可能参与或协同 RAAS 的调节作用。心力衰竭时心室壁张力增加，BNP 及 ANP 分泌明显增加，其增高的程度与心衰的严重程度呈正相关，可作为评定心衰进程和判断预后的指标。

另外，内皮素、一氧化氮、缓激肽以及一些细胞因子、炎症介质等均参与慢性心力衰竭的病理生理过程。

（三）心室重塑

在心脏功能受损，心腔扩大、心肌肥厚的代偿过程中，心肌细胞、胞外基质、胶原纤维网等均发生相应变化，即心室重塑，是心力衰竭发生发展的基本病理机制。除了因为代偿能力有限、代偿机制的负面影响外，心肌细胞的能量供应不足及利用障碍导致心肌细胞坏死、纤维化也是失代偿发生的一个重要因素。心肌细胞减少使心肌整体收缩力下降；纤维化的增加又使心室顺应性下降，重塑更趋明显，心肌收缩力不能发挥其应有的射血效应，形成恶性循环，最终导致不可逆转的终末阶段。

【附】舒张功能不全的机制

心脏舒张功能不全的机制，大体上可分为两大类：一是能量供应不足时钙离子回摄入肌浆网及泵出胞外的耗能过程受损，导致主动舒张功能障碍，如冠心病明显心肌缺血时，在出现收缩功能障碍前即可出现舒张功能障碍。二是心室肌顺应性减退及充盈障碍，主要见于心室肥厚如高血压及肥厚型心肌病，心室充盈压明显增高，当左心室舒张末压过高时，肺循环出现高压和淤血，即舒张性心功能不全，此时心肌的收缩功能尚可保持，心脏射血分数正常，故又称为射血分数保留性心衰（HFPEF）。但当有容量负荷增加，心室扩大时，心室顺应性增加，即使有心室肥厚也不致出现单纯的舒张性心功能不全。

第二节　慢性心力衰竭

一、流行病学

慢性心力衰竭（CHF）是心血管疾病的终末期表现和最主要的死因，是 21 世纪心血管领域的两大挑战之一。据我国 2003 年的抽样调查，成人心衰患病率为 0.9%；发达国家心衰患病率为 1%~2%，每年发病率为 0.5%~1%。随着年龄的增长，心衰患病率迅速增加，70 岁以上人群患病率更上升至 10% 以上。心力衰竭病人 4 年死亡率达 50%，严重心衰病人 1 年死亡率高达 50%，而年龄校正的心衰死亡率亦呈上升趋势。尽管心力衰竭治疗有了很大进展，心衰病人死亡数仍在不断增加。

冠心病、高血压已成为慢性心力衰竭的最主要病因，据 2005 年对我国 17 个地区的 CHF 病因调查，冠心病居首位，其次为高血压，风湿性心脏病比例则趋下降，但瓣膜性心脏病仍不可忽视。同时，慢性肺心病和高原性心脏病在我国也具有一定的地域高发性。

二、临床表现

临床上左心衰竭较为常见，尤其是左心衰竭后继发右心衰竭而致的全心衰竭。由于严重广泛的心肌疾病同时波及左、右心而发生全心衰竭者在住院病人中更为多见。

（一）左心衰竭

以肺循环淤血及心排血量降低为主要表现。

1. 症状

（1）不同程度的呼吸困难：①劳力性呼吸困难：是左心衰竭最早出现的症状。因运动使回心血量增加，左心房压力升高，加重肺淤血。引起呼吸困难的运动量随心衰程度加重而减少。②端坐呼吸：肺淤血达到一定程度时，病人不能平卧，因平卧时回心血量增多且横膈上抬，呼吸更为困难。高枕卧位、半卧位甚至端坐时方可好转。③夜间阵发性呼吸困难：病人入睡后突然因憋气而惊醒，被迫取坐位，多于端坐休息后缓解。其发生机制除睡眠平卧时血液重新分配使肺血量增加外，夜间迷走神经张力增加、小支气管收缩、横膈抬高、肺活量减少等也是促发因素。④急性肺水肿：是左心衰呼吸困难最严重的形式，重者可有哮鸣音，称为"心源性哮喘"。

（2）咳嗽、咳痰、咯血：咳嗽、咳痰是肺泡和支气管黏膜淤血所致，开始常于夜间发生，坐位或立位时咳嗽可减轻，白色浆液性泡沫状痰为其特点，偶可见痰中带血丝。急性左心衰发作时可出现粉红色泡沫样痰。长期慢性肺淤血肺静脉压力升高，导致肺循环和支气管血液循环之间在支气管黏膜下形成侧支，此种血管一旦破裂可引起大咯血。

（3）乏力、疲倦、运动耐量减低、头晕、心慌等器官、组织灌注不足及代偿性心率加快所致的症状。

（4）少尿及肾功能损害症状：严重的左心衰竭血液再分配时，肾血流量首先减少，可出现少尿。长期慢性的肾血流量减少可出现血尿素氮、肌酐升高并可有肾功能不全的相应症状。

2. 体征

（1）肺部湿啰音：由于肺毛细血管压增高，液体渗出到肺泡而出现湿啰音。随着病情的加重，肺部啰音可从局限于肺底部直至全肺。侧卧位时下垂的一侧啰音较多。

（2）心脏体征：除基础心脏病的固有体征外，一般有心脏扩大及相对性二尖瓣关闭不全的反流性杂音、肺动脉瓣区第二心音亢进及第三心音或第四心音奔马律。

（二）右心衰竭

以体循环淤血为主要表现。

1. 症状

（1）消化道症状：胃肠道及肝淤血引起腹胀、食欲缺乏、恶心、呕吐等是右心衰最常见的症状。

（2）劳力性呼吸困难：继发于左心衰的右心衰呼吸困难业已存在。单纯性右心衰为分流性先天性心脏病或肺部疾病所致，也均有明显的呼吸困难。

2. 体征

（1）水肿：体静脉压力升高使软组织出现水肿，表现为始于身体低垂部位的对称性凹陷性水肿。也可表现为胸腔积液，以双侧多见，常以右侧为甚，单侧者以右侧多见，主要与体静脉和肺静脉压同时升高、胸膜毛细血管通透性增加有关。

（2）颈静脉征：颈静脉搏动增强、充盈、怒张是右心衰时的主要体征，肝颈静脉反流征阳性则更具特征性。

（3）肝大：肝淤血肿大常伴压痛，持续慢性右心衰可致心源性肝硬化。

（4）心脏体征：除基础心脏病的相应体征外，可因右心室显著扩大而出现三尖瓣关闭不全的反流性杂音。

（三）全心衰竭

左心衰竭继发右心衰竭而形成的全心衰竭，因右心衰竭时右心排血量减少，因此以往的阵发性呼吸困难等肺淤血症状反而有所减轻。扩张型心肌病等同时存在左、右心室衰竭者，肺淤血症状往往不严重，主要表现为左心衰竭心排血量减少的相关症状和体征。

三、分期与分级

（一）心力衰竭分期

A 期：前心衰阶段：病人存在心衰高危因素，但目前尚无心脏结构或功能异常，也无心衰的症状和（或）体征。包括高血压、冠心病、糖尿病和肥胖、代谢综合征等最终可累及心脏的疾病以及应用心脏毒性药物史、酗酒史、风湿热史或心肌病家族史等。

B 期：前临床心衰阶段：病人无心衰的症状和（或）体征，但已出现心脏结构改变，如左心室肥厚、无症状瓣膜性心脏病、既往心肌梗死史等。

C 期：临床心衰阶段：病人已有心脏结构改变，既往或目前有心衰的症状和（或）体征。

D 期：难治性终末期心衰阶段：病人虽经严格优化内科治疗，但休息时仍有症状，常伴心源性恶病质，须反复长期住院。

心衰分期全面评价了病情进展阶段，提出对不同阶段进行相应的治疗。通过治疗只能延缓而不

可能逆转病情进展。

（二）心力衰竭分级

1. 心力衰竭的严重程度

通常采用美国纽约心脏病学会（NYHA）的心功能分级方法。

I 级：心脏病病人日常活动量不受限制，一般活动不引起乏力、呼吸困难等心衰症状。

Ⅱ级：心脏病病人体力活动轻度受限，休息时无自觉症状，一般活动下可出现心衰症状。

Ⅲ级：心脏病病人体力活动明显受限，低于平时一般活动即引起心衰症状。

Ⅳ级：心脏病病人不能从事任何体力活动，休息状态下也存在心衰症状，活动后加重。

这种分级方案的优点是简便易行，但缺点是仅凭病人的主观感受和（或）医生的主观评价，短时间内变化的可能性较大，病人个体间的差异也较大。

2.6 分钟步行试验

简单易行、安全方便，通过评定慢性心衰病人的运动耐力评价心衰严重程度和疗效。要求病人在平直走廊里尽快行走，测定 6 分钟步行距离，根据 US Carvedilol 研究设定的标准，<150m、150~450m 和>450m 分别为重度、中度和轻度心衰。

四、辅助检查

(一) 实验室检查

1. 利钠肽

是心衰诊断、病人管理、临床事件风险评估中的重要指标，临床上常用 BNP 及 NT-proBNP。未经治疗者若利钠肽水平正常可基本排除心衰诊断，已接受治疗者利钠肽水平高则提示预后差，但左心室肥厚、心动过速、心肌缺血、肺动脉栓塞、慢性阻塞性肺疾病 (COPD) 等缺氧状态、肾功能不全、肝硬化、感染、败血症、高龄等均可引起利钠肽升高，因此其特异性不高。

2. 肌钙蛋白

严重心衰或心衰失代偿期、败血症病人的肌钙蛋白可有轻微升高，但心衰病人检测肌钙蛋白更重要的目的是明确是否存在急性冠状动脉综合征。肌钙蛋白升高，特别是同时伴有利钠肽升高，也是心衰预后的强预测因子。

3. 常规检查

包括血常规、尿常规、肝肾功能、血糖、血脂、电解质等，对于老年及长期服用利尿剂、RAAS 抑制剂类药物的病人尤为重要，在接受药物治疗的心衰病人的随访中也需要适当监测。甲状腺功能检测不容忽视，因为无论甲状腺功能亢进或减退均可导致心力衰竭。

(二) 心电图

心力衰竭并无特异性心电图表现，但能帮助判断心肌缺血、既往心肌梗死、传导阻滞及心律失常等。

(三) 影像学检查

1. 超声心动图

更准确地评价各心腔大小变化及瓣膜结构和功能，方便快捷地评估心功能和判断病因，是诊断心力衰竭最主要的仪器检查。

(1) 收缩功能：以收缩末及舒张末的容量差计算 LVEF 作为心力衰竭的诊断指标，虽不够精确，但方便实用。

(2) 舒张功能：超声多普勒是临床上最实用的判断舒张功能的方法。可有导致舒张期功能不全的结构基础，如左心房肥大、左心室壁增厚等。心动周期中舒张早期心室充盈速度最大值为 E 峰，舒张晚期（心房收缩）心室充盈最大值为 A 峰，E/A 比值正常人不应小于1.2，中青年更大。舒张功能不全时，E 峰下降，A 峰增高，E/A 比值降低。对于难以准确评价 A 峰的心房颤动病人，可利用组织多普勒评估二尖瓣环测得 E/E′比值，若>15，则提示存在舒张功能不全。但尚需根据病人临床表现综合评价是否存在舒张功能不全，而不能单纯依据超声结果进行诊断。

2. X 线检查

是确诊左心衰竭肺水肿的主要依据，并有助于心衰与肺部疾病的鉴别。心影大小及形态为心脏病的病因诊断提供了重要的参考资料，心脏扩大的程度和动态改变也间接反映了心脏的功能状态，但并非所有心衰病人均存在心影增大。

X 线胸片可反映肺淤血。早期肺静脉压增高时，主要表现为肺门血管影增强，上肺血管影增多与下肺纹理密度相仿甚至多于下肺。肺动脉压力增高可见右下肺动脉增宽，进一步出现间质性肺水肿可使肺野模糊，KerleyB 线是在肺野外侧清晰可见的水平线状影，是肺小叶间隔内积液的表现，是慢性肺淤血的特征性表现。急性肺泡性肺水肿时肺门呈蝴蝶状，肺野可见大片融合的阴影。左心衰竭还可见胸腔积液和叶间胸膜增厚。

3. 心脏磁共振 （CMR）

能评价左右心室容积、心功能、节段性室壁运动、心肌厚度、心脏肿瘤、瓣膜、先天性畸形及心包疾病等。因其精确度及可重复性而成为评价心室容积、室壁运动的金标准。增强磁共振能为心肌梗死、心肌炎、心包炎、心肌病、浸润性疾病提供诊断依据。

4. 冠状动脉造影 （CAG）

对于拟诊冠心病或有心肌缺血症状、心电图或负荷试验有心肌缺血表现者，可行冠状动脉造影明确病因诊断。

5. 放射性核素检查

放射性核素心血池显影能相对准确地评价心脏大小和 LVEF，还可通过记录放射活性-时间曲线计算左心室最大充盈速率以反映心脏舒张功能。常同时行心肌灌注显像评价存活/缺血心肌，但在测量心室容积或更精细的心功能指标方面价值有限。

（四）有创性血流动力学检查

急性重症心衰病人必要时采用床旁右心漂浮导管检查，经静脉将漂浮导管插入至肺小动脉，测定各部位的压力及血液含氧量，计算心脏指数 （CI） 及肺毛细血管楔压 （PCWP），直接反映左心功能，正常时 CI>2.5L/ （min·m²），PCWP<12mmHg。

危重病人也可采用脉搏指示剂连续心排血量监测 （PiCCO） 动态监测，经外周动、静脉置管，应用指示剂热稀释法估测血容量、外周血管阻力、全心排血量等指标，更好地指导容量管理，通常仅适用于具备条件的 CCU、ICU 等病房。

（五）心-肺运动试验

仅适用于慢性稳定性心衰病人，在评估心功能并判断心脏移植的可行性方面切实有效。运动时肌肉需氧量增高，心排血量相应增加。正常人每增加 100mL/ （min·m²） 的耗氧量，心排血量需增加 600mL/ （min·m²）。当病人的心排血量不能满足运动需求时，肌肉组织就从流经它的单位容积血中提取更多的氧，致动-静脉血氧差值增大。在氧供应绝对不足时，即出现无氧代谢，乳酸增加，呼气中 CO_2 含量增加。

1. 最大耗氧量 [VO_{2max} ，mL／（min·kg）]

即运动量虽继续增加，耗氧量不再增加时的峰值，表明心排血量已不能按需要继续增加。心功能正常时应>20，轻至中度心功能受损时为 16~20，中至重度受损时为 10~15，极重度受损时<10。

2. 无氧阈值

即呼气中 CO_2 的增长超过了氧耗量的增长，标志着无氧代谢的出现，以开始出现两者增加不成比例时的氧耗量作为代表值，此值愈低说明心功能愈差。

五、诊断与鉴别诊断

（一）诊断

心力衰竭完整的诊断包括病因学诊断、心功能评价及预后评估。

心力衰竭须综合病史、症状、体征及辅助检查做出诊断。主要诊断依据为原有基础心脏病的证据及循环淤血的表现。症状、体征是早期发现心衰的关键，完整的病史采集及详尽的体格检查非常重要。左心衰竭的不同程度呼吸困难、肺部啰音，右心衰竭的颈静脉征、肝大、水肿，以及心衰的心脏奔马律、瓣膜区杂音等是诊断心衰的重要依据。但症状的严重程度与心功能不全程度无明确相关性，需行客观检查并评价心功能。BNP 测定也可作为诊断依据，并能帮助鉴别呼吸困难的病因。

判断原发病非常重要，因为某些引起左心室功能不全的情况如瓣膜病能够治疗或逆转。同时也应明确是否存在可导致症状发生或加重的并发症。

预后评估：生存率是针对人群的描述，对病人而言，个体的预后更值得关注。准确的预后评估可为病人及家属对未来生活的规划提供必要的信息，也能判断心脏移植及机械辅助治疗的可行性。LVEF 降低、NYHA 分级恶化、低钠血症、VO_{2max} 降低、血细胞比容下降、QRS 波增宽、持续性低血压、心动过速、肾功能不全、传统治疗不能耐受、顽固性高容量负荷、BNP 明显升高等均为心衰高风险及再入院率、死亡率的预测因子。

（二）鉴别诊断

心力衰竭主要应与以下疾病相鉴别：

1. 支气管哮喘

严重左心衰竭病人常出现"心源性哮喘"，应与支气管哮喘相鉴别。前者多见于器质性心脏病病人，发作时必须坐起，重症者肺部有干、湿啰音，甚至咳粉红色泡沫痰；后者多见于青少年有过敏史，发作时双肺可闻及典型哮鸣音，咳出白色黏痰后呼吸困难常可缓解。测定血浆 BNP 水平对鉴别心源性和支气管性哮喘有较大的参考价值。

2. 心包积液、缩窄性心包炎

由于腔静脉回流受阻同样可以引起颈静脉怒张、肝大、下肢水肿等表现，应根据病史、心脏及周围血管体征进行鉴别，超声心动图、CMR 可确诊。

3. 肝硬化腹腔积液伴下肢水肿

应与慢性右心衰竭鉴别，除基础心脏病体征有助于鉴别外，非心源性肝硬化不会出现颈静脉怒张等上腔静脉回流受阻的体征。

六、治疗

心衰的治疗目标：防止和延缓心力衰竭的发生发展；缓解临床症状，提高生活质量；改善长期预后，降低病死率与住院率。治疗原则：采取综合治疗措施，包括对各种可致心功能受损的疾病如冠心病、高血压、糖尿病的早期管理，调节心力衰竭的代偿机制，减少其负面效应，如拮抗神经体液因子的过度激活，阻止或延缓心室重塑的进展。

（一）一般治疗

1. 生活方式管理

（1）病人教育：心衰病人及家属应得到准确的有关疾病知识和管理的指导，内容包括健康的生活方式、平稳的情绪、适当的诱因规避、规范的药物服用、合理的随访计划等。

（2）体重管理：日常体重监测能简便直观地反映病人体液潴留情况及利尿剂疗效，帮助指导调整治疗方案。体重改变往往出现在临床体液潴留症状和体征之前。部分严重慢性心力衰竭病人存在临床或亚临床营养不良，若病人出现大量体脂丢失或干重减轻称为心源性恶病质，往往预示预后不良。

（3）饮食管理：心衰病人血容量增加，体内水钠潴留，减少钠盐摄入有利于减轻上述情况，但在应用强效排钠利尿剂时过分严格限盐可导致低钠血症。

2. 休息与活动

急性期或病情不稳定者应限制体力活动，卧床休息，以降低心脏负荷，有利于心功能的恢复。但长期卧床易发生深静脉血栓形成甚至肺栓塞，同时也可能出现消化功能减低、肌肉萎缩、坠积性肺炎、压疮等，适宜的活动能提高骨骼肌功能，改善活动耐量。因此，应鼓励病情稳定的心衰病人主动运动，根据病情轻重不同，在不诱发症状的前提下从床边小坐开始逐步增加有氧运动。

3. 病因治疗

（1）病因治疗：对所有可能导致心脏功能受损的常见疾病如高血压、冠心病、糖尿病、代谢综合征等，在尚未造成心脏器质性改变前即应早期进行有效治疗。对于少数病因未明的疾病如原发性扩张型心肌病等亦应早期积极干预，延缓疾病进展。

（2）消除诱因：常见的诱因为感染，特别是呼吸道感染，应积极选用适当的抗感染治疗。快心室率心房颤动应尽快控制心室率，如有可能应及时复律。应注意排查及纠正潜在的甲状腺功能异常、贫血等。

（二）药物治疗

1. 利尿剂

利尿剂是心力衰竭治疗中改善症状的基石，是心衰治疗中唯一能够控制体液潴留的药物，但不能作为单一治疗。原则上在慢性心衰急性发作和明显体液潴留时应用。利尿剂的适量应用至关重要，剂量不足则体液潴留，将减低 RAAS 抑制剂的疗效并增加 β 受体拮抗剂的负性肌力作用；剂量过大则容量不足，将增加 RAAS 抑制剂及血管扩张剂的低血压及肾功能不全风险。

（1）袢利尿剂：以呋塞米（速尿）为代表，作用于髓袢升支粗段，排钠排钾，为强效利尿剂。轻度心衰病人一般从小剂量（20mg 每日 1 次口服）起始，逐渐加量，一般控制体重下降 0.5~1.0kg/d 直至干重；重度慢性心力衰竭者可增至 100mg 每日 2 次，静脉注射效果优于口服。但须注意低血钾的副作用，应监测血钾。

（2）噻嗪类利尿剂：以氢氯噻嗪（双氢克尿噻）为代表，作用于肾远曲小管近端和髓袢升支远端，抑制钠的重吸收，并因 Na^+-K^+ 交换同时降低钾的重吸收。GFR<30mL/min 时作用明显受限。轻度心力衰竭可首选此药，12.5~25mg 每日 1 次起始，逐渐加量，可增至每日 75~100mg，分 2~3 次服用，同时注意电解质平衡，常与保钾利尿剂合用。因可抑制尿酸排泄引起高尿酸血症，长期大剂量应用可影响糖、脂代谢。

（3）保钾利尿剂：作用于肾远曲小管远端，通过拮抗醛固酮或直接抑制 Na^+-K^+ 交换而具有保钾作用，利尿作用弱，多与上述两类利尿剂联用以加强利尿效果并预防低血钾。常用的有：螺内酯（安体舒通）、氨苯蝶啶、阿米洛利。

电解质紊乱是利尿剂长期使用最常见的副作用，特别是低血钾或高血钾均可导致严重后果，应注意监测。对于低钠血症应谨慎区分缺钠性（容量减少性）与稀释性（难治性水肿）。前者尿少而比重高，应给予高渗盐水补充钠盐；后者见于心力衰竭进行性恶化病人，尿少而比重低，应严格限制水的摄入。

（4）AVP 受体拮抗剂（托伐普坦）：通过结合 V_2 受体减少水的重吸收，不增加排钠，因此可用于治疗伴有低钠血症的心力衰竭。

2. RAAS 抑制剂

（1）血管紧张素转换酶抑制剂（ACEI）：通过抑制 ACE 减少血管紧张素 Ⅱ 生成而抑制 RAAS；并通过抑制缓激肽降解而增强缓激肽活性及缓激肽介导的前列腺素生成，发挥扩血管作用，改善血流动力学；通过降低心衰病人神经-体液代偿机制的不利影响，改善心室重塑。临床研究证实 ACEI 早期足量应用除可缓解症状，还能延缓心衰进展，降低不同病因、不同程度心力衰竭病人及伴或不伴冠心病病人的死亡率。

ACEI 以小剂量起始，如能耐受则逐渐加量，开始用药后 1~2 周内监测肾功能与血钾，后定期复查，长期维持终身用药。

ACEI 的副作用主要包括低血压、肾功能一过性恶化、高血钾、干咳和血管性水肿等。有威胁生命的不良反应（血管性水肿和无尿性肾衰竭）、妊娠期妇女及 ACEI 过敏者应禁用；低血压、双侧肾动脉狭窄、血肌酐明显升高（$>265\mu mol/L$）、高血钾（$>5.5mmol/L$）者慎用。非甾体类抗炎药（NSAIDs）会阻断 ACEI 的疗效并加重其副作用，应避免使用。

（2）血管紧张素受体拮抗剂（ARB）：ARB 可阻断经 ACE 和非 ACE 途径产生的 $AT II$ 与 AT 受体结合，阻断 RAS 的效应，但无抑制缓激肽降解作用，因此干咳和血管性水肿的副作用较少见。心衰病人治疗首选 ACEI，当 ACEI 引起干咳、血管性水肿时，不能耐受者可改用 ARB，但已使用 ARB 且症状控制良好者无须换为 ACEI。研究证实 ACEI 与 ARB 联用并不能使心衰病人获益更多，反而增加不良反应，特别是低血压和肾功能损害的发生，因此目前不主张心衰病人 ACEI 与 ARB 联合应用。

（3）血管紧张素受体脑啡肽酶抑制剂（ARNI）：通过沙库巴曲代谢产物 LBQ657 抑制脑啡肽酶，同时通过缬沙坦阻断 AT_1 受体，抑制血管收缩，改善心肌重构，显著降低心衰住院和心血管死亡风险，改善心衰症状和提高生存质量，推荐用于 HFrEF 病人。

（4）醛固酮受体拮抗剂：螺内酯等抗醛固酮制剂作为保钾利尿剂，能阻断醛固酮效应，抑制心血管重塑，改善心衰的远期预后。但必须注意血钾的监测，近期有肾功能不全、血肌酐升高或高钾血症者不宜使用。依普利酮是一种选择性醛固酮受体拮抗剂，可显著降低轻度心衰病人心血管事件的发生风险、减少住院率、降低心血管病死亡率，且尤其适用于老龄、糖尿病和肾功能不全病人。

（5）肾素抑制剂：血浆肾素活性是动脉粥样硬化、糖尿病和心力衰竭等病人发生心血管事件和预测死亡率的独立危险因素。阿利吉仑为直接肾素抑制剂，并阻断噻嗪类利尿剂、ACEI/ARB 应用所致的肾素堆积，有效降压且对心率无明显影响。但有待进一步研究以获得更广泛的循证依据，目前不推荐用于 ACEI/ARB 的替代治疗。

3. β 受体拮抗剂

β 受体拮抗剂可抑制交感神经激活对心力衰竭代偿的不利作用。心力衰竭病人长期应用 β 受体拮抗剂能减轻症状、改善预后、降低死亡率和住院率，且在已接受 ACEI 治疗的病人中仍能观察到 β 受体拮抗剂的上述益处，说明这两种神经内分泌系统阻滞剂的联合应用具有叠加效应。

目前已经临床验证的 β 受体拮抗剂包括选择性 $β_1$ 受体拮抗剂美托洛尔、比索洛尔与非选择性肾上腺素能 $α_1$、$β_1$ 和 $β_2$ 受体拮抗剂卡维地洛。β 受体拮抗剂的禁忌证为支气管痉挛性疾病、严重心动过缓、二度及二度以上房室传导阻滞、严重周围血管疾病（如雷诺病）和重度急性心衰。所有病情稳定并无禁忌证的心功能不全病人一经诊断均应立即以小剂量起始应 β 受体拮抗剂，逐渐增加到最大耐受剂量并长期维持。其主要目的在于延缓疾病进展，减少猝死。对于存在体液潴留的病人应与利尿剂同时使用。

突然停用 β 受体拮抗剂可致临床症状恶化，应予避免。多项临床试验表明，在慢性心力衰竭急性失代偿期或急性心力衰竭时，持续服用原剂量 β 受体拮抗剂不仅不增加风险，且较减量或中断治疗者临床转归更好。因此，对于慢性心衰急性失代偿的病人，应根据病人的实际临床情况，在血压允许的范围内尽可能地继续 β 受体拮抗剂治疗，以获得更佳的治疗效果。

4. 正性肌力药

（1）洋地黄类药物：洋地黄类药物作为正性肌力药物的代表用于治疗心衰已有两百余年的历史。研究证实地高辛可显著减轻轻中度心衰病人的临床症状，提高生存质量，提高运动耐量，减少住院率，但对生存率无明显改变。

洋地黄类药物通过抑制 Na^+-K^+-ATP 酶发挥药理作用：①正性肌力作用：促进心肌细胞 $Ca^{2+}-Na^+$ 交换，升高细胞内 Ca^{2+} 浓度而增强心肌收缩力。而细胞内 K^+ 浓度降低，成为洋地黄中毒的重要原因。②电生理作用：一般治疗剂量下，洋地黄可抑制心脏传导系统，对房室交界区的抑制最为明显。当血钾过低时，更易发生各种快速型心律失常。③迷走神经兴奋作用：作用于迷走神经传入纤维增加心脏压力感受器的敏感性，反馈抑制中枢神经系统的兴奋冲动，可对抗心衰时交感神经兴奋的不利影响，但尚不足以取代 β 受体拮抗剂的作用。④作用于肾小管细胞，减少钠的重吸收并抑制肾素分泌。

洋地黄制剂：地高辛是最常用且唯一经过安慰剂对照研究进行疗效评价的洋地黄制剂，常以每日 0.125mg 起始并维持，70 岁以上、肾功能损害或干重低的病人应予更小剂量（隔日 0.125mg）起始。毛花苷丙、毒毛花苷 K 为快速起效的静脉注射用制剂，适用于急性心力衰竭或慢性心衰加重时。

洋地黄的临床应用：伴有快速心房颤动/心房扑动的收缩性心力衰竭是应用洋地黄的最佳指征，包括扩张型心肌病、二尖瓣或主动脉瓣病变、陈旧性心肌梗死及高血压性心脏病所致慢性心力衰竭。在利尿剂、ACEI/ARB 和 β 受体拮抗剂治疗过程中仍持续有心衰症状的病人可考虑加用地高辛。但对代谢异常引起的高排血量心衰如贫血性心脏病、甲状腺功能亢进以及心肌炎、心肌病等病因所致心衰，洋地黄治疗效果欠佳。肺源性心脏病常伴低氧血症，与心肌梗死、缺血性心肌病均易发生洋地黄中毒，应慎用；应用其他可能抑制窦房结或房室结功能或可能影响地高辛血药浓度的药物（如胺碘酮 β 受体阻滞剂）时须慎用或减量；存在流出道梗阻如肥厚型心肌病、主动脉瓣狭窄的病人，增加心肌收缩性可能使原有的血流动力学障碍更为加重，禁用洋地黄；风湿性心脏病单纯二尖瓣狭窄伴窦性心律的肺水肿病人因增加右心室收缩功能可能加重肺水肿程度而禁用；严重窦性心动过缓或房室传导阻滞病人在未植入起搏器前禁用。对于液体潴留或低血压等心衰症状急性加重的病人，应首选静脉制剂，待病情稳定后再应用地高辛作为长期治疗策略之一。

洋地黄制剂应用过程中应警惕洋地黄中毒的发生。心肌缺血、缺氧及低血钾、低血镁、甲状腺功能减退、肾功能不全的情况下更易出现洋地黄中毒，其最重要的表现为各类心律失常，以室性期前收缩常见，多表现为二联律、非阵发性交界区心动过速、房性期前收缩、心房颤动及房室传导阻滞等。快速房性心律失常伴传导阻滞是洋地黄中毒的特征性表现。胃肠道表现如恶心、呕吐，以及神经系统症状如视物模糊、黄视、绿视，定向力障碍、意识障碍等则较少见。发生洋地黄中毒后应立即停药。单发性室性期前收缩，一度房室传导阻滞等停药后常自行消失；对快速型心律失常者，如血钾浓度低则可用静脉补钾，如血钾不低可用利多卡因或苯妥英钠，电复律因易致心室颤动，一般禁用；有传导阻滞及缓慢型心律失常者可予阿托品静脉注射；异丙肾上腺素易诱发室性心律失常，故不宜应用。

（2）非洋地黄类正性肌力药

①β 受体兴奋剂：多巴胺与多巴酚丁胺是常用的静脉制剂，多巴胺是去甲肾上腺素前体，较小剂量 [<2μg/（kg·min）] 激动多巴胺受体，可降低外周阻力，扩张肾血管、冠脉和脑血管；中等剂量 [2~5μg/（kg·min）] 激动 β₁ 和 β₂ 受体，表现为心肌收缩力增强，血管扩张，特别是肾小动脉扩张，心率加快不明显，能显著改善心力衰竭的血流动力学异常；大剂量 [5~10μg/（kg·min）] 则可兴奋 α 受体，出现缩血管作用，增加左心室后负荷。多巴酚丁胺是多巴胺的衍生物，扩血管作用不如多巴胺明显，加快心率的效应也比多巴胺小。两者均只能短期静脉应用，在慢性心衰加重时起到帮助病人渡过难关的作用，连续用药超过 72 小时可能出现耐药，长期使用将增加死亡率。

②磷酸二酯酶抑制剂：包括米力农、氨力农等，通过抑制磷酸二酯酶活性促进 Ca^{2+} 通道膜蛋白磷酸化，Ca^{2+} 内流增加，从而增强心肌收缩力。磷酸二酯酶抑制剂短期应用可改善心衰症状，但已有大规模前瞻性研究证明，长期应用米力农治疗重症慢性心力衰竭，死亡率增加，其他的相关研究也得出同样的结论。因此，仅对心脏术后急性收缩性心力衰竭、难治性心力衰竭及心脏移植前的终末期心力衰竭的病人短期应用。

心衰病人的心肌处于血液或能量供应不足的状态，过度或长期应用正性肌力药物将扩大能量的供需矛盾，加重心肌损害，增加死亡率。因此，在心衰治疗中不应以正性肌力药取代其他治疗用药。

5. 伊伐布雷定

选择性特异性窦房结 I_f 电流抑制剂，减慢窦性心律，延长舒张期，改善左心室功能及提高生存质量，对心脏内传导、心肌收缩或心室复极化无影响，且无 β 受体拮抗剂的不良反应或反跳现象。

6. 扩血管药物

慢性心力衰竭的治疗并不推荐血管扩张药物的应用，仅在伴有心绞痛或高血压的病人可考虑联合治疗，对存在心脏流出道或瓣膜狭窄的病人应禁用。

（三）非药物治疗

1. 心脏再同步化治疗（CRT）

部分心力衰竭病人存在房室、室间和（或）室内收缩不同步，进一步导致心肌收缩力降低。CRT 通过改善房室、室间和（或）室内收缩同步性增加心排量，可改善心衰症状、运动耐量，提高生活质量，减少住院率并明显降低死亡率。慢性心力衰竭病人 CRT 的 I 类适应证包括：已接受最佳药物治疗仍持续存在心力衰竭症状的窦性心律病人、NYHA 分级 II ~Ⅳ级、LVEF≤35%、QRS 波呈 CLBBB 图形、QRS 间期>130 毫秒。对于有高度房室传导阻滞和心室起搏指征的射血分数减低的心衰病人，无论 NYHA 分级如何，均推荐使用 CRT，包括房颤病人。Ⅱa 类适应证包括：已接受最佳药物治疗仍持续存在心力衰竭症状的窦性心律病人、NYHA 分级 Ⅱ~Ⅳ级、LVEF<35%、QRS 波呈非 CLBBB 图形、QRS 间期>150 毫秒。但部分病人对 CRT 治疗反应不佳，完全性左束支传导阻滞是 CRT 有反应的最重要预测指标。

2. 植入型心律转复除颤器（ICD）

中至重度心衰病人逾半数死于恶性室性心律失常所致的心脏性猝死，而 ICD 可用于 LVEF≤35%，优化药物治疗 3 个月以上 NYHA 仍为 Ⅱ级或Ⅲ级病人的一级预防，也可用于 HFrEF 心脏停搏幸存者或伴血流动力学不稳定持续性室性心律失常病人的二级预防。

3. 左室辅助装置（LVAD）

适用于严重心脏事件后或准备行心脏移植术病人的短期过度治疗和急性心衰的辅助性治疗。LVAD 的小型化、精密化、便携化已可实现，有望用于药物疗效不佳的心衰病人，成为心衰器械治疗的新手段。

4. 心脏移植

是治疗顽固性心力衰竭的最终治疗方法。但因其供体来源及排斥反应而难以广泛开展。

5. 其他非药物治疗新进展

对于一部分心衰病人，优化药物治疗仍难以奏效，而上述非药物治疗尚具有局限性。其他一些非药物治疗手段如经导管二尖瓣修复术、经皮左心室室壁瘤减容术、心血管再生及基因治疗等，目前仍处于临床试验阶段，可能将为心衰治疗提供新方法。

（四）HFpEF 的治疗

HFpEF 治疗的原则与 HFrEF 有所差别，主要措施如下：

1. 积极寻找并治疗基础病因

如治疗冠心病或主动脉瓣狭窄、有效控制血压等。

2. 降低肺静脉压

限制钠盐摄入，应用利尿剂；若肺淤血症状明显，可小剂量应用静脉扩张剂（硝酸盐制剂）减少静脉回流，但应避免过量致左心室充盈量和心排血量明显下降。

3. β 受体阻滞剂

主要通过减慢心率使舒张期相对延长而改善舒张功能，同时降低高血压，减轻心肌肥厚，改善心肌顺应性。因此其应用不同于收缩性心力衰竭，一般治疗目标为维持基础心率 50~60 次/分。

4. 钙通道拮抗剂

降低心肌细胞内钙浓度，改善心肌主动舒张功能；降低血压，改善左心室早期充盈，减轻心肌肥厚，主要用于肥厚型心肌病。维拉帕米和地尔硫尽管有一定的负性肌力作用，但能通过减慢心率而改善舒张功能。

5. ACEI/ARB

有效控制高血压，从长远来看改善心肌及小血管重构，有利于改善舒张功能，最适用于高血压性心脏病及冠心病。

6. 尽量维持窦性心律

保持房室顺序传导，保证心室舒张期充分的容量。

7. 禁忌

在无收缩功能障碍的情况下，禁用正性肌力药物。

第三节　急性心力衰竭

急性心力衰竭（AHF）是指心力衰竭急性发作和（或）加重的一种临床综合征，可表现为急性新发或慢性心衰急性失代偿。

一、类型

（一）临床分类

1. 急性左心衰竭

急性发作或加重的心肌收缩力明显降低、心脏负荷加重，造成急性心排血量骤降、肺循环压力突然升高、周围循环阻力增加，出现急性肺淤血、肺水肿并可伴组织器官灌注不足和心源性休克的临床综合征。包括慢性心衰急性失代偿、急性冠脉综合征、高血压急症、急性心瓣膜功能障碍、急性重症心肌炎、围生期心肌病和严重心律失常。

2. 急性右心衰竭

右心室心肌收缩力急剧下降或右心室的前后负荷突然加重，引起右心排血量急剧减低的临床综合征，常由右心室梗死、急性大面积肺栓塞、右心瓣膜病所致。

（二）严重程度分类

Killip 分级适用于评价急性心肌梗死时心力衰竭的严重程度。

Ⅰ级：无心力衰竭的临床症状与体征。

Ⅱ级：有心力衰竭的临床症状与体征。肺部 50% 以下肺野湿啰音，心脏第三心音奔马律。

Ⅲ级：严重的心力衰竭临床症状与体征。严重肺水肿，肺部 50% 以上肺野湿啰音。

Ⅳ级：心源性休克。

二、临床表现

突发严重呼吸困难，呼吸频率常达 30~50 次/分，强迫坐位、面色灰白、发绀、大汗、烦躁，同时频繁咳嗽，咳粉红色泡沫状痰。极重者可因脑缺氧而致神志模糊。发病伊始可有一过性血压升高，病情如未缓解，血压可持续下降直至休克。听诊时两肺满布湿啰音和哮鸣音，心尖部第一心音减弱，率快，同时有舒张早期第三心音奔马律，肺动脉瓣第二心音亢进。

心源性休克主要表现：持续性低血压，收缩压降至 90mmHg 以下持续 30 分钟以上，PCWP>18mmHg，CI≤2.2L/（min·m^2），伴组织低灌注状态，如皮肤湿冷、苍白和发绀，尿量显著减少，意识障碍，代谢性酸中毒。

胸部 X 线片显示：早期间质水肿时，上肺静脉充盈、肺门血管影模糊、小叶间隔增厚；肺水肿时表现为蝶形肺门；严重肺水肿时，为弥漫满肺的大片阴影。重症病人采用漂浮导管行床旁血流动力学监测，肺毛细血管楔压随病情加重而增高，心脏指数则相反。

三、诊断与鉴别诊断

根据典型症状与体征，一般不难做出诊断。临床评估时应尽快明确：容量状态、循环灌注状态、急性心衰诱因及合并症情况。疑似病人可行 BNP/NT-proBNP 检测鉴别，阴性者几乎可排除急性心力衰竭的诊断。

四、治疗

急性左心衰竭时的缺氧和严重呼吸困难是致命的威胁，必须尽快缓解。治疗目标：改善症状，稳定血流动力学状态，维护重要脏器功能，避免复发，改善预后。

（一）一般处理

1. 体位

半卧位或端坐位，双腿下垂，以减少静脉回流。

2. 吸氧

立即高流量鼻管给氧，严重者采用无创呼吸机持续加压（CPAP）或双水平气道正压（BiPAP）给氧，增加肺泡内压，既可加强气体交换，又可对抗组织液向肺泡内渗透。

3. 救治准备

静脉通道开放，留置导尿管，心电监护及经皮血氧饱和度监测等。

（二）药物治疗

1. 镇静

吗啡 3~5mg 静脉注射不仅可以使病人镇静，减少躁动所带来的额外的心脏负担，同时也具有舒张小血管的功能而减轻心脏负荷。必要时每间隔 15 分钟重复 1 次，共 2~3 次。老年病人可减量或改为肌内注射。

2. 快速利尿

呋塞米 20~40mg 于 2 分钟内静脉注射，4 小时后可重复 1 次。除利尿作用外，还有静脉扩张作用，有利于肺水肿缓解。

3. 氨茶碱

解除支气管痉挛，并有一定的增强心肌收缩、扩张外周血管作用。

4. 洋地黄类药物

毛花苷丙静脉给药最适合用于有快速心室率的心房颤动并心室扩大伴左心室收缩功能不全者，首剂 0.4~0.8mg，2 小时后可酌情续用 0.2~0.4mg。

（三）血管活性药物

1. 血管扩张剂

须密切监测血压变化，小剂量慢速给药并合用正性肌力药物。

（1）硝普钠：为动、静脉血管扩张剂，静脉注射后 2~5 分钟起效，起始剂量 0.3μg/（kg·min）静脉滴注，根据血压逐步加量。因含有氰化物，用药时间不宜连续超过 24 小时。

（2）硝酸酯类：扩张小静脉，降低回心血量，使左室舒张末压及肺血管压降低，病人对本药的耐受量个体差异很大，常用药物包括硝酸甘油、双硝酸异山梨醇酯。后者耐药性和血压、浓度稳定性优于硝酸甘油。

（3）α受体拮抗剂：选择性结合α肾上腺受体，扩张血管，降低外周阻力，减轻心脏后负荷，并降低肺毛细血管压，减轻肺水肿，也有利于改善冠状动脉供血。常用药物乌拉地尔，扩张静脉的作用大于动脉，并能降低肾血管阻力，还可激活中枢5-羟色胺1A受体，降低延髓心血管调节中枢交感神经冲动发放，且对心率无明显影响。

（4）人重组脑钠肽：奈西立肽扩张静脉和动脉，降低前、后负荷，并具有排钠利尿、抑制RAAS和交感神经系统、扩张血管等作用，适用于急性失代偿性心衰。

2. 正性肌力药物

（1）β受体兴奋剂：小到中等剂量多巴胺可通过降低外周阻力，增加肾血流量，增加心肌收缩力和心输出量而均有利于改善症状。但大剂量可增加左心室后负荷和肺动脉压而对病人有害。多巴酚丁胺起始剂量同多巴胺，根据尿量和血流动力学监测结果调整，应注意其致心律失常的副作用。

（2）磷酸二酯酶抑制剂：米力农兼有正性肌力及降低外周血管阻力的作用，在扩血管利尿的基础上短时间应用米力农可能取得较好的疗效。

（3）左西孟旦：通过结合于心肌细胞上的肌钙蛋白C增强心肌收缩，并通过介导腺苷三磷酸敏感的钾通道，扩张冠状动脉和外周血管，改善顿抑心肌的功能，减轻缺血并纠正血流动力学紊乱，适用于无显著低血压或低血压倾向的急性左心衰病人。

3. 血管收缩剂

去甲肾上腺素、肾上腺素等对外周动脉有显著缩血管作用的药物，多用于正性肌力药无明显改善的心源性休克。收缩外周血管重分配血流但以增加左室后负荷为代价提高血压，保证重要脏器灌注。

（四）非药物治疗

1. 机械通气

包括无创机械通气和气管插管机械通气，应用于合并严重呼吸衰竭经常规治疗不能改善者及心肺复苏病人。

2. 连续性肾脏替代治疗（CRRT）

在高容量负荷且对利尿剂抵抗、低钠血症且出现相应临床症状、肾功能严重受损且药物不能控制时，可用于代谢废物和液体的滤除，维持体内稳态。

3. 机械辅助循环支持装置

急性心衰经常规药物治疗无明显改善时可应用。

（1）主动脉内球囊反搏（IABP）：可用于冠心病急性左心衰病人，有效改善心肌灌注，降低心肌耗氧量并增加心输出量。

（2）体外膜式氧合（ECMO）：在心脏不能维持全身灌注或者肺不能进行充分气体交换时提供体外心肺功能支持。急性心衰时可替代心脏功能，使心脏有充分的时间恢复，可作为心脏移植过渡治疗。

（3）可植入式电动左心室辅助泵：在急性心衰时通过辅助心室泵血来维持外周灌注并减少心肌耗氧量，从而减轻心脏的损伤。常用于左心室，也有用于右心室的设备。可用于高危冠心病病人和急性心肌梗死病人。

（五）病因治疗

应根据条件适时对诱因及基本病因进行治疗。

第九章　心律失常

第一节　概述

正常情况下，心脏以一定范围的频率发生有规律的搏动，这种搏动的冲动起源于窦房结（SAN），以一定的顺序和速率传导至心房和心室，协调心脏各部位同步收缩、形成一次心搏，周而复始，为正常节律。心律失常是指心脏冲动的频率、节律、起源部位、传导速度或激动次序的异常。其可见于生理性情况，更多见于病理性状态，包括心脏本身疾病和非心脏疾病。

一、心脏传导系统

心脏传导系统由负责正常心电冲动形成与传导的特殊心肌组成，包括窦房结，结间束，房室结，希氏束，左、右束支和浦肯野纤维网。

窦房结是心脏正常窦性心律的起搏点，位于上腔静脉入口与右心房后壁的交界处，长10~20mm，宽2~3mm，主要由P（起搏）细胞与T（移行）细胞组成。窦房结通常起搏频率为60~100次/分，冲动在P细胞形成后，通过T细胞传导至窦房结以外的心房组织。窦房结动脉起源于右冠状动脉者占60%，起源于左冠状动脉回旋支者占40%。

结间束连接窦房结与房室结，分成前、中与后三束。房室结位于房间隔的右后下部、冠状窦开口前、三尖瓣附着部的上方，长7mm，宽4mm。其上部为移行细胞区，与心房肌接续；中部为致密部，肌纤维交织排列；下部纤维呈纵向行走，延续至希氏束。房室结是最重要的次级起搏点，频率一般为40~60次/分。房室结的血供通常来自右冠状动脉。

希氏束为索状结构，长约15mm，起自房室结前下缘，穿越中央纤维体后，走行于室间隔嵴上，然后分成左、右束支。左束支稍后分为左前分支和左后分支，分别进入两组乳头肌。由于左束支最先抵达室间隔左室面，遂使该区域成为心脏最早的激动部位。右束支沿室间隔右侧面行进，至前乳头肌根部分成许多细小分支，其主干细而长，易受损伤而发生传导阻滞。左、右束支的终末部呈树枝状分布，组成浦肯野纤维网，潜行于心内膜下。这些组织的血液供应来自冠状动脉前降支与后降支。

正常心电活动的顺序是冲动在窦房结形成后，由结间束和普通心房肌传递，抵达房室结及左心房；冲动在房室结内传导速度极为缓慢，抵达希氏束后传导再度加速；束支与浦肯野纤维的传导速度极快，使全部心室肌几乎同时被激动。最后，冲动抵达心外膜，完成一次心动周期。

心脏传导系统接受迷走神经与交感神经的双重调节。迷走神经兴奋性增加抑制窦房结的自律性与传导性，延长窦房结与周围组织的不应期，减慢房室结传导并延长其不应期；交感神经的作用与迷走神经相反。

二、心律失常的病因

心律失常的病因可分为遗传和后天获得。

遗传性心律失常多为基因突变导致的离子通道病，使得心肌细胞离子流发生异常。目前已经明确的遗传性心律失常包括长 QT 间期综合征、短 QT 间期综合征、Brngada 综合征、儿茶酚胺敏感性室性心动过速、早期复极综合征等，部分心房颤动和预激综合征病人也具有基因突变位点。此外，进行性心脏传导疾病、肥厚型心肌病、致心律失常型心肌病和左室致密化不全等心肌病，以及特发性室颤、心律失常猝死综合征和婴儿不明原因猝死等也与遗传因素有关。临床上确定或者怀疑遗传性心律失常疾病导致的心脏性猝死病人或幸存者及其直系亲属，应加强离子通道病和心肌病基因检测与风险评估。

后天获得性心律失常中，生理性因素如运动、情绪变化等可引起交感神经兴奋而产生快速型心律失常，或因睡眠等迷走神经兴奋而发生缓慢型心律失常；病理性因素又可分为心脏本身、全身性和其他器官障碍的因素。心脏本身的因素主要为各种器质性心脏病，包括冠心病、高血压性心脏病、风湿性心脏病、瓣膜病、心肌病、心肌炎和先天性心脏病等；全身性因素包括药物毒性作用、各种原因的酸碱平衡及电解质紊乱、神经与体液调节功能失调等。交感与副交感神经系统两者张力平衡时心电稳定，而当平衡失调时容易发生心律失常。心脏以外的其他器官在发生功能性或结构性改变时亦可诱发心律失常，如甲状腺功能亢进、贫血、重度感染、脑卒中等。此外，胸部手术（尤其是心脏手术）、麻醉过程、心导管检查、各种心脏介入性治疗及药物与毒素（如河豚素）等均可诱发心律失常。

三、心律失常的分类

心律失常按发生部位分为室上性（包括窦性、房性、房室交界性）和室性心律失常两大类；按发生时心率的快慢，分为快速型与缓慢型心律失常两大类；按发生机制分为冲动形成异常和冲动传导异常两大类。本章主要依据心律失常发生部位与机制以及心率快慢进行综合分类。

（一）冲动形成异常

1. 窦性心律失常

①窦性心动过速；②窦性心动过缓；③窦性心律不齐；④窦性停搏。

2. 异位心律

（1）被动性异位心律：逸搏及逸搏心律（房性、房室交界区性、室性）。

（2）主动性异位心律：①期前收缩（房性、房室交界区性、室性）；②阵发性心动过速（房性、房室交界区性、房室折返性、室性）与非阵发性心动过速；③心房扑动、心房颤动；④心室扑动、心室颤动。

（二）冲动传导异常

1. 干扰及干扰性房室分离

常为生理性。

2. 心脏传导阻滞

①窦房阻滞；②房内阻滞；③房室阻滞（一度、二度和三度房室阻滞）；④室内阻滞（左束支、右束支和分支阻滞）。

3. 折返性心律

阵发性心动过速（常见房室结折返、房室折返和心室内折返）。

4. 房室间传导途径异常

预激综合征。

（三）冲动形成异常与冲动传导异常并存

反复心律和并行心律等。

（四）人工心脏起搏参与的心律

包括 DDD（R）和 VVI（R）起搏器所具有的时间周期、起搏、感知与自身心律的相互影响等。

四、心律失常发生机制

心律失常的发生机制包括冲动形成异常和（或）冲动传导异常。

（一）冲动形成异常

冲动形成异常包括自律性异常和触发活动。

自律性异常是指具有自律性的心肌细胞如窦房结、结间束、房室结和希氏束-浦肯野纤维系统等因自主神经兴奋性改变或其内在病变，导致不适当的冲动发放；或无自律性的心肌细胞，如心房和心室肌细胞，在病理状态下出现异常自律性，如心肌缺血、药物、电解质紊乱、儿茶酚胺增多等均可导致自律性异常增高而形成各种快速型心律失常，前者为正常节律点的自律性异常，后者为异常节律点形成。自律性异常可引起两种类型心律失常，一类是由于窦房结频率减慢或冲动被阻滞时，异位冲动夺获心室，称为被动性异位心律（逸搏或逸搏心律）；另一类是异位自律点频率超过窦房结频率而主导心脏节律，称为主动性异位心律（期前收缩或自主性心动过速）。

触发活动是指心房、心室与希氏束-浦肯野组织在动作电位后产生的除极活动，又称为后除极。后除极包括早期后除极和延迟后除极，前者发生于动作电位 2 相或 3 相，主要与内向钙电流（I_{Ca}）有关，后者发生于动作电位 4 相，主要与细胞内钙离子浓度增高时的时相性波动有关。若后除极的振幅增高并达到阈值，便可引起一次激动，持续的反复激动即形成快速型心律失常。它可见于局部儿茶酚胺浓度增高、心肌缺血再灌注、低血钾、高血钙和洋地黄中毒时。

（二）冲动传导异常

冲动传导异常包括折返激动、传导阻滞和异常传导等。

折返是快速型心律失常的最常见发生机制。折返形成与维持的三个必备条件是折返环路、单向传导阻滞和缓慢传导。心脏两个或多个部位的传导性与不应期各不相同，包括传导速度快而不应期长的快径（β径）和传导速度慢而不应期短的慢径（α径），快径与慢径相互连接形成一个闭合环；其中一条通道发生单向传导阻滞，另一条通道传导缓慢，使原先发生阻滞的通道有足够时间恢复兴奋性，原先阻滞的通道再次激动，从而完成一次折返激动，冲动在环内反复循环，产生持续而快速的心律失常。折返机制形成的心动过速的特征是发作呈突发突止，且常由期前收缩诱发，也易被期前收缩或快速程序刺激终止。

冲动传导至某处心肌时，如适逢生理性不应期，可形成生理性阻滞或干扰现象。传导障碍由非生理性不应期所致者，称为病理性传导阻滞。异常传导主要是传导途径异常，房室旁道是最常见的异常途径。窦性或房性冲动经房室旁道传导引起心室预激，房室旁道和正常房室传导途径之间折返则形成房室折返性心动过速。

五、心律失常的诊断

（一）病史

心律失常的诊断应从详尽采集病史开始，让病人客观描述发生症状时的感受。病史通常能提供对诊断有用的线索。病史询问包括：①发作诱因和频度，起止方式，发作时症状和体征；②既往是否有类似心律失常发作史，以及家族成员中是否有类似发作史；③是否有已知心脏疾病病史；④是否有引起心脏病变的全身性疾病，如甲亢；⑤是否有服药史，尤其是抗心律失常药物、洋地黄和影响电解质的药物；⑥是否有植入人工心脏起搏器史等。

（二）体格检查

除检查心率与节律外，某些心脏体征有助于心律失常的诊断。例如，完全性房室阻滞或房室分离时心律规则，因 PR 间期不同，第一心音强度亦随之变化。若心房收缩与房室瓣关闭同时发生，颈静脉可见巨大 α 波。左束支阻滞可伴随第二心音反常分裂。

（三）心电图检查

是诊断心律失常最重要的一项无创伤性检查技术。应记录12或18导联心电图，并记录清楚显示P波导联的心电图长条以备分析，通常选择V_1或Ⅱ导联。心电图分析原则：①根据P波形态特征确定其节律，判断基本心律是窦性心律还是异位心律；②测定PP或RR间期，计算心房率或心室率有无心动过速或过缓，以及心律不齐；③测定PR间期和QT间期，判断有无延长或缩短；④比较PP间期和RR间期，寻找心房律和心室律的关系。

（四）长时间心电图记录

动态心电图由美国生物物理学博士Norman J. Holter于1957年始创，1961年用于临床。其检查使用一种小型便携式记录器，连续记录病人24~72小时的心电图，病人日常工作与活动均不受限制。其主要用于心律失常和心肌缺血检查，包括了解心悸与晕厥等症状的发生是否与心律失常有关、明确心律失常或心肌缺血发作与日常活动的关系以及昼夜分布特征、协助评价抗心律失常药物疗效、起搏器或植入型心律转复除颤器（ICD）的疗效以及是否出现功能等。

事件记录器适用于间歇发作且不频繁的心律失常诊断，可记录发生心律失常及其前后的心电图，通过直接回放或经有线或无线网络实时传输心电图至医院。植入式循环心电记录仪（ILRs）埋植于病人皮下，可自行启动、检测和记录心律失常，其电池寿命达36个月，主要用于发作不频繁、原因未明且疑心律失常所致的晕厥病人；其缺点是有创伤，费用昂贵。目前一些新型便携的动态心电图仪器使用3G或4G无线网络实时记录病人心电信息，并通过云端数据存储和数据分析，理论上可以无限期长时间记录心电信息。

（五）运动试验

病人在运动时出现心悸症状，可做运动试验协助诊断。但应注意，正常人进行运动试验，亦可发生期前收缩和心动过速，如房性期前收缩、室性期前收缩和房性心动过速等。运动试验常用于评估与儿茶酚胺有关的心律失常如儿茶酚胺敏感性室性心动过速，并评估心律失常危险性，协助判断预后等。但运动试验诊断心律失常的敏感性不如动态心电图。

（六）食管心电生理检查

解剖上左心房后壁毗邻食管，将食管电极经鼻腔送入食管的心房水平，可记录心房和心室电活动（食管心电图），并能进行心房快速起搏或程序电刺激，常用于鉴别室上性心动过速的类型，如是否存在房室结双径路。食管心电图还能清晰地识别心房与心室电活动，确定房室电活动的关系，鉴别室性心动过速与室上性心动过速伴室内差异性传导。经食管快速起搏心房可使预激图形更为清晰，有助于明确不典型预激综合征病人。应用电刺激诱发与终止心动过速还可用于协助评价抗心律失常药物疗效、评估窦房结功能、终止药物无效的某些折返性室上性心动过速。食管电生理检查简单易行、安全性高。

（七）心腔内电生理检查

心腔内电生理检查是将几根多电极导管经静脉和（或）动脉置于心腔内的不同部位，辅以 8~12 通道以上多导生理仪同步记录各部位电活动，包括右心房、右心室、希氏束、冠状静脉窦（反映左心房、心室电活动）。同时可应用程序电刺激和快速心房或心室起搏，测定心脏不同组织的电生理功能，诱发临床出现过的心动过速，预测和评价不同的治疗措施（如药物、起搏器、植入型心律转复除颤器、导管消融与手术治疗）的疗效。心腔内电生理检查主要包括 3 个目的：①诊断性应用：确诊心律失常及其类型，并明确心律失常的起源部位与发生机制；②治疗性应用：以电刺激终止心动过速发作或评价某项治疗措施能否防止电刺激诱发的心动过速；植入性电装置能否正确识别与终止电诱发的心动过速；通过电极导管，以不同种类的能量（射频、冷冻、超声等）消融参与心动过速形成的心肌，以达到治愈心动过速的目的；③判断预后：通过电刺激确定病人是否易于诱发室性心动过速、有无发生心脏性猝死的危险。常见需要进行心电生理检查的适应证包括：

1. 窦房结功能测定

当病人出现发作性晕厥症状，临床怀疑病态窦房结综合征，但缺乏典型心电图表现，可进行心电生理检查测定窦房结功能。测定指标包括窦房结恢复时间（SNRT）和窦房传导时间（SACT）。

2. 房室与室内阻滞

体表心电图往往不能准确判断房室与室内阻滞的部位，心电生理检查则可明确阻滞的确切部位。检查内容包括：测定房室结维持 1∶1 传导的最高心房起搏频率（正常不小于 130 次/分）；以程序心房刺激测定房室结与希氏束-浦肯野纤维的不应期以及各种传导间期，如：PA（反映心房内传导）、AH（反映房室结传导）、HV（反映希氏束-浦肯野纤维传导）。室内（希氏束分叉以下）阻滞时 HV 间期显著延长，当超过 80 毫秒常提示病人发生完全性房室阻滞的危险性极高。

3. 心动过速

当出现以下几种情况时应进行心电生理检查：①室上性或室性心动过速反复发作伴有明显症状；②发作不频繁难以明确诊断；③鉴别室上性心动过速伴有室内差异性传导或室性心动过速有困难者；④进行系列的心电生理-药理学试验以确定抗心律失常药物疗效；评价各种非药物治疗方法的效果；⑤心内膜标测确定心动过速的起源部位，并同时进行导管消融治疗。

4. 不明原因晕厥

经全面的病史询问、体格检查及无创伤性心脏检查仍未能明确晕厥病因者，可考虑行心腔内电生理检查。

（八）三维心脏电生理标测及导航系统

常规的心腔内电生理标测对于复杂的心律失常的空间定位不确切，使得手术时间和 X 线曝光时间长且手术成功率不高。三维心脏电生理标测及导航系统（三维标测系统）是近年来迅速发展并广泛应用的新标测技术，能够减少 X 线曝光时间，加深对心律失常发生机制的认识和理解，提高消融治疗成功率。

临床上常应用的三维标测系统包括：心脏电解剖标测系统、接触标测系统以及非接触标测系统。主要功能包括：三维解剖定位、激动顺序标测、电压标测以及碎裂电位标测等，还可以将心脏三维 CT、磁共振影像等与系统构建的三维模型进行整合，建立更为直观、准确的心脏解剖构型。临床中三维标测系统可用于不适当窦性心动过速、室上性心动过速、预激综合征、频发房性期前收缩、局灶性或折返性房性心动过速、心房扑动、心房颤动、室性期前收缩、特发性室性心动过速、器质性室性心律失常等的导管消融治疗。

（九）基因检测

对于无器质性心脏病而反复发生恶性心律失常甚至猝死的病人，可应用基因检测明确是否存在离子通道病。离子通道病种类繁多，常见发生突变的基因有 Na^+ 通道、K^+ 通道、Ca^{2+} 通道及其辅助亚单位等。基因检测有助于筛查家系中潜在的病人，指导治疗方案，如 ICD 或药物治疗等。基因检测准确率较高，但目前尚有很多离子通道病的致病基因未明确。

第二节　窦性心律失常

正常窦性心律的冲动起源于窦房结，频率为 60~100 次/分。心电图显示窦性心律的 P 波在 Ⅰ、Ⅱ、aVF 导联直立，aVR 导联倒置；PR 间期为 0.12~0.20 秒。窦性心律失常是由于窦房结冲动发放频率的异常或窦性冲动向心房的传导受阻所导致的心律失常。根据心电图及临床表现分为窦性心动过速、窦性心动过缓、窦性停搏、窦房传导阻滞以及病态窦房结综合征。

一、窦性心动过速

成人窦性心律的频率超过 100 次/分为窦性心动过速。目前临床上分为生理性窦性心动过速和不适当窦性心动过速。生理性窦性心动过速常见于健康人、吸烟、饮茶或咖啡、饮酒、体力活动及情绪激动时；也可见于某些病理状态，如发热、甲亢、贫血、休克、心肌缺血、充血性心力衰竭以及应用肾上腺素、阿托品等药物时。不适当窦性心动过速是指在静息状态下心率的持续性增快，或心率的增快与生理、情绪激动、病理状态或药物作用水平无关或不相一致，也称特发性窦性心动过速。其发生机制不明，可能与窦房结本身的自律性增强，或自主神经对窦房结的调节异常有关。窦性心动过速通常逐渐开始和终止，频率大多在

100~150 次/分。刺激迷走神经可使其频率逐渐减慢，停止刺激后又加速至原先水平。窦性心动过速的治疗应针对病因和去除诱发因素，如治疗心力衰竭、纠正贫血、控制甲亢等。必要时单用或联合应用 β 受体阻滞剂、非二氢吡啶类钙通道阻滞剂（如地尔硫）；如上述药物无效或不能耐受，可选用窦房结内向电流 I_f 抑制剂伊伐布雷定。药物无效而症状显著者可考虑导管消融改良窦房结功能。

二、窦性心动过缓

成人窦性心律的频率低于 60 次/分称为窦性心动过缓。窦性心动过缓常同时伴有窦性心律不齐（不同 PP 间期的差异>0.12 秒）。窦性心动过缓常见于健康的青年人、运动员及睡眠状态。其他原因包括颅内疾病、严重缺氧、低温、甲状腺功能减退、阻塞性黄疸和血管迷走性晕厥等，以及应用拟胆碱药物、胺碘酮 β 受体阻滞剂、非二氢吡啶类的钙通道阻滞剂或洋地黄等药物。窦房结病变和急性下壁心肌梗死亦常发生窦性心动过缓。无症状的窦性心动过缓通常无须治疗。如因心率过慢，出现心排血量不足症状，可应用阿托品或异丙肾上腺素等药物，但长期应用往往效果不确定，易发生严重副作用，故应考虑心脏起搏治疗。

三、窦性停搏

窦性停搏或窦性静止是指窦房结不能产生冲动。心电图表现为在较正常 PP 间期显著长的间期内无 P 波发生，或 P 波与 QRS 波均不出现，长的 PP 间期与基本的窦性 PP 间期无倍数关系。长时间的窦性停搏后，下位的潜在起搏点，如房室交界处或心室，可发出单个逸搏或逸搏性心律控制心室。窦性停搏多见于窦房结变性与纤维化、急性下壁心肌梗死、脑血管意外等病变以及迷走神经张力增高或颈动脉窦过敏；此外，应用洋地黄类药物、乙酰胆碱等药物亦可引起窦性停搏。过长时间的窦性停搏（>3 秒）且无逸搏发生时，病人可出现黑矇、短暂意识障碍或晕厥，严重者可发生 Adams-Stokes 综合征，甚至死亡。治疗可参照病态窦房结综合征。

四、窦房传导阻滞

窦房传导阻滞（SAB）简称窦房阻滞，指窦房结冲动传导至心房时发生延缓或阻滞。理论上 SAB 可分为三度。由于体表心电图不能显示窦房结电活动，因而无法确立一度窦房阻滞的诊断。三度窦房阻滞与窦性停搏鉴别困难。二度窦房阻滞分为两型：莫氏 I 型即文氏阻滞，表现为 PP 间期进行性缩短，直至出现一次长 PP 间期，该长即间期短于基本 PP 间期的两倍；莫 II 型阻滞时，长 PP 间期为基本 PP 间期的整倍数。窦房阻滞后可出现逸搏心律。窦房阻滞的病因及治疗参见病态窦房结综合征。

五、病态窦房结综合征

病态窦房结综合征（SSS）简称病窦综合征，是由窦房结病变导致功能减退，产生多种心律失常的综合表现。病人可在不同时间出现一种以上的心律失常，常同时合并心房自律性异常，部分病人同时有房室传导功能障碍。

（一）病因

众多病变过程，如纤维化与脂肪浸润、硬化与退行性变、淀粉样变性、甲状腺功能减退、某些感染（布鲁氏菌病、伤寒）等，均可损害窦房结，导致窦房结起搏与窦房传导功能障碍；窦房结周围神经和心房肌的病变，窦房结动脉供血减少亦是 SSS 的病因。颈动脉窦过敏、脑血管意外、高血钾、迷走神经张力增高，某些抗心律失常药物如洋地黄类药物、乙酰胆碱等抑制窦房结功能亦可导致窦房结功能障碍，应注意鉴别。

（二）临床表现

病人出现与心动过缓有关的心、脑等脏器供血不足的症状，如发作性头晕、黑矇、心悸、乏力和运动耐力下降等；严重者可出现心绞痛、心力衰竭、短暂意识障碍或晕厥，甚至猝死。如有心动过速发作，则可出现心悸、心绞痛等症状。

（三）心电图特征

心电图的主要表现包括：①非药物引起的持续而显著的窦性心动过缓（50 次/分以下）窦性停搏或窦性静止与窦房阻滞；③窦房阻滞与房室阻滞并存；④心动过缓-心动过速综合征，简称慢-快综合征，是指心动过缓与房性快速型心律失常（心房扑动、心房颤动或房性心动过速）交替发作。

病态窦房结综合征的其他心电图改变为：①未应用抗心律失常药物的情况下，心房颤动的心室率缓慢，或其发作前后有窦性心动过缓和（或）一度房室阻滞；②变时功能不全，表现为运动后心率提高不显著；③房室交界区性逸搏心律等。

根据心电图的典型表现以及临床症状与心电图改变存在明确的相关性，即可确定诊断。为确定症状与心电图改变的关系，可作单次或多次动态心电图或事件记录器检查，如晕厥等症状发作的同时记录到显著的心动过缓或心脏停搏，即可提供有力佐证。

（四）治疗

若病人无心动过缓相关的症状，不必治疗，仅定期随诊观察。对于有症状的病态窦房结综合征病人，应接受起搏器治疗。

慢-快综合征病人发作心动过速，单独应用抗心律失常药物治疗时可能加重心动过缓。应用起搏治疗后，病人仍有心动过速发作，可同时应用抗心律失常药物。慢-快综合征在快速型心律失常得到矫正后（如导管消融房颤），其缓慢型心律失常的表现，包括窦性停搏、原有缓慢型心律失常所致的头晕和乏力等症状可减轻甚至消失，部分病人可能无须安装永久起搏器。此外，由于慢-快综合征病人合并心房扑动或心房颤动使血栓栓塞发生率增高，因此应考虑抗栓治疗。

第三节　房性心律失常

一、房性期前收缩

房性期前收缩是指起源于窦房结以外心房的任何部位的心房激动，是临床上常见的心律失常。

（一）临床表现

主要表现为心悸，一些病人有胸闷、乏力症状，自觉有停跳感，有些病人可能无任何症状。多为功能性，正常成人进行 24 小时心电检测，大约 60% 有房性期前收缩发生。在各种器质性心脏病如冠心病、肺心病、心肌病等病人中，房性期前收缩发生率明显增加，并常可引起其他快速型房性心律失常。

（二）心电图特征

心电图表现为：①P 波提前发生，与窦性 P 波形态不同；②PR 间期>120 毫秒；③QRS 波群呈室上性，部分可有室内差异性传导；④多为不完全代偿间歇。如发生在舒张早期，适逢房室结尚未脱离前次搏动的不应期，可产生传导中断，无 QRS 波发生（被称为阻滞的或未下传的房性期前收缩）或缓慢传导（下传的 PR 间期延长）现象。

（三）治疗

房性期前收缩通常无须治疗。当有明显症状或因房性期前收缩触发室上性心动过速时，应给予治疗。吸烟、饮酒与咖啡均可诱发房性期前收缩，应劝导病人戒除或减量。治疗药物包 β 受体阻滞剂、非二氢吡啶类钙通道阻滞剂、普罗帕酮和胺碘酮等。

二、房性心动过速

房性心动过速简称房速，指起源于心房且无须房室结参与维持的心动过速。发生机制包括自律性增加、折返与触发活动。根据起源点不同，分为局灶性房性心动过速和多源性房性心动过速，后者也称为紊乱性房性心动过速，是严重肺部疾病常见的心律失常，最终可能发展为心房颤动。

（一）病因

冠心病、慢性肺部疾病、洋地黄中毒、大量饮酒以及各种代谢障碍均可成为致病原因。

心外科手术或导管消融术后所导致的手术瘢痕也可以引起房性心动过速。部分心脏结构正常的病人中也能见到。

（二）临床表现

可表现为心悸、头晕、胸痛、憋气、乏力等症状，有些病人可能无任何症状。合并器质性心脏病的病人甚至可表现为晕厥、心肌缺血或肺水肿等。症状发作可呈短暂、间歇或持续发生。当房室传导比例发生变动时，听诊心律不恒定，第一心音强度变化。

（三）心电图特征

局灶性房性心动过速心电图特征包括：①心房率通常为 150~200 次/分；②P 波形态与窦性 P 波不同；③当房率加快时可出现二度 I 型 II 型房室阻滞，呈现 2：1 房室传导者亦属常见，但心动过速不受影响；④P 波之间的等电线仍存在（与心房扑动时等电线消失不同）；⑤刺激迷走神经不能终止心动过速，仅加重房室阻滞；⑥发作开始时心率逐渐加速。

多源性房性心动过速心电图特征包括：①通常有 3 种或以上形态各异的 P 波，PR 间期各不相同；②心房率 100~130 次/分；③大多数 P 波能下传心室，但部分 P 波因过早发生而受阻，心室率不规则。

（四）治疗

房性心动过速的处理主要取决于心室率的快慢及病人的血流动力学情况。如心室率不太快且无严重的血流动力学障碍，不必紧急处理。如心室率达 140 次/分以上，由洋地黄中毒所致或临床上有严重充血性心力衰竭或休克征象，应进行紧急治疗。其处理方法如下。

1. 病因与诱因治疗

主要针对基础疾病治疗。肺部疾病病人应纠正低氧血症、控制感染等治疗。如洋地黄引起者，需立即停用洋地黄，并纠正可能伴随的电解质紊乱，特别要警惕低钾血症，必要时选用利多卡因、β 受体阻滞剂和普罗帕酮等。

2. 控制心室率

可选 β 受体阻滞剂、非二氢吡啶类钙通道阻滞剂和洋地黄以减慢心室率。

3. 转复窦性心律

可用 I A、I C 或 III 类（胺碘酮、伊布利特等）抗心律失常药转复窦性心律，血流动力学不稳定者宜立即行直流电复律。部分局灶性房性心动过速病人药物治疗效果不佳时，可考虑导管消融治疗。

三、心房扑动

心房扑动简称房扑，是介于房速和心房颤动之间的快速型心律失常。健康者很少见，病人多伴有器质性心脏病。

（一）病因

多见于器质性心脏病如风湿性心脏病、冠心病、高血压性心脏病、心肌病等。此外，肺栓塞，慢性充血性心力衰竭，二、三尖瓣狭窄与反流导致心房扩大，甲状腺功能亢进，酒精中毒，心包炎等，亦可出现房扑。部分病人也可无明显病因。

（二）临床表现

病人的症状主要与房扑的心室率相关，心室率不快时，病人可无症状；房扑伴有极快的心室率，可诱发心绞痛与充血性心力衰竭。房扑往往有不稳定的倾向，可恢复窦性心律或进展为心房颤动，但亦可持续数个月或数年。房扑病人也可产生心房血栓，进而引起体循环栓塞。体格检查可见快速的颈静脉扑动。当房室传导比例发生变化时，第一心音强度亦随之变化。有时能听到心房音。

（三）心电图特征

心电图特征包括：①窦性 P 波消失，代之以振幅、间距相同的有规律的锯齿状扑动波，称为 F 波，扑动波之间的等电线消失，频率常为 250～350 次/分；②心室率规则或不规则，取决于房室传导比例是否恒定，房扑波多以 2∶1 及 4∶1 交替下传；③QRS 波形态正常，当出现室内差异传导、原先有束支阻滞或经房室旁路下传时，QRS 波增宽、形态异常。

（四）治疗

1. 药物治疗

减慢心室率的药物包括 β 受体阻滞剂、钙通道阻滞剂（维拉帕米、地尔硫）或洋地黄制剂（地高辛、毛花苷丙）。转复房扑并预防复发的药物包括 I A 类、I C 和Ⅲ类（伊布利特、多非利特和胺碘酮）抗心律失常药。伊布利特用于新发房扑复律治疗，禁用于严重器质性心脏病、QT 间期延长和窦房结功能障碍者；多非利特亦可选用。应用 I A 和 I C 类药物复律前应先控制心室率，避免因房扑频率减慢后房室传导加快而导致心室率增加，但合并冠心病、充血性心力衰竭的房扑病人，应用 I A 与 I C 类药物容易导致严重室性心律失常，故应选用胺碘酮。长期维持窦性心律可选用胺碘酮、多非利特或索他洛尔等药物。

2. 非药物治疗

直流电复律是终止房扑最有效的方法。通常应用很低的电能（低于 50J），便可迅速将房扑转复为窦性心律。食管调搏也是转复房扑的有效方法，尤其适用于服用大量洋地黄制剂病人。导管消融可根治房扑，因房扑的药物疗效有限，对于症状明显或引起血流动力学不稳定的房扑，应选用导管消融治疗。

3. 抗凝治疗

持续性心房扑动的病人发生血栓栓塞的风险明显增高，应给予抗凝治疗。具体抗凝策略同心房颤动。

四、心房颤动

心房颤动（AF）简称房颤，是最常见的心律失常之一，是指规则有序的心房电活动丧失，代之以快速无序的颤动波，是严重的心房电活动紊乱。心房无序的颤动即失去了有效的收缩与舒张，心房泵血功能恶化或丧失，加之房室结对快速心房激动的递减传导，引起心室极不规则的反应。因此，心室律（率）紊乱、心功能受损和心房附壁血栓形成是房颤病人的主要病理生理特点。2004 年中国部分区域 30~85 岁人群的流行病学调查显示，我国房颤患病率约为 0.77%，≥80 岁人群中可高达 7.5%。2010 年，世界范围内房颤患病率约为 3%。

（一）病因

房颤常发生于器质性心脏病病人，多见于高血压性心脏病、冠心病、风湿性心脏病二尖瓣狭窄、心肌病以及甲状腺功能亢进，其次缩窄性心包炎、慢性肺源性心脏病、预激综合征和老龄也可引起房颤。部分房颤原因不明，可见于正常人，可在情绪激动、外科手术、运动或大量饮酒时发生；房颤发生在无结构性心脏病的中青年，称为孤立性房颤或特发性房颤。

（二）分类

一般将房颤分为首诊房颤、阵发性房颤、持续性房颤、长期持续性房颤及永久性房颤（表 9-1）。

表 9-1 房颤的临床分类

名称	临床特点
首诊房颤	首次确诊（首次发作或首次发现）
阵发性房颤	持续时间≤7 天（常≤48 小时），能自行终止
持续性房颤	持续时间>7 天，非自限性
长期持续性房颤	持续时间≥1 年，病人有转复愿望
永久性房颤	持续时间>1 年，不能终止或终止后又复发

（三）临床表现

房颤症状的轻重受心室率快慢的影响。心室率超过 150 次/分，病人可发生心绞痛与充血性心力衰竭。心室率不快时，病人可无症状。房颤时心房有效收缩消失，心排血量比窦性心律时减少达 25% 或更多。

房颤并发血栓栓塞的危险性甚大，尤以脑栓塞危害最大，常可危及生命并严重影响病人的生存质量。栓子来自左心房，多在左心耳部，因心房失去收缩力、血流淤滞所致。非瓣膜性心脏病合并房颤者发生脑卒中的机会较无房颤者高出 5~7 倍。二尖瓣狭窄或二尖瓣脱垂合并房颤时，脑栓塞的发生率更高。

心脏听诊第一心音强度变化不定，心律极不规则。当心室率快时可发生脉搏短绌，原因是许多心室搏动过弱以致未能开启主动脉瓣，或因动脉血压波太小，未能传导至外周动脉。

一旦房颤病人的心室律变得规则，应考虑以下的可能性：①恢复窦性心律；②转变为房性心动过速；③转变为房扑（固定的房室传导比率）；④发生房室交界区性心动过速或室性心动过速。如心室律变为慢而规则（30~60 次/分），提示可能出现完全性房室传导阻滞。心电图检查有助于确立诊断。房颤病人并发房室交界区性与室性心动过速或完全性房室传导阻滞，最常见原因为洋地黄中毒。

（四）心电图特征

心电图特征包括：①P 波消失，代之以小而不规则的基线波动，形态与振幅均变化不定，称为 f 波；频率为 350~600 次/分；②心室率极不规则；③QRS 波形态通常正常，当心室率过快，发生室内差异性传导，QRS 波增宽变形。

（五）治疗

心房颤动治疗强调长期综合管理，即在治疗原发疾病和诱发因素基础上，积极预防血栓栓塞、转复并维持窦性心律及控制心室率，这是房颤治疗的基本原则。

1. 抗凝治疗

房颤病人的栓塞发生率较高，因此，抗凝治疗是房颤治疗的重要内容。对于合并瓣膜病病人，需应用华法林抗凝。对于非瓣膜病病人，需使用 $CHADS_2$ 或 CHA_2DS_2-VASc 评分系统进行血栓栓塞的危险分层。CHA_2DS_2 评分简单易行，但对脑卒中低危病人的评估不够准确。故临床上多采用 CHA_2DS_2-VASc 评分系统（表 9-2）。CHA_2DS_2-VASc 评分≥2 分者，需抗凝治疗；评分 1 分者，根据获益与风险权衡，优选抗凝治疗；评分为 0 分者，无须抗凝治疗。房颤病人抗凝治疗前需同时进行出血风险评估，临床上常用 HAS-BLED 评分系统（表 9-3）。HAS-BLED 评分≥3 分为高出血风险。但应当注意，对于高出血风险病人应积极纠正可逆的出血因素，不应将 HAS-BLED 评分增高视为抗凝治疗的禁忌证。

表 9-2　非瓣膜病性心房颤动脑卒中危险 $CHADS_2$ 和 CHA_2DS_2-VASc 评分

危险因素 $CHADS_2$	CHA_2DS_2-VASc（分）
充血性心力衰竭/左心室功能障碍（C）	1
高血压（H）	1
年龄≥75 岁（A）	2
糖尿病（D）	1
脑卒中/TIA/血栓栓塞病史（S）	2
血管疾病（V）	1
年龄 65~74 岁（A）	1

续 表

危险因素 CHADS$_2$	CHA$_2$DS$_2$-VASc（分）
性别（女性，Sc）	1

注：TIA=短暂性脑缺血发作；血管疾病包括：既往心肌梗死、外周动脉疾病、主动脉斑块。

表 9-3 出血风险评估 HAS-BLED 评分

临床特点	计分（分）
高血压（H）	1
肝、肾功能异常（各 1 分，A）	1 或 2
脑卒中（S）	1
出血（B）	1
INR 值易波动（L）	1
老年（年龄>65 岁，E）	1
药物或嗜酒（各 1 分，D）	1 或 2
最高值	9

注：高血压定义为收缩压>160mmHg（1mmHg=0.133kPa）；肝功能异常定义为慢性肝病（如肝纤维化）或胆红素>2倍正常值上限，丙氨酸氨基转移酶>3倍正常值上限；肾功能异常定义为慢性透析或肾移植或血清肌酐≥200μmol/L；出血指既往出血史和（或）出血倾向；国际标准化比值（INR）易波动指 INR 不稳定，在治疗窗内的时间<60%；药物指合并应用抗血小板药物或非甾体类抗炎药。

华法林是房颤抗凝治疗的有效药物。口服华法林，使凝血酶原时间国际标准化比值（INR）维持在 2.0~3.0，能安全而有效地预防脑卒中发生。房颤持续不超过 24 小时，复律前无须作抗凝治疗。否则应在复律前接受华法林有效抗凝治疗 3 周，待成功复律后继续治疗 3~4 周；或行食管超声心动图除外心房血栓后再行复律，复律成功后仍需华法林有效抗凝治疗 4 周。紧急复律治疗可选用静注肝素或皮下注射低分子量肝素抗凝。新型口服抗凝药物（NOACs）如达比加群酯、利伐沙班、阿哌沙班等目前主要用于非瓣膜性房颤的抗凝治疗。NOACs 的特点是不需常规凝血指标监测，较少受食物或药物的影响，安全性较好。

经皮左心耳封堵术是预防脑卒中和体循环栓塞事件的策略之一。对于 CHA$_2$DS$_2$-VASc 评分≥2 的非瓣膜性房颤，且不适合长期抗凝治疗或长期规范抗凝治疗基础上仍发生卒中或栓塞事件、HAS-BLED 评分≥3 分的病人，可考虑行经皮左心耳封堵术。

2. 转复并维持窦性心律

将房颤转复为窦性心律的方法包括药物复律、电复律及导管消融治疗。ⅠA（奎尼丁、普鲁卡因胺）、ⅠC（普罗帕酮）或Ⅲ类（胺碘酮、伊布利特）抗心律失常药物均可能转复房颤，成功率 60%左右。奎尼丁可诱发致命性室性心动过速，增加死亡率，目前已很少应用。ⅠC 类亦可致室性心律失常，严重器质性心脏病病人不宜应用。胺碘酮致心律失常发生率最低，是目前常用的维持窦性心律药物，特别适用于合并器质性心脏病的病人。其他维持窦性心律的药物还有多非利特、普罗帕酮、索他洛尔、决奈达隆，但临床疗效均不及胺碘酮。临床上使用中成药制剂稳心颗粒或参松养心胶囊对维持窦性心律亦有一定效果。药物复律无效时，可改用电复律。如病人发作开始时已呈现急性心力衰竭或血压下降明显，宜紧急施行电复律。复律治疗成功与否与房颤持续时间的长短、左心房大小和年龄有关。

对于症状明显、药物治疗无效的阵发性房颤，导管消融可以作为一线治疗；病史较短、药物治疗无效且无明显器质性心脏病的症状性持续性房颤以及存在心衰和（或）LVEF 减少的症状性房颤病人，亦可行导管消融治疗。此外，外科迷宫手术也可用于维持窦性心律，且具有较高的成功率。

3. 控制心室率

临床研究表明，持续性房颤病人选择控制心室率加抗凝治疗，预后与经复律后维持窦性心律者并无显著差异，且更简便易行，尤其适用于老年病人。控制心室率的药物包括 β 受体阻滞剂、钙通道阻滞剂、洋地黄制剂和某些抗心律失常药物（如胺碘酮、决奈达隆），可单用或者联合应用，但应注意这些药物的禁忌证。对于无症状的房颤，且左心室收缩功能正常，控制静息心室率<110 次/分。对于症状性明显或出现心动过速心肌病时，应控制静息心室率<80 次/分且中等运动时心室率<110 次/分。达到严格心室率控制目标后，应行 24 小时动态心电图监测以评估心动过缓和心脏停搏情况。

对于房颤伴快速心室率、药物治疗无效者，可施行房室结消融或改良术，并同时安置永久起搏器。对于心室率较慢的房颤病人，最长 RR 间期>5 秒或症状显著者，亦应考虑起搏器治疗。

第十章 动脉粥样硬化和冠状动脉粥样硬化性心脏病

第一节 动脉粥样硬化

动脉粥样硬化的特点是受累动脉的病变从内膜开始，先后有脂质积聚、纤维组织增生和钙质沉着，并有动脉中层的逐渐退变和钙化，在此基础上继发斑块内出血、斑块破裂及局部血栓形成。现代细胞和分子生物学技术显示动脉粥样硬化病变具有巨噬细胞游移、平滑肌细胞增生；大量胶原纤维、弹力纤维和蛋白多糖等结缔组织基质形成；细胞内、外脂质积聚的特点。由于在动脉内膜积聚的脂质外观呈黄色粥样，因此称为动脉粥样硬化。

一、病因和发病情况

本病病因尚未完全确定。研究表明本病是多因素作用于不同环节所致，这些因素称为危险因素。主要的危险因素如下：

(一) 年龄、性别

本病临床上多见于 40 岁以上的中老年人，49 岁以后进展较快，近年来临床发病年龄有年轻化趋势。女性发病率较低，因为雌激素有抗动脉粥样硬化作用，故女性在绝经期后发病率迅速增加。年龄和性别属于不可改变的危险因素。

(二) 血脂异常

脂质代谢异常是动脉粥样硬化最重要的危险因素。临床资料表明，动脉粥样硬化常见于高胆固醇血症。实验动物给予高胆固醇饲料可以引起动脉粥样硬化。总胆固醇（TC）、甘油三酯（TG）、低密度脂蛋白胆固醇（LDL-C）或极低密度脂蛋白胆固醇（VLDL-C）增高，相应的载脂蛋白 B（apoB）增高；高密度脂蛋白胆固醇（HDL-C）减低、载脂蛋白 A（apoA）降低都被认为是危险因素，目前最肯定的是 LDL-C 的致动脉粥样硬化作用。此外，脂蛋白（a）[L_P（a）]增高也可能是独立的危险因素。在临床实践中，LDL-C 是治疗的靶目标。

(三) 高血压

临床及尸检资料均表明，高血压病人动脉粥样硬化发病率明显增高。60%~70% 的冠状动脉粥样硬化病人有高血压，高血压病人患冠心病概率增高 3~4 倍。可能由于高血压时内皮细胞损伤，LDL-C 易于进入动脉壁，并刺激平滑肌细胞增生，引起动脉粥样硬化。

（四）吸烟

与不吸烟者比较，吸烟者的发病率和病死率增高 2~6 倍，且与每日吸烟的支数成正比。被动吸烟也是危险因素。吸烟者前列环素释放减少，血小板易在动脉壁黏附聚集。吸烟还可使血中 HDL-C 降低、TC 增高以致易患动脉粥样硬化。另外，烟草所含的尼古丁可直接作用于冠状动脉和心肌，引起动脉痉挛和心肌受损。

（五）糖尿病和糖耐量异常

糖尿病病人发病率较非糖尿病者高出数倍，且病变进展迅速。糖尿病者多伴有高甘油三酯血症或高胆固醇血症，如再伴有高血压，则动脉粥样硬化的发病率明显增高。糖尿病病人还常有凝血第Ⅷ因子增高及血小板功能增强，加速动脉粥样硬化血栓形成和引起动脉管腔的闭塞。近年来的研究认为胰岛素抵抗与动脉粥样硬化的发生有密切关系，2 型糖尿病病人常有胰岛素抵抗及高胰岛素血症伴发冠心病。

（六）肥胖

标准体重（kg）＝身高（cm）－105（或 110）；体重指数（BMI）＝体重（kg）／[身高（m）]^2。超过标准体重 20% 或 BMI＞24kg/m^2 者称肥胖症。肥胖也是动脉粥样硬化的危险因素。肥胖可导致血浆甘油三酯及胆固醇水平的增高，并常伴发高血压或糖尿病。近年研究认为肥胖者常有胰岛素抵抗，导致动脉粥样硬化的发病率明显增高。

（七）家族史

一级亲属男性＜55 岁，女性＜65 岁发生疾病，考虑存在早发冠心病家族史。常染色体显性遗传所致的家族性血脂异常是这些家族成员易患本病的因素。此外，近年已克隆出与人类动脉粥样硬化危险因素相关的易感或突变基因 200 种以上。

其他的危险因素包括：①A 型性格者：有较高的冠心病患病率，精神过度紧张者也易患病，可能与体内儿茶酚胺类物质浓度长期过高有关；②口服避孕药：长期口服避孕药可使血压升高、血脂异常、糖耐量异常，同时改变凝血机制，增加血栓形成机会；③饮食习惯：高热量、高动物脂肪、高胆固醇、高糖饮食易患冠心病。

二、发病机制

对本病发病机制，曾有多种学说从不同角度来阐述，主要包括脂质浸润学说、内皮损伤-反应学说、血小板聚集和血栓形成假说、平滑肌细胞克隆学说等。

各种主要危险因素作用下，LDL-C 通过受损的内皮进入管壁内膜，并氧化修饰成低密度脂蛋白胆固醇（oxLDL-C），加重内皮损伤；单核细胞和淋巴细胞表面特性发生变化，黏附因子表达增加，黏附在内皮细胞上的数量增多，并从内皮细胞之间移入内膜下成为巨噬细胞，通过清道夫受体吞噬 oxLDL-C，转变为泡沫细胞形成最早的粥样硬化病变脂质条纹。巨噬细胞能氧化 LDL-C、形成过氧化物和超氧化离子，充满氧化修饰脂蛋白的巨噬细胞合成分泌很多生长因子和促炎介质，包括血小板源生长因子（PDGF）、成纤维细胞生长因子（FGF）、肿瘤坏死因子（TNF）-α 和白介素（IL）-1，促进斑块的生长和炎症反应。进入内膜的 T 细胞识别巨噬细胞和树突状细胞提呈的抗原（如修饰的脂蛋白）同时被激活，产生具有强烈致动脉粥样硬化的细胞因子，如干扰素-γ、TNF 和淋巴毒素等。在 PDGF 和 FGF 的作用下，平滑肌细胞从中膜迁移至内膜并增殖，亦可吞噬脂质成为泡沫细胞的另一重要来源。在某些情况下，平滑肌细胞在凝血酶等强力作用下发生显著增殖，并合成和分泌胶原、蛋白多糖和弹性蛋白等，构成斑块基质。在上述各种机制的作用下，脂质条纹演变为纤维脂肪病变及纤维斑块。

三、病理解剖和病理生理

　　动脉粥样硬化的病理变化主要累及体循环系统的大型肌弹力型动脉（如主动脉）和中型肌弹力型动脉（以冠状动脉和脑动脉最多，肢体各动脉、肾动脉和肠系膜动脉次之，下肢多于上肢），而肺循环动脉极少受累。病变分布多为数个组织器官的动脉同时受累。

　　正常动脉壁由内膜、中膜和外膜 3 层构成。动脉粥样硬化时相继出现脂质点和条纹、粥样和纤维粥样斑块、复合病变 3 类变化。美国心脏病学会根据其病变发展过程将其细分为 6 型：

　　Ⅰ型：脂质点。动脉内膜出现小黄点，为小范围的巨噬细胞含脂滴形成泡沫细胞积聚。

　　Ⅱ型：脂质条纹。动脉内膜见黄色条纹，为巨噬细胞成层并含脂滴，内膜有平滑肌细胞也含脂滴，有 T 淋巴细胞浸润。

　　Ⅲ型：斑块前期。细胞外出现较多脂滴，在内膜和中膜平滑肌层之间形成脂核，但尚未形成脂质池。

　　Ⅳ型：粥样斑块。脂质积聚多，形成脂质池，内膜结构破坏，动脉壁变形。

　　Ⅴ型：纤维粥样斑块。为动脉粥样硬化最具特征性的病变，呈白色斑块突入动脉腔内引起管腔狭窄。斑块表面内膜被破坏而由增生的纤维膜（纤维帽）覆盖于脂质池之上。病变可向中膜扩展，破坏管壁，并同时可有纤维结缔组织增生、变性坏死等继发病变。

　　Ⅵ型：复合病变。为严重病变，由纤维斑块发生出血、坏死、溃疡、钙化和附壁血栓所形成。粥样斑块可因内膜表面破溃而形成所谓粥样溃疡，破溃后粥样物质进入血流成为栓子。

　　近年来由于冠状动脉造影的普及和冠状动脉内超声成像技术的进展，对不同冠心病病人的斑块性状有了更直接和更清晰的认识。从临床的角度来看，动脉粥样硬化的斑块基本上可分为两类：一类是稳定型即纤维帽较厚而脂质池较小的斑块；而另一类是不稳定型（又称为易损型）斑块，其纤维帽较薄，脂质池较大易于破裂。正是不稳定型斑块的破裂导致了急性心血管事件的发生。其他导致斑块不稳定的因素包括血流动力学变化、应激、炎症反应等，其中炎症反应在斑块不稳定和斑块破裂中起着重要作用。动脉粥样硬化斑块不稳定反映其纤维帽的机械强度和损伤强度的失平衡。斑块破裂释放组织因子和血小板活化因子，使血小板迅速聚集形成白色血栓；同时，斑块破裂导致大量的炎症因子释放，上调促凝物质的表达，并促进纤溶酶原激活剂抑制物-1（PAI-1）的合成，从而加重血栓形成，并演变为红色血栓。血栓形成使血管急性闭塞而导致严重持续性心肌缺血。

从动脉粥样硬化的长期影响来看，受累动脉弹性减弱、脆性增加，其管腔逐渐变窄甚至完全闭塞，也可扩张而形成动脉瘤。视受累的动脉和侧支循环建立情况的不同，可引起整个循环系统或个别器官的功能紊乱。

（一）主动脉因粥样硬化而致管壁弹性降低

当心脏收缩时，它暂时膨胀而保留部分心脏排出血液的作用即减弱，使收缩压升高而舒张压降低，脉压增宽。主动脉形成动脉瘤时，管壁为纤维组织所取代，不但失去弹性而且向外膨隆。

（二）内脏或四肢动脉管腔狭窄或闭塞

在侧支循环不能代偿的情况下使器官和组织的血液供应发生障碍，导致缺血、坏死或纤维化。如冠状动脉粥样硬化可引起心绞痛、心肌梗死或心肌纤维化；脑动脉粥样硬化引起脑梗死或脑萎缩；肾动脉粥样硬化引起高血压或肾脏萎缩；下肢动脉粥样硬化引起间歇性跛行或下肢坏疽等。

本病病理变化进展缓慢，除非有不稳定斑块破裂造成急性事件，明显的病变多见于壮年以后。现已有不少资料证明，动脉粥样硬化病变的进展并非不可逆。在人体经血管造影或腔内超声检查证实，积极控制和治疗各危险因素一段时间后，较早期的动脉粥样硬化病变可部分消退。

四、临床表现

主要是相关器官受累后出现的症状。

（一）主动脉粥样硬化

大多数无特异性症状。主动脉广泛粥样硬化病变可出现主动脉弹性降低的相关表现：如收缩期血压升高、脉压增宽等。X线检查可见主动脉结向左上方凸出，有时可见片状或弧状钙质沉着阴影。

主动脉粥样硬化可以形成主动脉瘤，也可能发生动脉夹层分离。

（二）冠状动脉粥样硬化

冠状动脉粥样硬化病变最多见于左冠状动脉前降支，其次依次为右主干、左旋支或左主干、后降支，严重者可有多支冠状动脉同时受累，病变一般为节段性分布。由于其解剖学和相应的力学特点，斑块性病变多发生于心壁侧，呈半月形，管腔呈偏心性狭窄。按管腔的狭窄程度可分为 4 级：Ⅰ级≤25%、Ⅱ级 26%~50%、Ⅲ级 51%~75%、Ⅳ级>76%。

（三）颅脑动脉粥样硬化

颅脑动脉粥样硬化最常侵犯颈内动脉、基底动脉和椎动脉。颈内动脉入脑处为好发区，病变多集中在血管分叉处。粥样斑块造成血管狭窄、脑供血不足或局部血栓形成或斑块破裂、碎片脱落造成脑栓塞等脑血管意外；长期慢性脑缺血造成脑萎缩时，可发展为血管性痴呆。

（四）肾动脉粥样硬化

可引起顽固性高血压。年龄在 55 岁以上而突然发生高血压者，应考虑本病的可能。如发生肾动脉血栓形成可引起肾区疼痛、少尿和发热等。长期肾脏缺血可致肾萎缩并发展为肾衰竭。

（五）肠系膜动脉粥样硬化

可能引起消化不良、肠道张力减低、便秘和腹痛等症状。血栓形成时有剧烈腹痛、腹胀和发热。肠壁坏死时可引起便血、麻痹性肠梗阻和休克等症状。

（六）四肢动脉粥样硬化

以下肢动脉较多见。由于血供障碍而引起下肢发凉、麻木和典型的间歇性跛行，即行走时发生腓肠肌麻木、疼痛以至痉挛，休息后消失，再走时又出现；严重者可持续性疼痛，下肢动脉尤其是足背动脉搏动减弱或消失。如动脉完全闭塞时可产生坏疽。

五、实验室检查

本病尚缺乏敏感而特异的早期实验室诊断方法。部分病人有脂质代谢异常，主要表现为血 TC 增高、LDL-C 增高、HDL-C 降低、TG 增高、apoA 降低、apoB 和 Lp（a）增高。X 线检查除前述主动脉粥样硬化的表现外，选择性动脉造影可显示管腔狭窄或动脉瘤样病变，以及病变的所在部位、范围和程度，有助于确定介入或外科治疗的适应证和选择手术方式。多普勒超声检查有助于判断动脉的血流情况和血管病变。心电图检查、超声心动图检查、放射性核素心脏检查和负荷试验所示的特征性变化有助于诊断冠状动脉粥样硬化性心脏病。CT 血管造影（CTA）和磁共振显像血管造影（MRA）可无创显像动脉粥样硬化病变。冠状动脉造影是诊断冠状动脉粥样硬化最直接的方法。血管内超声显像是辅助血管内介入治疗的腔内检查方法。

六、诊断与鉴别诊断

本病发展到相当程度，尤其是有器官明显病变时诊断并不困难，但早期诊断很不容易。年长病人如检查发现血脂异常，X 线、超声及动脉造影发现血管狭窄性或扩张性病变，应首先考虑诊断本病。

主动脉粥样硬化引起的主动脉变化和主动脉瘤，需与梅毒性主动脉炎和主动脉瘤以及纵隔肿瘤相鉴别；冠状动脉粥样硬化引起的心绞痛和心肌梗死，需与冠状动脉其他病变所引起者相鉴别；脑动脉粥样硬化所引起的脑血管意外，需与其他原因引起的脑血管意外相鉴别；肾动脉粥样硬化所引起的高血压，需与其他原因的高血压相鉴别；肾动脉血栓形成需与肾结石相鉴别；四肢动脉粥样硬化所产生的症状需与其他病因的动脉病变所引起者鉴别。

七、预后

本病预后随病变部位、程度、血管狭窄发展速度、受累器官受损情况和有无并发症而不同。病变涉及心、脑、肾等重要脏器动脉则预后不良。

八、防治

首先应积极预防动脉粥样硬化的发生。如已发生应积极治疗，防止病变发展并争取逆转。已发生并发症者应及时治疗，防止其恶化，延长病人寿命。

（一）一般防治措施

1. 积极控制与本病有关的一些危险因素

包括高血压、糖尿病、血脂异常、肥胖症等。

2. 合理的膳食

控制膳食总热量，以维持正常体重为度，一般以 BMI $20\sim24\text{kg}/\text{m}^2$ 为正常体重；或以腰围为标准，一般以女性≥80cm、男性≥85cm 为超标。超重或肥胖者应减少每日进食的总热量，减少胆固醇摄入，并限制酒及含糖食物的摄入。合并有高血压或心力衰竭者应同时限制食盐。不少学者认为，本病的预防措施应从儿童期开始，即儿童也不宜进食高胆固醇、高动物性脂肪的饮食，亦宜避免摄食过量，防止发胖。

3. 适当的体力劳动和体育活动

参加一定的体力劳动和体育活动，对预防肥胖、锻炼循环系统的功能和调整血脂代谢均有益，是预防本病的一项积极措施。体力活动量应根据身体情况、体力活动习惯和心脏功能状态而定，以不过多增加心脏负担和不引起不适感觉为原则。体育活动要循序渐进，不宜勉强做剧烈活动。

4. 合理安排工作和生活

生活要有规律，保持乐观、愉快的情绪。避免过度劳累和情绪激动。注意劳逸结合，保证充分睡眠。

5. 提倡戒烟限酒

（二）药物治疗

1. 调整血脂药物

血脂异常的病人，应首选降低 TC 和 LDL-C 为主的他汀类调脂药，其他还包括贝特类、依折麦布和 PCSK9 抑制剂等。

2. 抗血小板药物

抗血小板黏附和聚集的药物，可防止血栓形成，有助于防止血管阻塞性病变发展，用于预防动脉血栓形成和栓塞。最常用的口服药为阿司匹林、氯吡格雷、普拉格雷、替格瑞洛、吲哚布芬和西洛他唑；静脉药物包括阿昔单抗、替罗非班、埃替非巴肽等药物。

3. 溶栓药物和抗凝药物

对动脉内形成血栓导致管腔狭窄或阻塞者，可用溶栓药物，包括链激酶、阿替普酶等。抗凝药物包括普通肝素、低分子量肝素、华法林以及新型口服抗凝药。

4. 改善心脏重构和预后的药物

如 ACEI 或 ARB 等。

5. 针对缺血症状的相应治疗

如心绞痛时应用血管扩张剂（硝酸酯类等）及 β 受体拮抗剂等。

（三）介入和外科手术治疗

包括对狭窄或闭塞的血管，特别是冠状动脉、肾动脉和四肢动脉施行血运重建或旁路移植手术，以恢复动脉的供血。包括经皮球囊扩张术、支架植入术、腔内旋磨术等多种介入治疗，对新鲜的血栓也可采用导管进行抽吸。目前应用最多的是经皮腔内球囊扩张术和支架植入术（参见本章第四节）。

第二节 冠状动脉粥样硬化性心脏病概述

冠状动脉粥样硬化性心脏病指冠状动脉（冠脉）发生粥样硬化引起管腔狭窄或闭塞，导致心肌缺血缺氧或坏死而引起的心脏病，简称冠心病（CHD），也称缺血性心脏病。

冠心病是动脉粥样硬化导致器官病变的最常见类型，严重危害人类健康。本病多发于40 岁以上成人，男性发病早于女性，经济发达国家发病率较高；近年来发病呈年轻化趋势，已成为威胁人类健康的主要疾病之一。

一、分型

由于病理解剖和病理生理变化的不同，冠心病有不同的临床表型。1979 年世界卫生组织曾将之分为 5 型：①隐匿型或无症状性冠心病；②心绞痛；③心肌梗死；④缺血性心肌病；⑤猝死。近年趋向于根据发病特点和治疗原则不同分为两大类：①慢性冠脉疾病（CAD），也称慢性心肌缺血综合征（CIS）；②急性冠状动脉综合征（ACS）。前者包括稳定型心绞痛、缺血性心肌病和隐匿性冠心病等；后者包括不稳定型心绞痛（UA）、非 ST 段抬高型心肌梗死（NSTEMI）和 ST 段抬高型心肌梗死（STEMI），也有将冠心病猝死包括在内。

二、发病机制

当冠脉的供血与心肌的需血之间发生矛盾，冠脉血流量不能满足心肌代谢的需要，就可引起心肌缺血缺氧。暂时的缺血缺氧引起心绞痛，而持续严重的心肌缺血可引起心肌坏死即为心肌梗死。

心肌能量的产生要求大量的氧供，心肌细胞摄取血液氧含量达到 65%～75%，明显高于身体其他组织。因此心肌平时对血液中氧的摄取已接近于最大量，氧需再增加时已难从血液中更多地摄取氧，只能依靠增加冠状动脉的血流量来提供。在正常情况下，冠状动脉循环有很大的储备，通过神经和体液的调节，其血流量可随身体的生理情况而有显著的变化，使冠状动脉的供血和心肌的需血两者保持着动态的平衡；在剧烈体力活动时，冠状动脉适当地扩张，血流量可增加到休息时的 6～7 倍。

决定心肌耗氧量的主要因素包括心率、心肌收缩力和心室壁张力，临床上常以"心率×收缩压"估计心肌耗氧量。由于冠状动脉血流灌注主要发生在舒张期，心率增加时导致的舒张期缩短及各种原因导致的舒张压降低显著影响冠状动脉灌注。冠状动脉固定狭窄或微血管阻力增加也可导致冠状动脉血流减少，当冠状动脉管腔存在显著的固定狭窄（>50%～75%），安静时尚能代偿，而运动、心动过速、情绪激动造成心肌需氧量增加时，可导致短暂的心肌供氧和需氧间的不平衡，这是引起大多数慢性稳定型心绞痛发作的机制。另一些情况下，由于不稳定型粥样硬化斑块发生破裂、糜烂或出血，继发血小板聚集或血栓形成导致管腔狭窄程度急剧加重，或冠状动脉发生痉挛，均可使心肌氧供应减少，这是引起 ACS 的主要原因。另外，即使冠状动脉血流灌注正常，严重贫血时心肌氧供也可显著降低。许多情况下，心肌缺血甚至坏死是需氧量增加和供氧量减少两者共同作用的结果。

心肌缺血后，氧化代谢受抑，致使高能磷酸化合物储备降低，细胞功能随之发生改变。产生疼痛感觉的直接因素可能是在缺血缺氧的情况下，心肌内积聚过多的代谢产物，如乳酸、丙酮酸、磷酸等酸性物质或类似激肽的多肽类物质，刺激心脏内自主神经的传入纤维末梢，经 1～5 胸交感神经节和相应的脊髓段，传至大脑产生疼痛感觉。这种痛觉反映在与自主神经进入水平相同脊髓段的脊神经所分布的区域，即胸骨后及两臂的前内侧与小指，尤其是在左侧。

第三节　慢性心肌缺血综合征

一、稳定型心绞痛

稳定型心绞痛也称劳力性心绞痛。其特点为阵发性的前胸压榨性疼痛或憋闷感觉，主要位于胸骨后部，可放射至心前区和左上肢尺侧，常发生于劳力负荷增加时，持续数分钟，休息或用硝酸酯制剂后疼痛消失。疼痛发作的程度、频度、持续时间、性质及诱发因素等在数个月内无明显变化。

（一）发病机制

当冠脉狭窄或部分闭塞时，其血流量减少，对心肌的供血量相对比较固定。在休息时尚能维持供需平衡可无症状。在劳力、情绪激动、饱食、受寒等情况下，心脏负荷突然增加，使心率增快、心肌张力和心肌收缩力增加等而致心肌氧耗量增加，而存在狭窄冠状动脉的供血却不能相应地增加以满足心肌对血液的需求时，即可引起心绞痛。

（二）病理解剖和病理生理

稳定型心绞痛病人的冠状动脉造影显示：有1、2或3支冠脉管腔直径减少>70%的病变者分别各占25%左右，5%~10%有左冠脉主干狭窄，其余约15%病人无显著狭窄。后者提示病人的心肌血供和氧供不足，可能是冠脉痉挛、冠脉循环的小动脉病变、血红蛋白和氧的离解异常、交感神经过度活动、儿茶酚胺分泌过多或心肌代谢异常等所致。

病人在心绞痛发作之前，常有血压增高、心率增快、肺动脉压和肺毛细血管压增高的变化，反映心脏和肺的顺应性减低。发作时可有左心室收缩力和收缩速度降低、射血速度减慢、左心室收缩压下降、心搏量和心排血量降低、左心室舒张末期压和血容量增加等左心室收缩与舒张功能障碍的病理生理变化。左心室壁可呈收缩不协调或部分心室壁有收缩减弱的现象。

（三）临床表现

1. 症状

心绞痛以发作性胸痛为主要临床表现，疼痛的特点为：

（1）诱因

发作常由体力劳动或情绪激动（如愤怒、焦急、过度兴奋等）所诱发，饱食、寒冷、吸烟、心动过速、休克等亦可诱发。疼痛多发生于劳力或激动的当时，而不是在劳累之后。

典型的稳定型心绞痛常在相似的条件下重复发生。

（2）部位

主要在胸骨体之后，可波及心前区，手掌大小范围，也可横贯前胸，界限不清。常放射至左肩、左臂内侧达无名指和小指，或至颈、咽或下颌部。

（3）性质

胸痛常为压迫、发闷或紧缩性，也可有烧灼感，但不像针刺或刀扎样锐性痛，偶伴濒死感。有些病人仅觉胸闷不适而非胸痛。发作时病人往往被迫停止正在进行的活动，直至症状缓解。

（4）持续时间

心绞痛一般持续数分钟至十余分钟，多为 3~5 分钟，一般不超过半小时。

（5）缓解方式

一般在停止原来诱发症状的活动后即可缓解；舌下含用硝酸甘油等硝酸酯类药物也能在几分钟内使之缓解。

2. 体征

平时一般无异常体征。心绞痛发作时常见心率增快、血压升高、表情焦虑、皮肤冷或出汗，有时出现第四或第三心音奔马律。可有暂时性心尖部收缩期杂音，是乳头肌缺血以致功能失调引起二尖瓣关闭不全所致。

（四）辅助检查

1. 实验室检查

血糖、血脂检查可了解冠心病危险因素；胸痛明显者需查血清心肌损伤标志物，包括心肌肌钙蛋白 I 或 T、肌酸激酶（CK）及同工酶（CK-MB），以与 ACS 相鉴别；查血常规注意有无贫血；必要时需检查甲状腺功能。

2. 心电图检查

（1）静息时心电图

约半数病人在正常范围，也可能有陈旧性心肌梗死的改变或非特异性 ST 段和 T 波异常。有时出现房室或束支传导阻滞或室性、房性期前收缩等心律失常。

（2）心绞痛发作时心电图

绝大多数病人可出现暂时性心肌缺血引起的 ST 段移位。因心内膜下心肌更容易缺血，故常见反映心内膜下心肌缺血的 ST 段压低（≥0.1mV），发作缓解后恢复。有时也可以出现 T 波倒置。在平时有 T 波持续倒置的病人，发作时可变为直立（"假性正常化"）。T 波改变虽然对反映心肌缺血的特异性不如 ST 段压低，但如与平时心电图比较有明显差别，也有助于诊断。

（3）心电图负荷试验

最常用的是运动负荷试验，增加心脏负担以激发心肌缺血。运动方式主要为分级活动平板或踏车，其运动强度可逐步升级。前者较为常用，让受检查者迎着转动的平板就地踏步。以达到按年龄预计可达到的最大心率（HR_{max}）或亚极量心率（85%～90%的最大心率）为负荷目标，前者称为极量运动试验，后者为亚极量运动试验。运动中应持续监测心电图改变。运动前、运动中每当运动负荷量增加一次均应记录心电图，运动终止后即刻及此后每2分钟均应重复心电图记录，直至心率恢复至运动前水平。心电图记录时应同步测定血压。运动中出现典型心绞痛、心电图改变主要以 ST 段水平型或下斜型压低 ≥0.1mV 持续2分钟为运动试验阳性标准。

运动中出现心绞痛、步态不稳、出现室性心动过速（接连3个以上室性期前收缩）或血压下降时，应立即停止运动。心肌梗死急性期、不稳定型心绞痛、明显心力衰竭、严重心律失常或急性疾病者禁做运动试验。本试验有一定比例的假阳性和假阴性，单纯运动心电图阳性或阴性结果不能作为诊断或排除冠心病的依据。

（4）心电图连续动态监测

Holter 检查可连续记录并自动分析24小时（或更长时间）的心电图（双极胸导联或同步12导联），可发现心电图 ST 段、T 波改变（ST-T）和各种心律失常。将出现异常心电图表现的时间与病人的活动和症状相对照。胸痛发作时相应时间的缺血性 ST-T 改变有助于确定心绞痛的诊断，也可检出无痛性心肌缺血。

3. 多层螺旋 CT 冠状动脉成像（CTA）

进行冠状动脉二维或三维重建，用于判断冠脉管腔狭窄程度和管壁钙化情况，对判断管壁内斑块分布范围和性质也有一定意义。冠状动脉 CTA 有较高阴性预测价值，若未见狭窄病变，一般可不进行有创检查；但其对狭窄程度的判断仍有一定限度，特别当钙化存在时会显著影响判断。

4. 超声心动图

多数稳定型心绞痛病人静息时超声心动图检查无异常。有陈旧性心肌梗死者或严重心肌缺血者，二维超声心动图可探测到坏死区或缺血区心室壁的运动异常。运动或药物负荷超声心动图检查可以评价负荷状态下的心肌灌注情况。超声心动图还有助于发现其他需与冠脉狭窄导致的心绞痛相鉴别的疾病，如梗阻性肥厚型心肌病、主动脉瓣狭窄等。

5. 放射性核素检查

（1）核素心肌显像及负荷试验

^{201}Tl（铊）随冠状动脉血流很快被正常心肌细胞所摄取。静息时铊显像所示灌注缺损主要见于心肌梗死后瘢痕部位。运动后冠状动脉供血不足时，可见明显的灌注缺损心肌缺血区。近年来有用 ^{99m}Tc-MIBI 取代 ^{201}Tl 作心肌显像，可取得与之相似的良好效果，更便于临

床推广应用。

（2）放射性核素心腔造影

应用^{99m}Tc 进行体内红细胞标记，可得到心腔内血池显影。通过对心动周期中不同时相的显影图像分析，可测定左心室射血分数及显示心肌缺血区室壁局部运动障碍。

（3）正电子发射断层心肌显像（PET）

利用发射正电子的核素示踪剂如^{18}F、^{11}C、^{13}N 等进行心肌显像。除可判断心肌的血流灌注情况外，尚可了解心肌的代谢情况。通过对心肌血流灌注和代谢显像匹配分析可准确评估心肌的活力。

6. 有创性检查

（1）冠脉造影（CAG）为有创性检查手段，目前仍然是诊断冠心病的"金标准"。选择性冠脉造影是用特殊形状的心导管经桡动脉、股动脉或肱动脉送到主动脉根部，分别插入左、右冠状动脉口，注入少量含碘对比剂，在不同的投射方位下摄影可使左、右冠状动脉及其主要分支得到清楚的显影。可发现狭窄性病变的部位并估计其程度。一般认为管腔直径减少 70%～75% 或以上会严重影响血供。

（2）冠脉内超声显像（IVUS）、冠脉内光学相干断层显像（OCT）、冠脉血流储备分数测定（FFR）以及最新的定量冠脉血流分数（QFR）等也可用于冠心病的诊断并有助于指导介入治疗。

7. 其他检查

胸部 X 线检查对稳定型心绞痛并无特异的诊断意义。一般情况下都是正常的，但有助于了解其他心肺疾病的情况，如有无心脏增大、充血性心力衰竭等。

（五）诊断与鉴别诊断

1. 诊断

根据典型心绞痛的发作特点，结合年龄和存在冠心病危险因素，除外其他原因所致的心绞痛，一般即可建立诊断。心绞痛发作时心电图检查可见 ST-T 改变，症状消失后心电图 ST-T 改变亦逐渐恢复，支持心绞痛诊断。未捕捉到发作时心电图者可行心电图负荷试验。冠状动脉 CTA 有助于无创性评价冠脉管腔狭窄程度及管壁病变性质和分布。冠状动脉造影可以明确冠状动脉病变的严重程度，有助于明确诊断和决定进一步治疗。

加拿大心血管病学会（CCS）把心绞痛严重度分为 4 级。

Ⅰ级：一般体力活动（如步行和登楼）不受限，仅在强、快或持续用力时发生心绞痛。

Ⅱ级：一般体力活动轻度受限。快步、饭后、寒冷或刮风中、精神应激或醒后数小时内发作心绞痛。一般情况下平地步行 200m 以上或登楼 1 层以上受限。

Ⅲ级：一般体力活动明显受限，一般情况下平地步行 200m 内或登楼 1 层引起心绞痛。

Ⅳ级：轻微活动或休息时即可发生心绞痛。

2. 鉴别诊断

鉴别诊断要考虑下列情况：

（1）急性冠状动脉综合征

不稳定型心绞痛的疼痛部位、性质、发作时心电图改变等与稳定型心绞痛相似，但发作的劳力性诱因不同，常在休息或较轻微活动下即可诱发。1个月内新发的或明显恶化的劳力性心绞痛也属于不稳定型心绞痛；心肌梗死的疼痛程度更剧烈，持续时间多超过30分钟，可长达数小时，可伴有心律失常、心力衰竭或（和）休克，含用硝酸甘油多不能缓解，心电图常有典型的动态演变过程。实验室检查示心肌坏死标志物（肌红蛋白、肌钙蛋白Ⅰ或T、CK-MB等）增高；可有白细胞计数增高和红细胞沉降率增快。

（2）其他疾病引起的心绞痛

包括严重的主动脉瓣狭窄或关闭不全、风湿性冠脉炎、梅毒性主动脉炎引起冠脉口狭窄或闭塞、肥厚型心肌病、X综合征等，要根据其他临床表现来进行鉴别。其中X综合征多见于女性，心电图负荷试验常呈阳性，但冠脉造影无狭窄病变且无冠脉痉挛证据，预后良好，被认为是冠脉系统微循环功能不良所致。

（3）肋间神经痛和肋软骨炎

前者疼痛常累及1~2个肋间，但并不一定局限在胸前，为刺痛或灼痛，多为持续性而非发作性，咳嗽、用力呼吸和身体转动可使疼痛加剧，沿神经行径处有压痛，手臂上举活动时局部有牵拉疼痛；后者则在肋软骨处有压痛。

（4）心脏神经症

病人常诉胸痛，但为短暂（几秒钟）的刺痛或持久（几小时）的隐痛。病人常喜欢不时地吸一大口气或作叹息性呼吸。胸痛部位多在左胸乳房下心尖部附近或经常变动。症状多于疲劳之后出现，而非疲劳当时。轻度体力活动反觉舒适，有时可耐受较重的体力活动而不发生胸痛或胸闷。含用硝酸甘油无效或在10多分钟后才"见效"。常伴有心悸、疲乏、头晕、失眠及其他神经症的症状。

（5）不典型疼痛

还需与反流性食管炎等食管疾病、膈疝、消化性溃疡、肠道疾病、颈椎病等相鉴别。

（六）预后

稳定型心绞痛病人大多数能生存很多年，但有发生急性心肌梗死或猝死的危险。有室性心律失常或传导阻滞者预后较差。合并有糖尿病者预后明显差于无糖尿病者。决定预后的主要因素为冠脉病变累及心肌供血的范围和心功能。左冠脉主干病变最为严重。据国外统计，既往年病死率可高达30%左右，此后依次为3支、2支与单支病变。左前降支病变一般较其他两支冠状动脉病变预后差。左心室造影、超声心动图或核素心室腔显影所示射血分数降低和室壁运动障碍也有预后意义。

（七）治疗

治疗主要在于预防新的动脉粥样硬化的发生发展和治疗已存在的动脉粥样硬化病变。稳定型心绞痛的治疗原则是改善冠脉血供和降低心肌耗氧以改善病人症状，提高生活质量，同时治疗冠脉粥样硬化，预防心肌梗死和死亡，延长生存期。

1. 发作时的治疗

（1）休息

发作时立刻休息，一般病人在停止活动后症状即逐渐消失。

（2）药物治疗

较重的发作，可使用作用较快的硝酸酯制剂。舌下含服起效最快，反复发作也可以静脉使用，但要注意耐药可能。硝酸酯类药物除扩张冠脉、降低阻力、增加冠脉循环的血流量外，还通过对周围血管的扩张作用，减少静脉回流心脏的血量，降低心室容量、心腔内压、心排血量和血压，减低心脏前后负荷和心肌的需氧，从而缓解心绞痛。

①硝酸甘油：可用 0.5mg，置于舌下含化。1~2 分钟即开始起作用，约半小时后作用消失。延迟见效或完全无效时提示病人并非患冠心病或为严重的冠心病。与各种硝酸酯一样，硝酸甘油的副作用有头痛、面色潮红、心率反射性加快和低血压等。第一次含服硝酸甘油时应注意可能发生直立性低血压。

②硝酸异山梨酯：可用 5~10mg，舌下含化。2~5 分钟见效，作用维持 2~3 小时。还有供喷雾吸入用的制剂。

2. 缓解期的治疗

（1）生活方式的调整

宜尽量避免各种诱发因素。清淡饮食，一次进食不应过饱；戒烟限酒；调整日常生活与工作量；减轻精神负担；保持适当的体力活动，但以不致发生疼痛症状为度；一般不需卧床休息。

（2）药物治疗

①改善缺血、减轻症状的药物

a. β 受体拮抗剂：能抑制心脏 β 肾上腺素受体，减慢心率、减弱心肌收缩力、降低血压，从而降低心肌耗氧量以减少心绞痛发作和增加运动耐量。用药后静息心率降至 55~60 次/分，严重心绞痛病人如无心动过缓症状可降至 50 次/分。推荐使用无内在拟交感活性的选择性 β_1 受体拮抗剂。β 受体拮抗剂的使用剂量应个体化，从较小剂量开始，逐级增加剂量，以能缓解症状、心率不低于 50 次/分为宜。临床常用的 β 受体拮抗剂包括美托洛尔普通片（25~100mg，每日 2 次口服）、美托洛尔缓释片（47.5~190mg，每日 1 次口服）和比索洛尔（5~10mg，每日 1 次口服）等。

有严重心动过缓和高度房室传导阻滞、窦房结功能紊乱、有明显的支气管痉挛或支气管哮喘的病人禁用 β 受体拮抗剂。外周血管疾病及严重抑郁是应用 β 受体拮抗剂的相对禁忌证。慢性肺心病的病人可小心使用高度选择性的 β_1 受体拮抗剂。

b. 硝酸酯类药：为非内皮依赖性血管扩张剂，能减少心肌需氧和改善心肌灌注，从而减低心绞痛发作的频率和程度。缓解期主要为口服应用，常用的硝酸酯类药物包括二硝酸异山梨酯（普通片 5~20mg，每日 3~4 次口服；缓释片 20~40mg，每日 1~2 次口服）和单硝酸异山梨酯（普通片 20mg，每日 2 次口服；缓释片 40~60mg，每日 1 次口服）等。每天用药时应注意给予足够的无药间期，以减少耐药性的发生。硝酸酯类药物的不良反应包括头痛、面色潮红、心率反射性加快和低血压等。

c. 钙通道阻滞剂：本类药物抑制钙离子进入细胞内，也抑制心肌细胞兴奋-收缩偶联中钙离子的作用，从而抑制心肌收缩，减少心肌氧耗；扩张冠脉，解除冠脉痉挛，改善心内膜下心肌的供血；扩张周围血管，降低动脉压，减轻心脏负荷；改善心肌的微循环。常用制剂有：非二氢吡啶类，包括维拉帕米（普通片 40~80mg，每日 3 次；缓释片 240mg，每日 1 次）、地尔硫（普通片 30~60mg，每日 3 次；缓释片 90mg，每日 1 次），不建议应用于左室功能不全的病人，与 β 受体阻滞剂联合使用也需要谨慎；二氢吡啶类，包括常用的硝苯地平（控释片 30mg，每日 1 次）、氨氯地平（5~10mg，每日 1 次）等，同时有高血压的病人更适合使用。

外周水肿、便秘、心悸、面部潮红是所有钙通道阻滞剂常见的副作用。其他不良反应还包括头痛、头晕、虚弱无力等。地尔硫和维拉帕米能减慢窦房结心率和房室传导，不能应用于已有严重心动过缓、高度房室传导阻滞和病态窦房结综合征的病人。

d. 其他药物：主要用于 β 受体阻滞剂或者钙离子拮抗剂有禁忌或者不耐受，或者不能控制症状的情况下。曲美他嗪（20~60mg，每日 3 次）通过抑制脂肪酸氧化和增加葡萄糖代谢，提高氧利用率而治疗心肌缺血；尼可地尔（2mg，每日 3 次）是一种钾通道开放剂，与硝酸酯类制剂具有相似药理特性，对稳定型心绞痛治疗有效；盐酸伊伐布雷定是第一个窦房结 I_f 电流选择特异性抑制剂，其单纯减慢心率的作用可用于治疗稳定型心绞痛；雷诺嗪抑制心肌细胞晚期钠电流，从而防止钙超载负荷和改善心肌代谢活性，也可用于改善心绞痛症状；中医中药治疗目前以"活血化瘀""芳香温通"和"祛痰通络"法最为常用。

②预防心肌梗死，改善预后的药物

a. 抗血小板药物

环氧化酶（COX）抑制剂：通过抑制 COX 活性而阻断血栓素 A_2（TXA_2）的合成，达到抗血小板聚集的作用，包括不可逆 COX 抑制剂（阿司匹林）和可逆 COX 抑制剂（吲哚布芬）。阿司匹林是抗血小板治疗的基石，所有病人只要无禁忌都应该使用，最佳剂量范围为 75~150mg/d，其主要不良反应为胃肠道出血或对阿司匹林过敏。吲哚布芬可逆性抑制 COX-1，同时减少血小板因子 3 和 4，减少血小板的聚集，且对前列腺素抑制率低，胃肠反应小，出血风险少，可考虑用于有胃肠道出血或消化道溃疡病史等阿司匹林不耐受病人的替代治疗，维持剂量为 100mg，每日两次。

P_2Y_{12} 受体拮抗剂：通过阻断血小板的 P_2Y_{12} 受体抑制 ADP 诱导的血小板活化。目前，我国临床上常用的 P_2Y_{12} 受体拮抗剂有氯吡格雷和替格瑞洛。稳定型冠心病病人主要应用氯吡格雷。氯吡格雷是第二代 P_2Y_{12} 受体拮抗剂，为前体药物，需要在肝脏中通过细胞色素 P450（CYP450）酶代谢成为活性代谢物后，不可逆地抑制 P_2Y_{12} 受体，从而抑制血小板的聚集反应。主要用于支架植入以后及阿司匹林有禁忌证的病人，常用维持剂量为每日 75mg。

b. 降低 LDL-C 的药物

他汀类药物：为首选降脂药物。他汀类药物能有效降低 TC 和 LDL-C，延缓斑块进展和稳定斑块。所有明确诊断冠心病病人，无论其血脂水平如何，均应给予他汀类药物，并将 LDL-C 降至 1.8mmol/L（70mg/dL）以下水平。临床常用的他汀类药物包括辛伐他汀（20~40mg，每晚 1 次）、阿托伐他汀（10~80mg，每日 1 次）、普伐他汀（20~40mg，每晚 1 次）、氟伐他汀（40~80mg，每晚 1 次）、瑞舒伐他汀（5~20mg，每晚 1 次）等。

他汀类药物的总体安全性很高，但在应用时仍应注意监测转氨酶及肌酸激酶等生化指标，及时发现药物可能引起的肝脏损害和肌病，尤其是在采用大剂量他汀类药物进行强化调脂治疗时，更应注意监测药物的安全性。

其他降低 LDL-C 的药物：包括胆固醇吸收抑制剂依折麦布和前蛋白转化酶枯草溶菌素 9（PCSK9）抑制剂。依折麦布通过选择性抑制小肠胆固醇转运蛋白，有效减少肠道内胆固醇吸收，降低血浆胆固醇水平以及肝脏胆固醇储量。对于单独应用他汀类药物胆固醇水平不能达标或不能耐受较大剂量他汀治疗的病人，可以联合应用依折麦布。PCSK9 抑制剂增加 LDL 受体的再循环，增加 LDL 清除，从而降低 LDL-C 水平。PCSK9 抑制剂的适应证包括杂合子家族性高胆固醇血症或临床动脉粥样硬化性心血管疾病（ASCVD）病人，在控制饮食和最大耐受剂量他汀治疗下仍需进一步降低 LDL-C 的病人，其疗效显著，但价格昂贵，且尚未进入中国市场。

c. ACEI 或 ARB：可以使冠心病病人的心血管死亡、非致死性心肌梗死等主要重点事件的相对危险性显著降低。稳定型心绞痛病人合并高血压、糖尿病、心力衰竭或左心室收缩功能不全的高危病人建议使用 ACEI。临床常用的 ACEI 类药物包括卡托普利（12.5~50mg，每日 3 次）、依那普利（5~10mg，每日 2 次）、培哚普利（4~8mg，每日 1 次）、雷米普利（5~10mg，每日 1 次）、贝那普利（10~20mg，每日 1 次）、赖诺普利（10~20mg，每日 1 次）等。不能耐受 ACEI 类药物者可使用 ARB 类药物。

d. β 受体拮抗剂：对于心肌梗死后的稳定型心绞痛病人，β 受体拮抗剂可能可以减少心血管事件的发生。

（3）血管重建治疗

是采用药物保守治疗还是血运重建治疗（包括经皮介入治疗或者旁路移植术），需根据冠脉的病变解剖特征、病人临床特征以及当地医疗中心手术经验等综合判断决定。

①经皮冠状动脉介入治疗（PCI）：PCI 是指一组经皮介入技术，包括经皮球囊冠状动脉成形术、冠状动脉支架植入术和斑块旋磨术等。自 1977 年首例 PTCA 应用于临床以来，PCI 术成为冠心病治疗的重要手段。以往的临床观察显示，与内科保守疗法相比，PCI 术能使病人的生活质量提高（活动耐量增加），但是心肌梗死的发生和死亡率无显著差异。支架内再狭窄和支架内血栓是影响其疗效的主要因素。随着新技术的出现，尤其是新型药物洗脱支架及新型抗血小板药物的应用，冠状动脉介入治疗的效果也不断提高。在没有临床缺血证据的情况下，可应用 FFR 等技术进行功能评估，FFR<0.75 可以考虑介入治疗。

②冠状动脉旁路移植术（CABG）：CABG 通过取病人自身的大隐静脉作为旁路移植材料，一端吻合在主动脉，另一端吻合在病变冠状动脉段的远端；或游离内乳动脉与病变冠状动脉远端吻合，改善病变冠状动脉分布心肌的血流供应。术后心绞痛症状改善者可达 80%~90%，且 65%~85%的病人生活质量有所提高。这种手术创伤较大，有一定的风险，虽然随手术技能及器械等方面的改进，手术成功率已大大提高。围术期死亡率为 1%~4%，与病人术前冠脉病变、心功能状态及有无其他并发症有关。此外，术后移植的血管还可能闭塞。因此应个体化权衡利弊，慎重选择手术适应证。

PCI 或 CABG 术的选择需要根据冠状动脉病变的情况和病人对开胸手术的耐受程度及病人的意愿等综合考虑。对全身情况能耐受开胸手术者，左主干合并 2 支以上冠脉病变（尤其是病变复杂程度评分，如 SYNTAX 评分较高者），或多支血管病变合并糖尿病者，CABG 应为首选。

（八）预防

对稳定型心绞痛除用药物防止心绞痛再次发作外，应从阻止或逆转粥样硬化病情进展、预防心肌梗死等方面综合考虑，以改善预后。

二、隐匿型冠心病

（一）诊断

1. 发病特点

没有心绞痛的临床症状，但有心肌缺血的客观证据（心电活动、心肌血流灌注及心肌代谢等异常）的冠心病，称隐匿型冠心病或无症状性冠心病。其心肌缺血的 ECG 表现可见于静息时，也可在负荷状态下才出现，常为动态 ECG 记录所发现，也可为各种影像学检查所证实。

2. 临床表现

可分为 3 种类型：①有心肌缺血的客观证据，但无心绞痛症状；②曾有过心肌梗死

（MI）史，现有心肌缺血客观证据，但无症状；③有心肌缺血发作，有时有症状，有时无症状，此类病人居多。应及时发现这类病人，可为其提供及早的治疗，以避免导致心肌梗死或死亡。

3. 诊断方法

无创性检查是诊断心肌缺血的重要客观依据。需要关注的人群包括有高血压或糖尿病的病人、动脉粥样硬化性心血管疾病（ASCVD）风险中危以上以及早发 CAD 家族史人群。根据病人危险度采取不同的检查，主要依据静息、动态或负荷试验 ECG 检查，或进一步颈动脉内-中膜厚度（IMT）、踝肱比或冠脉 CTA 评估冠脉钙化分数，另外放射性核素心肌显像、有创性冠状动脉造影或ⅣUS 检查都有重要的诊断价值。目前不主张对中低危病人进行影像学检查，也不主张对所有的无症状人群进行筛查。

（二）鉴别诊断

各种器质性心脏病都可引起缺血性 ST-T 的改变，应加以鉴别。包括心肌炎、心肌病、心包疾病、电解质失调、内分泌疾病、药物作用等。

（三）防治

对明确诊断的隐匿型冠心病病人应使用药物治疗和预防心肌梗死或死亡，并治疗相关危险因素，其治疗建议基本同慢性稳定型心绞痛。

有 MI 既往史者，即使没有症状，也要建议使用阿司匹林和 β 受体阻滞剂。对于无既往 MI 史、根据无创性检查或冠状动脉造影确诊 CAD 者，阿司匹林治疗可能有益。多项研究在运动试验或动态监测显示存在无症状性缺血的病人中调查了 β 受体阻滞剂的潜在作用，数据总体显示，β 受体阻滞剂有降低并发症率和死亡率的益处，但不是所有研究都得出阳性结果。多项研究显示，确诊 CAD 的无症状者采用降脂治疗可降低不良缺血事件发生率。

因此，在无禁忌证的情况下，无症状的病人应该使用下列药物来预防 MI 和死亡：①有 MI 既往史者应使用阿司匹林；②有 MI 既往史者应使用 β 受体阻滞剂；③确诊 CAD 或 2 型糖尿病者应使用他汀类药物进行降脂治疗；④伴糖尿病和（或）心脏收缩功能障碍的 CAD 病人应使用 ACEI。

对慢性稳定型心绞痛病人血管重建改善预后的建议也适用于隐匿型冠心病，但目前仍缺乏直接证据。

三、缺血性心肌病

缺血性心肌病（ICM）属于冠心病的一种特殊类型或晚期阶段，是指由冠状动脉粥样硬化引起长期心肌缺血，导致心肌弥漫性纤维化，产生与原发性扩张型心肌病类似的临床表现。其病理生理基础是冠状动脉粥样硬化病变使心肌缺血、缺氧以至心肌细胞减少、坏死、心肌纤维化、心肌瘢痕形成的疾病。

（一）临床表现

1. 充血型缺血性心肌病

（1）心绞痛

心绞痛是缺血性心肌病病人常见的临床症状之一。多有明确的冠心病病史，并且绝大多数有 1 次以上心肌梗死的病史。但心绞痛并不是心肌缺血病人必备的症状，有些病人也可以仅表现为无症状性心肌缺血，始终无心绞痛或心肌梗死的表现。可是在这类病人中，无症状性心肌缺血持续存在，对心肌的损害也持续存在，直至出现充血性心力衰竭。出现心绞痛的病人心绞痛症状可能随着病情的进展，充血性心力衰竭的逐渐恶化，心绞痛发作逐渐减轻甚至消失，仅表现为胸闷、乏力、眩晕或呼吸困难等症状。

（2）心力衰竭

心力衰竭往往是缺血性心肌病发展到一定阶段必然出现的表现。有些病人在胸痛发作或心肌梗死早期即有心力衰竭表现，有些则在较晚期才出现。这是由于急性或慢性心肌缺血坏死引起心肌舒张和收缩功能障碍所致。常表现为劳力性呼吸困难，严重时可发展为端坐呼吸和夜间阵发性呼吸困难等左心室功能不全表现，伴有疲乏、虚弱症状。心脏听诊第一心音减弱，可闻及舒张中晚期奔马律。两肺底可闻及散在湿啰音。晚期如果合并有右心室功能衰竭，出现食欲缺乏、周围性水肿和右上腹闷胀感等症状。体检可见颈静脉充盈或怒张，心界扩大、肝大、压痛，肝颈静脉回流征阳性。

（3）心律失常

长期、慢性的心肌缺血导致心肌坏死、心肌顿抑、心肌冬眠以及局灶性或弥漫性纤维化直至瘢痕形成，导致心肌电活动障碍，包括冲动的形成、发放及传导均可产生异常。在充血型缺血性心肌病的病程中可以出现各种类型的心律失常，尤以室性期前收缩、心房颤动和束支传导阻滞多见。

（4）血栓和栓塞

心脏腔室内形成血栓和栓塞的病例多见于：①心脏腔室明显扩大者；②心房颤动而未积极抗凝治疗者；③心输出量明显降低者。

2. 限制型缺血性心肌病

尽管绝大多数缺血性心肌病病人表现类似于扩张型心肌病，少数病人的临床表现却主要以左心室舒张功能异常为主，而心肌收缩功能正常或仅轻度异常，类似于限制型心肌病的症状和体征，故被称为限制型缺血性心肌病或者硬心综合征。病人常有劳力性呼吸困难和（或）心绞痛，活动受限，也可反复发生肺水肿。

（二）诊断

考虑诊断为缺血性心肌病需满足以下几点：

（1）有明确的心肌坏死或心肌缺血证据。

包括：①既往曾发生过心脏事件，如心肌梗死或急性冠脉综合征；②既往有血管重建病史，包括 PCI 或 CABG 术；③虽然没有已知心肌梗死或急性冠脉综合征病史，但临床有或无心绞痛症状，静息状态或负荷状态下存在心肌缺血的客观证据［如 ECG 存在心肌坏死（如 Q 波形成）或心脏超声存在室壁运动减弱或消失征象］，冠脉 CTA 或冠脉造影证实存在冠脉显著狭窄。

（2）心脏明显扩大。

（3）心功能不全临床表现和（或）实验室依据。

同时需排除冠心病的某些并发症，如室间隔穿孔、心室壁瘤和乳头肌功能不全所致二尖瓣关闭不全等。除外其他心脏病或其他原因引起的心脏扩大和心衰。

（三）鉴别诊断

需鉴别其他引起心脏增大和心力衰竭的病因。包括：心肌病（如特发性扩张型心肌病等）、心肌炎、高血压性心脏病、内分泌病性心脏病。

（四）防治

早期预防尤为重要，积极控制冠心病危险因素（如高血压、高脂血症和糖尿病等）；改善心肌缺血，预防再次心肌梗死和死亡发生；纠正心律失常。积极治疗心功能不全。

对缺血区域有存活心肌者，血运重建术（PCI 或 CABG 术）可显著改善心肌功能。

另外，近年来新的治疗技术如自体骨髓干细胞移植、血管内皮生长因子基因治疗等已试用于临床，为缺血性心肌病治疗带来了新的希望。

第四节　急性冠状动脉综合征

急性冠状动脉综合征（ACS）是一组由急性心肌缺血引起的临床综合征，主要包括不稳定型心绞痛（UA）、非 ST 段抬高型心肌梗死（NSTEMI）以及 ST 段抬高型心肌梗死（STEMI）。动脉粥样硬化不稳定斑块破裂或糜烂导致冠状动脉内急性血栓形成，被认为是大多数 ACS 发病的主要病理基础。血小板激活在其发病过程中起着非常重要的作用。

一、不稳定型心绞痛和非 ST 段抬高型心肌梗死（UA/NSTEMI）

UA/NSTEMI 是由于动脉粥样斑块破裂或糜烂，伴有不同程度的表面血栓形成、血管痉挛及远端血管栓塞所导致的一组临床症状，合称为非 ST 段抬高型急性冠脉综合征（NSTEACS）。UA/NSTEMI 的病因和临床表现相似但程度不同，主要不同表现在缺血严重程度以及是否导致心肌损害。

少部分 UA 病人心绞痛发作有明显的诱发因素：①心肌氧耗增加：感染、甲状腺功能亢进或心律失常；②冠状动脉血流减少：低血压；③血液携氧能力下降：贫血和低氧血症。以上情况称为继发性 UA。变异型心绞痛特征为静息心绞痛，表现为一过性 ST 段动态改变，是 UA 的一种特殊类型，其发病机制为冠状动脉痉挛。

（一）病因和发病机制

UA/NSTEMI 病理机制为不稳定粥样硬化斑块破裂或糜烂基础上血小板聚集、并发血栓形成、冠状动脉痉挛收缩、微血管栓塞导致急性或亚急性心肌供氧的减少和缺血加重。虽然也可因劳力负荷诱发，但劳力负荷中止后胸痛并不能缓解。其中，NSTEMI 常因心肌严重的持续性缺血导致心肌坏死，病理上出现灶性或心内膜下心肌坏死。

（二）临床表现

1. 症状

UA 病人胸部不适的性质与典型的稳定型心绞痛相似，通常程度更重，持续时间更长，可达数十分钟，胸痛在休息时也可发生。如下临床表现有助于诊断 UA：诱发心绞痛的体力活动阈值突然或持久降低；心绞痛发生频率、严重程度和持续时间增加；出现静息或夜间心绞痛；胸痛放射至新的部位；发作时伴有新的相关症状，如出汗、恶心、呕吐、心悸或呼吸困难。常规休息或舌下含服硝酸甘油只能暂时甚至不能完全缓解症状。但症状不典型者也不少见，尤其是老年女性和糖尿病病人。

2. 体征

体检可发现一过性第三心音或第四心音，以及由于二尖瓣反流引起的一过性收缩期杂音，这些非特异性体征也可出现在稳定型心绞痛病人，但详细的体格检查可发现潜在的加重心肌缺血的因素，并成为判断预后非常重要的依据。

（三）实验室和辅助检查

1. 心电图

心电图不仅可帮助诊断，而且根据其异常的范围和严重程度可提示预后。症状发作时的心电图尤其有意义，与之前心电图对比，可提高诊断价值。大多数病人胸痛发作时有一过性 ST 段（抬高或压低）和 T 波（低平或倒置）改变，其中 ST 段的动态改变（≥0.1mV 的抬高或压低）是严重冠状动脉疾病的表现，可能会发生急性心肌梗死或猝死。不常见的心电图表现为 U 波的倒置。

通常上述心电图动态改变可随着心绞痛的缓解而完全或部分消失。若心电图改变持续 12 小时以上，则提示 NSTEMI 的可能。若病人具有稳定型心绞痛的典型病史或冠心病诊断明确（既往有心肌梗死，冠状动脉造影提示狭窄或非侵入性试验阳性），即使没有心电图改变，也可以根据临床表现做出 UA 的诊断。

2. 连续心电监护

一过性急性心肌缺血并不一定表现为胸痛，出现胸痛症状前就可发生心肌缺血。连续的心电监测可发现无症状或心绞痛发作时的 ST 段改变。连续 24 小时心电监测发现 85%~90% 的心肌缺血可不伴有心绞痛症状。

3. 冠状动脉造影和其他侵入性检查

冠状动脉造影能提供详细的血管相关信息，可明确诊断、指导治疗并评价预后。在长期稳定型心绞痛基础上出现的 UA 病人常有多支冠状动脉病变，而新发作的静息心绞痛病人可能只有单支冠状动脉病变。在冠状动脉造影正常或无阻塞性病变的 UA 病人中，胸痛可能为冠脉痉挛、冠脉内血栓自发性溶解、微循环灌注障碍所致，其余可能为误诊。

冠脉内超声显像和光学相干断层显像可以准确提供斑块分布、性质、大小和有无斑块破溃及血栓形成等更准确的腔内影像信息。

4. 心脏标志物检查

心脏肌钙蛋白（cTn）T 及 I 较传统的 CK 和 CK-MB 更为敏感、更可靠，根据最新的欧洲和美国心肌梗死新定义，在症状发生后 24 小时内，cTn 的峰值超过正常对照值的 99 个百分位需考虑 NSTEMI 的诊断。临床上 UA 的诊断主要依靠临床表现以及发作时心电图 ST-T 的动态改变，如 cTn 阳性意味该病人已发生少量心肌损伤，相比 cTn 阴性的病人其预后较差。

5. 其他检查

胸部 X 线、心脏超声和放射性核素检查的结果与稳定型心绞痛病人的结果相似，但阳性发现率会更高。

（四）诊断与鉴别诊断

根据典型的心绞痛症状、典型的缺血性心电图改变（新发或一过性 ST 段压低 ≥ 0.1mV，或 T 波倒置 ≥ 0.2mV）以及心肌损伤标志物（cTnT、cTnI 或 CK-MB）测定，可以做出 UA/NSTEMI 诊断。诊断未明确的不典型病人而病情稳定者，可以在出院前作负荷心电图或负荷超声心动图、核素心肌灌注显像、冠状动脉造影等检查。冠状动脉造影仍是诊断冠心病的重要方法，可以直接显示冠状动脉狭窄程度，对决定治疗策略有重要意义。尽管 UA/NSTEMI 的发病机制类似急性 STEMI，但两者的治疗原则有所不同，因此需要鉴别诊断，见本节"STEMI"部分。与其他疾病的鉴别诊断参见前文"稳定型心绞痛"部分。

（五）危险分层

UA/NSTEMI 病人临床表现严重程度不一，主要是由于基础的冠状动脉粥样病变的严重程度和病变累及范围不同，同时形成急性血栓（进展至 STEMI）的危险性不同。为选择个体化的治疗方案，必须尽早进行危险分层。GRACE 风险模型纳入了年龄、充血性心力衰竭史、心肌梗死史、静息时心率、收缩压、血清肌酐、心电图 ST 段偏离、心肌损伤标志物升高以及是否行血运重建等参数，可用于 UA/NSTEMI 的风险评估。

（六）治疗

1. 治疗原则

UA/NSTEMI 是具有潜在危险的严重疾病，其治疗主要有两个目的：即刻缓解缺血和预防严重不良反应后果即死亡或心肌梗死或再梗死）。其治疗包括抗缺血治疗、抗血栓治疗和根据危险度分层进行有创治疗。

对可疑 UA 者的第一步关键性治疗就是在急诊室做出恰当的检查评估，按轻重缓急送至适当的部门治疗，并立即开始抗栓和抗心肌缺血治疗；心电图和心肌标志物正常的低危病人在急诊经过一段时间治疗观察后可进行运动试验，若运动试验结果阴性，可以考虑出院继续药物治疗，反之大部分 UA 病人应入院治疗。对于进行性缺血且对初始药物治疗反应差的病人，以及血流动力学不稳定的病人，均应入心脏监护室（CCU）加强监测和治疗。

2. 一般治疗

病人应立即卧床休息，消除紧张情绪和顾虑，保持环境安静，可以应用小剂量的镇静剂和抗焦虑药物，约半数病人通过上述处理可减轻或缓解心绞痛。对于有发绀、呼吸困难或其他高危表现病人，给予吸氧，监测血氧饱和度（SaO_2），维持 $SaO_2>90\%$。同时积极处理可能引起心肌耗氧量增加的疾病，如感染、发热、甲状腺功能亢进、贫血、低血压、心力衰竭、低氧血症、肺部感染和快速型心律失常（增加心肌耗氧量）和严重的缓慢型心律失常（减少心肌灌注）。

3. 药物治疗

（1）抗心肌缺血药物

主要目的是减少心肌耗氧量（减慢心率或减弱左心室收缩力）或扩张冠状动脉，缓解心绞痛发作。

①硝酸酯类药物：硝酸酯类药物扩张静脉，降低心脏前负荷，并降低左心室舒张末压、降低心肌耗氧量，改善左心室局部和整体功能。此外，硝酸酯类药物可扩张冠状动脉，缓解心肌缺血。心绞痛发作时，可舌下含服硝酸甘油，每次 0.5mg，必要时每间隔 3~5 分钟可以连用 3 次，若仍无效，可静脉应用硝酸甘油或硝酸异山梨酯。静脉应用硝酸甘油以 5~10μg/min 开始，持续滴注，每 5~10 分钟增加 10μg/min，直至症状缓解或出现明显副作用（头痛或低血压，收缩压低于 90mmHg 或相比用药前平均动脉压下降 30mmHg），200μg/min 为一般最大推荐剂量。目前建议静脉应用硝酸甘油，在症状消失 12~24 小时后改用口服制剂。在持续静脉应用硝酸甘油 24~48 小时内可出现药物耐受。常用的口服硝酸酯类药物包括硝酸异山梨酯和 5-单硝酸异山梨酯。

②β 受体拮抗剂：主要作用于心肌的 $β_1$ 受体而降低心肌耗氧量，减少心肌缺血反复发作，减少心肌梗死的发生，对改善近、远期预后均有重要作用。应尽早用于所有无禁忌证的 UA/NSTEMI 病人。少数高危病人，可先静脉使用，后改口服；中度或低度危险病人主张直接口服。

建议选择具有心脏 $β_1$ 受体选择性的药物如美托洛尔和比索洛尔。艾司洛尔是一种快速作用的 β 受体拮抗剂，可以静脉使用，安全而有效，甚至可用于左心功能减退的病人，药物作用在停药后 20 分钟内消失。口服 β 受体拮抗剂的剂量应个体化，可调整到病人安静时心率 50~60 次/分。在已服用 β 受体拮抗剂仍发生 UA 的病人，除非存在禁忌证，否则无须停药。

③钙通道阻滞剂：可有效减轻心绞痛症状，可作为治疗持续性心肌缺血的次选药物。足量 β 受体拮抗剂与硝酸酯类药物治疗后仍不能控制缺血症状的病人可口服长效钙通道阻滞剂。对于血管痉挛性心绞痛的病人，可作为首选药物。

（2）抗血小板治疗

①COX 抑制剂：参见"稳定型心绞痛"部分。阿司匹林是抗血小板治疗的基石，如无禁忌证，无论采用何种治疗策略，所有病人均应口服阿司匹林，负荷量 150~300mg（未服用过阿司匹林的病人），维持剂量为每日 75~100mg，长期服用。对于阿司匹林不耐受病人，可考虑使用吲哚布芬替代。

②P_2Y_{12} 受体拮抗剂：参见"稳定型心绞痛"部分。除非有极高出血风险等禁忌证，UA/NSTEMI 病人均建议在阿司匹林基础上，联合应用一种 P_2Y_{12} 受体抑制剂，并维持至少 12 个月。氯吡格雷负荷量为 300~600mg，维持剂量每日 75mg，副作用小，作用快，已代替噻氯吡啶或用于不能耐受阿司匹林的病人作为长期使用，以及植入支架术后和阿司匹林联用。替格瑞洛可逆性抑制 P_2Y_{12} 受体，起效更快，作用更强，可用于所有 UA/NSTEMI 的治疗，首次 180mg 负荷量，维持剂量 90mg，2 次/日。

③血小板糖蛋白 Ⅱb/Ⅲa（GPⅡb/Ⅲa）受体拮抗剂（GPI）：激活的血小板通过 GPⅡb/Ⅲa 受体与纤维蛋白原结合，导致血小板血栓的形成，这是血小板聚集的最后、唯一途径。阿昔单抗为直接抑制 GPⅡb/Ⅲa 受体的单克隆抗体，能有效地与血小板表面的 GPⅡb/Ⅲa 受体结合，从而抑制血小板的聚集。合成的该类药物还包括替罗非班和依替非巴肽，而替罗非班为目前国内 GPⅡb/Ⅲa 受体拮抗剂的唯一选择，和阿昔单抗相比，小分子的替罗非班具有更好的安全性。目前各指南均推荐 GPI 可应用于接受 PCI 的 UA/NSTEMI 病人和选用保守治疗策略的中高危 UA/NSTEMI 病人，不建议常规术前使用 GPI。

④环核苷酸磷酸二酯酶抑制剂：主要包括西洛他唑和双嘧达莫。西洛他唑除有抗血小板聚集和舒张外周血管作用外，还具有抗平滑肌细胞增生，改善内皮细胞功能等作用，但在预防 PCI 术后急性并发症的研究证据均不充分，所以仅作为阿司匹林不耐受病人的替代药物。双嘧达莫可引起"冠状动脉窃血"，加重心肌缺血，目前不推荐使用。

（3）抗凝治疗

除非有禁忌，所有病人均应在抗血小板治疗基础上常规接受抗凝治疗，根据治疗策略以及缺血、出血事件风险选择不同药物。常用的抗凝药包括普通肝素、低分子量肝素、磺达肝癸钠和比伐卢定。

①普通肝素：肝素的推荐用量是静脉注射 80~85U/kg 后，以 15~18U/（kg·h）的速度静脉滴注维持，治疗过程中在开始用药或调整剂量后 6 小时需监测激活部分凝血酶时间（APTT），调整肝素用量，一般使 APTT 控制在 50~70 秒。静脉应用肝素 2~5 天为宜，后可改为皮下注射肝素 5000~7500U，每日 2 次，再治疗 1~2 天。肝素对富含血小板的白色血栓作用较小，并且作用可由于肝素与血浆蛋白结合而受影响。未口服阿司匹林的病人停用肝素后可能发生缺血症状的反跳，这是因为停用肝素后引发继发性凝血酶活性的增高，逐渐停用肝素可能会减少上述现象。由于存在发生肝素诱导的血小板减少症的可能，在肝素使用过程中需监测血小板。

②低分子量肝素：与普通肝素相比，低分子量肝素在降低心脏事件发生方面有更优或相等的疗效。低分子量肝素具有强烈的抗 Xa 因子及 IIa 因子活性的作用，并且可以根据体重和肾功能调节剂量，皮下应用不需要实验室监测，故具有疗效更稳定、使用更方便的优点，并且肝素诱导血小板减少症的发生率更低。常用药物包括依诺肝素、达肝素和那曲肝素等。

③磺达肝癸钠：是选择性 Xa 因子间接抑制剂。其用于 UA/NSTEMI 的抗凝治疗不仅能有效减少心血管事件，而且大大降低出血风险。皮下注射 2.5mg，每日 1 次，采用保守策略的病人尤其在出血风险增加时作为抗凝药物的首选。对需行 PCI 的病人，术中需要追加普通肝素抗凝。

④比伐卢定：是直接抗凝血酶制剂，其有效成分为水蛭素衍生物片段，通过直接并特异性抑制 IIa 因子活性，能使活化凝血时间明显延长而发挥抗凝作用，可预防接触性血栓形成，作用可逆而短暂，出血事件的发生率降低。主要用于 UA/NSTEMI 病人 PCI 术中的抗凝，与普通肝素加血小板 GP IIb/IIIa 受体拮抗剂相比，出血发生率明显降低。先静脉推注 0.75mg/kg，再静脉滴注 1.75mg/（kg·h），维持至术后 3~4 小时。

（4）调脂治疗

他汀类药物在急性期应用可促使内皮细胞释放一氧化氮，有类硝酸酯的作用，远期有抗炎症和稳定斑块的作用，能降低冠状动脉疾病的死亡和心肌梗死发生率。无论基线血脂水平，UA/NSTEMI 病人均应尽早（24 小时内）开始使用他汀类药物。LDL-C 的目标值为<70mg/dL。少部分病人会出现肝酶和肌酶（CK、CK-MM）升高等副作用。

（5）ACEI 或 ARB

对 UA/NSTEMI 病人，长期应用 ACEI 能降低心血管事件发生率，如果不存在低血压（收缩压<100mmHg 或较基线下降 30mmHg 以上）或其他已知的禁忌证（如肾衰竭、双侧肾动脉狭窄和已知的过敏），应该在 24 小时内给予口服 ACEI，不能耐受 ACEI 者可用 ARB

替代。

4. 冠状动脉血运重建术

冠状动脉血运重建术包括 PCI 和 CABG。

（1）经皮冠状动脉介入治疗

随着 PCI 技术的迅速发展，PCI 成为 UA/NSTEMI 病人血运重建的主要方式。药物洗脱支架（DES）的应用进一步改善 PCI 的远期疗效，拓宽了 PCI 的应用范围。根据 NSTE-ACS 心血管事件危险的紧迫程度以及相关并发症的严重程度，选择不同的侵入治疗策略。对于出现以下任意一条极高危标准的病人推荐紧急侵入治疗策略（<24 小时），包括心肌梗死相关的肌钙蛋白上升或下降、ST 段或 T 波的动态改变（有或无症状）以及 GRACE 评分>140 分；对于出现以下任意一条中危标准的病人推荐侵入治疗策略（<72 小时），包括糖尿病、肾功能不全 [eGFR<60mL/（min·1.73m^2）]、LVEF<40% 或充血性心力衰竭、早期心梗后心绞痛、PCI 史、CABG 史、GRACE 评分>109 但是<140 等；对于无上述危险标准和症状无反复发作的病人，建议在决定有创评估之前先行无创检查（首选影像学检查）寻找缺血证据。

（2）冠状动脉旁路移植术

选择何种血运重建策略主要根据临床因素、术者经验和基础冠心病的严重程度。冠状动脉旁路移植术最大的受益者是病变严重、有多支血管病变的症状严重和左心室功能不全的病人。

5. 预后和二级预防

UA/NESTEMI 的急性期一般在 2 个月左右，在此期间发生心肌梗死或死亡的风险最高。尽管住院期间的死亡率低于 STEMI，但其长期的心血管事件发生率与 STEMI 接近，因此出院后要坚持长期药物治疗，控制缺血症状、降低心肌梗死和死亡的发生，包括服用双联抗血小板药物至少 12 个月，其他药物包括他汀类药物 β 受体拮抗剂和 ACEL/ARB，严格控制危险因素，进行有计划且适当的运动锻炼。根据住院期间的各种事件、治疗效果和耐受性，予以个体化治疗。所谓 ABCDE 方案对于指导二级预防有帮助：①抗血小板、抗心绞痛治疗和 ACEI；②β 受体拮抗剂预防心律失常、减轻心脏负荷等，控制血压；③控制血脂和戒烟；④控制饮食和糖尿病治疗；⑤健康教育和运动。

二、急性 ST 段抬高型心肌梗死（STEMI）

STEMI 是指急性心肌缺血性坏死，大多是在冠脉病变的基础上，发生冠脉血供急剧减少或中断，使相应心肌严重而持久急性缺血所致。通常原因为在冠脉不稳定斑块破裂、糜烂基础上继发血栓形成导致冠状动脉血管持续、完全闭塞。

本病既往在欧美常见，美国 35~84 岁人群中年发病率男性为 71%，女性为 22%，每年约有 150 万人发生急性心肌梗死（AMI），45 万人发生再次心肌梗死。根据中国心血管病报告的数据，AMI 发病率在不断增高，死亡率整体呈上升趋势。

（一）病因和发病机制

STEMI 的基本病因是冠脉粥样硬化基础上一支或多支血管管腔急性闭塞，若持续时间达到 20~30 分钟或以上，即可发生 AMI。大量的研究已证明，绝大多数 STEMI 是由于不稳定的粥样斑块溃破，继而出血和管腔内血栓形成，而使管腔闭塞。

促使斑块破裂出血及血栓形成的诱因有：

（1）晨起 6 时至 12 时交感神经活动增加，机体应激反应性增强，心肌收缩力、心率、血压增高，冠状动脉张力增高。

（2）在饱餐特别是进食多量脂肪后，血脂增高，血黏稠度增高。

（3）重体力活动、情绪过分激动、血压剧升或用力排便时，致左心室负荷明显加重。

（4）休克、脱水、出血、外科手术或严重心律失常，致心排血量骤降，冠状动脉灌注量锐减。

STEMI 可发生在频发心绞痛的病人，也可发生在原来从无症状者中。STEMI 后发生的严重心律失常、休克或心力衰竭，均可使冠状动脉灌流量进一步降低，心肌坏死范围扩大。

近来研究显示，14% 的 STEMI 病人行冠脉造影未见明显阻塞，被称为冠状动脉非阻塞性心肌梗死（MINOCA），在最新指南中越来越受到重视，原因包括斑块破裂或斑块侵蚀，冠脉痉挛，冠脉血栓栓塞，自发性冠脉夹层，Takotsubo 心肌病（应激性心肌病）以及其他类型的 2 型急性心肌梗死（包括贫血、心动过速、呼吸衰竭、低血压、休克、伴或不伴左室肥厚的重度高血压、严重主动脉瓣疾病、心衰、心肌病以及药物毒素损伤等），这部分病人治疗策略与阻塞性冠脉疾病不同，应早期发现并根据不同病因给予个体化治疗。

（二）病理

1. 冠状动脉病变

绝大多数 STEMI 病人冠脉内可见在粥样斑块的基础上有血栓形成，使管腔闭塞，但是由冠脉痉挛引起管腔闭塞者中，个别可无严重粥样硬化病变。此外，梗死的发生与原来冠脉受粥样硬化病变累及的血管数及其所造成管腔狭窄程度之间未必呈平行关系。

（1）左前降支闭塞，引起左心室前壁、心尖部、下侧壁、前间隔和二尖瓣前乳头肌梗死。

（2）右冠状动脉闭塞，引起左心室膈面（右冠状动脉占优势时）、后间隔和右心室梗死，并可累及窦房结和房室结。

（3）左回旋支闭塞，引起左心室高侧壁、膈面（左冠状动脉占优势时）和左心房梗死，可能累及房室结。

（4）左主干闭塞，引起左心室广泛梗死。

右心室和左、右心房梗死较少见。

2. 心肌病变

冠脉闭塞后 20~30 分钟，受其供血的心肌即有少数坏死，开始了 AMI 的病理过程。1~2 小时之间绝大部分心肌呈凝固性坏死，心肌间质充血、水肿，伴多量炎症细胞浸润。以后，坏死的心肌纤维逐渐溶解，形成肌溶灶，随后渐有肉芽组织形成。

继发性病理变化有：在心腔内压力的作用下，坏死心壁向外膨出，可产生心脏破裂（心室游离壁破裂、心室间隔穿孔或乳头肌断裂）或逐渐形成心室壁瘤。坏死组织 1~2 周后开始吸收，并逐渐纤维化，在 6~8 周形成瘢痕愈合，称为陈旧性心肌梗死。

（三）病理生理

主要出现左心室舒张和收缩功能障碍的一些血流动力学变化，其严重度和持续时间取决于梗死的部位、程度和范围。心脏收缩力减弱、顺应性减低、心肌收缩不协调，左心室压力曲线最大上升速度（dp/dt）减低，左心室舒张末期压增高、舒张和收缩末期容量增多。射血分数减低，心搏量和心排血量下降，心率增快或有心律失常，血压下降。病情严重者，动脉血氧含量降低。急性大面积心肌梗死者，可发生泵衰竭心源性休克或急性肺水肿。右心室梗死在 MI 病人中少见，其主要病理生理改变是急性右心衰竭的血流动力学变化，右心房压力增高，高于左心室舒张末期压，心排血量减低，血压下降。

心室重塑作为 MI 的后续改变，包括左心室体积增大、形状改变及梗死节段心肌变薄和非梗死节段心肌增厚，对心室的收缩效应及电活动均有持续不断的影响，在 MI 急性期后的治疗中要注意对心室重塑的干预。

（四）临床表现

与梗死的面积大小、部位、冠状动脉侧支循环情况密切相关。

1. 先兆

50%~81.2% 的病人在发病前数日有乏力，胸部不适，活动时心悸、气急、烦躁、心绞痛等前驱症状其中以新发生心绞痛（初发型心绞痛）或原有心绞痛加重（恶化型心绞痛）为最突出。心绞痛发作较以往频繁、程度较剧、持续较久、硝酸甘油疗效差、诱发因素不明显。同时心电图示 ST 段一过性明显抬高（变异型心绞痛）或压低，T 波倒置或增高（"假性正常化"），即前述 UA 情况。如及时住院处理，可使部分病人避免发生 MI。

2. 症状

（1）疼痛

是最先出现的症状，多发生于清晨，疼痛部位和性质与心绞痛相同，但诱因多不明显，且常发生于安静时，程度较重，持续时间较长，可达数小时或更长，休息和含用硝酸甘油片多不能缓解。病人常烦躁不安、出汗、恐惧，胸闷或有濒死感。少数病人无疼痛，一开始即表现为休克或急性心力衰竭。部分病人疼痛位于上腹部，被误认为胃穿孔、急性胰腺炎等急腹症；部分病人疼痛放射至下颌、颈部、背部上方，被误认为牙痛或骨关节痛。

（2）全身症状

有发热、心动过速、白细胞计数增高和红细胞沉降率增快等，由坏死物质被吸收所引起。一般在疼痛发生后 24~48 小时出现，程度与梗死范围常呈正相关，体温一般在 38℃ 左右，很少达到 39℃，持续约一周。

（3）胃肠道症状

疼痛剧烈时常伴有频繁的恶心、呕吐和上腹胀痛，与迷走神经受坏死心肌刺激和心排血量降低、组织灌注不足等有关。肠胀气亦不少见。重症者可发生呃逆。

（4）心律失常

见于 75%~95% 的病人，多发生在起病 1~2 天，而以 24 小时内最多见，可伴乏力、头晕、晕厥等症状。各种心律失常中以室性心律失常最多，尤其是室性期前收缩，如室性期前收缩频发（每分钟 5 次以上），成对出现或呈短阵室性心动过速，多源性或落在前一心搏的易损期时（R-on-T），常为心室颤动的先兆。室颤是 STEMI 早期，特别是入院前主要的死因。房室传导阻滞和束支传导阻滞也较多见，室上性心律失常则较少，多发生在心力衰竭者中。前壁 MI 如发生房室传导阻滞表明梗死范围广泛，情况严重。

（5）低血压和休克

疼痛期中血压下降常见，未必是休克。如疼痛缓解而收缩压仍低于 80mmHg，有烦躁不安、面色苍白、皮肤湿冷、脉细而快、大汗淋漓、尿量减少（<20mL/h）、神志迟钝甚至晕厥者，则为休克表现。休克多在起病后数小时至数日内发生，见于约 20% 的病人，主要是心源性，为心肌广泛（40%以上）坏死，心排血量急剧下降所致，神经反射引起的周围血管扩张属次要，有些病人尚有血容量不足的因素参与。

（6）心力衰竭

主要是急性左心衰竭，可在起病最初几天内发生，或在疼痛、休克好转阶段出现，为梗死后心脏舒缩力显著减弱或不协调所致，发生率约为 32%~48%。出现呼吸困难、咳嗽、发绀、烦躁等症状，严重者可发生肺水肿，随后可有颈静脉怒张、肝大、水肿等右心衰竭表现。右心室 MI 者可一开始即出现右心衰竭表现，伴血压下降。

根据有无心力衰竭表现及其相应的血流动力学改变严重程度，AMI 引起的心力衰竭按 Killip 分级法可分为：

Ⅰ级：尚无明显心力衰竭；

Ⅱ级：有左心衰竭，肺部啰音<50%肺野；

Ⅲ级：有急性肺水肿，全肺大、小、干、湿啰音；

Ⅳ级：有心源性休克等不同程度或阶段的血流动力学变化。

STEMI 时，重度左心室衰竭或肺水肿与心源性休克同样是左心室排血功能障碍所引起，两者可以不同程度合并存在，常统称为心脏泵功能衰竭，或泵衰竭。在血流动力学上，肺水肿是以左心室舒张末期压及左心房与肺毛细血管压力的增高为主，而休克则以心排血量和动脉压的降低更为突出。心源性休克是较左心室衰竭程度更重的泵衰竭，一定水平的左心室充盈后，心排血指数比左心室衰竭时更低，亦即心排血指数与充盈压之间关系的曲线更为平坦而下移。

Forrester 等对上述血流动力学分级做了调整，并与临床进行对照，分为如下四类：

Ⅰ类：无肺淤血和周围灌注不足；肺毛细血管楔压（PCWP）和心排血指数（CI）正常。

Ⅱ类：单有肺淤血；PCWP 增高（>18mmHg），CI 正常 $[>2.2L/(min \cdot m^2)]$。

Ⅲ类：单有周围灌注不足；PCWP 正常（<18mmHg），CI 降低 $[<2.2L/(min \cdot m^2)]$，主要与血容量不足或心动过缓有关。

Ⅳ类：合并有肺淤血和周围灌注不足；PCWP 增高（>18mmHg），CI 降低 $[<2.2L/(min \cdot m^2)]$。

在以上两种分级及分类中，都是第四类最为严重。

3. 体征

（1）心脏体征

心脏浊音界可正常也可轻度至中度增大。心率多增快，少数也可减慢。心尖区第一心音减弱，可出现第四心音（心房性）奔马律，少数有第三心音（心室性）奔马律。10%~20%病人在起病第2~3天出现心包摩擦音，为反应性纤维性心包炎所致。心尖区可出现粗糙的收缩期杂音或伴收缩中晚期喀喇音，为二尖瓣乳头肌功能失调或断裂所致，室间隔穿孔时可在胸骨左缘3~4肋间新出现粗糙的收缩期杂音伴有震颤。可有各种心律失常。

（2）血压

除极早期血压可增高外，几乎所有病人都有血压降低。起病前有高血压者，血压可降至正常，且可能不再恢复到起病前的水平。

（3）其他

可有与心律失常、休克或心力衰竭相关的其他体征。

（五）实验室和其他检查

1. 心电图

心电图常有进行性的改变。对 MI 的诊断、定位、定范围、估计病情演变和预后都有帮助。

（1）特征性改变

STEMI 心电图表现特点为：

①ST 段抬高呈弓背向上型，在面向坏死区周围心肌损伤区的导联上出现。

②宽而深的 Q 波（病理性 Q 波），在面向透壁心肌坏死区的导联上出现。

③T 波倒置，在面向损伤区周围心肌缺血区的导联上出现。

在背向 MI 区的导联则出现相反的改变，即 R 波增高、ST 段压低和 T 波直立并增高。

（2）动态性改变

ST 段抬高性 ML。

①起病数小时内，可尚无异常或出现异常高大两肢不对称的 T 波，为超急性期改变。

②数小时后，ST 段明显抬高，弓背向上，与直立的 T 波连接，形成单相曲线。数小时~2 日内出现病理性 Q 波，同时 R 波减低，是为急性期改变。Q 波在 3~4 天内稳定不变，以后 70%~80% 永久存在。

③在早期如不进行治疗干预，ST 段抬高持续数日至两周左右，逐渐回到基线水平，T 波则变为平坦或倒置，是为亚急性期改变。

④数周至数个月后，T 波呈 V 形倒置，两肢对称，波谷尖锐，是为慢性期改变。T 波倒置可永久存在，也可在数个月至数年内逐渐恢复。

2. 放射性核素检查

正电子发射计算机断层扫描（PET）可观察心肌的代谢变化，是目前唯一能直接评价心肌存活性的影像技术。单光子发射计算机断层显像（SPECT）进行 ECG 门控的心血池显像，可用于评估室壁运动、室壁厚度和整体功能。

3. 超声心动图

二维和 M 型超声心动图也有助于了解心室壁的运动和左心室功能，诊断室壁瘤和乳头肌功能失调，检测心包积液及室间隔穿孔等并发症。

4. 实验室检查

（1）起病 24~48 小时后白细胞可增至（10~20）×10^9/L，中性粒细胞增多，嗜酸性粒细胞减少或消失；红细胞沉降率增快；C 反应蛋白（CRP）增高，均可持续 1~3 周。起病数小时至 2 日内血中游离脂肪酸增高。

（2）血清心肌坏死标志物：心肌损伤标志物增高水平与心肌坏死范围及预后明显相关。

（六）诊断与鉴别诊断

根据典型的临床表现，特征性的心电图改变以及实验室检查发现，诊断本病并不困难。对老年病人，突然发生严重心律失常、休克、心力衰竭而原因未明，或突然发生较重而持久的胸闷或胸痛者，都应考虑本病的可能。宜先按 AMI 来处理，并短期内进行心电图、血清心肌坏死标志物测定等的动态观察以确定诊断。

（七）治疗

对 STEMI，强调及早发现，及早住院，并加强住院前的就地处理。治疗原则是尽快恢复心肌的血液灌注（到达医院后 30 分钟内开始溶栓或 90 分钟内开始介入治疗）以挽救濒死的心肌、防止梗死扩大或缩小心肌缺血范围，保护和维持心脏功能，及时处理严重心律失常、泵衰竭和各种并发症，防止猝死，使病人不但能度过急性期，且康复后还能保持尽可能多的有功能的心肌。

1. 监护和一般治疗

（1）休息

急性期卧床休息，保持环境安静。减少探视，防止不良刺激，解除焦虑。

（2）监测

在冠心病监护室进行心电图、血压和呼吸的监测，除颤仪应随时处于备用状态。对于严重泵衰竭者还需监测肺毛细血管压和静脉压。密切观察心律、心率、血压和心功能的变化，为适时采取治疗措施，避免猝死提供客观资料。监测人员必须极端负责，既不放过任何有意义的变化，又保证病人的安静和休息。

（3）吸氧

对有呼吸困难和血氧饱和度降低者，最初几日间断或持续通过鼻管面罩吸氧。

（4）护理

急性期 12 小时卧床休息，若无并发症，24 小时内应鼓励病人在床上行肢体活动，若无低血压，第 3 天就可在病房内走动；梗死后第 4~5 天，逐步增加活动直至每天 3 次步行 100~150m。

（5）建立静脉通道

保持给药途径畅通。

2. 解除疼痛

心肌再灌注治疗开通梗死相关血管、恢复缺血心肌的供血是解除疼痛最有效的方法，但在再灌注治疗前可选用下列药物尽快解除疼痛。

（1）吗啡或哌替啶

吗啡 2~4mg 静脉注射或哌替啶 50~100mg 肌内注射，必要时 5~10 分钟后重复，可减轻病人交感神经过度兴奋和濒死感。注意低血压和呼吸功能抑制的副作用。

（2）硝酸酯类药物

通过扩张冠状动脉，增加冠状动脉血流量以及增加静脉容量而降低心室前负荷。大多数 AMI 病人有应用硝酸酯类药物指征，而在下壁 MI、可疑右室 MI 或明显低血压的病人（收缩压低于 90mmHg），不适合使用。

（3）β 受体拮抗剂

能减少心肌耗氧量和改善缺血区的氧供需失衡，缩小 MI 面积，减少复发性心肌缺血、再梗死、室颤及其他恶性心律失常，对降低急性期病死率有肯定的疗效。无下列情况者，应在发病 24 小时内尽早常规口服应用：①心力衰竭；②低心输出量状态；③心源性休克危险性增高（年龄>70 岁、收缩压<120mmHg、窦性心动过速>110 次/分或心率<60 次/分，以及距发生 STEMI 的时间增加）；④其他使用 β 受体拮抗剂的禁忌证（PR 间期>0.24 秒、二度或三度房室传导阻滞、哮喘发作期或反应性气道疾病）。一般首选心脏选择性的药物，如阿替洛尔、美托洛尔和比索洛尔。口服从小剂量开始（相当于目标剂量的 1/4），逐渐递增，使静息心率降至分 55~60 次/分。β 受体拮抗剂可用于 AMI 后的二级预防，能降低发病率和死亡率。病人有剧烈的缺血性胸痛或伴血压显著升高且其他处理未能缓解时，也可静脉应用，静脉用药多选择美托洛尔，使用方案如下：①首先排除有心力衰竭、低血压（收缩压<90mmHg）、心动过缓（心率<60 次/分）或有房室传导阻滞病人；②静脉推注，每次 5mg；③每次推注后观察 2~5 分钟，如果心率<60 次/分或收缩压<100mmHg，则停止给药，静脉注射美托洛尔总量可达 15mg；④末次静脉注射后 15 分钟，继续口服剂量维持。极短作用的静脉注射制剂艾司洛尔 50~250μg/（kg·min），可治疗有 β 受体拮抗剂相对禁忌证而又希望减慢心率的病人。

3. 抗血小板治疗

各种类型的 ACS 均需要联合应用包括阿司匹林和 P_2Y_{12} 受体拮抗剂在内的口服抗血小板药物，负荷剂量后给予维持剂量。静脉应用 GP Ⅱb/Ⅲa 受体拮抗剂主要用于接受直接 PCI 的病人，术中使用。STEMI 病人抗血小板药物选择和用法与 NSTEACS 相同，见本节的 UA/NSTEMI 部分。

4. 抗凝治疗

除非有禁忌，所有 STEMI 病人无论是否采用溶栓治疗，均应在抗血小板治疗基础上常规联合抗凝治疗。抗凝治疗可建立和维持梗死相关血管的通畅，并可预防深静脉血栓形成、肺动脉栓塞和心室内血栓形成。对于接受溶栓或不计划再灌注治疗的病人，磺达肝癸钠有利于降低死亡率和再梗死率，而不增加出血并发症，无严重肾功能不全的病人［血肌酐<265μmol/L（3mg/dL）］，初始静脉注射 2.5mg，随后每天皮下注射 1 次（2.5mg），最长 8 天。STEMI 直接 PCI 时，需联合普通肝素治疗，以减少导管内血栓形成。直接 PCI 尤其出血风险高时推荐应用比伐卢定，无论之前是否使用肝素，先静脉推注 0.75mg/kg，再静脉滴注 1.75mg/（kg·h）至操作结束 3~4 小时。对于 STEMI 合并心室内血栓或合并心房颤动时，需在抗血小板治疗基础上联合华法林治疗，需注意出血风险，严密监测 INR，缩短监测间隔。

5. 再灌注心肌治疗

起病 3~6 小时，最多在 12 小时内，开通闭塞的冠状动脉，使得心肌得到再灌注，挽救濒临坏死的心肌或缩小心肌梗死的范围，减轻梗死后心肌重塑，是 STEMI 最重要的治疗措施之一。

近几年新的循证医学证据均支持及时再灌注治疗的重要性。需要强调建立区域性 STEMI

网络管理系统的必要性，通过高效的院前急救系统进行联系，由区域网络内不同单位之间的协作，制订最优化的再灌注治疗方案。最新指南对首次医疗接触（FMC）进行了清晰的定义：医生、护理人员、护士或急救人员首次接触病人的时间；并更加强调 STEMI 的诊断时间，提出"time0"的概念，即病人心电图提示 ST 段抬高或其他同等征象的时间；优化 STEMI 病人的救治流程，强调在 FMC 的 10 分钟内应获取病人心电图、并做出 STEMI 的诊断。

（1）经皮冠状动脉介入治疗

若病人在救护车上或无 PCI 能力的医院，但预计 120 分钟内可转运至有 PCI 条件的医院并完成 PCI，则首选直接 PCI 策略，力争在 90 分钟内完成再灌注；或病人在可行 PCI 的医院，则应力争在 60 分钟内完成再灌注。这些医院的基本条件包括：a. 能在病人住院 60 分钟内施行 PCI；b. 心导管室每年施行 PCI>100 例并有心外科支持的条件；c. 施术者每年独立施行 PCI>50 例；d. AMI 直接 PTCA 成功率在 90% 以上；e. 在所有送到心导管室的病人中，能完成 PCI 者达 85% 以上。

①直接 PCI。适应证为：a. 症状发作 12 小时以内并且有持续新发的 ST 段抬高或新发左束支传导阻滞的病人；b. 12～48 小时内若病人仍有心肌缺血证据（仍然有胸痛和 ECG 变化），亦可尽早接受介入治疗。

②补救性 PCI。溶栓治疗后仍有明显胸痛，抬高的 ST 段无明显降低者，应尽快进行冠状动脉造影，如显示 TIMI 0～Ⅱ级血流，说明相关动脉未再通，宜立即施行补救性 PCI。

③溶栓治疗再通者的 PCI。溶栓成功后有指征实施急诊血管造影，必要时进行梗死相关动脉血运重建治疗，可缓解重度残余狭窄导致的心肌缺血，降低再梗死的发生；溶栓成功后稳定的病人，实施血管造影的最佳时机是 2～24 小时。

（2）溶栓疗法

如果预计直接 PCI 时间大于 120 分钟，则首选溶栓策略，力争在 10 分钟给予病人溶栓药物。

①适应证：a. 两个或两个以上相邻导联 ST 段抬高（胸导联 ≥ 0.2mV，肢导联 ≥ 0.1mV），或病史提示 AMI 伴左束支传导阻滞，起病时间<12 小时，病人年龄<75 岁；b. ST 段显著抬高的 MI 病人年龄>75 岁，经慎重权衡利弊仍可考虑；③STEMI，发病时间已达 12～24 小时，但如仍有进行性缺血性胸痛、广泛 ST 段抬高者也可考虑。

②禁忌证：a. 既往发生过出血性脑卒中，6 个月内发生过缺血性脑卒中或脑血管事件；b. 中枢神经系统受损、颅内肿瘤或畸形；c. 近期（2～4 周）有活动性内脏出血；d. 未排除主动脉夹层；e. 入院时严重且未控制的高血压（>180/110mmHg）或慢性严重高血压病史；f. 目前正在使用治疗剂量的抗凝药或已知有出血倾向；g. 近期（2～4 周）创伤史，包括头部外伤、创伤性心肺复苏或较长时间（>10 分钟）的心肺复苏；h. 近期（<3 周）外科大手术；i. 近期（<2 周）曾有在不能压迫部位的大血管行穿刺术。

③溶栓药物的应用：以纤溶酶原激活剂激活血栓中纤溶酶原，使其转变为纤溶酶而溶解冠状动脉内的血栓。国内常用：a. 尿激酶（UK）30 分钟内静脉滴注 150 万~200 万 U。b. 链激酶（SK）或重组链激酶（rSK）以 150 万 U 静脉滴注，在 60 分钟内滴完。使用链激酶时，应注意寒战、发热等过敏反应。c. 重组组织型纤溶酶原激活剂（rt-PA）选择性激活血栓部位的纤溶酶原，100mg 在 90 分钟内静脉给予：先静脉注入 15mg，继而 30 分钟内静脉滴注 50mg，其后 60 分钟内再滴注 35mg（国内有报告用上述剂量的一半也能奏效）。用 rt-PA 前先用肝素 5000U 静脉注射，用药后继续以肝素 700~1000U/h 持续静脉滴注共 48 小时，以后改为皮下注射 7500U 每 12 小时一次，连用 3~5 天（也可用低分子量肝素）。

（4）溶栓再通的判断标准：根据冠状动脉造影观察血管再通情况直接判断（TIMI 分级达到 2、3 级者表明血管再通），或根据：a. 心电图抬高的 ST 段于 2 小时内回降>50%；b. 胸痛 2 小时内基本消失；c. 2 小时内出现再灌注性心律失常（短暂的加速性室性自主节律，房室或束支传导阻滞突然消失，或下后壁心肌梗死的病人出现一过性窦性心动过缓、窦房传导阻滞或低血压状态）；d. 血清 CK-MB 酶峰值提前出现（14 小时内）等间接判断血栓是否溶解。

（3）紧急冠状动脉旁路移植术

介入治疗失败或溶栓治疗无效有手术指征者，宜争取 6~8 小时内施行紧急 CABG 术，但死亡率明显高于择期 CABG 术。

再灌注损伤：急性缺血心肌再灌注时，可出现再灌注损伤，常表现为再灌注性心律失常。各种快速、缓慢型心律失常均可出现，应做好相应的抢救准备。但出现严重心律失常的情况少见，最常见的为一过性非阵发性室性心动过速，对此不必行特殊处理。

6. 血管紧张素转换酶抑制剂或血管紧张素受体拮抗剂

ACEI 有助于改善恢复期心肌的重构，减少 AMI 的病死率和充血性心力衰竭的发生。除非有禁忌证，应全部选用。一般从小剂量口服开始，防止首次应用时发生低血压，在 24~48 小时逐渐增加到目标剂量。如病人不能耐受 ACEI，可考虑给予 ARB，不推荐常规联合应用 ACEI 和 ARB；对能耐受 ACEI 的病人，不推荐常规用 ARB 替代 ACEI。

7. 调脂治疗

他汀类调脂药物的使用同 UA/NSTEMI 病人，见本节 UA/NSTEMI 部分。

8. 抗心律失常和传导障碍治疗

心律失常必须及时消除，以免演变为严重心律失常甚至猝死。

（1）发生室颤或持续多形性室速时，尽快采用非同步直流电除颤或同步直流电复律。单形性室速药物疗效不满意时也应及早用同步直流电复律。

（2）一旦发现室性期前收缩或室速，立即用利多卡因 50~100mg 静脉注射，每 5~10 分钟重复 1 次，至期前收缩消失或总量已达 300mg，继以 1~3mg/min 的速度静脉滴注维持

（100mg 加入 5% 葡萄糖液 100mL，滴注 1~3mL/min）。如室性心律失常反复可用胺碘酮治疗。

（3）对缓慢型心律失常可用阿托品 0.5~1mg 肌内或静脉注射。

（4）房室传导阻滞发展到二度或三度，伴有血流动力学障碍者，宜用人工心脏起搏器作临时的经静脉心内膜右心室起搏治疗，待传导阻滞消失后撤除。

（5）室上性快速心律失常选用维拉帕米、地尔硫、美托洛尔、洋地黄制剂或胺碘酮等药物治疗不能控制时，可考虑用同步直流电复律治疗。

9. 抗休克治疗

根据休克纯属心源性，抑或尚有周围血管舒缩障碍或血容量不足等因素存在，而分别处理。

（1）补充血容量

估计有血容量不足，或中心静脉压和肺动脉楔压低者，用右旋糖酐 40 或 5%~10% 葡萄糖液静脉滴注，输液后如中心静脉压上升 $>18cmH_2O$，$PCWP>15~18mmHg$，则应停止。右心室梗死时，中心静脉压的升高则未必是补充血容量的禁忌。

（2）应用升压药

补充血容量后血压仍不升，而 PCWP 和 CI 正常时，提示周围血管张力不足，可用多巴胺〔起始剂量 3~5μg/（kg·min）〕，或去甲肾上腺素 2~8μg/min，亦可选用多巴酚丁胺〔起始剂量 3~10μg/（kg·min）〕静脉滴注。

（3）应用血管扩张剂

经上述处理血压仍不升，而 PCWP 增高，CI 低或周围血管显著收缩以致四肢厥冷并有发绀时，硝普钠 15μg/min 开始静脉滴注，每 5 分钟逐渐增量至 PCWP 降至 15~18mmHg；硝酸甘油 10~20μg/min 开始静脉滴注，每 5~10 分钟增加 5~10μg/min 直至左心室充盈压下降。

（4）其他

治疗休克的其他措施包括纠正酸中毒、避免脑缺血、保护肾功能，必要时应用洋地黄制剂等。为了降低心源性休克的病死率，有条件的医院考虑用主动脉内球囊反搏术或左心室辅助装置进行辅助循环，然后做选择性冠状动脉造影，随即施行介入治疗或主动脉-冠状动脉旁路移植手术，可挽救一些病人的生命。

10. 抗心力衰竭治疗

主要是治疗急性左心衰竭，以应用吗啡（或哌替啶）和利尿剂为主，亦可选用血管扩张剂减轻左心室的负荷，或用多巴酚丁胺 10μg/（kg·min）静脉滴注或用短效 ACEI 从小剂量开始等治疗。洋地黄制剂可能引起室性心律失常，宜慎用。由于最早期出现的心力衰竭主要是坏死心肌间质充血、水肿引起顺应性下降所致，而左心室舒张末期容量尚不增大，因此在梗死发生后 24 小时内宜尽量避免使用洋地黄制剂。有右心室梗死的病人应慎用利尿剂。

11. 右心室心肌梗死的处理

治疗措施与左心室梗死略有不同。右心室心肌梗死引起右心衰竭伴低血压，而无左心衰竭的表现时，宜扩张血容量。在血流动力学监测下静脉滴注输液，直到低血压得到纠正或 PCWP 达 15mmHg。如输液 1~2L 低血压仍未能纠正者可用正性肌力药，以多巴酚丁胺为优。不宜用利尿药。伴有房室传导阻滞者可予以临时起搏。

12. 其他治疗

下列疗法可能有助于挽救濒死心肌，有防止梗死扩大、缩小缺血范围、加快愈合的作用，有些尚未完全成熟或疗效尚有争论的治疗，可根据病人具体情况考虑选用。

（1）钙通道阻滞剂

在起病的早期，如无禁忌证可尽早使用美托洛尔、阿替洛尔或卡维地洛等 β 受体拮抗剂，尤其是前壁 MI 伴有交感神经功能亢进者，可能防止梗死范围的扩大，改善急、慢性期的预后，但应注意其对心脏收缩功能的抑制。钙通道阻滞剂中的地尔硫可能有类似效果，如有 β 受体拮抗剂禁忌者可考虑应用。不推荐 AMI 病人常规使用钙通道阻滞剂。

（2）极化液疗法

氯化钾 1.5g、胰岛素 10U 加入 10% 葡萄糖液 500mL 中，静脉滴注，1~2 次/日，7~14 天为一疗程。可促进心肌摄取和代谢葡萄糖，使钾离子进入细胞内，恢复细胞膜的极化状态，以利心脏的正常收缩、减少心律失常。

13. 康复和出院后治疗

提倡 AMI 恢复后进行康复治疗，逐步做适当的体育锻炼，有利于体力和工作能力的增进。经 2~4 个月的体力活动锻炼后，酌情恢复部分或轻工作，以后部分病人可恢复全天工作，但应避免过重体力劳动或精神过度紧张。

（八）预后

预后与梗死范围的大小、侧支循环产生的情况以及治疗是否及时有关。急性期住院病死率过去一般为 30% 左右，采用监护治疗后降至 15% 左右，采用溶栓疗法后再降至 8% 左右，住院 90 分钟内施行介入治疗后进一步降至 4% 左右。死亡多发生在第 1 周内，尤其在数小时内，发生严重心律失常、休克或心力衰竭者，病死率尤高。

（九）预防

在正常人群中预防动脉粥样硬化和冠心病属一级预防，已有冠心病和 MI 病史者还应预防再次梗死和其他心血管事件称之为二级预防，二级预防可参考本节 UA/NSTEMI 部分。

第十一章　胃食管反流病

胃食管反流病（GERD）是一种由胃十二指肠内容物反流入食管引起不适症状和（或）并发症的疾病。反流和烧心是最常见的症状。根据是否导致食管黏膜糜烂、溃疡，分为反流性食管炎（RE）和非糜烂性反流病（NERD）。GERD也可引起咽喉、气道等食管邻近组织的损害，出现食管外症状。

GERD是一种常见病，患病率随年龄增长而增加，男女患病率无明显差异。欧美国家的患病率约为10%~20%，而亚洲地区患病率约5%，以NERD较多见。

一、病因和发病机制

GERD是以食管下括约肌（LES）功能障碍为主的胃食管动力障碍性疾病，直接损伤因素为胃酸、胃蛋白酶、非结合胆盐、胰酶等反流物。

（一）抗反流屏障结构与功能异常

贲门失弛缓症术后、食管裂孔疝、腹内压增高（如妊娠、肥胖、腹腔积液、便秘、呕吐、负重劳动等）及长期胃内压增高（如胃排空延迟、胃扩张等），均可使LES结构受损；上述部分原因、某些激素（如缩胆囊素、胰高血糖素、血管活性肠肽等）、食物（如高脂肪、巧克力等）、药物（如钙通道阻滞剂、地西泮）等均可引起LES功能障碍或一过性松弛延长。在上述情况下，当食管黏膜受到反流物损伤时，可导致GERD。

（二）食管清除作用降低

常见于导致食管蠕动异常和唾液分泌减少的疾病，如干燥综合征等。食管裂孔疝时，部分胃经膈食管裂孔进入胸腔不仅改变LES结构，还降低食管对反流物的清除作用，从而导致GERD。

（三）食管黏膜屏障功能降低

长期饮酒、吸烟、刺激性食物或药物可使食管黏膜抵御反流物损害的屏障功能降低。

二、病理

RE的大体病理详见本章胃镜诊断部分，其组织病理学改变为食管黏膜上皮坏死、炎症细胞浸润、黏膜糜烂及溃疡形成。NERD组织病理学改变为：①基底细胞增生；②固有层乳头延长，血管增殖；③炎症细胞浸润；④鳞状上皮细胞间隙增大。当食管远端黏膜的鳞状上皮被化生的柱状上皮替代时，称之为Barrett食管。

三、临床表现

（一）食管症状

1. 典型症状

反流和烧心是本病最常见和典型的症状。反流是指胃十二指肠内容物在无恶心和不用力的情况下涌入咽部或口腔的感觉，含酸味时称反酸。烧心是指胸骨后或剑突下烧灼感，常由胸骨下段向上延伸。反流和烧心常发生于餐后 1 小时，卧位、弯腰或腹内压增高时可加重，部分病人也可发生于夜间睡眠时。

2. 非典型症状

胸痛由反流物刺激食管引起，发生在胸骨后，严重时表现为剧烈刺痛，可放射至心前区、后背、肩部、颈部、耳后，有时酷似心绞痛，伴或不伴反流和烧心。GERD 是非心源性胸痛的常见病因之一，对于不伴典型反流和烧心的胸痛病人，应先排除心脏疾病后再进行GERD 的评估。吞咽困难或胸骨后异物感可能是由于食管痉挛或功能紊乱所致，呈间歇性，进食固体或液体食物均可发生，少数病人吞咽困难是由食管狭窄引起，呈持续或进行性加重。

（二）食管外症状

由反流物刺激或损伤食管以外的组织或器官引起，如咽喉炎、慢性咳嗽、哮喘和牙蚀症。对于病因不明、反复发作的上述疾病病人，特别是伴有反流和烧心症状，应考虑是否存在 GERD。少部分病人以咽喉炎、慢性咳嗽或哮喘为首发或主要表现。严重者可发生吸入性肺炎，甚至出现肺间质纤维化。部分病人诉咽部不适，有异物感或堵塞感，但无吞咽困难，称为癔球症，目前也认为与 GERD 有关。

（三）并发症

1. 上消化道出血

食管黏膜糜烂及溃疡可导致呕血和（或）黑便。

2. 食管狭窄

食管炎反复发作引起纤维组织增生，最终导致瘢痕狭窄。

3. Barrett 食管

亚太地区患病率为 0.06%~0.62%，有恶变为腺癌的倾向。

四、辅助检查

（一）胃镜

是诊断 RE 最准确的方法，并能判断 RE 的严重程度和有无并发症，结合活检可与其他原因引起的食管炎和其他食管病变（如食管癌等）相鉴别。胃镜下 RE 分级（洛杉矶分级法，LA）如下：正常，食管黏膜无破损；A 级，一个及以上食管黏膜破损，长径<5mm；B 级，一个及以上食管黏膜破损，长径>5mm，但没有融合性病变；C 级，食管黏膜破损有融合，但小于 75% 的食管周径；D 级，食管黏膜破损融合，至少累及 75% 的食管周径。

正常食管黏膜为复层鳞状上皮，胃镜下呈均匀粉红色，当其被化生的柱状上皮替代后呈橘红色，多位于胃食管连接处的齿状线近端，当环形、舌形或岛状病变≥1cm 时，应考虑为 Barrett 食管。

（二）24 小时食管 pH 监测

应用便携式 pH 记录仪监测病人 24 小时食管 pH，明确食管是否存在过度酸、碱反流。

（三）食管钡剂造影

该检查对诊断 GERD 的敏感性不高，对于不愿意或不能耐受胃镜检查者，该检查有助于排除食管癌等其他食管疾病。

（四）食管测压

可了解食管动力状态，用于抗反流手术术前评估。

五、诊断与鉴别诊断

对于有典型反流和烧心症状的病人，可拟诊为 GERD，用质子泵抑制剂（PPI）试验性治疗（如奥美拉唑每次 20mg，每天 2 次，连用 7～14 天），症状明显缓解，初步诊断为 GERD。

由于 GERD 分为 RE 和 NERD，诊断方法有所不同。RE 诊断：①有反流和（或）烧心症状；②胃镜下发现 RE。NERD 诊断：①有反流和（或）烧心症状；②胃镜检查阴性；③24 小时食管 pH 监测表明食管存在过度酸、碱反流；④PPI 治疗有效。

GERD 需与其他食管病变（如感染性食管炎、嗜酸性粒细胞性食管炎、药物性食管炎、贲门失弛缓症和食管癌等）、消化性溃疡、胆道疾病等相鉴别。GERD 引起的胸痛应与心源性胸痛及其他原因引起的非心源性胸痛进行鉴别。GERD 还应注意与功能性疾病如功能性烧心、功能性消化不良等作鉴别。

六、治疗

目的在于控制症状、治愈食管炎、减少复发和防治并发症。

(一) 药物治疗

1. 抑酸药

由于本病常见直接损伤因素为胃酸及胃蛋白酶，抑制胃酸成为基础治疗药物。

(1) PPI：抑酸作用强，疗效确切，是治疗 GERD 的首选药物，通常疗程 4~8 周。对于重度食管炎 (LA-C 和 LA-D 级) 以及合并食管裂孔疝的 GERD 病人，可适当延长疗程或增加 PPI 剂量。

(2) 组胺 H_2 受体拮抗剂 (H_2RA)：抑酸能力较 PPI 弱，适用于轻至中症病人。可按治疗消化性溃疡常规用量，分次服用，疗程 8~12 周。增加剂量可提高疗效，但同时也会增加不良反应。

2. 促胃肠动力药

如多潘立酮、莫沙必利、依托必利等，可通过增加 LES 压力、改善食管蠕动功能、促进胃排空，从而减少胃十二指肠内容物反流并缩短其在食管的暴露时间。这类药物适用于轻症病人，或作为与抑酸药联用的辅助用药。

3. 抗酸药

仅用于症状轻、间歇发作的病人临时缓解症状。

4. 难治性 GERD

是指采用标准剂量 PPI 治疗 8 周后，反流和 (或) 烧心等症状无明显改善。多种原因可引起难治性 GERD，其中与反流相关的原因有：抑酸不足、弱酸或碱反流、食管高敏感性、肥胖及食管裂孔疝等；与非反流相关的原因有：食管运动障碍、其他食管炎、功能性烧心等。应根据病人具体原因调整治疗方案。

5. 维持治疗

可分为按需治疗和长期治疗。NERD 和轻度食管炎可采用按需治疗，即有症状时用药，症状消失时停药。对于停药后症状很快复发且持续、重度食管炎、食管狭窄、Barrett 食管病人，需长期治疗。PPI 和 H_2RA 均可用于维持治疗，PPI 为首选药物。维持治疗的剂量因人而异，以调整至病人无症状的最低剂量为宜。

(二) 病人教育

(1) LES 结构受损或功能异常的病人，进食后不宜立即卧床；为减少卧位及夜间反流，睡前 2 小时内不宜进食，睡时可将床头抬高 15~20cm。

(2) 注意减少引起腹内压增高的因素，如便秘、肥胖、紧束腰带等；应避免食用降低

LES 压力的食物，如高脂肪、巧克力、咖啡、浓茶等；慎用降低 LES 压力的药物及引起胃排空延迟的药物，如硝酸甘油、钙通道阻滞剂、抗胆碱能药物等。

（3）禁酒及戒烟。

（三）抗反流手术治疗

腹腔镜胃底折叠术是目前最常用的抗反流手术，目的是阻止胃十二指肠内容物反流入食管。抗反流手术疗效与 PPI 相当，但术后可能会出现并发症。因此，对于 PPI 治疗有效但需长期维持治疗的病人，可根据病人的意愿来决定是否进行抗反流手术。对于持续存在与反流相关的慢性咳嗽、咽喉炎及哮喘，且 PPI 疗效欠佳的病人，可考虑行抗反流手术。

（四）并发症治疗

1. 食管狭窄

除极少数严重瘢痕狭窄需行手术治疗外，绝大部分狭窄可行内镜下食管扩张术。为防止扩张术后狭窄复发，应予以 PPI 长期维持治疗，部分年轻病人也可考虑行抗反流手术。

2. Barrett 食管

可用 PPI 维持治疗。定期随访有助于早期发现异型增生和癌变。对于不伴异型增生的病人，其胃镜随访间期为 3～5 年。如发现重度异型增生或早期食管癌，应及时行内镜或手术治疗。

第十二章 食管癌

食管癌是原发于食管黏膜上皮的恶性肿瘤，主要为鳞癌和腺癌。临床上以进行性吞咽困难为进展期典型症状。食管癌是世界范围内常见的恶性肿瘤，在我国恶性肿瘤中发病率居第三位，死亡率居第四位。其流行病学有以下特点：①地区性分布，亚洲国家发病率高于欧美国家，我国主要以太行山、闽粤交界及川北等地区发病率高；②男性发病率高于女性，男女比例为（1.3~3）∶1；③中老年易患，发病年龄多在 50 岁以上。

一、病因

食管癌的发生主要与以下因素相关：

（一）亚硝胺类化合物和真菌毒素

1. 亚硝胺

在食管癌高发区，粮食和饮水中的亚硝胺含量显著高于其他地区，且与当地食管癌和食管上皮重度增生的患病率呈正相关。

2. 真菌毒素

霉变食物中的黄曲霉菌、镰刀菌等真菌不仅能将硝酸盐还原为亚硝酸盐，而且能促进亚硝胺等致癌物质的合成，并常与亚硝胺协同致癌。

（二）慢性理化刺激及炎症

长期吸烟和饮酒、喜食粗糙和过烫食物等对食管黏膜的慢性理化刺激，胃食管反流病、腐蚀性食管灼伤和狭窄、贲门失弛缓症、食管憩室等慢性食管疾病引起的炎症，均可导致食管癌发生率增高。

（三）营养因素

维生素（A、B_2、C、E、叶酸等）、锌、硒、钼等微量营养素缺乏是食管癌的危险因素。

（四）遗传因素

食管癌的发病常表现家族倾向。高发区有阳性家族史者达 25%~50%，其中父系最高，母系次之，旁系最低。此外，在遗传与环境双重因素作用下，Rb、p53、p16 等抑癌基因失活，H-ras、c-myc、hsl-1 等原癌基因激活及 cyclinD1 等细胞周期调节基因表达变化，均与食管癌的发生有关。

二、病理

食管癌的病变部位以中段居多，下段次之，上段最少。胃贲门癌延伸至食管下段时，在临床上与食管下段癌不易区分，又称食管贲门癌。

（一）大体病理

1. 早期食管癌

病灶局限于黏膜层和黏膜下浅层，不伴淋巴结转移。胃镜下呈充血、斑块、糜烂和乳头状。充血型多为原位癌，是食管癌的早期表现；斑块型最多见，癌细胞分化较好；糜烂型次之，癌细胞分化较差；乳头型主要为早期浸润癌，癌细胞分化一般较好。

2. 中晚期食管癌

癌组织逐渐累及食管全周、突入腔内或穿透管壁侵犯邻近器官。根据形态特点可分为髓质型、蕈伞型、溃疡型和缩窄型。

（二）组织病理

我国 90% 的食管癌为鳞状细胞癌，少数为腺癌，后者多与 Barrett 食管恶变有关。

（三）食管癌的扩散和转移方式

1. 直接蔓延

癌组织首先向黏膜下层和肌层浸润，穿透食管壁后向周围组织及器官蔓延。

2. 淋巴转移

是食管癌的主要转移方式。

3. 血行转移

晚期常转移至肝、肺、骨等处。

三、临床表现

（一）早期症状

早期食管癌的症状多不典型，主要表现为胸骨后不适、烧灼感及针刺或牵拉样痛，可有食物通过缓慢、滞留或轻度哽噎感。早期症状时轻时重，持续时间长短不一，甚至可无症状。

（二）中晚期症状

1. 进行性吞咽困难

是中晚期食管癌的典型症状，也是大多数病人就诊的主要原因，常由固体食物咽下困难发展至液体食物也不能咽下。

2. 食物反流

因食管梗阻的近段有扩张与潴留，可发生食物反流，反流物含黏液、宿食，可呈血性或见溃烂组织。

3. 咽下疼痛

由食管糜烂、溃疡或近段食管炎所致，以进热食或酸性食物后明显，可涉及颈、肩胛、前胸及后背等部位。

4. 其他症状

肿瘤压迫喉返神经可出现声嘶、呛咳；侵犯膈神经可导致呃逆；出现肝转移可引起黄疸；发生骨转移可引起疼痛；侵入气管、支气管可引起食管-支气管瘘、纵隔脓肿、肺炎、肺脓肿等；侵犯主动脉可造成致死性大出血。晚期病人呈恶病质状态。

（三）体征

早期体征可缺如，晚期可出现消瘦、贫血、营养不良、脱水或恶病质等。出现转移后，常可触及肿大而质硬的浅表淋巴结或肿大而有结节的肝脏，少数病人可出现腹腔或胸腔积液。

四、辅助检查

（一）胃镜

是食管癌诊断的首选方法，可直接观察病灶形态，并取活检以确诊。色素内镜、电子染色内镜、放大内镜及共聚焦激光显微内镜等可提高早期食管癌的检出率。

（二）食管钡剂造影

当病人不宜行胃镜检查时，可选用此方法。钡剂造影主要表现为：①黏膜皱襞破坏，代之以杂乱不规则影像；②管腔局限性狭窄，病变处食管僵硬，近段食管扩张；③不规则充盈缺损或龛影。

（三）CT

可清晰显示食管与邻近纵隔器官的解剖关系、肿瘤外侵程度及转移病灶，有助于制订外科手术方式及放疗计划，但难以发现早期食管癌。

（四）EUS

有助于判断食管癌的壁内浸润深度、肿瘤对周围器官的侵犯情况以及异常肿大的淋巴结，对肿瘤分期、治疗方案选择及预后判断有重要意义。

（五）其他检查

PET-CT 可发现病灶，并有助于判断远处转移。此外，目前尚无诊断食管癌的特异性肿瘤标志物。

五、诊断与鉴别诊断

对于有食物通过缓慢、轻度哽噎感或咽下困难者，应及时做相关检查确诊。食管癌需与下列疾病相鉴别：

（一）贲门失弛缓症

因食管神经肌间神经丛病变引起 LES 松弛障碍所致。临床表现为间歇性咽下困难、食物反流和胸骨后不适或疼痛，病程较长，一般无进行性消瘦。食管钡剂造影可见贲门梗阻呈漏斗或鸟嘴状，边缘光滑，食管下段扩张明显。

（二）胃食管反流病

胃十二指肠内容物反流入食管，引起烧心、胸痛或吞咽困难，胃镜检查可见黏膜炎症、糜烂或溃疡，黏膜活检未见肿瘤细胞。

（三）食管良性狭窄

有腐蚀性或反流性食管炎、长期留置胃管或食管相关手术病史。食管钡剂造影见食管狭窄、黏膜消失、管壁僵硬，无钡影残缺征。胃镜检查可确诊。

（四）癔球症

女性多见，主要症状为咽部异物感，进食时消失，常由精神因素诱发，多无器质性食管病变。

（五）其他

需与食管平滑肌瘤、食管裂孔疝、食管静脉曲张、纵隔肿瘤、食管周围淋巴结肿大、左心房增大、主动脉瘤等引起吞咽困难的疾病相鉴别。

六、治疗

早期食管癌在内镜下切除常可达到根治效果。中晚期食管癌可采取手术、放疗、化疗及内镜治疗或多种方式联合应用。

（一）内镜治疗

1. 早期食管癌

内镜治疗是有效的治疗方式，包括：①内镜黏膜切除术（EMR），在内镜下将病灶整块或分块切除；②多环套扎黏膜切除术（MBM），使用改良食管曲张静脉套扎器进行多块黏膜切除；③内镜黏膜下剥离术（ESD），在进行黏膜下注射后分离黏膜下层与固有肌层，将病变黏膜及黏膜下层完整剥离；④内镜下非切除治疗，如射频消融术、光动力疗法、氩离子凝固术及激光疗法等也有一定疗效。

2. 中晚期食管癌

有梗阻症状者，可通过内镜解除梗阻。①单纯扩张：缓解症状持续时间短且需反复扩张，不适用于病变范围广泛者；②食管内支架置放术：内镜下放置支架，可较长时间缓解梗阻，以提高病人生活质量；③内镜下癌肿消融术：可用于中晚期食管癌的姑息治疗。

（二）手术

食管癌手术切除率为 58%~92%，早期切除常可达到根治效果。但大部分病人诊断时已处于中晚期，即使提高手术切除率，远期疗效仍不理想。

（三）放疗

主要适用于上段食管癌及有手术禁忌者，也可用于术前或术后放疗。

（四）化疗

常用于不能手术或放疗的晚期病人，也可用于术前或术后化疗。多采用联合化疗方案。

七、预后

早期食管癌及时根治预后良好，内镜或手术切除 5 年生存率大于 90%。已出现症状且未经治疗的食管癌病人一般在 1 年内死亡。病灶位于食管上段、病变长度超过 5cm、已侵犯食管肌层、癌细胞分化差或伴有转移者，预后不良。

八、预防

我国在不少地区特别是食管癌高发区已建立了防治基地，进行食管癌的一级预防，包括改良水质、防霉去毒和改变不良生活习惯等。二级预防是在食管癌高发地区进行普查，对高危人群进行早发现、早诊断、早治疗。三级预防是对食管癌病人采取积极有效的治疗措施，延长生存期，提高生存质量。

第十三章　胃　炎

胃炎是胃黏膜对胃内各种刺激因素的炎症反应，显微镜下表现为组织学炎症。胃炎大致包括常见的急性胃炎与慢性胃炎和少见的特殊类型胃炎。但有些胃炎仅伴很轻甚至不伴有炎症细胞浸润，而以上皮和微血管的异常改变为主，称之为胃病。

第一节　急性胃炎

急性胃炎一般指各种病因引起的胃黏膜急性炎症，组织学上通常可见中性粒细胞浸润。包括急性糜烂出血性胃炎、急性幽门螺杆菌（H. pylori 或 Hp）胃炎和除 H. pylori 以外的其他急性感染性胃炎。本节主要阐述急性糜烂出血性胃炎。

一、常见病因及病理生理机制

（一）应激

如严重创伤、手术、多器官功能衰竭、败血症、精神紧张等，可致胃黏膜微循环障碍、缺氧，黏液分泌减少，局部前列腺素合成不足，屏障功能损坏；也可增加胃酸分泌，大量氢离子反渗，损伤血管和黏膜，引起糜烂、出血甚至溃疡。

（二）药物

常见于非甾体抗炎药（NSAIDs）特别是阿司匹林（最经典的 NSAIDs 之一）等非特异性环氧合酶（COX）抑制剂。COX 是花生四烯酸代谢的关键限速酶，有两种异构体：结构型 COX-1 和诱生型（或称诱导型）COX-2。COX-1 在组织细胞中微量恒定表达，有助于上皮细胞的修复。COX-2 主要受炎症诱导表达，促进炎症介质的产生。非特异性 COX 抑制剂旨在抑制 COX-2，从而减轻炎症反应，但因特异性差，同时也抑制了 COX-1，导致维持黏膜正常再生的前列腺素 E 不足，黏膜修复障碍，出现糜烂和出血，以胃窦多见。肠溶剂型的 NSAIDs 虽可减轻对胃黏膜的局部损伤作用，但因经小肠吸收通过血液循环后抑制黏膜细胞的 COX-1，仍可导致急性胃炎。

抗肿瘤化疗药物在抑制肿瘤生长时常对胃肠道黏膜产生细胞毒作用，导致严重的黏膜损伤，且合并细菌和病毒感染的概率增加。此外，口服铁剂、氯化钾也可致胃黏膜糜烂。

（三）酒精

乙醇具有的亲脂性和溶脂性能，可导致胃黏膜糜烂及黏膜出血，炎症细胞浸润多不明显。

（四）创伤和物理因素

大剂量放射线照射等均可导致胃黏膜糜烂甚至溃疡。

二、临床表现

常有上腹痛、胀满、恶心、呕吐和食欲不振等；重症可有呕血、黑粪、脱水、酸中毒或休克；NSAIDs/阿司匹林所致者多数无症状或仅在胃镜检查时发现，少数有症状者主要表现为轻微上腹不适或隐痛。

三、诊断

具有上述临床症状或兼具相关病因与诱因者应确诊，而确诊则依靠胃镜发现糜烂及出血病灶，必要时行病理组织学检查。由于胃黏膜修复很快，当临床提示本病时，应尽早行胃镜检查确诊。

四、治疗

去除病因，积极治疗原发疾病和创伤，纠正其引起的病理生理紊乱。常用抑制胃酸分泌药物，如 PPI 或 H_2RA，胃黏膜保护剂促进胃黏膜修复和止血。

五、预后

多数胃黏膜糜烂和出血可自行愈合及止血；少数病人黏膜糜烂可发展为溃疡，并发症增加，但通常对药物治疗反应良好。

六、预防

停用不必要的 NSAIDs。严重创伤、烧伤、大手术和重要器官衰竭及需要长期服用阿司匹林或氯吡格雷等病人，可预防性给予 PPI 或 H_2RA。对有骨关节疾病病人，可用选择性 COX-2 抑制剂如塞来昔布等进行抗炎治疗，减少对 COX-1 的抑制。倡导文明的饮食习惯，避免酗酒。对门静脉高压性胃病可予 PPI，严重者应考虑处理门静脉高压。

第二节 慢性胃炎

慢性胃炎是指由多种病因引起的慢性胃黏膜炎症病变，临床常见。其患病率一般随年龄增长而增加，特别是中年以上更为常见。Hp 感染是最常见的病因。目前，胃镜及活检组织病理学检查是诊断和鉴别诊断慢性胃炎的主要手段。

一、病因和发病机制

(一) Hp 感染

Hp 经口进入胃内，部分可被胃酸杀灭，部分则附着于胃窦部黏液层，依靠其鞭毛穿过黏液层，定居于黏液层与胃窦黏膜上皮细胞表面，一般不侵入胃腺和固有层内。一方面避免了胃酸的杀菌作用，另一方面难以被机体的免疫机能清除。Hp 产生的尿素酶可分解尿素，产生的氨可中和反渗入黏液内的胃酸，形成有利于 Hp 定居和繁殖的局部微环境，使感染慢性化。

Hp 凭借其产生的氨及空泡毒素导致细胞损伤；促进上皮细胞释放炎症介质；菌体细胞壁 LewisX、LewisY 抗原引起自身免疫反应；多种机制使炎症反应迁延或加重。其对胃黏膜炎症发展的转归取决于 Hp 毒株及毒力、宿主个体差异和胃内微生态环境等多因素的综合结果。

(二) 十二指肠–胃反流

与各种原因引起的胃肠道动力异常、肝胆道疾病及远端消化道梗阻有关。长期反流，可导致胃黏膜慢性炎症。

(三) 药物和毒物

服用 NSAIDs/阿司匹林或 COX-2 选择性抑制剂，是反应性胃病的常见病因。许多毒素也可能损伤胃，其中酒精最为常见。迅速摄入酒精后，内镜下常表现为黏膜下出血，活检不伴明显黏膜炎症。酒精和 NSAIDs 两者联合作用将对胃黏膜产生更强的损伤。

(四) 自身免疫

胃体腺壁细胞除分泌盐酸外，还分泌一种黏蛋白，称为内因子。它能与食物中的维生素 B_{12} (外因子) 结合形成复合物，使之不被酶消化；到达回肠后，维生素 B_{12} 得以吸收。

当体内出现针对壁细胞或内因子的自身抗体时，自身免疫性的炎症反应导致壁细胞总数减少、泌酸腺萎缩、胃酸分泌降低；内因子减少可导致维生素 B_{12} 吸收不良，出现巨幼细胞贫血，称之为恶性贫血。本病在北欧发病率较高。

(五) 年龄因素和其他

老年人胃黏膜可出现退行性改变，加之 Hp 感染率较高，使胃黏膜修复再生功能降低，炎症慢性化，上皮增殖异常及胃腺体萎缩。

二、胃镜及组织学病理

胃镜下，慢性非萎缩性胃炎的黏膜可充血水肿或黏膜皱襞肿胀增粗；萎缩性胃炎的黏膜色泽变淡，皱襞变细而平坦，黏液减少，黏膜变薄，有时可透见黏膜血管纹。新悉尼胃炎分类和近年慢性胃炎 OLGA 分期诊断要求胃镜检查至少应取 5 块活检。

不同病因所致胃黏膜损伤和修复过程中产生的慢性胃炎组织学变化主要有：

（一）炎症

以淋巴细胞、浆细胞为主的慢性炎症细胞浸润，基于炎症细胞浸润的深度分为轻、中、重度。由于 Hp 感染常呈簇状分布，胃窦黏膜炎症也有多病灶分布的特点，也常有淋巴滤泡出现。

炎症的活动性是指中性粒细胞出现，它存在于固有膜、小凹上皮和腺管上皮之间，严重者可形成小凹脓肿。

（二）萎缩

病变扩展至腺体深部，腺体破坏、数量减少，固有层纤维化。根据是否伴有化生而分为非化生性萎缩及化生性萎缩。以胃角为中心，波及胃窦及胃体的多灶萎缩发展为胃癌的风险增加。

（三）化生

长期慢性炎症使胃黏膜表层上皮和腺体为杯状细胞和幽门腺细胞所取代。其分布范围越广，发生胃癌的危险性越高。胃腺化生分为 2 种：①肠上皮化生：以杯状细胞为特征的肠腺替代了胃固有腺体；②假幽门腺化生：泌酸腺的颈黏液细胞增生，形成幽门腺样腺体，它与幽门腺在组织学上一般难以区别，需根据活检部位做出判断。

判断肠上皮化生的危害大小，要分析其范围、程度，必要时参考肠上皮化生分型。

（四）异型增生

又称不典型增生，是细胞在再生过程中过度增生和分化缺失，增生的上皮细胞拥挤、有分层现象，核增大失去极性，有丝分裂象增多，腺体结构紊乱。世界卫生组织（WHO）国际癌症研究协会推荐使用的术语是上皮内瘤变；低级别上皮内瘤变包括轻度和中度异型增生，而高级别上皮内瘤变包括重度异型增生和原位癌。异型增生是胃癌的癌前病变，轻度者常可逆转为正常；重度者有时与高分化腺癌不易区别，应密切观察。

在慢性炎症向胃癌发展的进程中，胃癌前情况包括萎缩、肠上皮化生和异型增生等。我国临床医生通常将其分为胃癌前状态（即胃癌前疾病，伴有或不伴有肠上皮化生的慢性萎缩性胃炎、胃息肉、胃溃疡和残胃及 Ménétrier 病等）和癌前病变（即异型增生）两部分。

三、临床表现

大多数病人无明显症状。即便有症状也多为非特异性。可表现为中上腹不适、饱胀、钝痛、烧灼痛等，也可呈食欲缺乏、嗳气、泛酸、恶心等消化不良症状。症状的轻重与胃镜和病理组织学所见不成比例。体征多不明显，有时上腹轻压痛。恶性贫血者常有全身衰弱、疲软、可出现明显的厌食、体重减轻、贫血，一般消化道症状较少。NSAIDs/阿司匹林所致者多数病人症状不明显，或仅有轻微上腹不适或隐痛。危重病应激者症状被原发疾病所掩盖，可致上消化道出血，病人可以突然呕血和（或）黑便为首发症状。

四、诊断

胃镜及组织学检查是慢性胃炎诊断的关键，仅依靠临床表现不能确诊。病因诊断除通过了解病史外，可进行下列实验室检测：

（1）Hp 检测。

（2）血 q 清抗壁细胞抗体、内因子抗体及维生素 B_{12} 水平测定。

有助于诊断自身免疫性胃炎，正常人空腹血清维生素 B_{12} 的浓度为 $300 \sim 900ng/L$。

慢性胃炎的分类方法众多，如基于病因可将慢性胃炎分成 Hp 胃炎和非 Hp 胃炎两大类；基于内镜和病理诊断可将慢性胃炎分萎缩性和非萎缩性两大类；基于胃炎分布可将慢性胃炎分为胃窦为主胃炎、胃体为主胃炎和全胃炎三大类。

五、治疗

大多数成人胃黏膜均有轻度非萎缩性胃炎（浅表性胃炎），如 Hp 阴性且无糜烂及无症状，可不予药物治疗。如慢性胃炎波及黏膜全层或呈活动性，出现癌前情况如肠上皮化生、假幽门腺化生、萎缩及异型增生，可予短期或长期间歇治疗。

（一）对因治疗

1. Hp 相关胃炎

单独应用表 13-1 所列药物，均不能有效根除 Hp。这些抗生素在酸性环境下不能正常发挥其抗菌作用，需要联合 PPI 抑制胃酸后，才能使其发挥作用。目前倡导的联合方案为含有铋剂的四联方案，即 1 种 PPI+2 种抗生素+1 种铋剂，疗程 10~14 天。由于各地抗生素耐药情况不同，抗生素及疗程的选择应视当地耐药情况而定。

表 13-1　具有杀灭和抑制 Hp 作用的药物

抗生素	克拉霉素、阿莫西林、甲硝唑、替硝唑、喹诺酮类抗生素、呋喃唑酮、四环素等
PPI	埃索美拉唑、奥美拉唑、兰索拉唑、泮托拉唑、雷贝拉唑、艾普拉唑等
铋剂	枸橼酸铋钾、果胶铋等

2. 十二指肠-胃反流

可用保护胃黏膜、改善胃肠动力等药物。

3. 胃黏膜营养因子缺乏

补充复合维生素，恶性贫血者需终生注射维生素 B_{12}。

（二）对症治疗

可用药物适度抑制或中和胃酸、促动力剂或酶制剂缓解动力不足或消化酶不足引起的腹胀等症状、黏膜保护剂有助于缓解腹痛与反酸等症状。

（三）癌前情况处理

在根除 Hp 的前提下，适量补充复合维生素和含硒药物及某些中药等。对药物不能逆转的局灶高级别上皮内瘤变（含重度异型增生和原位癌），可在胃镜下行黏膜下剥离术，并应视病情定期随访。

（四）病人教育

Hp 主要在家庭内传播，避免导致母–婴传播的不良喂食习惯，并提倡分餐制减少感染 Hp 的机会。同时食物应多样化，避免偏食，注意补充多种营养物质；不吃霉变食物；少吃熏制、腌制、富含硝酸盐和亚硝酸盐的食物，多吃新鲜食品；避免过于粗糙、浓烈、辛辣食物及大量长期饮酒、吸烟；保持良好心理状态及充足睡眠。

六、预后

慢性非萎缩性胃炎预后良好；肠上皮化生通常难以逆转；部分病人萎缩可以改善或逆转；轻度异型增生可逆转，但重度者易转变为癌。对有胃癌家族史、食物营养单一、常食熏制或腌制食品的病人，需警惕肠上皮化生、萎缩及异型增生向胃癌的进展。

第三节　特殊类型的胃炎或胃病

一、腐蚀性胃炎

吞服强酸、强碱、砷、磷、氯化汞等所致。强酸常在口唇、咽部黏膜留下不同颜色的烧灼痂；强碱所致的严重组织坏死多呈黏膜透明肿胀。严重者可发生消化道出血、上消化道穿孔、腹膜炎。幸存者常遗留食管和（或）胃流出道狭窄。

对腐蚀性胃炎，应暂时禁食，给予肠外营养，密切监护。内镜检查有助于指导治疗，但须小心谨慎。可放置鼻胃管，清洗或稀释腐蚀剂，引流胃液，防止食管完全狭窄与梗阻。若不清楚腐蚀剂，可饮用牛奶或蛋清进行稀释。对有喉头水肿、呼吸困难者，可考虑气管切开。对胃穿孔、急性腹膜炎应进，行手术修补。对后期出现瘢痕狭窄、吞咽梗阻，则需手术或胃镜下扩张或安置支架治疗。对装强酸、强碱等腐蚀剂的容器应有醒目的标记，加强管理。

二、感染性胃炎

大多数非 Hp 感染的感染性胃炎病人机体存在免疫缺陷，如获得性免疫缺陷病毒感染、大剂量应用糖皮质激素和免疫抑制剂、化疗期间或之后及垂危状态。

（一）细菌感染

化脓性炎症多由葡萄球菌、α-溶血链球菌或大肠埃希菌引起，胃手术及化疗常为其诱因。临床表现为突发上腹痛、恶心呕吐、呕吐物呈脓样、含有坏死黏膜、胃扩张、有明显压痛和局部肌紧张、发热。胃黏膜大片坏死脱落或扩展至胃壁，常伴有败血症。严重坏死、穿孔可导致化脓性腹膜炎，由于基础疾病多致全身性衰竭、营养不良，死亡率高。其他可有结核及梅毒等细菌感染。

（二）病毒感染

巨细胞病毒可发生于胃或十二指肠，胃镜下可见局部或弥漫性胃黏膜皱襞粗大。组织切片中可见受染细胞体积增大 3~4 倍，胞核内可见嗜酸性包涵体，酷似猫头鹰眼，颇具特征性。

三、克罗恩病

克罗恩病可累及整个消化道，但主要见于小肠-回盲部-结肠，也可发生于胃。胃克罗恩病多见于胃窦，常与近端十二指肠克罗恩病共存。

四、嗜酸性粒细胞性胃炎

是一种病因未明的罕见疾病，胃壁炎症以嗜酸性粒细胞浸润和外周血嗜酸性粒细胞增多为特征，不伴有肉芽肿或血管炎症性病变，虽然胃壁各层均可受累，多数病变以其中一层为主。胃黏膜活检在诊断中至关重要，表现为明显嗜酸性粒细胞浸润，嗜酸性小凹脓肿、坏死伴中性粒细胞浸润和上皮再生。但当病变仅累及肌层或浆膜下层时，靠胃黏膜活检难以做出诊断。病变范围可累及胃和小肠或仅局限于胃。本病可能因变应原与胃肠组织接触后在胃肠壁内发生抗原-抗体反应，释放出组胺类血管活性物质。

临床表现有上腹疼痛、恶心、呕吐，抑酸剂难以缓解腹痛，常伴有腹泻，外周血嗜酸性粒细胞增高。本病常为自限性，但有些病例可持续存在或复发。治疗可用糖皮质激素。

五、淋巴细胞性胃炎

其特征为胃黏膜表面及小凹内淋巴细胞密集浸润。其与内镜下疣状胃炎相关，后者以结节、皱襞增厚和糜烂为特征。根除 Hp 可显著改善胃上皮内淋巴细胞浸润、胃体炎症和消化不良症状。故淋巴细胞性胃炎可能为伴发 Hp 感染的胃 MALT 淋巴瘤的癌前疾病。

内镜下，淋巴细胞性胃炎表现为胃黏膜皱襞粗大，结节样和口疮样糜烂（疣状胃炎）。活检显示固有层扩大，伴浆细胞、淋巴细胞浸润，偶见中性粒细胞浸润。

六、Ménétrier 病

属增生性胃病，即慢性肥厚性胃炎。由于表层和腺体的分泌黏液的细胞过度增生，使胃小凹延长扭曲，在深处有囊样扩张并伴有壁细胞和主细胞的减少。胃镜下见胃体皱襞粗大、肥厚、扭曲呈脑回状，胃窦黏膜多正常。因胃黏液分泌增多，较多蛋白质从胃液中丢失，常引起低蛋白血症。此症多见于男性，病因不明。诊断本病时，应注意除外胃黏膜的癌性浸润和淋巴瘤。本病无特效治疗且具有一定的癌变率。

第十四章　消化性溃疡

消化性溃疡（PU）指胃肠黏膜发生的炎性缺损，通常与胃液的胃酸和消化作用有关，病变穿透黏膜肌层或达更深层次。消化性溃疡常发生于胃、十二指肠，可发生于食管-胃吻合口、胃-空肠吻合口或附近，含有胃黏膜的 Meckel 憩室等。

一、流行病学

PU 是一种全球性常见病，男性多于女性，可发生于任何年龄段，估计约有 10% 的人一生中患过本病。十二指肠溃疡（DU）多于胃溃疡（GU），两者之比约为 3∶1。DU 多见于青壮年，GU 多见于中老年人。过去 30 年随着 H_2 受体拮抗剂、质子泵抑制剂等药物治疗的进展，PU 及其并发症发生率明显下降。近年来阿司匹林等 NSAIDs 药物应用增多，老年消化性溃疡发病率有所增高。

二、病因和发病机制

PU 病因和发病机制是多因素的，损伤与防御修复不足是发病机制的两方面。

（一）胃酸与胃蛋白酶

正常人胃黏膜约有 10 亿壁细胞，每小时泌酸约 22mmol。DU 病人壁细胞总数平均为 19 亿，每小时泌酸约 42mmol，比正常人高 1 倍左右。但是，个体之间壁细胞数量存在很大差异，DU 病人和正常人之间的壁细胞数量也存在一定的重叠。

胃蛋白酶是 PU 发病的另一个重要因素，其活性依赖于胃液的 pH，pH 为 2~3 时，胃蛋白酶原易被激活；pH>4 时，胃蛋白酶失活。因此，抑制胃酸可同时抑制胃蛋白酶的活性。

PU 发生的机制是致病因素引起胃酸、胃蛋白酶对胃黏膜的侵袭作用与黏膜屏障的防御能力间失去平衡。侵袭作用增强或（和）防御能力减弱均可导致 PU 的产生。GU 和 DU 同属于 PU，但 GU 在发病机制上以黏膜屏障防御功能降低为主要机制，DU 则以高胃酸分泌起主导作用。

（二）幽门螺杆菌（Hp）

是 PU 的重要致病因素。DU 病人的 Hp 感染率可高达 90% 以上，但有的 DU 人群 Hp 阳性率约为 50%，GU 的 Hp 阳性率为 60%~90%。另一方面，Hp 阳性率高的人群，PU 的患病率也较高。根除 Hp 有助于 PU 的愈合及显著降低溃疡复发。

（三）药物

长期服用非甾体抗炎药（NSAIDs）、糖皮质激素、氯吡格雷、双膦酸盐、西罗莫司等药物的病人易于发生 PU。其中 NSAIDs 是导致 PU 的最常用药物，包括布洛芬、吲哚美辛、阿司匹林等，有 5%~30% 的病人可发生内镜下溃疡。其致病机制详见本书第十三章。

（四）黏膜防御与修复异常

胃黏膜的防御和修复功能对维持黏膜的完整性、促进溃疡愈合非常重要。胃黏膜活检是常见的临床操作，造成的医源性局灶溃疡不经药物治疗，可迅速修复自愈，反映了胃黏膜强大的自我防御与修复能力。防御功能受损，修复能力下降，都对溃疡的发生和转归产生影响。

（五）遗传易感性

部分 PU 病人有明显的家族史，存在遗传易感性。

（六）其他

大量饮酒、长期吸烟、应激等是 PU 的常见诱因。胃石症病人因胃石的长期机械摩擦刺激而产生 GU；放疗可引起胃或十二指肠溃疡。与其他疾病合并发生，如促胃液素瘤、克罗恩病、肝硬化、慢性阻塞性肺疾病、休克、全身严重感染、急性心肌梗死、脑卒中等。少见的感染性疾病，单纯疱疹病毒、结核、巨细胞病毒等感染累及胃或十二指肠可产生溃疡。

三、病理

不同病因的 PU，好发病部位存在差异。典型的 GU 多见于胃角附近及胃窦小弯侧，活动期 PU 一般为单个，也可多个，呈圆形或卵圆形。多数活动性溃疡直径<10mm，边缘较规整，周围黏膜常有充血水肿，表面覆以渗出物形成的白苔或黄苔，底部由肉芽组织构成。溃疡深者可累及胃、十二指肠壁肌层或浆膜层，累及血管时可引起大出血，侵及浆膜层时易引起穿孔；溃疡愈合后产生瘢痕。DU 的形态与 GU 相似，多发生在球部，以紧邻幽门的前壁或后壁多见，DU 可因反复发生溃疡而变形，瘢痕收缩而形成狭窄或假性憩室等。

四、临床表现

（一）症状

典型症状为上腹痛，性质可有钝痛、灼痛、胀痛、剧痛、饥饿样不适。特点：①慢性过程，可达数年或 10 余年；②反复或周期性发作，发作期可为数周或数个月，发作有季节性，典型者多在季节变化时发生，如秋冬和冬春之交发病；③部分病人有与进餐相关的节律性上腹痛，餐后痛多见于 GU，饥饿痛或夜间痛、进餐缓解多见于 DU；④腹痛可被抑酸或抗酸剂缓解。

部分病例仅表现上腹胀、上腹部不适、厌食、嗳气、反酸等消化不良症状。还有一类无症状性溃疡，这些病人无腹痛或消化不良症状，而以消化道出血、穿孔等并发症为首发症状，可见于任何年龄，以长期服用 NSAIDs 病人及老年人多见。

（二）体征

发作时剑突下、上腹部或右上腹部可有局限性压痛，缓解后可无明显体征。

（三）特殊溃疡

1. 复合溃疡

指胃和十二指肠均有活动性溃疡，多见于男性，幽门狭窄、梗阻发生率较高。

2. 幽门管溃疡

餐后很快发生疼痛，易出现幽门梗阻、出血和穿孔等并发症。胃镜检查时应注意活检排除癌变。

3. 球后溃疡

指发生在十二指肠降段、水平段的溃疡。多位于十二指肠降段的初始部及乳头附近，溃疡多在后内侧壁。疼痛可向右上腹及背部放射。严重的炎症反应可导致胆总管引流障碍，出现梗阻性黄疸等。

4. 巨大溃疡

指直径>2cm 的溃疡，常见于有 NSAIDs 服用史及老年病人。巨大十二指肠球部溃疡常在后壁，易发展为穿透性，周围有大的炎性团块，疼痛可剧烈而顽固、放射至背部，老年人也可没有症状。巨大 GU 并不一定都是恶性。

5. 老年人溃疡及儿童期溃疡

老年人溃疡临床表现多不典型，常无症状或症状不明显，疼痛多无规律，较易出现体重减轻和贫血。GU 多位于胃体上部，溃疡常较大，易被误认为胃癌。由于 NSAIDs 在老年人使用广泛，老年人溃疡有增加的趋势。

儿童期溃疡主要发生于学龄儿童，发生率低于成人。患儿腹痛可在脐周，时常出现恶心或呕吐，可能与幽门、十二指肠水肿和痉挛有关。随着年龄的增长，溃疡的表现与成年人相近。

6. 难治性溃疡

经正规抗溃疡治疗而溃疡仍未愈合。可能的因素有：①病因尚未去除，如仍有 Hp 感染，继续服用 NSAIDs 等致溃疡药物等；②穿透性溃疡；③特殊病因，如克罗恩病、促胃液素瘤、放疗术后等；④某些疾病或药物影响抗溃疡药物吸收或效价降低；⑤误诊，如胃或十二指肠恶性肿瘤；⑥不良诱因存在，包括吸烟、酗酒及精神应激等。

五、并发症

(一) 出血

PU 是上消化道出血中最常见的病因。在我国，约占非静脉曲张破裂出血病因的 50% ~ 70%，DU 较 GU 多见。当 PU 侵蚀周围或深处的血管，可产生不同程度的出血。轻者表现为大便隐血阳性、黑便，重者出现大出血、表现为呕血或暗红色血便。PU 病人的慢性腹痛在出血后常减轻。

(二) 穿孔

当溃疡穿透胃、十二指肠壁时，发生穿孔。1/3~1/2 的穿孔与服用 NSAIDs 有关，多数是老年病人，穿孔前可以没有症状。穿透、穿孔临床常有三种后果：

1. 溃破入腹腔引起弥漫性腹膜炎

呈突发剧烈腹痛，持续而加剧，先出现于上腹，继之延及全腹。体征有腹壁板样僵直、压痛、反跳痛，肝浊音界消失，部分病人出现休克。

2. 穿透于周围实质性脏器，如肝、胰、脾等（穿透性溃疡）

慢性病史，腹痛规律改变，变为顽固或持续。如穿透至胰腺，腹痛放射至背部，血淀粉酶可升高。

3. 穿破入空腔器官形成瘘管

DU 可以穿破胆总管、形成胆瘘，GU 可穿破入十二指肠或横结肠、形成肠瘘，可通过内镜、钡剂或 CT 等检查发现。

(三) 幽门梗阻

临床症状有上腹胀痛，餐后加重，呕吐后腹痛可稍缓解，呕吐物可为宿食；严重呕吐可致失水，低氯、低钾性碱中毒；体重下降、营养不良。体检可见胃蠕动波及闻及振水声等。多由 DU 或幽门管溃疡反复发作所致，炎性水肿和幽门平滑肌痉挛所致暂时梗阻可因药物治疗、溃疡愈合而缓解；严重瘢痕或与周围组织粘连、恶变引起胃流出道狭窄或变形，表现为持续性梗阻。

(四) 癌变

反复发作、病程持续时间长的 GU 癌变风险高。DU 一般不发生癌变。胃镜结合活检有助于明确良恶性溃疡及是否发生癌变。

六、辅助检查

(一) 胃镜检查及活检

胃镜检查是 PU 诊断的首选方法和金标准，可以：①确定有无病变、部位及分期；②鉴别良恶性溃疡；③治疗效果的评价；④对合并出血者给予止血治疗；⑤对合并狭窄梗阻病人给予扩张或支架治疗；⑥超声内镜检查，评估胃或十二指肠壁、溃疡深度、病变与周围器官的关系、淋巴结数目和大小等。对于 GU，应常规在溃疡边缘取活检，关于活检块数尚无定论，一般溃疡周边 4 个部位的活检多能达到诊断需要。部分 GU 在胃镜下难以区别良恶性，有时需多次活检和病理检查，甚至超声内镜评估或穿刺活检。对 GU 迁延不愈，需要排除恶性病变的，应多点活检，正规治疗 8 周后应复查胃镜，必要时再次活检和病理检查，直到溃疡完全愈合。

(二) X 线钡剂造影

随着内镜技术的普及和发展，上消化道钡剂造影应用得越来越少，但钡剂（包括造影剂）造影有其特殊意义，适宜于：①了解胃的运动情况；②胃镜禁忌者；③不愿接受胃镜检查者和没有胃镜检查条件时。气钡双重造影能较好地显示胃肠黏膜形态，但总体效果仍逊于内镜检查，且无法通过活检进行病理诊断。溃疡的钡剂直接征象为龛影、黏膜聚集，间接征象为局部压痛、胃大弯侧痉挛性切迹、狭窄、十二指肠球部激惹及球部畸形等。

(三) CT 检查

对于穿透性溃疡或穿孔，CT 很有价值，可以发现穿孔周围组织炎症、包块、积液，对于游离气体的显示甚至优于立位胸片。另外，对幽门梗阻也有鉴别诊断的意义。口服造影剂，CT 可能显示出胃壁中断、穿孔周围组织渗出、增厚等。

(四) 实验室检查

1. Hp 检测

有 PU 病史者，无论溃疡处于活动还是瘢痕期，均应考虑 Hp 检测。

2. 其他检查

血常规、粪便隐血有助于了解溃疡有无活动出血。

七、诊断

慢性病程，周期性发作，节律性上腹痛，NSAIDs 服药史等是疑诊 PU 的重要病史。胃镜检查可以确诊。不能接受胃镜检查者，上消化道钡剂发现龛影，可以诊断溃疡，但难以区分其良恶性。

八、鉴别诊断

(一) 其他引起慢性上腹痛的疾病

PU 诊断确立，但部分病人在 PU 愈合后仍有症状或症状不缓解，应注意诱因是否解除，是否有慢性肝胆胰疾病、功能性消化不良等与 PU 并存。

(二) 胃癌

胃镜发现胃溃疡时，应注意与恶性溃疡相鉴别，典型胃癌溃疡形态多不规则，常 >2cm，边缘呈结节状，底部凹凸不平、覆污秽状苔。

(三) 促胃液素瘤 (卓-艾综合征)

促胃液素瘤系一种胃肠胰神经内分泌肿瘤。促胃液素由胃、上段小肠黏膜的 G 细胞分泌，具有促进胃酸分泌、细胞增殖、胃肠运动等作用。促胃液素瘤以多发溃疡、不典型部位、易出现溃疡并发症、对正规抗溃疡药物疗效差，可出现腹泻，高胃酸分泌，血促胃液素水平升高等为特征。促胃液素瘤通常较小，约 80% 位于"促胃液素瘤"三角区内，即胆囊与胆总管汇合点、十二指肠第二部分与第三部分交界处、胰腺颈部与体部交界处组成的三角区内，其他少见的部位包括胃、肝脏、骨骼、心脏、卵巢、淋巴结等；50% 以上的促胃液素瘤为恶性，部分病人发现时已有转移。临床疑诊时，应检测血促胃液素水平；增强 CT 或磁共振扫描有助于发现肿瘤部位。PPI 可减少胃酸分泌、控制症状，应尽可能手术切除肿瘤。

九、治疗

PU 治疗目标为：去除病因，控制症状，促进溃疡愈合、预防复发和避免并发症。

(一) 药物治疗

自 20 世纪 70 年代以后，PU 药物治疗经历了 H_2 受体拮抗剂、PPI 和根除 Hp 三次里程碑式的进展，使溃疡愈合率显著提高、并发症发生率显著降低，相应的外科手术明显减少。

1. 抑制胃酸分泌

(1) H_2 受体拮抗剂：是治疗 PU 的主要药物之一，疗效好，用药方便，价格适中，长期使用不良反应少。常用药物有法莫替丁、尼扎替丁、雷尼替丁（表 14-1），治疗 GU 和 DU 的 6 周愈合率分别为 80%~95% 和 90%~95%。

表 14-1 常用 H_2 受体拮抗剂

通用药名	规格 (mg)	治疗剂量 (mg)	维持剂量 (mg)
Famotidine, 法莫替丁	20	20, 每日 2 次	20, 每晚 1 次
Nizatidine, 尼扎替丁	150	150, 每日 2 次	150, 每晚 1 次

通用药名	规格（mg）	治疗剂量（mg）	维持剂量（mg）
Ranitidine，雷尼替丁	150	150，每日 2 次	150，每晚 1 次

（2）PPI：是治疗消化性溃疡的首选药物（表 14-2）。PPI 入血，进入到胃黏膜壁细胞酸分泌小管中，酸性环境下转化为活性结构，与质子泵即 H^+-K^+-ATP 酶结合，抑制该酶的活性、从而抑制胃酸的分泌。PPI 可在 2~3 天内控制溃疡症状，对一些难治性溃疡的疗效优于 H_2 受体拮抗剂，治疗典型的胃和十二指肠溃疡 4 周的愈合率分别为 80%~96% 和 90%~100%。值得注意的是治疗 GU 时，应首先排除溃疡型胃癌的可能，因 PPI 治疗可减轻其症状，掩盖病情。

表 14-2　常用各种 PPI

通用药名	规格（mg）	治疗剂量（mg）	维持剂量（mg）
Omeprazole，奥美拉唑	10，20	20，qd	20，qd
Lansoprazole，兰索拉唑	30	30，qd	30，qd
Pantoprazole，泮托拉唑	20	40，qd	20，qd
Rabeprazole，雷贝拉唑	10	20，qd	10，qd
Esomeprazole，埃索美拉唑	20，40	40，qd	20，qd
Ilaprazole，艾普拉唑	10	10，qd	10，qd

PPI 是酸依赖性的，酸性胃液中不稳定，口服时不宜破坏药物外裹的保护膜。PPI 的肠衣保护膜在小肠 pH≥6 的情况下被溶解释放，吸收入血。

2. 根除 Hp

PU 不论活动与否，Hp 阳性病人均应根除 Hp。根除 Hp 可显著降低溃疡的复发率。由于耐药菌株的出现、抗菌药物不良反应、病人依从性差等因素，部分病人胃内的 Hp 难以根除，此时应因人而异制订多种根除 Hp 方案。对有并发症和经常复发的 PU 病人，应追踪抗 Hp 的疗效，一般应在治疗至少 4 周后复检 H_p，避免在应用 PPI 或抗生素期间复检 Hp 出现假阴性结果。

3. 保护胃黏膜

（1）铋剂：这类药物分子量较大，在酸性溶液中呈胶体状，与溃疡基底面的蛋白形成蛋白-铋复合物，覆于溃疡表面，阻隔胃酸、胃蛋白酶对黏膜的侵袭损害。由于 PH 的性价比高和广泛使用，铋剂已不作为 PU 的单独治疗药物。但是，铋剂可通过包裹 Hp 菌体，干扰 Hp 代谢，发挥杀菌作用，被推荐为根除 Hp 的四联药物治疗方案的主要组成之一。服药后常见舌苔和粪便变黑。短期应用本药后血铋浓度（5~14μg/L）在安全阈值之内（50μg/

L）。由于肾脏为铋的主要排泄器官，故肾功能不良者应忌用铋剂。

（2）弱碱性抗酸剂：常用铝碳酸镁、磷酸铝、硫糖铝、氢氧化铝凝胶等。这些药物可中和胃酸，起效较快，可短暂缓解疼痛，但很难治愈溃疡，已不作为治疗 PU 的主要或单独药物。这类药物能促进前列腺素合成，增加黏膜血流量、刺激胃黏膜分泌 HCO_3^- 和黏液，碱性抗酸剂目前更多被视为黏膜保护剂。

4. PU 的治疗方案及疗程

为了达到溃疡愈合，抑酸药物的疗程通常为 4~6 周，一般推荐 DU 的 PPI 疗程为 4 周，GU 疗程为 6~8 周。根除 Hp 所需的 1~2 周疗程可重叠在 4~8 周的抑酸药物疗程内，也可在抑酸疗程结束后进行。

5. 维持治疗

GU 愈合后，大多数病人可以停药。但对溃疡多次复发，在去除常见诱因的同时，要进一步查找是否存在其他病因，并给予维持治疗，即较长时间服用维持剂量的 H_2 受体拮抗剂或 PPI（见表 36-1、表 36-2）；疗程因人而异，短者 3~6 个月，长者 1~2 年，或视具体病情延长用药时间。

（二）病人教育

适当休息，减轻精神压力；改善进食规律、戒烟、戒酒及少饮浓茶、浓咖啡等。停服不必要的 NSAIDs、其他对胃有刺激或引起恶心、不适的药物，如确有必要服用 NSAIDs 和其他药物，建议和食物一起或餐后服用，或遵医嘱加用保护胃黏膜的药物。

（三）内镜治疗及外科手术

1. 内镜治疗

根据溃疡出血病灶的内镜下特点选择治疗策略（表 14-3）。PU 出血的内镜下治疗，包括溃疡表面喷洒蛋白胶、出血部位注射 1∶10000 肾上腺素、出血点钳夹和热凝固术等，有时采取 2 种以上内镜治疗方法联合应用。结合 PPI 持续静脉滴注对 PU 活动性出血止血成功率达 95% 以上。

表 14-3　PU 出血的内镜特点与治疗策略

内镜特点	再出血率（%）	治疗策略
活动性动脉出血	90	PPI+胃镜下治疗，必要时血管介入治疗或手术
裸露血管	50	PPI+胃镜下治疗
血凝块	25~30	PPI，必要时胃镜下治疗
溃疡不伴血迹	<5	PPI

PU 合并幽门变形或狭窄引起梗阻，可首先选择内镜下治疗，常用方法是内镜下可变气

囊扩张术，有的需要反复多次扩张，解除梗阻。

2. 外科治疗

PPI 的广泛应用及内镜治疗技术的不断发展，大多数 PU 及其并发症的治疗已不需要外科手术治疗。但在下列情况时，要考虑手术治疗：①并发消化道大出血经药物、胃镜及血管介入治疗无效时；②急性穿孔、慢性穿透溃疡；③瘢痕性幽门梗阻，内镜治疗无效；④GU 疑有癌变。外科手术不只是单纯切除溃疡病灶，而是通过手术永久地减少胃酸和胃蛋白酶分泌的能力。胃大部切除术和迷走神经切断术曾经是治疗 PU 最常用的两种手术方式，但目前已很少应用。

手术治疗并发症可有：术后胃出血、十二指肠残端破裂、胃肠吻合口破裂或瘘、术后梗阻、倾倒综合征、胆汁反流性胃炎、吻合口溃疡、缺铁性贫血等。

十、预后

有效的药物治疗可使消化性溃疡愈合率达到 95% 以上，青壮年病人 PU 死亡率接近于零，老年病人主要死于严重的并发症，尤其是大出血和急性穿孔，病死率<1%。

第十五章　胃　癌

胃癌是指源于胃黏膜上皮细胞的恶性肿瘤，绝大多数是腺癌。胃癌占胃部恶性肿瘤的95%以上。2014年世界卫生组织（WHO）癌症报告显示60%的胃癌病例分布在发展中国家；就地理位置而言，日本、中国等东亚国家为高发区。近年来我国胃癌发病率有所下降，但死亡率下降并不明显，男性和女性胃癌发病率仍居全部恶性肿瘤的第2位和第5位；病死率分别居第3位和第2位；55~70岁为高发年龄段。

一、病因和发病机制

胃癌的高风险因素包括幽门螺杆菌（Hp）感染、慢性萎缩性胃炎、肠上皮化生、异型增生、腺瘤、残胃、吸烟、遗传［一级亲属中患胃癌、家族性腺瘤性息肉病（FAP）、林奇综合征、P-J综合征、Juvenile息肉病等］。高盐饮食、吸食鼻烟、肥胖（贲门腺癌）、胃溃疡、恶性贫血甚至酗酒、Ménétrier病也可能与胃癌发生相关。而增生性息肉或胃底腺息肉等尚不确定是否与胃癌发生相关。

在Hp感染、不良环境与不健康饮食等多种因素作用下，可由慢性炎症—萎缩性胃炎—萎缩性胃炎伴肠上皮化生—异型增生而逐渐向胃癌演变。在此过程中，胃黏膜细胞增殖和凋亡之间的正常动态平衡被打破。与胃癌发生相关的分子事件包括微卫星不稳定、抑癌基因缺失失活或因高甲基化而失活、某些癌基因扩增等。

（一）感染因素

Hp感染与胃癌有共同的流行病学特点，胃癌高发区人群Hp感染率高；Hp抗体阳性人群发生胃癌的危险性高于阴性人群。1994年WHO的国际癌肿研究机构将Hp感染定为人类I类（即肯定的）致癌原。此外，EB病毒和其他感染因素也可能参与胃癌的发生。

（二）环境和饮食因素

第一代到美国的日本移民胃癌发病率下降约25%，第二代下降约50%，至第三代发生胃癌的危险性与当地美国居民相当。故环境因素在胃癌发生中起重要作用。此外，火山岩地带、高泥炭土壤、水土含硝酸盐过多、微量元素比例失调或化学污染等可直接或间接经饮食途径参与胃癌的发生。

流行病学研究提示，多吃新鲜水果和蔬菜可降低胃癌的发生。经常食用霉变食品、咸菜、腌制烟熏食品，以及过多摄入食盐，可增加危险性。长期食用含硝酸盐较高的食物后，硝酸盐在胃内被细菌还原成亚硝酸盐，再与胺结合生成致癌物亚硝胺。此外，慢性胃炎及胃部分切除者胃酸分泌减少有利于胃内细菌繁殖。老年人因泌酸腺体萎缩，常有胃酸分泌不足，有利于细菌生长。胃内增加的细菌可促进亚硝酸盐类致癌物质产生，长期作用于胃黏膜将导致癌变。

（三）遗传因素

10%的胃癌病人有家族史，具有胃癌家族史者，其发病率高于人群 2~3 倍。少数胃癌属"遗传性胃癌综合征"或"遗传性弥漫性胃癌"。浸润型胃癌的家族发病倾向更显著，提示该型胃癌与遗传因素关系更密切。

（四）癌前变化

或称胃癌前情况，分为癌前疾病（即癌前状态）和癌前病变。前者是指与胃癌相关的胃良性疾病，有发生胃癌的危险性；后者是指较易转变为癌的病理学变化，主要指异型增生。

1. 肠上皮化生、萎缩性胃炎及异型增生

见第十三章第二节慢性胃炎。

2. 胃息肉

占人群的 0.8%~2.4%。50%为胃底腺息肉、40%为增生性息肉，而腺瘤仅占 10%。大于 1cm 的胃底腺息肉癌变率小于 1%，罕见癌变的增生性息肉多发生于肠上皮化生和异型增生区域，可形成经典的高分化肠型胃癌。腺瘤则具有较高的癌变率，4 年中可有 11%病人经过异型增生发展为胃癌。

3. 残胃炎

癌变常发生于良性病变术后 20 年；与 Billroth-Ⅰ式相比，Billroth-Ⅱ式胃切除术后癌变率高 4 倍。

4. 胃溃疡

可因溃疡边缘的炎症、糜烂、再生及异型增生所致。

5. Ménétrier 病

病例报道显示该病 15%与胃癌发生相关。

二、病理

胃癌的好发部位依次为胃窦、贲门、胃体。早期胃癌是指病灶局限且深度不超过黏膜下层的胃癌，不论有无局部淋巴结转移；病理呈高级别上皮内瘤变或腺癌。进展期胃癌深度超过黏膜下层，已侵入肌层者称中期；侵及浆膜或浆膜外者称晚期胃癌。

（一）胃癌的组织病理学

WHO 近年将胃癌分为：腺癌（乳头状腺癌、管状腺癌、黏液腺癌、混合型腺癌、肝样腺癌）、腺鳞癌、髓样癌、印戒细胞癌、鳞状细胞癌和未分化癌等。根据癌细胞分化程度可分为高、中、低分化三大类。

（二）侵袭与转移

胃癌有 4 种扩散方式：①直接蔓延：侵袭至相邻器官，胃底贲门癌常侵犯食管、肝及大网膜，胃体癌则多侵犯大网膜、肝及胰腺。②淋巴结转移：一般先转移到局部淋巴结，再到远处淋巴结；转移到左锁骨上淋巴结时，称为 Virchow 淋巴结。③血行播散：晚期病人可占60%以上。最常转移到肝脏，其次是肺、腹膜、肾上腺，也可转移到肾、脑、骨髓等。④种植转移：癌细胞侵及浆膜层脱落入腹腔，种植于肠壁和盆腔，如种植于卵巢，称为 Krukenberg 瘤；也可在直肠周围形成结节状肿块。

三、临床表现

（一）症状

80%的早期胃癌无症状，部分病人可有消化不良症状。进展期胃癌最常见的症状是体重减轻（约60%）和上腹痛（50%），另有贫血、食欲缺乏、厌食、乏力。

胃癌发生并发症或转移时可出现一些特殊症状，贲门癌累及食管下段时可出现吞咽困难。并发幽门梗阻时可有恶心呕吐，溃疡型胃癌出血时可引起呕血或黑便，继之出现贫血。胃癌转移至肝脏可引起右上腹痛、黄疸和（或）发热；腹膜播散者常见腹腔积液；极少数转移至肺可引起咳嗽、呃逆、咯血，累及胸膜可产生胸腔积液而发生呼吸困难；侵及胰腺时，可出现背部放射性疼痛。

（二）体征

早期胃癌无明显体征，进展期在上腹部可扪及肿块，有压痛。肿块多位于上腹偏右相当于胃窦处。如肿瘤转移至肝脏可致肝大及黄疸，甚至出现腹腔积液。腹膜有转移时也可发生腹腔积液，移动性浊音阳性。侵犯门静脉或脾静脉时有脾脏增大。有远处淋巴结转移时或可扪及 Virchow 淋巴结，质硬不活动。肛门指检可在直肠膀胱陷凹扪及肿块。

四、诊断

（一）胃镜

胃镜检查结合黏膜活检是目前最可靠的诊断手段。

1. 早期胃癌

可表现为小的息肉样隆起或凹陷；也可呈平坦样，但黏膜粗糙、触之易出血，斑片状充血及糜烂。胃镜下疑诊者，可用亚甲蓝染色，癌性病变处着色，有助于指导活检部位。放大胃镜、窄带光成像和激光共聚焦胃镜能更仔细地观察细微病变，提高早期胃癌的诊断率。由于早期胃癌在胃镜下缺乏特征性，病灶小，易被忽略，需要内镜医生细致地观察，对可疑病变多点活检。

2. 进展期胃癌

胃镜下多可做出拟诊，肿瘤表面常凹凸不平，糜烂，有污秽苔，活检时易出血。也可呈深大溃疡，底部覆有污秽灰白苔，溃疡边缘呈结节状隆起，无聚合皱襞，病变处无蠕动。当癌组织发生于黏膜之下，可在胃壁内向四周弥漫浸润扩散，同时伴有纤维组织增生，当病变累及胃窦，可造成胃流出道狭窄；当其累及全胃，可使整个胃壁增厚、变硬，称为皮革胃。但这种黏膜下弥漫浸润型胃癌相对较少，胃镜下可无明显黏膜病变，甚至普通活检也常呈阴性。对于溃疡性病变，可在其边缘和基底部多点活检，甚至可行大块黏膜切除，提高诊断的阳性率。

胃癌病灶处的超声内镜（EUS）检查可较准确地判断肿瘤侵犯深度，有助于区分早期和进展期胃癌，并了解有无局部淋巴结转移，可作为 CT 检查的重要补充。

（二）实验室检查

缺铁性贫血较常见，若伴有粪便隐血阳性，提示肿瘤有长期小量出血。血胃蛋白酶原（PG）Ⅰ/Ⅱ 显著降低，可能有助于胃癌风险的分层管理；血清肿瘤标志物如 CEA 和 CA19-9 及 CA724 等，可能有助于胃癌早期预警和术后再发的预警，但特异性和灵敏度并不理想。

（三）X 线（包括 CT）检查

当病人有胃镜检查禁忌证时，X 线钡剂检查可能发现胃内的溃疡及隆起型病灶，分别呈龛影或充盈缺损，但难以鉴别其良恶性；如有黏膜皱襞破坏、消失或中断，邻近胃黏膜僵直，蠕动消失，则胃癌可能性大。CT 技术的进步提高了胃癌临床分期的精确度，其与 PET-CT 检查均有助于肿瘤转移的判断。

五、治疗

早期胃癌无淋巴转移时，可采取内镜治疗；进展期胃癌在无全身转移时，可行手术治疗；肿瘤切除后，应尽可能清除残胃的 Hp 感染。

（一）内镜治疗

早期胃癌可行内镜下黏膜切除术（EMR）或内镜黏膜下剥离术（ESD）。一般认为 EMR 适应证为：①超声内镜证实的无淋巴结转移的黏膜内胃癌；②不伴有溃疡且<2cm 的Ⅱa 病灶、<1cm 的Ⅱb 或Ⅱc 病灶等。而 ESD 适应证则包括：①无溃疡的任何大小的黏膜内肠型

胃癌；②<3cm 的伴有溃疡的黏膜内肠型胃癌；③直径<3cm 的黏膜下层肠型胃癌，而浸润深度<500μm。切除的癌变组织应进行病理检查，如切缘发现癌变或表浅型癌肿侵袭到黏膜下层，需追加手术治疗。

（二）手术治疗

早期胃癌，可行胃部分切除术。进展期胃癌如无远处转移，尽可能根治性切除；伴有远处转移者或伴有梗阻者，则可行姑息性手术，保持消化道通畅。外科手术切除加区域淋巴结清扫是目前治疗进展期胃癌的主要手段。胃切除范围可分为近端胃切除、远端胃切除及全胃切除，切除后重建以维持消化道连续性。对那些无法通过手术治愈的病人，特别是有梗阻的病人，部分切除肿瘤后，约50%病人的症状可获得缓解。

（三）化学治疗

早期胃癌且不伴有任何转移灶者，术后一般不需要化疗。术前化疗即新辅助化疗可使肿瘤缩小，增加手术根治及治愈机会；术后辅助化疗方式主要包括静脉化疗、腹腔内化疗、持续性腹腔温热灌注和淋巴靶向化疗等。单一药物化疗只适于早期需要化疗的病人或不能承受联合化疗者。常用药物有氟尿嘧啶（5-FU）、替加氟（FT-207）、丝裂霉素（MMC）、多柔比星（ADM）、顺铂（DDP）或卡铂、亚硝脲类（CCNU，MeCCNU）、依托泊苷（VP-16）等。联合化疗多采用2~3种联合，以免增加药物毒副作用。化疗失败与癌细胞对化疗药物产生耐药性或多药耐药性有关。

六、预后

胃癌的预后直接与诊断时的分期有关。迄今为止，由于大部分胃癌在确诊时已处于中晚期，5 年生存率为7%~34%。

七、预防

（1）具有胃癌高风险因素病人，根除 Hp 有助于预防胃癌发生。

（2）应用内镜、PG Ⅰ／Ⅱ等随访高危人群。

（3）阿司匹林、COX-2 抑制剂、他汀类药物、抗氧化剂（包括多种维生素和微量元素硒）和绿茶可能具有一定预防作用。

（4）建立良好的生活习惯，积极治疗癌前疾病。

第十六章　肠结核和结核性腹膜炎

第一节　肠结核

肠结核是结核分枝杆菌引起的肠道慢性特异性感染，常继发于肺结核。近年因人类免疫缺陷病毒感染率增高、免疫抑制剂的广泛使用等原因，部分人群免疫力低下，导致本病的发病有所增加。

一、病因和发病机制

90%以上的肠结核主要由人型结核分枝杆菌引起，多因患开放性肺结核或喉结核而吞下含菌痰液，或常与开放性肺结核病人共餐而忽视餐具消毒等而被感染。该菌为抗酸菌，很少受胃酸影响，可顺利进入肠道，多在回盲部引起病变。这是因为：①含结核分枝杆菌的肠内容物在回盲部停留较久，增加了局部黏膜的感染机会；②该菌易侵犯淋巴组织，而回盲部富有淋巴组织。

少数因饮用未经消毒的带菌牛奶或乳制品而发生牛型结核分枝杆菌肠结核。此外，本病也可由血行播散引起，见于粟粒型肺结核；或由腹（盆）腔内结核病灶直接蔓延引起。

二、病理

肠结核主要位于回盲部，也可累及结直肠。人体对不同数量和毒力结核菌的免疫力和过敏反应程度可导致不同的病理特点。

（一）溃疡型肠结核

肠壁的集合淋巴组织和孤立淋巴滤泡首先受累，充血、水肿，进一步发展为干酪样坏死，并形成边缘不规则、深浅不一的溃疡。病灶可累及周围腹膜或邻近肠系膜淋巴结，引起局限性结核性腹膜炎或淋巴结结核。因病变肠段常与周围组织发生粘连，故多不发生急性穿孔，因慢性穿孔而形成腹腔脓肿或肠瘘亦远较克罗恩病少见。在病变修复过程中，纤维组织增生和瘢痕形成可导致肠管狭窄。因溃疡基底多有闭塞性动脉内膜炎，故较少发生大出血。

（二）增生型肠结核

病变多局限在回盲部，黏膜下层及浆膜层可有大量结核肉芽肿和纤维组织增生，使局部肠壁增厚、僵硬；亦可见瘤样肿块突入肠腔。上述病变均可使肠腔狭窄，引起梗阻。

（三）混合型肠结核

兼有上述两种病变。

三、临床表现

本病一般见于中青年，女性稍多于男性，约为 1.85∶1。

（一）腹痛

多位于右下腹或脐周，间歇发作，餐后加重，常伴腹鸣，排便或肛门排气后缓解。其发生可能与进餐引起胃肠反射或肠内容物通过炎性狭窄肠段，引起局部肠痉挛或加重肠梗阻有关。腹部可有压痛，多位于右下腹。

（二）大便习惯改变

溃疡型肠结核常伴腹泻，大便呈糊样，多无脓血，不伴里急后重。有时腹泻与便秘交替。增生型肠结核以便秘为主。

（三）腹部肿块

多位于右下腹，质中、较固定、轻至中度压痛。多见于增生型肠结核；而溃疡型者亦可因病变肠段可和周围肠段、肠系膜淋巴结粘连形成腹块。

（四）全身症状和肠外结核表现

结核毒血症状多见于溃疡型肠结核，为长期不规则低热、盗汗、消瘦、贫血和乏力，如同时有活动性肠外结核也可呈弛张热或稽留热。增生型者全身情况一般较好，无明显结核毒血症状。

并发症以肠梗阻及合并结核性腹膜炎多见，瘘管、腹腔脓肿、肠出血少见。

四、实验室和其他检查

（一）实验室检查

血沉多明显增快，可作为估计结核病活动程度的指标之一。大便中可见少量脓细胞与红细胞。结核菌素试验呈强阳性，或 γ-干扰素释放试验阳性均有助于本病的诊断。

（二）CT 肠道显像（CTE）

肠结核病变部位通常在回盲部附近，很少累及空肠，节段性改变不如克罗恩病明显，可见腹腔淋巴结中央坏死或钙化等改变。

（三）X 线钡剂灌肠

溃疡型肠结核，钡剂于病变肠段呈现激惹征象，排空很快，充盈不佳，而在病变的上、下肠段则钡剂充盈良好，称为 X 线钡剂激惹征。增生型者肠黏膜呈结节状改变，肠腔变窄、肠段缩短变形、回肠盲肠正常角度消失。

（四）结肠镜

内镜下见回盲部等处黏膜充血、水肿，溃疡形成，大小及形态各异的炎症息肉，肠腔变窄等。病灶处活检，发现肉芽肿、干酪坏死或抗酸杆菌时，可以确诊。

五、诊断与鉴别诊断

以下情况应考虑本病：

（1）中青年病人有肠外结核，主要是肺结核；

（2）有腹痛、腹泻、便秘等消化道症状；右下腹压痛、腹块或原因不明的肠梗阻，伴有发热、盗汗等结核毒血症状；

（3）X线钡剂检查发现跳跃征、溃疡、肠管变形和肠腔狭窄等征象；

（4）结肠镜检查发现主要位于回盲部的炎症、溃疡、炎性息肉或肠腔狭窄；

（5）结核菌素试验强阳性 γ-干扰素释放试验阳性。如肠黏膜病理活检发现干酪性肉芽肿，具确诊意义；活检组织中找到抗酸杆菌有助于诊断。对高度怀疑肠结核的病例，如抗结核治疗数周内（2~6周）症状明显改善，2~3个月后结肠镜检查病变明显改善或好转，可做出肠结核的临床诊断。

鉴别诊断需考虑下列有关疾病：

（1）克罗恩病

鉴别要点列于表16-1，鉴别困难者，可先行诊断性抗结核治疗。偶有病人两种疾病可以共存。有手术指征者可行手术探查和病理组织学检查。

表 16-1　肠结核与克罗恩病的鉴别

	肠结核	克罗恩病
肠外结核	多见	一般无
病程	复发不多	病程长，缓解与复发交替
瘘管、腹腔脓肿、肛周病变	少见	可见
病变节段性分布	常无	多节段
溃疡形状	环行、不规则	纵行、裂沟状
结核菌素试验	强阳性	阴性或阳性
抗结核治疗	症状改善，肠道病变好转	无明显改善，肠道病变无好转
抗酸杆菌染色	可阳性	阴性
干酪性肉芽肿	可有	无

（2）右侧结肠癌

本病比肠结核发病年龄大，一般无结核毒血症表现。结肠镜检查及活检较易确诊。

（3）阿米巴病或血吸虫病性肉芽肿

既往有相应感染史，脓血便常见，粪便常规或孵化检查可发现有关病原体。结肠镜检查多有助于鉴别诊断，相应特效治疗有效。

（4）其他

应注意与肠恶性淋巴瘤、伤寒、肠放线菌病等鉴别。

六、治疗

治疗目的是消除症状、改善全身情况、促使病灶愈合及防治并发症。强调早期治疗，因为肠结核早期病变是可逆的。

（一）抗结核化学药物治疗

是本病治疗的关键。

（二）对症治疗

腹痛可用抗胆碱能药物；摄入不足或腹泻严重者应注意纠正水、电解质与酸碱平衡紊乱；对不完全性肠梗阻病人，需进行胃肠减压。

（三）手术治疗

适应证：

（1）完全性肠梗阻或不完全性肠梗阻内科治疗无效者；

（2）急性肠穿孔，或慢性肠穿孔瘘管形成经内科治疗而未能闭合者；

（3）肠道大量出血经积极抢救不能有效止血者；

（4）诊断困难需开腹探查者。

（四）病人教育

应多休息，避免合并其他感染。加强营养，给予易消化、营养丰富的食物；肠道不全梗阻时，应进食流质或半流质食物；肠梗阻明显时应暂禁食，及时就医。按时服药，坚持全疗程治疗；定期随访，评价疗效，监测药物不良反应。

七、预后

本病的预后取决于早期诊断与及时治疗。当病变尚在渗出性阶段，经治疗后可痊愈，预后良好。

第二节　　结核性腹膜炎

结核性腹膜炎是由结核分枝杆菌引起的慢性弥漫性腹膜感染。本病可见于任何年龄，以中青年多见，男女之比约为 1 : 2。

一、病因和发病机制

本病多继发于肺结核或体内其他部位结核病，主要感染途径以腹腔内的结核病灶直接蔓延为主，少数可由淋巴血行播散引起粟粒型结核性腹膜炎。

二、病理

病理特点可分为渗出、粘连、干酪三种类型，以前两型为多见，且可混合存在。

（一）渗出型

腹膜充血、水肿，表面覆有纤维蛋白渗出物，可伴黄（灰）白色细小及融合之结节。腹腔积液量中等以下，草黄色或淡血性，偶为乳糜性。

（二）粘连型

大量纤维组织增生和蛋白沉积使腹膜、肠系膜明显增厚。肠袢相互粘连可发生肠梗阻。

（三）干酪型

多由渗出型或粘连型演变而来，可兼具上述两型病理特点，并发症常见。以干酪坏死病变为主，坏死的肠系膜淋巴结参与其中，形成结核性脓肿。病灶可向肠管、腹腔或阴道穿破而形成窦道或瘘管。

三、临床表现

因原发病灶与感染途径不同、机体反应性及病理类型的不同而异。多起病缓慢，早期症状轻，以致不易被发现；少数起病急骤，以急性腹痛或骤起高热为主。

（一）全身症状

结核毒血症常见，主要是低热与中等热，呈弛张热或稽留热，可有盗汗。高热伴有明显毒血症者，主要见于渗出型、干酪型，或见于伴有粟粒型肺结核、干酪样肺炎等严重结核病的病人。后期有营养不良，出现消瘦、水肿、贫血、舌炎、口角炎、维生素 A 缺乏症等。

（二）腹痛

位于脐周、下腹或全腹，持续或阵发性隐痛。偶可表现为急腹症，系因肠系膜淋巴结结核或腹腔内其他结核的干酪性坏死病灶溃破引起，也可由肠结核急性穿孔引起。

（三）腹部触诊

常有揉面感，系腹膜受刺激或因慢性炎症而增厚、腹壁肌张力增高、腹壁与腹内脏器粘连引起的触诊感觉，并非特征性体征。腹部压痛多较轻，如压痛明显且有反跳痛时，提示干酪型结核性腹膜炎。

（四）腹胀、腹腔积液

常有腹胀，伴有腹部膨隆，系结核毒血症或腹膜炎伴有肠功能紊乱所致，不一定有腹腔积液。如有腹腔积液，少量至中量多见。

（五）腹部肿块

多见于粘连型或干酪型，以脐周为主。肿块多由增厚的大网膜、肿大的肠系膜淋巴结、粘连成团的肠曲或干酪样坏死脓性物积聚而成，其大小不一，边缘不整，表面不平，可呈结节感，活动度小，可伴压痛。

（六）其他

腹泻常见，一般3~4次/日，大便多呈糊样。多由腹膜炎所致的肠功能紊乱引起，偶可由溃疡型肠结核或干酪样坏死病变引起的肠管内瘘等引起。有时腹泻与便秘交替出现。可并发肠梗阻、肠瘘及腹腔脓肿等。

四、实验室和其他检查

（一）血液检查

可有轻度至中度贫血。有腹腔结核病灶急性扩散或干酪型病人，白细胞计数可增高。病变活动时血沉增快。

（二）结核菌素试验 γ-干扰素释放试验

结核菌素试验强阳性及7-干扰素释放试验阳性有助于本病诊断。

（三）腹腔积液检查

腹腔积液多为草黄色渗出液，静置后可自然凝固，少数为浑浊或淡血性，偶见乳糜性，比重一般超过1.018，蛋白质定性试验阳性，定量在30g/L以上，白细胞计数超过$500×10^6$/L，以淋巴细胞或单核细胞为主。但有时因低清蛋白血症，腹腔积液蛋白含量减少，检测血清腹腔积液清蛋白梯度有助于诊断。结核性腹膜炎的腹腔积液腺苷脱氨酶（ADA）活性常增高，但需排除恶性肿瘤，如测定ADA同工酶ADA2升高则对本病诊断有一定特异性。腹腔积液普通细菌培养结果应为阴性，结核分枝杆菌培养的阳性率很低，取大量腹腔积液浓缩后行结核分枝杆菌培养或动物接种可明显提高阳性率。

（四）腹部影像学检查

超声、CT、磁共振可见增厚的腹膜、腹腔积液、腹腔内包块及瘘管。腹部 X 线平片可见肠系膜淋巴结钙化影。X 线钡剂造影发现肠粘连、肠结核、肠瘘、肠腔外肿块等征象。

（五）腹腔镜检查

适用于腹腔积液较多、诊断有困难者。镜下可见腹膜、网膜、内脏表面有散在或集聚的灰白色结节，浆膜失去正常光泽，腹腔内条索状或幕状粘连；组织病理检查有确诊价值。腹腔镜检查禁用于有广泛腹膜粘连者。

五、诊断与鉴别诊断

（一）诊断

有以下情况应考虑本病：①中青年病人，有结核史，伴有其他器官结核病证据；②长期发热原因不明，伴有腹痛、腹胀、腹腔积液、腹壁柔韧感或腹部包块；③腹腔积液为渗出液，以淋巴细胞为主，普通细菌培养阴性，ADA（尤其是 ADA2）明显增高；④X 线胃肠钡剂检查发现肠粘连等征象及腹部平片有肠梗阻或散在钙化点；⑤结核菌素试验或 γ-干扰素释放试验呈强阳性。

典型病例可做出临床诊断，予抗结核治疗有效，可确诊。不典型病例，在排除禁忌证后，可行腹腔镜检查并取活检。

（二）鉴别诊断

1. 以腹腔积液为主要表现者

（1）腹腔恶性肿瘤：包括腹膜转移癌、恶性淋巴瘤、腹膜间皮瘤等。如腹腔积液找到癌细胞，腹膜转移癌可确诊。原发性肝癌或肝转移癌、恶性淋巴瘤在未有腹膜转移时，腹腔积液细胞学检查为阴性，此时主要依靠腹部超声、CT 等检查寻找原发灶。

（2）肝硬化腹腔积液：多为漏出液，且伴失代偿期肝硬化典型表现。合并感染（原发性细菌性腹膜炎）时腹腔积液可为渗出液性质，但腹腔积液细胞以多形核为主，腹腔积液普通细菌培养阳性。如腹腔积液白细胞计数升高但以淋巴细胞为主，普通细菌培养阴性，而有结核病史、接触史或伴有其他器官结核病灶，应注意肝硬化合并结核性腹膜炎的可能。

（3）其他疾病引起的腹腔积液：如慢性胰源性腹腔积液、结缔组织病、Meigs 综合征、Budd-Chiari 综合征、缩窄性心包炎等。

2. 以腹块为主要表现者

可由腹块的部位、性状与腹部肿瘤（肝癌、结肠癌、卵巢癌等）及克罗恩病等鉴别。必要时可开腹探查。

3. 以发热为主要表现者

需与引起长期发热的其他疾病鉴别。

4. 以急性腹痛为主要表现者

结核性腹膜炎可因干酪样坏死灶溃破而引起急性腹膜炎，或因肠梗阻而发生急性腹痛，需与其他可引起急腹症的病因鉴别。

六、治疗

及早给予合理、足够疗程的抗结核化学药物治疗，以达到早日康复、避免复发和防止并发症。

（1）抗结核化学药物治疗。

对粘连或干酪型病例，由于大量纤维增生，药物不易进入病灶，应联合用药，适当延长疗程。

（2）如有大量腹腔积液，可适当放腹腔积液以减轻症状。

（3）手术治疗。

适应证包括：①并发完全性或不全性肠梗阻，内科治疗无好转者；②急性肠穿孔，或腹腔脓肿经抗生素治疗未见好转者；③肠瘘经抗结核化疗与加强营养而未能闭合者；④本病诊断有困难，不能排除恶性肿瘤时可开腹探查。

七、预防

对肺、肠、肠系膜淋巴结、输卵管等结核病的早期诊断与积极治疗，有助于预防本病。

第十七章　炎症性肠病

炎症性肠病（IBD）是一组病因尚未阐明的慢性非特异性肠道炎症性疾病。包括溃疡性结肠炎（UC）和克罗恩病（CD）。

一、病因和发病机制

病因未明，与环境、遗传及肠道微生态等多因素相互作用导致肠道异常免疫失衡有关。

（一）环境因素

近几十年来，全球 IBD 的发病率持续增高，这一现象首先出现在经济社会高度发达的北美及欧洲。以往该病在我国少见，近多年明显增多，已成为消化系统常见病。这一疾病谱的变化，提示环境因素发挥了重要作用。至于哪些环境因素发挥了关键作用，目前尚未明了。

（二）遗传因素

IBD 发病具有遗传倾向。IBD 病人一级亲属发病率显著高于普通人群，CD 发病率单卵双胎显著高于双卵双胎。虽然在白种人中发现某些基因突变与 IBD 发病相关，目前尚未发现与我国 IBD 发病相关的基因，反映了不同种族、人群遗传背景的不同。

（三）肠道微生态

IBD 病人的肠道微生态与正常人不同，用转基因或敲除基因方法造成免疫缺陷的 IBD 动物模型必须在肠道微生物存在的前提下才发生炎症反应，抗生素治疗对某些 IBD 病人有效等，说明肠道微生物在 IBD 的发生发展中起重要作用。

（四）免疫失衡

各种因素引起 Th1、Th2 及 Th17 炎症通路激活，炎症因子（如 IL-1、IL-6、IL-8、TNF-α、IL-2、IL-4、IFN-γ 等）分泌增多，炎症因子/抗炎因子失衡，导致肠道黏膜持续炎症，屏障功能伤。

IBD 的发病机制可概括为：环境因素作用于遗传易感者，在肠道微生物参与下引起肠道免疫失衡，损伤肠黏膜屏障，导致肠黏膜持续炎症损伤。

第一节 溃疡性结肠炎

本病可发生在任何年龄，多见于 20~40 岁，亦可见于儿童或老年人。男女发病率无明显差别。近年来我国 UC 患病率明显增加，以轻中度病人占多数，但重症也不少见。

一、病理

病变主要限于大肠黏膜与黏膜下层，呈连续性弥漫性分布。病变多自直肠开始，逆行向近段发展，可累及全结肠甚至末段回肠。活动期时结肠黏膜固有层内弥漫性中性粒细胞、淋巴细胞、浆细胞、嗜酸性粒细胞浸润，可见黏膜糜烂、溃疡及隐窝炎、隐窝脓肿。慢性期时隐窝结构紊乱，腺体萎缩变形、排列紊乱及数目减少，杯状细胞减少，出现潘氏细胞化生及炎性息肉。

由于结肠病变一般限于黏膜与黏膜下层，很少深入肌层，并发结肠穿孔、瘘管或腹腔脓肿少见。少数重症病人病变累及结肠壁全层，可发生中毒性巨结肠。表现为肠壁重度充血、肠腔膨大、肠壁变薄，溃疡累及肌层至浆膜层，可致急性穿孔。病程超过 20 年的病人发生结肠癌的风险较正常人增高 10~15 倍。

二、临床表现

反复发作的腹泻、黏液脓血便及腹痛是 UC 的主要症状。起病多为亚急性，少数急性起病。病程呈慢性经过，发作与缓解交替，少数症状持续并逐渐加重。病情轻重与病变范围、临床分型及病期等有关。

（一）消化系统表现

1. 腹泻和黏液脓血便

是本病活动期最重要的临床表现。大便次数及便血的程度与病情轻重有关，轻者排便 2~3 次/日，便血轻或无；重者>10 次/日，脓血显见，甚至大量便血。

2. 腹痛

多有轻至中度腹痛，为左下腹或下腹隐痛，亦可累及全腹。常有里急后重，便后腹痛缓解。轻者可无腹痛或仅有腹部不适。重者如并发中毒性巨结肠或炎症波及腹膜，可有持续剧烈腹痛。

3. 其他症状

可有腹胀、食欲不振、恶心、呕吐等。

4. 体征

轻、中度病人仅有左下腹轻压痛，有时可触及痉挛的降结肠或乙状结肠。重型病人可有明显压痛。若出现腹肌紧张、反跳痛、肠鸣音减弱等体征，应注意中毒性巨结肠、肠穿孔等并发症。

（二）全身反应

1. 发热

一般出现在中、重度病人的活动期，呈低至中度，高热多提示病情进展、严重感染或并发症存在。

2. 营养不良

衰弱、消瘦、贫血、低蛋白血症、水与电解质平衡紊乱等多出现在重症或病情持续活动者。

（三）肠外表现

包括外周关节炎、结节性红斑、坏疽性脓皮病、巩膜外层炎、前葡萄膜炎、口腔复发性溃疡等。骶髂关节炎、强直性脊柱炎、原发性硬化性胆管炎及少见的淀粉样变性等，可与UC 共存，但与 UC 本身的病情变化无关。

（四）临床分型

按其病程、程度、范围及病期进行综合分型：

1. 临床类型

（1）初发型，指无既往史的首次发作；

（2）慢性复发型，临床上最多见，指缓解后再次出现症状，常表现为发作期与缓解期交替。

2. 疾病分期

分为活动期与缓解期。活动期按严重程度分为轻、中、重度。轻度指排便<4 次/日，便血轻或无，脉搏正常，无发热及贫血，血沉<20mm/h。重度指腹泻≥6 次/日，明显血便，体温>37.8℃、脉搏>90 次/分，血红蛋白<75% 正常值，血沉>30mm/h。介于轻度与重度之间为中度。

3. 病变范围

分为直肠炎、左半结肠炎（病变范围在结肠脾曲以远）及广泛结肠炎（病变累及结肠脾曲以近或全结肠）。

三、并发症

（一）中毒性巨结肠

约5%的重症UC病人可出现中毒性巨结肠。此时结肠病变广泛而严重，肠壁张力减退，结肠蠕动消失，肠内容物与气体大量积聚，致急性结肠扩张，一般以横结肠最为严重。常因低钾、钡剂灌肠、使用抗胆碱能药物或阿片类制剂而诱发。临床表现为病情急剧恶化，毒血症明显，有脱水与电解质平衡紊乱，出现肠型、腹部压痛，肠鸣音消失。血白细胞计数显著升高。X线腹部平片可见结肠扩大，结肠袋形消失。易引起急性肠穿孔，预后差。

（二）癌变

多见于广泛性结肠炎、病程漫长者。病程>20年的病人发生结肠癌风险较正常人增高10~15倍。

（三）其他并发症

结肠大出血发生率约3%；肠穿孔多与中毒性巨结肠有关；肠梗阻少见，发生率远低于CD。

四、实验室和其他检查

（一）血液

贫血、白细胞数增加、血沉加快及C反应蛋白增高均提示UC处于活动期。怀疑合并巨细胞病毒（CMV）感染时，可行血清CMVIgM及DNA检测。

（二）粪便

肉眼观常有黏液脓血，显微镜检见红细胞和脓细胞，急性发作期可见巨噬细胞。粪钙卫蛋白增高提示肠黏膜炎症处于活动期。应注意通过粪便病原学检查，排除感染性结肠炎。怀疑合并艰难梭状杆菌感染时可通过培养、毒素检测及核苷酸PCR等方法证实。

（三）结肠镜

是本病诊断与鉴别诊断的最重要手段之一。检查时，应尽可能观察全结肠及末段回肠，确定病变范围，必要时取活检。UC病变呈连续性、弥漫性分布，从直肠开始逆行向近端扩展，内镜下所见黏膜改变有：

（1）黏膜血管纹理模糊、紊乱或消失、充血、水肿、易脆、出血及脓性分泌物附着；

（2）病变明显处见弥漫性糜烂和多发性浅溃疡；

（3）慢性病变常见黏膜粗糙，呈细颗粒状、炎性息肉及桥状黏膜，在反复溃疡愈合、瘢痕形成过程中结肠变形缩短、结肠袋变浅、变钝或消失。

（四）X 线钡剂灌肠

不作为首选检查手段，可作为结肠镜检查有禁忌证或不能完成全结肠检查时的补充。X线主要征象：①黏膜粗乱和（或）颗粒样改变；②多发性浅溃疡，表现为管壁边缘毛糙呈毛刺状或锯齿状以及见小龛影，亦可有炎症性息肉而表现为多个小的圆形或卵圆形充盈缺损；③肠管缩短，结肠袋消失，肠壁变硬，可呈铅管状。重度病人不宜做钡剂灌肠检查，以免加重病情或诱发中毒性巨结肠。

五、诊断与鉴别诊断

具有持续或反复发作腹泻和黏液脓血便、腹痛、里急后重，伴有（或不伴）不同程度全身症状者，在排除慢性细菌性痢疾、阿米巴痢疾、慢性血吸虫病、肠结核等感染性结肠炎及结肠 CD、缺血性肠炎、放射性肠炎等基础上，具有上述结肠镜检查重要改变中至少 1 项及黏膜活检组织学所见可以诊断本病。一个完整的诊断应包括其临床类型、临床严重程度、病变范围、病情分期及并发症。

初发病例及临床表现、结肠镜改变不典型者，暂不做出诊断，须随访 3~6 个月，根据病情变化再做出诊断。

本病组织病理改变无特异性，各种病因均可引起类似的肠道炎症改变，故只有在认真排除各种可能有关的病因后才能做出本病诊断。UC 需与下列疾病鉴别：

（一）感染性肠炎

各种细菌感染如志贺菌、沙门菌等，可引起腹泻、黏液脓血便、里急后重等症状，易与UC 混淆。粪便致病菌培养可分离出致病菌，抗生素可治愈。

（二）阿米巴肠炎

病变主要侵犯右侧结肠，也可累及左侧结肠，结肠溃疡较深，边缘潜行，溃疡间的黏膜多正常。粪便或结肠镜取溃疡渗出物检查可找到溶组织阿米巴滋养体或包囊。血清抗阿米巴抗体阳性。抗阿米巴治疗有效。

（三）血吸虫病

有疫水接触史，常有肝脾大，粪便检查可发现血吸虫卵，孵化毛蚴阳性。结肠镜检查在急性期可见黏膜黄褐色颗粒，活检黏膜压片或组织病理检查发现血吸虫卵。血清血吸虫抗体检测亦有助于鉴别。

（四）CD

与 CD 的鉴别要点列于表 17-1。少数情况下，临床上会遇到两病一时难以鉴别者，此时可诊断为结肠炎分型待定。如手术切除全结肠后组织学检查仍不能鉴别者，则诊断为未定型结肠炎。

表 17-1 UC 与结肠 CD 的鉴别

	UC	结肠 CD
症状	脓血便多见	脓血便较少见
病变分布	连续性	节段性
直肠受累	绝大多数	少见
肠腔狭窄	少见，中心性	多见、偏心性
溃疡及黏膜	溃疡浅，黏膜弥漫性充血水肿、颗粒状，脆性增加	纵行溃疡、黏膜呈卵石样，病变间的黏膜正常
组织病理	固有膜全层弥漫性炎症、隐窝脓肿、隐窝结构明显异常、杯状细胞减少	裂隙状溃疡、非干酪性肉芽肿、黏膜下层淋巴细胞聚集

（五）大肠癌

多见于中年以后，直肠癌病人经直肠指检常可触到肿块，结肠镜及活检可确诊。须注意 UC 也可发生结肠癌变。

（六）肠易激综合征

粪便可有黏液但无脓血，显微镜检查正常，隐血试验阴性，粪钙卫蛋白浓度正常。结肠镜检查无器质性病变证据。

（七）其他

需与其他感染性肠炎（如抗生素相关性肠炎、肠结核、真菌性肠炎等）、缺血性结肠炎、放射性肠炎、过敏性紫癜、胶原性结肠炎、结肠息肉病、结肠憩室炎以及 HIV 感染合并的结肠炎等鉴别。

六、治疗

目标是诱导并维持症状缓解以及黏膜愈合，防治并发症，提高病人生存质量。根据病情严重程度、病变部位选择合适的治疗药物。

（一）控制炎症反应

1. 氨基水杨酸制剂

包括 5-氨基水杨酸（5-ASA）制剂和柳氮磺吡啶（SASP），用于轻、中度 UC 的诱导缓解及维持治疗。诱导治疗期 5-ASA 3~4g/d 口服，症状缓解后相同剂量或减量维持治疗。5-ASA 灌肠剂适用于病变局限在直肠及乙状结肠者，栓剂适用于病变局限在直肠者。SASP 疗效与 5-ASA 相似，但不良反应远较 5-ASA 多见。

2. 糖皮质激素

用于对 5-ASA 疗效不佳的中度及重度病人的首选治疗。口服泼尼松 0.75～1mg/（kg·d），重度病人也可根据具体情况先予静脉滴注，如氢化可的松 200～300mg/d 和甲泼尼龙 40～60mg/d。症状好转后再改为甲泼尼龙口服。糖皮质激素只用于活动期的诱导缓解，症状控制后应予逐渐减量至停药，不宜长期使用。减量期间加用免疫抑制剂或 5-ASA 维持治疗。

激素无效指相当于泼尼松 0.75mg/（kg·d）治疗超过 4 周，疾病仍处于活动期。激素依赖指：①虽能维持缓解，但激素治疗 3 个月后，泼尼松仍不能减量至 10mg/d；②在停用激素 3 个月内复发。

重度 UC 静脉使用糖皮质激素治疗无效时，可应用环孢素 2～4mg/（kg·d）静脉滴注作为补救治疗，大部分病人可取得暂时缓解而避免急症手术。近年来，生物制剂如抗肿瘤坏死因子-α（TNF-α）英夫利昔单抗在重度 UC 的诱导缓解及补救治疗方面取得进展。

3. 免疫抑制剂

用于 5-ASA 维持治疗疗效不佳、症状反复发作及激素依赖者的维持治疗。由于起效慢，不单独作为活动期诱导治疗。常用制剂有硫唑嘌呤及巯嘌呤，常见不良反应是胃肠道症状及骨髓抑制，使用期间应定期监测血白细胞计数。不耐受者可选用甲氨蝶呤。维持治疗的疗程根据具体病情决定，通常不少于 4 年。

（二）对症治疗

及时纠正水、电解质平衡紊乱；严重贫血者可输血，低蛋白血症者应补充清蛋白。病情严重应禁食，并予完全胃肠外营养治疗。

对腹痛、腹泻的对症治疗，慎重使用抗胆碱能药物或止泻药如地芬诺酯（苯乙哌啶）或洛哌丁胺。在重症病人应禁用，因有诱发中毒性巨结肠的危险。

抗生素治疗对一般病例并无指征。对重症有继发感染者，应积极抗菌治疗，静脉给予广谱抗生素。艰难梭状杆菌及巨细胞病毒感染常发生于长期使用激素或免疫抑制剂的病人，导致症状复发或加重，应及时予以监测及治疗。

（三）病人教育

（1）活动期病人应有充分休息，调节好情绪，避免心理压力过大。

（2）急性活动期可给予流质或半流质饮食，病情好转后改为富营养、易消化的少渣饮食，不宜过于辛辣。注重饮食卫生，避免肠道感染性疾病。

（3）按医嘱服药及定期医疗随访，不要擅自停药。反复病情活动者，应有长期服药的心理准备。

（四）手术治疗

紧急手术指征为：并发大出血、肠穿孔及中毒性巨结肠经积极内科治疗无效者。择期手术指征：

（1）并发结肠癌变；

（2）内科治疗效果不理想、药物副反应大不能耐受者、严重影响病人生存质量者。一般采用全结肠切除加回肠肛门小袋吻合术。

七、预后

本病呈慢性过程，大部分病人反复发作，轻度及长期缓解者预后较好。有并发症如感染、中毒性巨结肠、老年病人预后不良，但近年由于治疗水平提高，病死率已明显下降。慢性持续活动或反复发作频繁，预后较差，但如能合理选择手术治疗，亦可望恢复。病程漫长者癌变危险性增加，应注意随访。病程 8~10 年及以上的广泛结肠炎和病程 15 年以上的左半结肠炎病人，应行监测性结肠镜检查，每 2 年 1 次。

第二节　克罗恩病

克罗恩病（CD）是一种慢性炎性肉芽肿性疾病，多见于末段回肠和邻近结肠，但从口腔至肛门各段消化道均可受累，呈节段性分布。以腹痛、腹泻、体重下降为主要临床表现，常有发热、疲乏等全身表现，肛周脓肿或瘘管等局部表现，以及关节、皮肤、眼、口腔黏膜等肠外损害。

青少年多见，发病高峰年龄为 18~35 岁，男女患病率相近。

一、病理

CD 大体形态特点为：①病变呈节段性；②病变黏膜呈纵行溃疡及鹅卵石样外观，早期可呈鹅口疮溃疡；③病变累及肠壁全层，肠壁增厚变硬，肠腔狭窄。溃疡穿孔引起局部脓肿，或穿透至其他肠段、器官、腹壁，形成内瘘或外瘘。肠壁浆膜纤维素渗出、慢性穿孔均可引起肠粘连。

CD 的组织学特点为：①非干酪性肉芽肿，由类上皮细胞和多核巨细胞构成，可发生在肠壁各层和局部淋巴结；②裂隙溃疡，呈缝隙状，可深达黏膜下层、肌层甚至浆膜层；③肠壁各层炎症，伴固有膜底部和黏膜下层淋巴细胞聚集、黏膜下层增宽、淋巴管扩张及神经节炎等。

二、临床表现

起病大多隐匿、缓慢，从发病早期症状至确诊有时需数个月至数年。病程呈慢性、长短不等的活动期与缓解期交替，迁延不愈。少数急性起病，可表现为急腹症，部分病人可误诊为急性阑尾炎。腹痛、腹泻和体重下降是本病的主要临床表现。但本病的临床表现复杂多变，与临床类型、病变部位、病期及并发症有关。

（一）消化系统表现

1. 腹痛

为最常见症状。多位于右下腹或脐周，间歇性发作。体检常有腹部压痛，部位多在右下腹。出现持续性腹痛和明显压痛，提示炎症波及腹膜或腹腔内脓肿形成。

2. 腹泻

粪便多为糊状，可有血便，但次数增多及黏液脓血便通常没有 UC 明显。病变累及下段结肠或肛门直肠者，可有黏液血便及里急后重。

3. 腹部包块

见于 10%~20% 病人，由于肠粘连、肠壁增厚、肠系膜淋巴结肿大、内瘘或局部脓肿形成所致。多位于右下腹与脐周。

4. 瘘管形成

是 CD 较为常见且较为特异的临床表现，因透壁性炎性病变穿透肠壁全层至肠外组织或器官而成。分内瘘和外瘘，前者可通向其他肠段、肠系膜、膀胱、输尿管、阴道、腹膜后等处，后者通向腹壁或肛周皮肤。肠段之间内瘘形成可致腹泻加重及营养不良。肠瘘通向的组织与器官因粪便污染可致继发性感染。外瘘或通向膀胱、阴道的内瘘均可见粪便与气体排出。

5. 肛门周围病变

包括肛门周围瘘管、脓肿及肛裂等病变。有时肛周病变可为本病的首发症状。

（二）全身表现

本病全身表现较多且较明显，主要有：

1. 发热

与肠道炎症活动及继发感染有关。间歇性低热或中度热常见，少数病人以发热为主要症状，甚至较长时间不明原因发热之后才出现消化道症状。出现高热时应注意合并感染或脓肿形成。

2. 营养障碍

由慢性腹泻、食欲减退及慢性消耗等因素所致。主要表现为体重下降，可有贫血、低蛋白血症和维生素缺乏等表现。青春期前发病者常有生长发育迟滞。

（三）肠外表现

本病肠外表现与 UC 的肠外表现相似，但发生率较高，以口腔黏膜溃疡、皮肤结节性红斑、关节炎及眼病为常见。

（四）临床分型

有助于全面估计病情和预后，制订治疗方案。

1. 临床类型

依疾病行为（B）可分为非狭窄非穿透型（B_1）、狭窄型（B_2）和穿透型（B_3）以及伴有肛周病变（P）。各型可有交叉或互相转化。

2. 病变部位（L）

可分为回肠末段（L_1）、结肠（L_2）、回结肠（L_3）和上消化道（L_4）。

3. 严重程度

根据主要临床表现的程度及并发症计算 CD 活动指数（CDAI），用于区分疾病活动期与缓解期、估计病情严重程度（轻、中、重）和评定疗效。

三、并发症

肠梗阻最常见，其次是腹腔脓肿，偶可并发急性穿孔或大量便血。炎症迁延不愈者癌变风险增加。

四、实验室和其他检查

（一）实验室检查

详见本章第一节。

（二）内镜检查

结肠镜应作为 CD 的常规首选检查，镜检应达末端回肠。镜下一般表现为节段性、非对称性的各种黏膜炎症，其中具有特征性的表现为非连续性病变、纵行溃疡和卵石样外观。胶囊内镜适用于怀疑小肠 CD 者，检查前应先排除肠腔狭窄，以免增加胶囊滞留的风险。小肠镜适用于病变局限于小肠，其他检查手段无法诊断，特别是需要取组织学活检者。

（三）影像学检查

CT 或磁共振肠道显像（CTE/MRE）可反映肠壁的炎症改变、病变分布的部位和范围、狭窄的存在、肠腔外并发症如瘘管形成、腹腔脓肿或蜂窝织炎等，可作为小肠 CD 的常规检查。活动期 CD 典型的 CTE 表现为肠壁明显增厚、肠黏膜明显强化伴有肠壁分层改变，黏膜内环和浆膜外环明显强化，呈"靶征"或"双晕征"；肠系膜血管增多、扩张、扭曲，呈"木梳征"；相应系膜脂肪密度增高、模糊；肠系膜淋巴结肿大等。盆腔磁共振有助于确定肛周病变的位置和范围、了解瘘管类型及其与周围组织的解剖关系。

胃肠钡剂造影及钡剂灌肠检查阳性率比较低，已被内镜及 CTE/MRE 所代替。对于条件有限的单位仍可作为 CD 的检查手段。可见肠黏膜皱襞粗乱、纵行性溃疡或裂沟、鹅卵石征、假息肉、多发性狭窄或肠壁僵硬、瘘管形成、肠管假憩室样扩张等征象，病变呈节段性分布特性。

腹部超声检查对发现瘘管、脓肿和炎性包块具有一定价值，可用于指导腹腔脓肿的穿刺引流。

五、诊断与鉴别诊断

对慢性起病，反复腹痛、腹泻、体重下降，特别是伴有肠梗阻、腹部压痛、腹块、肠瘘、肛周病变、发热等表现者，临床上应考虑本病。世界卫生组织提出的 CD 诊断要点列于表 17-2。对初诊的不典型病例，应通过随访观察，逐渐明确诊断。

表 17-2　CD 诊断要点

	临床	影像	内镜	活检	切除标本
1. 非连续性或节段性病变	+	+		+	
2. 卵石样黏膜或纵行溃疡	+	+		+	
3. 全壁性炎症反应改变	+（腹块）	+（狭窄）	+（狭窄）		+
4. 非干酪性肉芽肿				+	+
5. 裂沟、瘘管	+				+
6. 肛门部病变	+			+	+

注：具有上述 1、2、3 者为疑诊；再加上 4、5、6 三者之一可确诊；具备第 4 项者，只要再加上 1、2、3 三者之二亦可确诊

CD 需与各种肠道感染性或非感染性炎症疾病及肠道肿瘤鉴别；急性发作时须除外阑尾炎；慢性过程中常需与肠结核、肠淋巴瘤进行鉴别；病变仅累及结肠者应与 UC 进行鉴别。

（一）肠结核

与肠结核鉴别诊断。

（二）肠淋巴瘤

临床表现为非特异性的胃肠道症状，如腹痛、腹部包块、体重下降、肠梗阻、消化道出

血等较为多见，发热少见，与 CD 鉴别有一定困难。如 X 线检查见一肠段内广泛侵蚀、呈较大的指压痕或充盈缺损，超声或 CT 检查肠壁明显增厚、腹腔淋巴结肿大，有利于淋巴瘤的诊断。淋巴瘤一般进展较快。小肠镜下活检或必要时手术探查可获病理确诊。

（三）UC

鉴别要点见表 16-1。

（四）急性阑尾炎

腹泻少见，常有转移性右下腹痛，压痛限于麦氏点，血常规检查白细胞计数增高更为显著，可资鉴别，但有时需开腹探查才能明确诊断。

（五）其他

如血吸虫病、阿米巴肠炎、其他感染性肠炎（耶尔森菌、空肠弯曲菌、艰难梭菌等感染）、贝赫切特病、药物性肠病（如 NSAIDs 所致）、嗜酸性粒细胞性肠炎、缺血性肠炎、放射性肠炎、胶原性结肠炎、各种肠道恶性肿瘤以及各种原因引起的肠梗阻，在鉴别诊断中均需考虑。

六、治疗

CD 治疗目标为诱导和维持缓解，预防并发症，提高生存质量。治疗的关键环节是黏膜愈合。通常需要药物维持治疗以预防复发。

（一）控制炎症反应

1. 活动期

（1）氨基水杨酸类：对 CD 疗效有限，仅适用于病变局限在回肠末段或结肠的轻症病人。如症状不能控制、疾病进展，应及时改用其他治疗方法。

（2）糖皮质激素：对控制疾病活动有较好疗效，适用于各型中至重度病人以及对 5-ASA 无效的轻度病人。部分病人表现为激素无效或依赖（减量或停药短期内复发），对这些病人应考虑加用免疫抑制剂。病变局限在回肠末端、回盲部或升结肠的轻至中度病人可考虑使用局部作用的激素布地奈德，口服剂量每次 3mg，3 次/日。

（3）免疫抑制剂：硫唑嘌呤或硫嘌呤适用于激素治疗无效或对激素依赖的病人，标准剂量为硫唑嘌呤 1.5~2.5mg/（kg·d）或硫嘌呤 0.75~1.5mg/（kg·d），该类药显效时间约需 3~6 个月。不良反应主要是白细胞减少等骨髓抑制表现，应用时应严密监测。对硫唑嘌呤或硫嘌呤不耐受者可试换用甲氨蝶呤。

（4）抗菌药物：主要用于并发感染的治疗，如合并腹腔脓肿或肛周脓肿的治疗，在充分引流的前提下使用抗生素。常用有硝基咪唑类及喹诺酮类药物，也可根据药敏选用抗生素。

（5）生物制剂：近年针对 IBD 炎症通路的各种生物制剂在治疗 IBD 取得良好疗效。抗 TNF-α 的单克隆抗体如英夫利昔单抗及阿达木单抗对传统治疗无效的活动性 CD 有效，可用于 CD 的诱导缓解与维持治疗。其他生物制剂如阻断淋巴细胞迁移的维多珠单抗及拮抗 IL-12/IL-23 与受体结合的尤特克单抗也被证实有良好疗效。

（6）全肠内营养：对于常规药物治疗效果欠佳或不能耐受者，特别是青少年病人，全肠内要素饮食对控制症状，降低炎症反应有帮助。

2. 缓解期

5-ASA 仅用于症状轻且病变局限的 CD 的维持治疗。硫唑嘌呤或巯嘌呤是常用的维持治疗药物，剂量与活动期相同。使用英夫利昔单抗取得缓解者，推荐继续使用以维持缓解，也可在病情缓解后改用免疫抑制剂维持治疗。维持缓解治疗用药时间可至 4 年以上。

（二）对症治疗

纠正水、电解质平衡紊乱；贫血者可输血，低蛋白血症者输注人血白蛋白。重症病人酌用要素饮食及营养支持治疗。全肠内要素饮食除营养支持外，还有助于诱导缓解。

腹痛、腹泻必要时可酌情使用抗胆碱能药物或止泻药，合并感染者静脉途径给予广谱抗生素。

（三）手术治疗

因手术后复发率高，故手术适应证主要是针对并发症，包括肠梗阻、腹腔脓肿、急性穿孔、不能控制的大量出血及癌变。瘘管的治疗比较复杂，需内外科医生密切配合，根据具体情况决定个体化治疗方法，包括内科治疗与手术治疗。对于病变局限且已经切除者，术后可定期随访。大多数病人需使用药物预防复发，常用药物为硫唑嘌呤或巯嘌呤。对易于复发的高危病人可考虑使用英夫利昔单抗。预防用药推荐在术后 2 周开始，持续时间不少于 4 年。

（四）病人教育

必须戒烟，余同本章第一节。

七、预后

本病经治疗可好转，部分病人也可自行缓解。但多数病人反复发作，迁延不愈，其中部分病人在其病程中因出现并发症而需手术治疗。

第十八章　结直肠癌

结直肠癌即大肠癌，包括结肠癌和直肠癌，通常指结直肠腺癌，约占全部结直肠恶性肿瘤的95%。结直肠癌是全球常见的恶性肿瘤之一，如在美国近年其新发病例和病死人数在所有恶性肿瘤中位居第3。而在我国，其发病率和病死率均居全部恶性肿瘤的第3~5位，2015年新发生36.7万例；东南沿海地区发病率高于西北部，城市高于农村，男性高于女性。

一、病因和发病机制

（一）环境因素

过多摄入高脂肪或红肉、膳食纤维不足等是重要因素。近年发现肠道微生态（肠菌等微生物及其代谢产物）紊乱（包括具核梭杆菌等致病菌在肠黏膜聚集）参与结直肠癌的发生发展。

（二）遗传因素

从遗传学观点，可将结直肠癌分为遗传性（家族性）和非遗传性（散发性）。前者包括家族性腺瘤性息肉病（FAP）和遗传性非息肉病结直肠癌（HNPCC），现国际上称为林奇综合征。后者主要是由环境因素引起基因突变，但即使是散发性结直肠癌，遗传因素在其发生中亦起重要作用。

（三）高危因素

1. 结直肠腺瘤

是结直肠癌最主要的癌前疾病。具备以下3项条件之一者即为高危腺瘤：
（1）腺瘤直径≥10mm；
（2）绒毛状腺瘤或混合性腺瘤而绒毛状结构超过25%；
（3）伴有高级别上皮内瘤变。

2. 炎症性肠病

特别是溃疡性结肠炎可发生癌变，多见于幼年起病、病变范围广而病程长或伴有原发性硬化性胆管炎者。

3. 其他高危人群或高危因素

除前述情况外，还包括：

（1）大便隐血阳性；

（2）有结直肠癌家族史；

（3）本人有癌症史；

（4）长期吸烟、过度摄入酒精、肥胖、少活动、年龄>50 岁；

（5）符合下列 6 项之任意 2 项者：慢性腹泻、慢性便秘、黏液血便、慢性阑尾炎或阑尾切除史、慢性胆囊炎或胆囊切除史、长期精神压抑；

（6）有盆腔放疗史者。结直肠癌发生的途径有 3 条：腺瘤—腺癌途径（含锯齿状途径）、从无到有（DeNovo）途径和炎症—癌症途径，其中最主要的是腺瘤—腺癌途径。

二、病理

据我国有关资料分析，国人结直肠癌中直肠癌的比例较欧美为高；但近年国内右半结肠癌发病率有增高趋势，而直肠癌发病率下降。

（一）病理形态

早期结直肠癌是指癌瘤局限于结直肠黏膜及黏膜下层，进展期结直肠癌则为肿瘤已侵入固有肌层。进展期结直肠癌病理大体分为肿块型、浸润型和溃疡型 3 型。

（二）组织学分类

常见的组织学类型有腺癌、腺鳞癌、梭形细胞癌、鳞状细胞癌和未分化癌等；腺癌最多见，其又包括筛状粉刺型腺癌、髓样癌、微乳头癌、黏液腺癌、锯齿状腺癌和印戒细胞癌等 6 个变型。

（三）临床病理分期

采用美国癌症联合委员会（AJCC）/国际抗癌联盟（UICC）提出的结直肠癌 TNM 分期系统，对结直肠癌进行病理学分期。改良的 Dukes 分期法将结直肠癌分为 A、B、C、D 四期。

（四）转移途径

本病的转移途径包括：①直接蔓延；②淋巴转移；③血行播散。

三、临床表现

本病男性发病率高于女性。我国结直肠肿瘤（包括结直肠癌和腺瘤）发病率从 50 岁开始明显上升，75~80 岁达到高峰，然后缓慢下降。但 30 岁以下的青年结直肠癌并非罕见。结直肠癌起病隐匿，早期常仅见粪便隐血阳性，随后可出现下列临床表现。

（一）排便习惯与粪便性状改变

常为本病最早出现的症状。多表现为血便或粪便隐血阳性，出血量多少与肿瘤大小、溃疡深度等因素相关。有时表现为顽固性便秘，大便形状变细。也可表现为腹泻，或腹泻与便秘交替，粪质无明显黏液脓血，多见于右侧结直肠癌。

（二）腹痛

多见于右侧结直肠癌。表现为右腹钝痛，或同时涉及右上腹、中上腹。因病变可使胃结肠反射加强，可出现餐后腹痛。结直肠癌并发肠梗阻时腹痛加重或为阵发性绞痛。

（三）直肠及腹部肿块

多数直肠癌病人经指检可发现直肠肿块，质地坚硬，表面呈结节状，局部肠腔狭窄，指检后的指套上可有血性黏液。腹部肿块提示已届中晚期，其位置则取决于癌的部位。

（四）全身情况

可有贫血、低热，多见于右侧结直肠癌。晚期病人有进行性消瘦、恶病质、腹腔积液等。右侧结直肠癌以全身症状、贫血和腹部包块为主要表现；左侧结直肠癌则以便血、腹泻、便秘和肠梗阻等症状为主。并发症见于晚期，主要有肠梗阻、肠出血及癌肿腹腔转移引起的相关并发症。

四、实验室和其他检查

（一）粪便隐血

粪便隐血试验对本病的诊断虽无特异性，亦非确诊手段，但方法简便易行，可作为普查筛检或早期诊断的线索。

（二）结肠镜

对结直肠癌具确诊价值。通过结肠镜能直接观察全结直肠肠壁、肠腔改变，并确定肿瘤的部位、大小，初步判断浸润范围，取活检可获确诊。早期结直肠癌的内镜下形态分为隆起型和平坦型。

结肠镜下黏膜染色可显著提高微小病变尤其是平坦型病变的发现率。采用染色放大结肠镜技术结合腺管开口分型有助于判断病变性质和浸润深度。超声内镜技术有助于判断结直肠癌的浸润深度，对结直肠癌的 T 分期准确性较高，有助于判定是否适合内镜下治疗。

（三）X 线钡剂灌肠

可作为结直肠肿瘤的辅助检查，但其诊断价值不如结肠镜检查。目前仅用于不愿肠镜检查、肠镜检查有禁忌或肠腔狭窄肠镜难以通过但需窥视狭窄近端结肠者。钡剂灌肠可发现结肠充盈缺损、肠腔狭窄、黏膜皱襞破坏等征象，显示癌肿部位和范围。

（四）CT 结肠成像

主要用于了解结直肠癌肠壁和肠外浸润及转移情况，有助于进行临床分期，以制订治疗方案，对术后随访亦有价值。但对早期诊断价值有限，且不能对病变活检，对细小或扁平病变存在假阴性、因粪便可出现假阳性等。

五、诊断与鉴别诊断

有高危因素的个体出现排便习惯与粪便性状改变、腹痛、贫血等症状时，应及早进行结肠镜检查。诊断主要依赖结肠镜检查和黏膜活检病理检查。早期结直肠癌病灶局限且深度不超过黏膜下层，不论有无局部淋巴结转移；病理呈高级别上皮内瘤变或腺癌。

右侧结直肠癌应注意和肠阿米巴病、肠结核、血吸虫病、阑尾病变、克罗恩病等鉴别。左侧结直肠癌则需与痔、功能性便秘、慢性细菌性痢疾、血吸虫病、溃疡性结肠炎、克罗恩病、直肠结肠息肉、憩室炎等鉴别。对年龄较大者近期出现下消化道症状或症状发生改变，切勿未经肠镜检查就轻易做出功能性疾病的诊断，以免漏诊结直肠癌。

六、治疗

治疗关键在于早期发现与早期诊断，以利于根治。

（一）外科治疗

本病唯一根治方法是癌肿早期切除。对已有广泛癌转移者，如病变肠段已不能切除，可进行姑息手术缓解肠梗阻。对原发性肿瘤已行根治性切除、无肝外病变证据的肝转移病人，也可行肝叶切除术。

鉴于部分结直肠癌病人术前未能完成全结肠检查，存在第二处原发结直肠癌（异时癌）的风险，对这些病人推荐术后 3~6 个月即行首次结肠镜检查。

（二）结肠镜治疗

结直肠腺瘤癌变和黏膜内的早期癌可经结肠镜用高频电凝切除、黏膜切除术（EMR）或内镜黏膜下剥离术（ESD），回收切除后的病变组织做病理检查，如癌未累及基底部则可认为治疗完成；如累及根部，则需追加手术，彻底切除有癌组织的部分。

对左半结肠癌形成肠梗阻者，可在内镜下安置支架，解除梗阻，一方面缓解症状，更重要的是有利于减少术中污染，增加 I 期吻合的概率。

（三）化疗

结直肠癌对化疗一般不敏感，早期癌根治后一般不需化疗。中晚期癌术后常用化疗作为辅助治疗。新辅助化疗可降低肿瘤临床分期，有助于手术切除肿瘤。氟尿嘧啶（5-FU）、亚叶酸（LV）、奥沙利铂（三药组成 mFOLFOX6 方案）是常用的化疗药物。

（四）放射治疗

主要用于直肠癌，术前放疗可提高手术切除率和降低术后复发率；术后放疗仅用于手术未能根治或术后局部复发者。术前与术后放疗相结合的"三明治疗法"，可降低 II 期或 III 期直肠癌和直肠乙状结肠癌病人局部复发风险，提高肿瘤过大、肿瘤已固定于盆腔器官病人的肿瘤切除率。

（五）免疫靶向治疗

抑制人类血管内皮生长因子（VEGF）的单克隆抗体（如贝伐单抗）、抑制表皮生长因子受体（EGFR）的单克隆抗体（如西妥昔单抗）可调控肿瘤生长的关键环节。该两种药物均已被批准用于晚期结直肠癌的治疗。

七、预后

预后取决于临床分期、病理组织学情况、早期诊断和手术能否根治等因素。外生性肿瘤和息肉样肿瘤病人的预后比溃疡性肿瘤和浸润性肿瘤要好；手术病理分期穿透肠壁的肿瘤侵袭的深度以及周围淋巴结扩散的程度是影响病人预后的重要因素；分化程度低的肿瘤比分化良好的肿瘤预后要差。

八、预防

结直肠癌具有明确的癌前疾病，且其发展到中晚期癌有相对较长时间，这为有效预防提供了机会。

首先，针对高危人群进行筛查以及早发现病变。通过问卷调查和粪便隐血试验等筛出高危者再行进一步检查，包括肛门指诊、乙状结肠镜和全结肠镜检查等。

其次，针对腺瘤一级预防和腺瘤内镜下摘除后的二级预防，可采取下列措施：①生活方式调整：加强体育锻炼，改善饮食结构，增加膳食纤维摄入，戒烟。②化学预防：高危人群（>50 岁，特别是男性、有结直肠肿瘤或其他癌家族史、吸烟、超重，或有胆囊手术史、血吸虫病史等），可考虑用阿司匹林或 COX-2 抑制剂（如塞来昔布）进行预防，但长期使用需注意药物不良反应。对于低血浆叶酸者，补充叶酸可预防腺瘤初次发生（而非腺瘤摘除后再发）；钙剂和维生素 D 则可预防腺瘤摘除后再发。③定期结肠镜检查：结肠镜下摘除结直肠腺瘤可预防结直肠癌发生，内镜术后仍需视病人情况定期复查肠镜，以及时切除再发腺瘤。④积极治疗炎症性肠病：控制病变范围和程度，促进黏膜愈合，有利于减少癌变。

第十九章　功能性胃肠病

功能性胃肠病（FGIDs）是一组慢性、反复发作的胃肠道症状、而无器质性改变的胃肠道功能性疾病，临床表现主要是胃肠道（包括咽、食管、胃、胆道、小肠、大肠、肛门）的相关症状，因症状特征而有不同命名。FGIDs 与消化道动力紊乱、内脏高敏感性、黏膜和免疫功能改变、肠道菌群变化以及中枢神经系统处理功能异常有关，近年更重视肠-脑互动异常的机制。临床上，以功能性消化不良和肠易激综合征多见。

第一节　功能性消化不良

功能性消化不良（FD）是指由胃和十二指肠功能紊乱引起的餐后饱胀感、早饱、中上腹痛及中上腹烧灼感等症状，而无器质性疾病的一组临床综合征。FD 是临床上最常见的一种功能性胃肠病。欧美国家的流行病学调查表明，普通人群中有消化不良症状者占 19%～41%，而我国的调查资料显示，FD 占胃肠病专科门诊病人的 50% 左右。

一、病因和发病机制

病因和发病机制可能与下列多种因素有关。①胃肠动力障碍：包括胃排空延迟、胃十二指肠运动协调失常。②内脏感觉过敏：FD 病人胃的感觉容量明显低于正常人。内脏感觉过敏可能与外周感受器、传入神经、中枢神经系统的调制异常有关，即脑-肠轴的功能异常。③胃对食物的容受性舒张功能下降：胃容受性由进餐诱发的迷走-迷走反射调控，并由胃壁的氮能神经的活动介导。胃容受性受损主要表现在胃内食物分布异常、近端胃储存能力下降、胃窦部存留食糜。这一改变常见于有早饱症状的病人。④胃酸分泌增加和胃、十二指肠对扩张、酸、其他腔内刺激的高敏感性：部分 FD 病人的临床症状酷似消化道溃疡，而且抑酸药物可取得较好的疗效。⑤幽门螺杆菌感染：尚无法确定幽门螺杆菌是否在 FD 的发病中发挥作用。⑥精神和社会因素：调查表明，FD 病人存在个性异常，焦虑、抑郁积分显著高于正常人和十二指肠溃疡组。在 FD 病人生活中，特别是童年期应激事件的发生频率高于正常人和十二指肠溃疡病人，但精神因素的确切致病机制尚未阐明。

二、临床表现

主要症状包括餐后饱胀、早饱感、中上腹胀痛、中上腹灼热感、嗳气、食欲缺乏、恶心等。常以某一个或某一组症状为主，在病程中症状也可发生变化。起病多缓慢，呈持续性或反复发作，许多病人有饮食、精神等诱发因素。

中上腹痛为常见症状，常与进食有关，表现为餐后痛，亦可无规律性，部分病人表现为中上腹灼热感。

餐后饱胀和早饱常与进食密切相关。餐后饱胀是指正常餐量即出现饱胀感；早饱是指有饥饿感但进食后不久即有饱感。

不少病人同时伴有失眠、焦虑、抑郁、头痛、注意力不集中等精神症状。

三、诊断与鉴别诊断

（一）诊断程序

在全面病史采集和体格检查的基础上，应先判断病人有无下列提示器质性疾病的"报警症状和体征"：45 岁以上，近期出现消化不良症状；有消瘦、贫血、呕血、黑粪、吞咽困难、腹部肿块、黄疸等；消化不良症状进行性加重。对有"报警症状和体征"者，必须进行全面检查直至找到病因。对年龄在 45 岁以下且无"报警症状和体征"者，可选择基本的实验室检查和胃镜检查。亦可先予经验性治疗 2~4 周观察疗效，对诊断可疑或治疗无效者有针对性地选择进一步检查。

需要鉴别的疾病包括：食管、胃和十二指肠的各种器质性疾病如消化性溃疡、胃癌等；各种肝、胆、胰疾病；由全身性或其他系统疾病引起的上消化道症状，如糖尿病、肾脏病、风湿免疫性疾病和精神神经性疾病等；药物引起的上消化道症状，如服用非甾体类抗炎药；其他功能性胃肠病和动力障碍性疾病，如胃食管反流病、肠易激综合征等。应注意，不少FD 病人常同时有胃食管反流病、肠易激综合征及其他功能性胃肠病并存，临床上称之为症状重叠。

（二）诊断标准

根据罗马Ⅳ标准，符合以下标准可诊断为 FD。①存在以下 1 项或多项：餐后饱胀不适、早饱、中上腹痛、中上腹烧灼感症状；②呈持续或反复发作的慢性过程（症状出现至少 6 个月，近 3 个月症状符合以上诊断标准）；③排除可解释症状的器质性疾病（包括胃镜检查）。

四、治疗

旨在缓解症状、提高病人的生活质量。

（一）一般治疗

帮助病人认识和理解病情，建立良好的生活和饮食习惯，避免烟、酒及服用非甾体抗炎药。避免食用可能诱发症状的食物。注意根据病人不同特点进行心理治疗。生活要规律，保证充足的睡眠，保持良好的心态，适当参加运动和力所能及的体力活动。

（二）药物治疗

目前尚无特效药物，主要是经验性治疗。

1. 适度抑制胃酸

适用于以上腹痛、灼热感为主要症状的病人，可选择 H_2 受体拮抗剂或质子泵抑制剂。这类药物起效快，对酸相关的症状如反酸、恶心、易饥饿等有一定缓解作用。可根据病人症状按需治疗，不宜长期使用消化性溃疡治疗的标准剂量。

2. 促胃肠动力药

促胃肠动力药物疗效显著优于安慰剂，一般适用于以餐后饱胀、早饱为主要症状的病人，且不良反应低。多潘立酮（每次 10mg，3 次／日）、莫沙必利（每次 5mg，3 次／日）或依托必利（每次 50mg，3 次／日）均可选用。对疗效不佳者，可联合使用抑酸药和促胃肠动力药。

3. 助消化药

消化酶制剂可作为治疗消化不良的辅助用药，改善与进餐相关的上腹胀、食欲差等症状。

4. 抗抑郁药

上述治疗疗效欠佳而伴随精神症状明显者可试用。常用的有三环类抗抑郁药如阿米替林、选择性抑制 5-羟色胺再摄取的抗抑郁药如帕罗西汀等，宜从小剂量开始，注意药物的不良反应。此类药物起效慢，应向病人耐心解释，提高病人依从性，以免病人对药物产生怀疑而影响效果。

五、预后

FD 的症状可以反复、间断性发作，一般认为社会心理负担越重、疑病者，症状越不容易消失。

第二节　肠易激综合征

肠易激综合征（IBS）是一种以腹痛伴排便习惯改变为特征而无器质性病变的常见功能性肠病。在欧美国家成人患病率为 10%～20%，我国为 10% 左右。病人以中青年居多，男女比例约 1∶2，有家族聚集倾向。

一、病因和发病机制

是多因素共同作用的结果，病理生理机制涉及：①胃肠动力学异常：结肠电生理研究显示 IBS 以便秘、腹痛为主者 3 次/分的慢波频率明显增加。腹泻型 IBS 高幅收缩波明显增加。对各种生理性和非生理性刺激（如进食、肠腔扩张、肠内容物以及某些胃肠激素）的动力学反应过强，并呈反复发作过程。②内脏高敏感性：直肠气囊充气试验表明，IBS 病人充气疼痛阈值明显低于对照组。大量研究发现，IBS 病人对胃肠道充盈扩张、肠平滑肌收缩等生理现象敏感性增强，易产生腹胀腹痛。胃肠动力学异常和内脏高敏感性可能是 IBS 的核心发病机制。③中枢神经系统对肠道刺激的感知异常和脑-肠轴调节异常：IBS 病人存在中枢神经系统的感觉异常和调节异常，IBS 可以被认为是对脑-肠系统的超敏反应，包括对肠神经系统和中枢神经系统。其中，5-HT、胆囊收缩素、生长抑素、胃动素等胃肠激素可能在胃肠道动力和感觉调节中发挥作用。④肠道感染：越来越多的临床研究表明，IBS 可能是急慢性感染性胃肠道炎症后的结果之一，其发病与感染的严重性及应用抗生素时间均有一定相关性。⑤肠道微生态失衡：IBS-D 病人乳酸菌、脱硫弧菌和双歧杆菌数量明显减少，而 IBS-C 病人韦荣球菌数目增加。但是肠道微生态参与 IBS 发病的具体机制仍待进一步研究。⑥精神心理障碍：大量调查表明，IBS 病人焦虑、抑郁积分显著高于正常人，应激事件发生频率亦高于正常人，对应激反应更敏感和强烈。

二、临床表现

起病隐匿，症状反复发作或慢性迁延，病程可长达数年至数十年，但全身健康状况却不受影响。精神、饮食等因素常诱使症状复发或加重。最主要的临床表现是腹痛、排便习惯和粪便性状的改变。

几乎所有 IBS 病人都有不同程度的腹痛，部位不定，以下腹和左下腹多见，排便或排气后缓解。极少有睡眠中痛醒者。

腹泻型 IBS 常排便较急，粪便呈糊状或稀水样，一般每日 3~5 次左右，少数严重发作期可达 10 余次，可带有黏液，但无脓血。部分病人腹泻与便秘交替发生。便秘型 IBS 常有排便困难，粪便干结、量少，呈羊粪状或细杆状，表面可附黏液。常伴腹胀、排便不净感，部分病人同时有消化不良症状和失眠、焦虑、抑郁、头晕、头痛等精神症状。

一般无明显体征，可在相应部位有轻压痛，部分病人可触及腊肠样肠管，直肠指检可感到肛门痉挛、张力较高，可有触痛。

三、诊断与鉴别诊断

（一）诊断

在缺乏可解释症状的形态学改变和生化异常基础上，反复发作的腹痛，近 3 个月内发作至少每周 1 次，伴下面 2 项或者 2 项以上症状：①与排便相关；②症状发生伴随排便次数改变；③症状发生伴随粪便性状（外观）改变。诊断前症状出现至少 6 个月，近 3 个月符合以上诊断。

以下症状不是诊断所必备，但属常见症状，这些症状越多越支持 IBS 的诊断：①排便频率异常（每天排便>3 次或每周<3 次）；②粪便性状异常（块状/硬便或稀水样便）；③粪便排出过程异常（费力、急迫感、排便不尽感）；④黏液便；⑤胃肠胀气或腹部膨胀感。西方国家便秘型多见，我国则以腹泻型为主。

（二）鉴别诊断

在详细询问病史基础上，应分别与引起腹痛和腹泻/便秘的疾病进行鉴别，要注意与乳糖不耐受症及药物不良反应引起的便秘鉴别。对于存在警报症状的病人不宜轻易诊断 IBS，这些警报症状包括体重下降、持续性腹泻、夜间腹泻、粪便中带血、顽固性腹胀、贫血、低热等，特别是 50 岁以上出现新发症状者要高度警惕器质性疾病。

四、治疗

旨在改善病人症状，提高生活质量、消除顾虑。

（一）一般治疗

了解促发因素，并设法予以去除；指导病人建立良好的生活习惯及饮食结构，避免诱发症状的食物。告知病人 IBS 的性质，解除病人顾虑。对伴有失眠、焦虑者可适当给予镇静药。

（二）对症治疗

1. 腹痛

（1）解痉药：匹维溴铵为选择性作用于胃肠道平滑肌的钙拮抗药，能够缓解平滑肌痉挛，还可以降低内脏高敏感性，对腹痛亦有一定疗效，且不良反应少，用法为每次 50mg，3 次/日。阿托品、莨菪碱类、颠茄合剂等抗胆碱药物可作为缓解腹痛的短期对症治疗，不适于长期用药。

（2）调节内脏感觉的药物：$5-HT_3$ 选择性拮抗剂阿洛司琼、雷莫司琼可以改善病人腹痛症状，减少大便次数。$5-HT_4$ 受体激动剂普卡必利可减轻病人腹痛、腹胀症状，使排便通畅。

2. 腹泻

腹泻病人可根据病情适当选用止泻药。洛哌丁胺或地芬诺酯止泻效果好，适用于腹泻症状较重者，但不宜长期使用。轻症者宜使用吸附止泻药如蒙脱石散、药用炭等。

3. 便秘

（1）泻药：对以便秘为主的病人，宜使用作用温和的轻泻剂，常用的渗透性轻泻剂如聚乙二醇、乳果糖或山梨醇，容积性泻药如甲基纤维素等也可选用。

（2）促动力药：此类药物如莫沙必利、依托比利等，能够促进小肠和结肠蠕动。马来酸曲美布汀是消化道双向调节剂，对各种类型的 IBS 症状都有较好的效果。

4. 抗抑郁药

在选择抗抑郁药时，应该考虑患者的合并情况及潜在的药物相互作用。

5. 肠道微生态制剂

如双歧杆菌、乳酸杆菌、酪酸菌等制剂，可纠正肠道菌群失调，对腹泻、腹胀有一定疗效。

（三）心理和行为疗法

症状严重而顽固，经一般治疗和药物治疗无效者应考虑予以心理行为治疗，包括心理治疗、认知疗法、催眠疗法和生物反馈疗法等。

五、预后

IBS 呈良性过程，症状可反复或间歇发作，影响生活质量，但一般不会严重影响全身情况。

第二十章　脂肪性肝病

脂肪性肝病（FLD）是以肝细胞脂肪过度贮积和脂肪变性为特征的临床病理综合征。肥胖、饮酒、糖尿病、营养不良、部分药物、妊娠以及感染等是 FLD 发生的危险因素。根据组织学特征，将 FLD 分为脂肪肝和脂肪性肝炎；根据有无长期过量饮酒的病因，又分为非酒精性脂肪性肝病和酒精性脂肪性肝病。

第一节　非酒精性脂肪性肝病

非酒精性脂肪性肝病（NAFLD）是指除外酒精和其他明确的肝损害因素所致的，以肝脏脂肪变性为主要特征的临床病理综合征，包括非酒精性脂肪肝（NAFL）也称单纯性脂肪肝，以及由其演变的脂肪性肝炎（NASH）、脂肪性肝纤维化、肝硬化甚至肝癌。NAFLD 现已成为西方国家和我国最常见的肝脏疾病。

一、病因和发病机制

NAFLD 的病因较多，高能量饮食、含糖饮料、久坐少动等生活方式，肥胖、2 型糖尿病、高脂血症、代谢综合征等单独或共同成为 NAFLD 的易感因素。

"多重打击"学说可以解释部分 NAFLD 的发病机制。第一次打击主要是肥胖、2 型糖尿病、高脂血症等伴随的胰岛素抵抗，引起肝细胞内脂质过量沉积；第二次打击是脂质过量沉积的肝细胞发生氧化应激和脂质过氧化，导致线粒体功能障碍、炎症因子的产生，肝星状细胞的激活，从而产生肝细胞的炎症、坏死；内质网应激、肝纤维化也加重疾病的进展；肠道菌群紊乱也与 NAFLD 的发生相关，如高脂饮食会减少菌群多样性，减低普氏菌属数量，增加厚壁菌门与拟杆菌门的比率，升高了肠道能量的吸收效率；此外，遗传背景、慢性心理应激、免疫功能紊乱，在 NAFLD 的发生发展中也有一定的作用。

二、病理

NAFLD 的病理改变以大泡性或大泡性为主的肝细胞脂肪变性为特征。根据肝内脂肪变、炎症和纤维化的程度，将 NAFLD 分为单纯性脂肪性肝病、脂肪性肝炎，后者可进展为病变程度更为严重的脂肪性肝纤维化、肝硬化甚至肝癌。

单纯性脂肪性肝病：肝小叶内>30%的肝细胞发生脂肪变，以大泡性脂肪变性为主，根据脂肪变性在肝脏累及的范围，可将脂肪性肝病分为轻、中、重 3 型。不伴有肝细胞的炎症、坏死及纤维化。

脂肪性肝炎（NASH）：腺泡3区出现气球样肝细胞，腺泡点灶状坏死，门管区炎症伴（或）门管区周围炎症。腺泡3区出现窦周/细胞周纤维化，可扩展到门管区及其周围，出现局灶性或广泛的桥接纤维化。

三、临床表现

NAFLD起病隐匿，发病缓慢，常无症状。少数病人可有乏力、右上腹轻度不适、肝区隐痛或上腹胀痛等非特异症状。严重NASH可出现黄疸、食欲缺乏、恶心、呕吐等症状，部分病人可有肝大。NAFLD发展至肝硬化失代偿期，临床表现与其他原因所致肝硬化相似。

四、实验室和其他检查

（一）实验室检查

单纯性脂肪性肝病时，肝功能基本正常，或有 γ-谷氨酰转肽酶（γ-GT）轻度升高；NASH时，多见血清转氨酶和 γ-GT 水平升高，通常以 ALT 升高为主。部分病人血脂、尿酸、转铁蛋白和空腹血糖升高或糖耐量异常。

（二）影像学检查

超声诊断脂肪性肝病的准确率高达70%～80%左右；利用超声在脂肪组织中传播出现显著衰减的特征，也可定量肝脂肪变程度。CT平扫肝脏密度普遍降低，肝/脾CT平扫密度比值≤1可明确脂肪性肝病的诊断，根据肝/脾CT密度比值还可判断脂肪性肝病的程度。质子磁共振波谱是无创定量肝脏脂肪的最优方法。

（三）病理学检查

肝穿刺活组织检查是确诊NAFLD的主要方法，对鉴别局灶性脂肪性肝病与肝肿瘤、某些少见疾病如血色病、胆固醇酯贮积病和糖原贮积病等有重要意义，也是判断预后的最敏感和特异的方法。

五、诊断与鉴别诊断

临床诊断标准为：凡具备下列第1～5项和第6或第7项中任意一项者即可诊断为NAFLD。

（1）有易患因素：肥胖、2型糖尿病、高脂血症等。

（2）无饮酒史或饮酒折合乙醇量男性每周<140g，女性每周<70g。

（3）除外病毒性肝炎、药物性肝病、全胃肠外营养、肝豆状核变性和自身免疫性肝病等可导致脂肪肝的特定疾病。

（4）除原发疾病的临床表现外，可有乏力、肝区隐痛、肝脾大等症状及体征。

（5）血清转氨酶或 γ-GT、转铁蛋白升高。

（6）符合脂肪性肝病的影像学诊断标准。

（7）肝组织学改变符合脂肪性肝病的病理学诊断标准。

六、治疗

（一）病因治疗

针对病因的治疗，如治疗糖尿病、高脂血症，对多数单纯性脂肪性肝病和 NASH 有效。生活方式的改变，如健康饮食、体育运动，在 NAFLD 的治疗中至关重要。对于肥胖的 NAFLD 病人，减重 3%～5% 可改善肝脂肪变，减重 7%～10% 能够改善肝脏酶学和组织学的异常。

（二）药物治疗

单纯性脂肪性肝病一般无须药物治疗，通过改变生活方式即可。对于 NASH 特别是合并进展性肝纤维化病人，使用维生素 E、甘草酸制剂、多烯磷脂酰胆碱等，可减轻脂质过氧化。胰岛素受体增敏剂如二甲双胍、吡格列酮可用于合并 2 型糖尿病的 NAFLD 病人；伴有血脂高的 NAFLD 可在综合治疗的基础上应用降血脂药物，但需要检测肝功能，必要时联合用保肝药；肠道益生菌，可减少内毒素的产生和能量的过度吸收。

（三）其他治疗

对改变生活方式和药物治疗无反应者，可通过减重手术进行治疗。对 NASH 伴有严重代谢综合征病人，也可行粪菌移植。

（四）病人教育

（1）控制饮食、增加运动，是治疗肥胖相关 NAFLD 的最佳措施。减肥过程中应使体重平稳下降，注意监测体重及肝功能。

（2）注意纠正营养失衡，禁酒，不宜乱服药，在服降血脂药物期间应遵医嘱定期复查肝功能。

七、预后

单纯性脂肪性肝病如积极治疗，可完全恢复。脂肪性肝炎如能及早发现、积极治疗，多数能逆转。部分脂肪性肝炎可发展为肝硬化甚至肝癌，其预后与病毒性肝炎后肝硬化、酒精性肝硬化相似。

第二节　酒精性肝病

酒精性肝病（ALD）是由于大量饮酒所致的肝脏疾病。其疾病谱包括酒精性肝炎、酒精性脂肪肝、酒精性肝纤维化和肝硬化，可发展至肝癌。本病在欧美国家多见，近年我国的发病率也有上升，我国部分地区成人的酒精性肝病患病率为 4%~6%。

一、病因和发病机制

乙醇损害肝脏可能涉及下列多种机制：①乙醇的中间代谢物乙醛是高度反应活性分子，能与蛋白质结合形成乙醛-蛋白加合物，后者不仅对肝细胞有直接损伤作用，而且可以作为新抗原诱导细胞及体液免疫反应，导致肝细胞受免疫反应的攻击；②乙醇代谢的耗氧过程导致小叶中央区缺氧；③乙醇在肝细胞微粒体的乙醇氧化途径中产生活性氧，导致肝损伤；④大量饮酒可致肠道菌群失调、肠道屏障功能受损，引起肠源性内毒素血症，加重肝脏损伤；⑤长期大量饮酒病人血液中酒精浓度过高，肝内血管收缩、血流和氧供减少，且酒精代谢时氧耗增加，导致肝脏微循环障碍和低氧血症，肝功能进一步恶化。

增加酒精性肝病发生的危险因素有：①饮酒量及时间：一般认为，短期反复大量饮酒可发生酒精性肝炎；平均每日乙醇摄入 40g，>5 年可发展为慢性酒精性肝病；②遗传易感因素：被认为与酒精性肝病的发生密切相关，但具体的遗传标记尚未确定；③性别：同样的酒摄入量女性比男性易患酒精性肝病，与女性体内乙醇脱氢酶（ADH）含量较低有关；④其他肝病：如 HBV 或 HCV 感染可增加酒精性肝病发生的危险性，并可使酒精性肝损害加重；⑤肥胖：是酒精性肝病的独立危险因素；⑥营养不良。

二、病理

酒精性肝病病理学改变主要为大泡性或大泡性为主伴小泡性的混合性肝细胞脂肪变性。依据病变肝组织是否伴有炎症反应和纤维化，可分为酒精性脂肪肝、酒精性肝炎、酒精性肝纤维化和酒精性肝硬化。

酒精性脂肪肝：乙醇所致肝损害首先表现为肝细胞脂肪变性，轻者散在单个肝细胞或小片状肝细胞受累，主要分布在小叶中央区，进一步发展呈弥漫分布。根据脂肪变性范围可分为轻、中和重度。肝细胞无炎症、坏死，小叶结构完整。

酒精性肝炎、肝纤维化：肝细胞坏死、中性粒细胞浸润、小叶中央区肝细胞内出现酒精性透明小体（Mallory 小体）为酒精性肝炎的特征，严重的出现融合性坏死和（或）桥接坏死。窦周/细胞周纤维化和中央静脉周围纤维化，可扩展到门管区，中央静脉周围硬化性玻璃样坏死，局灶性或广泛的门管区星芒状纤维化，严重的出现局灶性或广泛的桥接纤维化。

酒精性肝硬化：肝小叶结构完全毁损，代之以假小叶形成和广泛纤维化，大体形态为小结节性肝硬化。根据纤维间隔是否有界面性肝炎，分为活动性和静止性。

三、临床表现

临床表现一般与饮酒的量和嗜酒的时间长短有关，病人可在长时间内没有任何肝脏的症状和体征。

酒精性肝炎临床表现与组织学损害程度相关。常发生在近期（数小时至数周）大量饮酒后，出现全身不适、食欲缺乏、恶心呕吐、乏力、肝区疼痛等症状。可有低热、黄疸、肝大并有触痛。严重者可发生急性肝衰竭。

酒精性脂肪肝常无症状或症状轻微，可有乏力、食欲缺乏、右上腹隐痛或不适，肝脏有不同程度的肿大。

酒精性肝硬化临床表现与其他原因引起的肝硬化相似，可伴有慢性酒精中毒的表现，如精神神经症状、慢性胰腺炎等。

部分嗜酒者停止饮酒后可出现戒断症状，表现为四肢发抖、出汗、失眠、兴奋、躁动、乱语；戒断症状严重者如果不及时抢救，也可能会导致死亡。

四、实验室和其他检查

（一）实验室检查

酒精性脂肪肝可有血清 AST、ALT 轻度升高。酒精性肝炎 AST 升高比 ALT 升高明显，AST/ALT 常大于 2，但 AST 和 ALT 值很少大于 500U/L，否则，应考虑是否合并有其他原因引起的肝损害。γ-GT 常升高，TB、PT 和平均红细胞容积（MCV）等指标也可有不同程度的改变，联合检测有助于诊断酒精性肝病。

（二）影像学检查

同本章第一节。

（三）病理学检查

肝活组织检查是确定酒精性肝病及分期分级的可靠方法，是判断其严重程度和预后的重要依据。但很难与其他病因引起的肝损害鉴别。

五、诊断与鉴别诊断

饮酒史是诊断酒精性肝病的必备依据，应详细询问病人饮酒的种类、每日摄入量、持续饮酒时间和饮酒方式等。目前酒精摄入的安全阈值尚有争议。我国现有的酒精性肝病诊断标准为：长期饮酒史（>5 年），折合酒精量男性≥40g/d，女性≥20g/d；或 2 周内有大量饮酒史，折合酒精量>80g/d。酒精量换算公式为：酒精量（g）＝饮酒量（mL）×酒精含量（%）×0.8。

酒精性肝病的诊断思路为：①是否存在肝病；②肝病是否与饮酒有关；③是否合并其他肝病；④如确定为酒精性肝病，则其临床病理属哪一阶段；可根据饮酒史、临床表现及有关实验室及其他检查进行分析，必要时可肝穿刺活检组织学检查。

本病应与非酒精性脂肪性肝病、病毒性肝炎、药物性肝损害、自身免疫性肝病等其他肝病及其他原因引起的肝硬化进行鉴别。酒精性肝病和慢性病毒性肝炎关系密切，慢性乙型、丙型肝炎病人对酒敏感度增高，容易发生酒精性肝病；反之，酒精性肝病病人对病毒性肝炎易感性也增加。

六、治疗

（一）病人教育

戒酒是治疗酒精性肝病病人最重要的措施。戒酒能显著改善各个阶段病人的组织学改变和生存率，并可减轻门静脉压力及减缓向肝硬化发展的进程。因此，对酒精性肝病病人，应劝其及早戒酒。

（二）营养支持

长期嗜酒者，酒精取代了食物所提供的热量，故蛋白质和维生素摄入不足而引起营养不良。所以酒精性肝病病人需要良好的营养支持，在戒酒的基础上应给予高热量、高蛋白、低脂饮食，并补充多种维生素（如维生素 B、C、K 及叶酸）。

（三）药物治疗

多烯磷脂酰胆碱可稳定肝窦内皮细胞膜和肝细胞膜，降低脂质过氧化，减轻肝细胞脂肪变性及其伴随的炎症和纤维化。美他多辛可加快乙醇代谢。N-乙酰半胱氨酸能补充细胞内谷胱甘肽，具有抗氧化作用。糖皮质激素用于治疗酒精性肝病尚有争论，但对重症酒精性肝炎可缓解症状，改善生化指标。其他药物，如 S-腺苷蛋氨酸、甘草酸制剂也有一定疗效。酒精戒断症状严重者，除对症处理外，可考虑应用纳洛酮、苯二氮䓬类镇静剂，医护人员和家人要给予鼓励和关心，帮助病人戒酒。

（四）肝移植

严重酒精性肝硬化病人可考虑肝移植，但要求病人肝移植前戒酒 3~6 个月，并且无严重的其他脏器的酒精性损害。

七、预后

酒精性脂肪肝一般预后良好，戒酒后可部分恢复。酒精性肝炎如能及时治疗和戒酒，大多可恢复。若不戒酒，酒精性脂肪肝可直接或经酒精性肝炎阶段发展为酒精性肝硬化。主要死亡原因为肝衰竭及肝硬化相关并发症。

第二十一章　原发性肾小球疾病

第一节　肾小球疾病概述

肾小球疾病是一组以血尿、蛋白尿、水肿、高血压、肾功能损害等为主要临床表现，病变通常累及双侧肾小球的常见疾病。其病因、发病机制、病理改变、病程和预后不尽相同。根据病因可分为原发性、继发性和遗传性三大类。原发性肾小球疾病系指病因不明者；继发性肾小球疾病系指继发于全身性疾病的肾小球损害，如狼疮肾炎、糖尿病肾病等；遗传性肾小球疾病为遗传基因突变所致的肾小球疾病，如 Alport 综合征等。

本章主要介绍原发性肾小球疾病，目前仍是我国终末期肾病最主要的病因。

一、原发性肾小球疾病的分类

原发性肾小球疾病可按临床和病理分型。

（一）临床分型

原发性肾小球疾病的临床分型是根据临床表现分为相应的临床综合征，一种综合征常包括多种不同类型的疾病或病理改变。

（1）急性肾小球肾炎。

（2）急进性肾小球肾炎。

（3）慢性肾小球肾炎。

（4）无症状性血尿和（或）蛋白尿。

（5）肾病综合征。

（二）病理分型

肾小球疾病病理分型的基本原则是依据病变的性质和病变累及的范围。根据病变累及的范围可分为局灶性（累及肾小球数<50%）和弥漫性病变（累及肾小球数≥50%）；根据病变累及的面积分为节段性（累及血管袢面积<50%）和球性病变（累及血管袢的面积≥50%）。

1. 肾小球轻微病变

包括微小病变型肾病（MCD）。

2. 局灶节段性肾小球病变

包括局灶节段性肾小球硬化（FSGS）和局灶性肾小球肾炎。

3. 弥漫性肾小球肾炎。

（1）膜性肾病（MN）。

（2）增生性肾炎：①系膜增生性肾小球肾炎；②毛细血管内增生性肾小球肾炎；③系膜毛细血管性肾小球肾炎，包括膜增生性肾小球肾炎（MPGN）Ⅰ型和Ⅲ型；④致密物沉积性肾小球肾炎，又称为膜增生性肾小球肾炎Ⅱ型；⑤新月体性肾小球肾炎。

（3）硬化性肾小球肾炎。

4. 未分类的肾小球肾炎

肾小球疾病的临床和病理类型之间存在一定联系，但两者之间没有必然的对应关系，即相同的临床表现可来源于不同的病理类型，而同一病理类型又可呈现不同的临床表现。因此，肾活检是确定肾小球疾病病理类型和病变程度的必需手段，而正确的病理诊断又必须与临床密切结合。

二、发病机制

原发性肾小球疾病的发病机制尚未完全明确。多数肾小球疾病是免疫介导性炎症疾病。一般认为，免疫反应是肾小球疾病的始动机制，在此基础上炎症介质（如补体、细胞因子、活性氧等）参与，最后导致肾小球损伤并产生临床症状。在肾小球疾病的慢性进展过程中也有非免疫、非炎症机制参与。此外，遗传因素在肾小球疾病的易感性、疾病的严重性和治疗反应方面起重要作用。

（一）免疫反应

包括体液免疫和细胞免疫。体液免疫如循环免疫复合物（CIC）、原位免疫复合物以及自身抗体在肾小球疾病发病机制中的作用已得到公认；细胞免疫在某些类型肾小球疾病中的作用也得到了重视。

1. 体液免疫

（1）循环免疫复合物沉积：某些外源性抗原（如致肾炎链球菌的某些成分）或内源性抗原（如 DNA 的降解产物）可刺激机体产生相应抗体，在血液循环中形成 CIC，并在某些情况下沉积于肾小球或为肾小球所捕捉，激活相关的炎症介质而致肾小球损伤。多个抗原抗体分子形成网络样结构、单核-巨噬细胞系统吞噬功能和（或）肾小球系膜清除功能降低、补体成分或功能缺陷等原因使 CIC 易沉积于肾小球而致病。CIC 在肾小球内的沉积主要位于系膜区和（或）内皮下。典型的肾小球疾病有急性肾小球肾炎、系膜毛细血管性肾小球肾炎等。

（2）原位免疫复合物形成：系指血液循环中游离抗体（或抗原）与肾小球固有抗原[如肾小球基底膜（GBM）抗原或足细胞的抗原]或种植于肾小球的外源性抗原（或抗体）相结合，在肾脏局部形成免疫复合物，并导致肾脏损伤。原位免疫复合物的沉积主要位于GBM上皮细胞侧。除经典的抗GBM肾炎外，特发性膜性肾病（IMN）也是一种主要由原位免疫复合物介导的疾病。肾小球足细胞上的M型磷脂酶A_2受体是IMN的主要抗原，循环中抗磷脂酶A_2受体特异性抗体与其相结合形成原位免疫复合物，激活补体导致足细胞损伤，导致蛋白尿。

（3）自身抗体：自身抗体如抗中性粒细胞胞浆抗体（ANCA）可以通过与中性粒细胞、血管内皮细胞以及补体活化的相互作用引起肾小球的免疫炎症反应，导致典型的寡免疫复合物沉积性肾小球肾炎。

2. 细胞免疫

细胞免疫在肾小球肾炎发病机制中的作用已为许多学者所重视。肾炎动物模型及部分人类肾小球肾炎均提供了细胞免疫的证据。急进性肾小球肾炎早期肾小球内常可发现较多的单核-巨噬细胞浸润；在微小病变型肾病，肾小球内没有体液免疫参与的证据，而主要表现为T细胞功能异常，且体外培养发现本病病人淋巴细胞可释放血管通透性因子，导致肾小球足细胞足突融合。至于细胞免疫是否直接导致肾小球肾炎还缺乏足够证据。

（二）炎症反应

免疫反应需引起炎症反应才能导致肾小球损伤及其临床症状。炎症介导系统可分成炎症细胞和炎症介质两大类，炎症细胞可产生炎症介质，炎症介质又可趋化、激活炎症细胞，各种炎症介质间又相互促进或制约，形成一个十分复杂的网络关系。

1. 炎症细胞

主要包括中性粒细胞、单核-巨噬细胞、致敏T淋巴细胞、嗜酸性粒细胞及血小板等。炎症细胞可产生多种炎症介质，造成肾小球炎症病变。近年发现肾小球固有细胞（如系膜细胞、内皮细胞和足细胞）具有多种免疫球蛋白和炎症介质的受体，也能分泌多种炎症介质和细胞外基质（ECM），它们在免疫介导性肾小球炎症中并非单纯的无辜受害者，而有时是主动参与者，肾小球细胞的自分泌、旁分泌在肾小球疾病发生、发展中具有重要意义。

2. 炎症介质

近年发现，一系列具有致炎作用的炎症介质在肾小球疾病发病机制中发挥了重要作用。炎症介质可通过收缩或舒张血管影响肾脏局部的血流动力学，可分别作用于肾小球及间质小管等不同细胞，通过影响细胞的增殖、自分泌和旁分泌，影响ECM的聚集和降解，从而介导炎症损伤及其硬化病变。

（三）非免疫因素

免疫介导性炎症在肾小球病致病中起主要作用和（或）起始作用，在慢性进展过程中存在着非免疫机制参与，主要包括肾小球毛细血管内高压力、蛋白尿、高脂血症等，这些因素有时成为病变持续、恶化的重要原因。肾实质损害后，剩余的健存肾单位可产生血流动力学变化，导致肾小球毛细血管内压力增高，促进肾小球硬化。此外，大量蛋白尿是肾小球病变进展的独立致病因素，高脂血症也是加重肾小球损伤的重要因素之一。

三、临床表现

（一）蛋白尿

正常的肾小球滤过膜允许分子量小于 2 万~4 万道尔顿的蛋白质顺利通过，因此，肾小球滤过的原尿中主要为小分子蛋白质（如溶菌酶、β_2-微球蛋白、轻链蛋白等），白蛋白（分子量 6.9 万道尔顿）及分子量更大的免疫球蛋白含量较少。经肾小球滤过的原尿中 95%以上的蛋白质被近曲小管重吸收，故正常人终尿中蛋白质含量极低（<150mg/d），其中约一半蛋白成分来自远曲小管和髓袢升支分泌的 Tamm-Horsfall 蛋白及尿道其他组织蛋白；另一半蛋白成分为白蛋白、免疫球蛋白、轻链、微球蛋白和多种酶等血浆蛋白。正常人尿中因蛋白质含量低，临床上尿常规蛋白定性试验不能测出。当尿蛋白超过 150mg/d，尿蛋白定性阳性，称为蛋白尿。若尿蛋白量>3.5g/d，则称为大量蛋白尿。

肾小球滤过膜由肾小球毛细血管内皮细胞、基底膜和脏层上皮细胞（足细胞）所构成，滤过膜屏障作用包括：①分子屏障：肾小球滤过膜仅允许较小的蛋白质分子通过；②电荷屏障：内皮及足细胞膜含涎蛋白，而基底膜含硫酸类肝素，使肾小球滤过膜带负电荷，通过同性电荷相斥原理，阻止带负电荷的血浆蛋白（如白蛋白）滤过。上述任一屏障的损伤均可引起蛋白尿，肾小球性蛋白尿常以白蛋白为主。光镜下肾小球结构正常的微小病变型肾病病人大量蛋白尿主要为电荷屏障损伤所致；当分子屏障被破坏时，尿中还可出现除白蛋白以外更大分子的血浆蛋白，如免疫球蛋白、C3 等，提示肾小球滤过膜有较严重的结构损伤。

（二）血尿

离心后尿沉渣镜检每高倍视野红细胞超过 3 个为显微镜下血尿，1L 尿中含 1mL 血即呈现肉眼血尿。肾小球疾病特别是肾小球肾炎，其血尿常为无痛性、全程性血尿，可呈镜下或肉眼血尿，持续性或间发性。血尿可分为单纯性血尿，也可伴蛋白尿、管型尿，如血尿病人伴较大量蛋白尿和（或）管型尿（特别是红细胞管型），多提示为肾小球源性血尿。

以下两项检查帮助区分血尿来源：①新鲜尿沉渣相差显微镜检查：变形红细胞尿为肾小球源性，均一形态正常红细胞尿为非肾小球源性。但是当肾小球病变严重时（如新月体形成）也可出现均一形态正常的红细胞尿。②尿红细胞容积分布曲线：肾小球源性血尿常呈非对称曲线，其峰值红细胞容积小于静脉峰值红细胞容积；非肾小球源性血床常呈对称性曲线，其峰值红细胞容积大于静脉峰值红细胞容积。

肾小球源性血尿产生的主要原因为 GBM 断裂，红细胞通过该裂缝时受血管内压力挤压受损，受损的红细胞之后通过肾小管各段又受不同渗透压和 pH 作用，呈现变形红细胞血尿，红细胞容积变小，甚至破裂。

（三）水肿

肾性水肿的基本病理生理改变为水、钠潴留。肾小球疾病时水肿可分为两大类：①肾病性水肿：主要由于长期、大量蛋白尿造成血浆蛋白过低，血浆胶体渗透压降低，液体从血管内渗入组织间隙，产生水肿；同时，由于有效血容量减少，刺激肾素-血管紧张素-醛固酮系统激活，抗利尿激素分泌增加，肾小管重吸收水、钠增多，进一步加重水肿。此外，近年的研究提示，某些原发于远端肾单位的水、钠潴留因素可能在肾病性水肿上起一定作用，这种作用独立于肾素-血管紧张素-醛固酮系统。②肾炎性水肿：主要是由于肾小球滤过率下降，而肾小管重吸收功能基本正常造成"球-管失衡"和肾小球滤过分数（肾小球滤过率/肾血浆流量）下降，导致水、钠潴留。肾炎性水肿时，血容量常增加，伴肾素-血管紧张素-醛固酮系统活性抑制、抗利尿激素分泌减少，因高血压、毛细血管通透性增加等因素而使水肿持续和加重。肾病性水肿组织间隙蛋白含量低，水肿多从下肢部位开始；而肾炎性水肿组织间隙蛋白含量高，水肿多从眼睑、颜面部开始。

（四）高血压

肾小球疾病常伴高血压，慢性肾衰竭病人 90% 出现高血压。持续存在的高血压会加速肾功能恶化。肾小球疾病高血压的发生机制：①水、钠潴留：血容量增加引起容量依赖性高血压；②肾素分泌增多：肾实质缺血刺激肾素-血管紧张素分泌增加，小动脉收缩，外周阻力增加，引起肾素依赖性高血压；③肾内降压物质分泌减少：肾实质损害时，肾内前列腺素系统、激肽释放酶-激肽系统等降压物质生成减少，也是肾性高血压的原因之一。此外，一些其他因素如心房利钠肽、交感神经系统和其他内分泌激素等均直接或间接地参与肾性高血压的发生。肾小球疾病所致的高血压多数为容量依赖型，少数为肾素依赖型。但两型高血压常混合存在，有时很难截然分开。

（五）肾功能异常

部分急性肾小球肾炎可有一过性的氮质血症或急性肾损伤，急进性肾小球肾炎常出现肾功能急剧恶化；慢性肾小球肾炎病人随着病程进展，常出现不同程度的肾功能损害，部分病人最终进展至终末期肾病。

第二节　　急性肾小球肾炎

急性肾小球肾炎简称急性肾炎（AGN），是以急性肾炎综合征为主要临床表现的一组疾病。临床特点为急性起病，表现为血尿、蛋白尿、水肿和高血压，可伴有一过性肾功能不全。多见于链球菌感染后，其他细菌、病毒及寄生虫感染亦可引起。本节主要介绍链球菌感染后急性肾小球肾炎。

一、病因和发病机制

本病主要为 β-溶血性链球菌"致肾炎菌株"感染所致，如扁桃体炎、猩红热和脓疱疮等。本病系感染诱发的免疫反应所致。针对链球菌致病抗原如蛋白酶外毒素 B 等的抗体可能与肾小球内成分发生交叉反应、循环或原位免疫复合物沉积诱发补体异常活化等均可能参与致病，导致肾小球内炎症细胞浸润。

二、病理表现

肾脏体积可增大。光镜下见弥漫性肾小球毛细血管内皮细胞及系膜细胞增生，急性期可伴有中性粒细胞和单核细胞浸润。病变严重时，毛细血管袢管腔狭窄或闭塞。肾间质水肿及灶状炎症细胞浸润。免疫病理 IgG 及 C3 呈粗颗粒状沿肾小球毛细血管壁和（或）系膜区沉积。电镜见肾小球上皮细胞下有驼峰状电子致密物沉积。

三、临床表现和实验室检查

多见于儿童，男性略多。常于感染后 2 周起病，相当于抗原免疫后产生抗体的时间。本病起病急，轻者呈亚临床型（仅尿常规及血清 C3 异常）；典型者呈急性肾炎综合征表现，重症者可发生急性肾损伤。临床均有肾小球源性血尿，约 30% 为肉眼血尿。可伴有轻、中度蛋白尿，少数可呈肾病综合征范围的蛋白尿。80% 的病人可有晨起眼睑及下肢水肿，可有一过性高血压。少数重症病人可发生充血性心力衰竭，常与水、钠潴留有关。

起病初期血清 C3 及总补体下降，8 周内逐渐恢复正常，对本病具有诊断意义。病人血清抗链球菌溶血素"O"滴度升高，提示近期内曾有过链球菌感染。

四、诊断与鉴别诊断

链球菌感染后 1~3 周发生急性肾炎综合征，伴血清 C3 一过性下降，可临床诊断急性肾炎。若血肌酐持续升高或 2 个月病情尚未见好转应及时肾穿刺活检，以明确诊断。

本病需要与其他表现为急性肾炎综合征的肾小球疾病鉴别。①其他病原体感染后的急性肾炎：应寻找其他病原菌感染的证据，病毒感染后常不伴血清补体降低，少有水肿和高血压，肾功能一般正常，临床过程自限。②膜增生性肾小球肾炎（MPGN）：临床上常伴肾病综合征，50%~70%病人有持续性低补体血症，8 周内不恢复。③IgA 肾病：部分病人有前驱感染，通常在感染后数小时至数日内出现肉眼血尿，部分病人血清 IgA 升高，血清 C3 一般正常，病情无自愈倾向。

当临床诊断困难时，急性肾炎综合征病人需考虑进行肾活检以明确诊断、指导治疗。肾活检的指征为：①少尿 1 周以上或进行性尿量减少伴肾功能恶化者；②病程超过 2 个月而无好转趋势者；③急性肾炎综合征伴肾病综合征者。

五、治疗

支持及对症治疗为主。急性期卧床休息，静待肉眼血尿消失、水肿消退及血压恢复正常。同时限盐、利尿消肿以降血压和预防心脑血管并发症的发生。

本病急性肾炎发作时感染灶多数已经得到控制，如无现症感染证据，不需要使用抗生素。反复发作慢性扁桃体炎，病情稳定后可考虑扁桃体切除。

六、预后

本病为自限性疾病，多数病人预后良好。6%～18%病例遗留尿异常和（或）高血压而转为"慢性"，或于"临床痊愈"多年后又出现肾小球肾炎表现。一般认为'老年、持续高血压、大量蛋白尿或肾功能不全者预后较差；散发者较流行者预后差。

第三节　　急进性肾小球肾炎

急进性肾小球肾炎（RPGN）即急进性肾炎，是在急性肾炎综合征基础上，肾功能快速进展，病理类型为新月体肾炎的一组疾病。

一、病因和发病机制

根据免疫病理 RPGN 可分为 3 型，每型病因和发病机制各异：①Ⅰ型，又称抗肾小球基底膜（GBM）型，因抗 GBM 抗体与 GBM 抗原结合诱发补体活化而致病。②Ⅱ型，又称免疫复合物型，因循环免疫复合物在肾小球沉积或原位免疫复合物形成而致病。③Ⅲ型，为少免疫沉积型，肾小球内无或仅微量免疫球蛋白沉积。多与 ANCA 相关小血管炎相关。

约半数 RPGW 病人有前驱上呼吸道感染病史。接触某些有机化学溶剂、碳氢化合物如汽油，可能与 RPGN Ⅰ型密切相关。丙硫氧嘧啶（PTU）和肼屈嗪等可引起 RPGN Ⅲ型。

二、病理

肾脏体积常增大。病理类型为新月体肾炎。光镜下多数（50%以上）肾小球大新月体形成（占肾小球囊腔 50%以上），病变早期为细胞新月体，后期为纤维新月体。另外，Ⅱ型常伴有肾小球毛细血管内皮细胞和系膜细胞增生，Ⅰ型和Ⅲ型可见肾小球节段性纤维素样坏死。免疫病理学检查是分型的主要依据，Ⅰ型 IgG 及 C3 呈线条状沿肾小球毛细血管壁分布；Ⅱ型 IgG 及 C3 呈颗粒状或团块状沉积于系膜区及毛细血管壁；Ⅲ型肾小球内无或仅有微量免疫沉积物。电镜下Ⅱ型可见电子致密物在系膜区和内皮下沉积，Ⅰ型和Ⅲ型无电子致密物。

三、临床表现和实验室检查

我国以Ⅱ型略为多见。Ⅰ型好发于中青年，Ⅲ型常见于中老年病人，男性略多。

多数病人起病急，病情可急骤进展。在急性肾炎综合征基础上，早期出现少尿或无尿，肾功能快速进展乃至尿毒症。病人可伴有不同程度贫血，Ⅱ型约半数伴肾病综合征，Ⅲ型常有发热、乏力、体重下降等系统性血管炎的表现。

免疫学检查主要有抗 GBM 抗体阳性（Ⅰ型）和 ANCA 阳性（Ⅲ型）。此外，Ⅱ型病人的血液循环免疫复合物及冷球蛋白可呈阳性，并可伴血清 C3 降低。

四、诊断与鉴别诊断

急性肾炎综合征伴肾功能急剧恶化均应怀疑本病，并及时肾活检以明确诊断。

急进性肾炎应与下列疾病鉴别。

（一）引起急性肾损伤的非肾小球疾病

1. 急性肾小管坏死

常有明确的肾缺血（如休克、脱水）和中毒（如肾毒性抗生素）等诱因，实验室检查以肾小管损害为主（尿钠增加、低比重尿及低渗透压尿）。

2. 急性过敏性间质性肾炎

常有用药史，部分病人有药物过敏反应（低热、皮疹等、血和尿嗜酸性粒细胞增加），必要时肾活检确诊。

3. 梗阻性肾病

常突发无尿，影像学检查可协助确诊。

（二）引起急进性肾炎综合征的其他肾小球疾病

1. 继发性急进性肾炎

肺出血肾炎综合征、系统性红斑狼疮（SLE）、过敏性紫癜肾炎均可引起新月体肾炎，依据系统受累的临床表现和特异性实验室检查可资鉴别。

2. 原发性肾小球疾病

重症急性肾炎或重症膜增生性肾炎也可发生急性肾损伤，但肾脏病理不一定为新月体肾炎，肾活检可明确诊断。

五、治疗

应及时明确病因诊断和免疫病理分型，尽早开始强化免疫抑制治疗。

（一）强化疗法

1. 血浆置换疗法

每日或隔日 1 次，每次置换血浆 2~4L，直到血清自身抗体（如抗 GBM 抗体、ANCA）转阴，一般需 7 次以上。适用于Ⅰ型和Ⅲ型。此外，对于肺出血的病人，首选血浆置换。

2. 甲泼尼龙冲击

甲泼尼龙 0.5~1.0g 静脉滴注，每日或隔日 1 次，3 次为一疗程。一般 1~3 个疗程。该疗法主要适用Ⅱ、Ⅲ型。

上述强化疗法需配合糖皮质激素 [口服泼尼松 1mg/（kg·d），6~8 周后渐减] 及细胞毒药物 [环磷酰胺口服 2~3mg/（kg·d），或静脉滴注每个月 0.6~0.8g，累积量一般不超过 8g]。

（二）支持对症治疗

凡是达到透析指征者，应及时透析。对强化治疗无效的晚期病例或肾功能已无法逆转者，则有赖于长期维持透析。肾移植应在病情静止半年，特别是Ⅰ型病人血中抗 GBM 抗体需转阴后半年进行。

六、预后

及时明确的诊断和早期强化治疗，可改善预后。影响预后的主要因素：①免疫病理类型较好，Ⅰ型差，Ⅱ型居中；②早期强化治疗：少尿、血肌酐 >600μmol/L，病理显示广泛慢性病变时预后差；③老年病人预后相对较差。

第四节　　IgA 肾病

IgA 肾病是指肾小球系膜区以 IgA 或 IgA 沉积为主的肾小球疾病，是目前世界范围内最常见的原发性肾小球疾病。IgA 肾病的发病有明显的地域差别，在欧洲和亚洲占原发性肾小球疾病的 15%~40%，是我国最常见的肾小球疾病，也是终末期肾病（ESRD）的重要病因。IgA 肾病可发生于任何年龄，但以 20~30 岁男性为多见。

一、病因和发病机制

IgA 肾病的发病机制目前尚不完全清楚。由于 IgA 肾病免疫荧光检查以 IgA 和 C3 在系膜区的沉积为主，提示本病可能是由于循环中的免疫复合物在肾脏内沉积，激活补体而致肾损害。大多数 IgA 肾病病人及其直系亲属循环中存在着铰链区半乳糖缺陷的 IgA 分子，而且主要是多聚 IgA$_1$。目前研究认为，感染等二次"打击"刺激自身抗体的产生，免疫复合物形成并沉积于肾小球产生炎症反应，继而刺激系膜细胞增殖和系膜外基质集聚等，最终导致肾小球硬化和间质纤维化。

二、病理

IgA 肾病的主要病理特点是肾小球系膜细胞增生和基质增多。病理变化多种多样，病变程度轻重不一，可涉及肾小球肾炎几乎所有的病理类型，如系膜增生性肾小球肾炎、轻微病变型、局灶增生性肾小球肾炎、毛细血管内增生性肾小球肾炎、新月体肾小球肾炎、局灶节段性肾小球硬化和增生硬化性肾小球肾炎等。IgA 肾病目前广泛采用牛津分型，具体包括：系膜细胞增生（MO/1）、内皮细胞增生（EO/1）、节段性硬化或粘连（SO/1）及肾小管萎缩或肾间质纤维化（TO/1/2）、细胞或细胞纤维性新月体（CO/1/2）等 5 项主要病理指标。免疫荧光可见系膜区 IgA 为主的颗粒样或团块样沉积，伴或不伴毛细血管袢分布，常伴 C3 的沉积，但 C1q 少见。也可有 IgG、IgM 沉积，与 IgA 的分布相似，但强度较弱。电镜下可见系膜区电子致密物呈团块状沉积。

三、临床表现

IgA 肾病起病隐匿，常表现为无症状性血尿，伴或不伴蛋白尿，往往体检时发现。有些病人起病前数小时或数日内有上呼吸道或消化道感染等前驱症状，主要表现为发作性的肉眼血尿，可持续数小时或数日，肉眼血尿常为无痛性，可伴蛋白尿，多见于儿童和年轻人。全身症状轻重不一，可表现为全身不适、乏力和肌肉疼痛等。

20%~50%病人有高血压，少数病人可发生恶性高血压。部分病人表现为肾病综合征及不同程度的肾功能损害。

四、实验室检查

尿液检查可表现为镜下血尿或肉眼血尿，以畸形红细胞为主；约 60%的病人伴有不同程度蛋白尿，有些病人可表现为肾病综合征（>3.5g/d）。

30%~50%病人伴有血 IgA 增高，但与疾病的严重程度及病程不相关。血清补体水平多数正常。

五、诊断与鉴别诊断

年轻病人出现镜下血尿和（或）蛋白尿，尤其是与上呼吸道感染有关的血尿，临床上应考虑 IgA 肾病的可能。本病的确诊有赖于肾活检免疫病理检查。IgA 肾病主要应与下列疾病相鉴别：

（一）急性链球菌感染后肾炎

此病潜伏期较长（7~21天），有自愈倾向。IgA肾病潜伏期短，呈反复发作，结合实验室检查（如IgA肾病可有血IgA水平增高，而急性链球菌感染后肾炎常有血C3水平的动态变化、ASO阳性等），尤其是肾活检可资鉴别。

（二）非IgA系膜增生性肾炎

与IgA肾病极为相似，确诊有赖于肾活检。

（三）其他继发性系膜IgA沉积

如紫癜性肾炎、慢性肝病肾损害等，相应的病史及实验室检查可资鉴别。

（四）薄基底膜肾病

临床表现为持续性镜下血尿，多有阳性家族史，肾活检免疫荧光检查IgA阴性，电镜可见肾小球基底膜弥漫变薄。

（五）泌尿系统感染

易与尿中红细胞、白细胞增多的IgA肾病病人混淆，但泌尿系统感染常有尿频、尿急、尿痛、发热、腰痛等症状，尿培养阳性，而IgA肾病病人反复中段尿细菌培养阴性，抗生素治疗无效。

六、治疗

本病的临床表现、病理改变和预后差异较大，治疗需根据不同的临床表现、病理类型等综合制订合理的治疗方案。

（一）单纯镜下血尿

此类病人一般预后较好，大多数病人肾功能可长期维持在正常范围，一般无特殊治疗，但需要定期监测尿蛋白和肾功能。但需注意避免过度劳累、预防感染和避免使用肾毒性药物。

（二）反复发作性肉眼血尿

对于感染后反复出现肉眼血尿或尿检异常加重的病人，应积极控制感染，选用无肾毒性的抗生素，如青霉素80万单位，肌内注射，2次/天；或口服红霉素、头孢菌素等；慢性扁桃体炎反复发作的病人，建议行扁桃体切除。

（三）伴蛋白尿

建议选用ACEI或ARB治疗并逐渐增加至可耐受的剂量，尽量将尿蛋白控制在<0.5g/d，延缓肾功能进展。经过3~6个月优化支持治疗（包括服ACEI/ARB和控制血压）后，如

尿蛋白仍持续>1g/d 且 GFR>50mL/（min·1.73m²）的病人，可给予糖皮质激素治疗，每日泼尼松 0.6~1.0mg/kg，4~8 周后逐渐减量，总疗程 6~12 个月。对于免疫抑制剂（如环磷酰胺、硫唑嘌呤、吗替麦考酚酯等）的获益仍存在争议。大量蛋白尿长期得不到控制者，预后较差，常进展至终末期肾衰竭。

（四）肾病综合征

病理改变较轻者，如表现为微小病变型，可选用激素或联合应用细胞毒药物（详细治疗见本章第五节"肾病综合征"），常可获较好疗效；如病理改变较重，疗效常较差，尤其是合并大量蛋白尿且难以控制的病人，肾脏损害呈持续性进展，预后差。

（五）急性肾衰竭

IgA 肾病表现为急性肾衰竭，主要为新月体肾炎或伴毛细血管袢坏死以及红细胞管型阻塞肾小管所致。若肾活检提示为细胞性新月体肾炎，临床上常呈肾功能急剧恶化，应及时给予大剂量激素和细胞毒药物强化治疗。若病人已达到透析指征，应给予透析治疗。

（六）高血压

控制血压可保护肾功能，延缓慢性肾脏疾病的进展。临床研究表明，ACEI 或 ARB 可良好地控制 IgA 肾病病人的血压，减少蛋白尿。

（七）其他

若 IgA 肾病病人的诱因同某些食品引起的黏膜免疫反应有关，则应避免这些食物的摄入。有学者认为富含 ω-3 多聚不饱和脂肪酸的鱼油对 IgA 肾病有益，但其确切疗效还有待进一步的大规模多中心临床研究证实。病情较轻的 IgA 肾病病人一般可耐受妊娠，但若合并持续的重度高血压、肾小球滤过率<60mL/min 或肾组织病理检查严重的肾血管或间质病变者，则不宜妊娠。

七、预后

IgA 肾病 10 年肾脏存活率为 80%~85%，20 年约为 65%，但是个体差异很大，有些病人长期预后良好，但有些病人快速进展至肾衰竭。疾病预后不良的指标包括持续难以控制的高血压和蛋白尿（尤其是蛋白尿持续>1g/d）；肾功能损害；肾活检病理表现为肾小球硬化、间质纤维化和肾小管萎缩，或伴大量新月体形成。

第五节　肾病综合征

肾病综合征（NS）的诊断标准是：①大量蛋白尿（>3.5g/d）；②低白蛋白血症（血清白蛋白<30g/L）水肿；④高脂血症。其中前两项为诊断的必备条件。

一、病因

NS 按病因可分为原发性和继发性两大类。原发性 NS 表现为不同类型的病理改变，常见的有：①微小病变型肾病；②系膜增生性肾小球肾炎；③局灶节段性肾小球硬化；④膜性肾病；⑤系膜毛细血管性肾小球肾炎。肾病综合征的分类和常见病因见表 21-1。

表 21-1　肾病综合征的分类和常见病因

分类	儿童	青少年	中老年
原发性	微小病变型肾病	系膜增生性肾小球肾炎	膜性肾病
		微小病变型肾病	
		局灶节段性肾小球硬化	
		系膜毛细血管性肾小球肾炎	
继发性	过敏性紫癜肾炎	狼疮肾炎	糖尿病肾病
	乙型肝炎病毒相关性肾炎	过敏性紫癜肾炎	肾淀粉样变性
	狼疮肾炎	乙型肝炎病毒相关性肾炎	骨髓瘤性肾病
			淋巴瘤或实体肿瘤性肾病

二、病理生理

(一) 大量蛋白尿

在正常生理情况下，肾小球滤过膜具有分子屏障及电荷屏障作用，这些屏障作用受损致使原尿中蛋白含量增多，当其增多明显超过近端肾小管回吸收量时，形成大量蛋白尿。在此基础上，凡是增加肾小球内压力及导致高灌注、高滤过的因素（如高血压、高蛋白饮食或大量输注血浆蛋白）均可加重尿蛋白的排出。尿液中主要含白蛋白和与白蛋白近似分子量的蛋白。大分子蛋白如纤维蛋白原、α_1 和 α_2-巨球蛋白等，因其无法通过肾小球滤过膜，从而在血浆中的浓度保持不变。

(二) 低白蛋白血症

肾病综合征时大量白蛋白从尿中丢失，促进肝脏代偿性合成白蛋白增加，同时由于近端肾小管摄取滤过蛋白增多，也使肾小管分解蛋白增加。当肝脏白蛋白合成增加不足以克服丢失和分解时，则出现低白蛋白血症。此外，肾病综合征病人因胃肠道黏膜水肿导致食欲减退、蛋白质摄入不足、吸收不良或丢失，进一步加重低蛋白血症。长期大量的蛋白丢失会导致病人营养不良和生长发育迟缓。

除血浆白蛋白减少外，血浆的某些免疫球蛋白（如 IgG）和补体成分、抗凝及纤溶因子、金属结合蛋白及内分泌激素结合蛋白也可减少，尤其是肾小球病理改变严重，大量蛋白尿和非选择性蛋白尿时更为显著。少数病人在临床上表现为甲状腺功能减退，但会随着肾病综合征的缓解而恢复。病人易发生感染、高凝状态、微量元素缺乏、内分泌紊乱和免疫功能低下等并发症。

（三）水肿

低白蛋白血症引起血浆胶体渗透压下降，使水分从血管腔内进入组织间隙，是造成肾病综合征水肿的主要原因。此外，部分病人有效循环血容量不足，激活肾素-血管紧张素-醛固酮系统，促进水钠潴留。而在静水压正常、渗透压减低的末梢毛细血管，发生跨毛细血管性液体渗漏和水肿。也有研究发现，部分 NS 病人的血容量并不减少甚或增加，血浆肾素水平正常或下降，提示 NS 病人的水钠潴留并不依赖于肾素-血管紧张素-醛固酮系统的激活，而是肾脏原发水钠潴留的结果。

（四）高脂血症

病人表现为高胆固醇血症和（或）高甘油三酯血症，并可伴有低密度脂蛋白（LDL）、极低密度脂蛋白（VLDL）及脂蛋白 a［Lp（a）］的升高，高密度脂蛋白（HDL）正常或降低。高脂血症发生的主要原因是肝脏脂蛋白合成的增加和外周组织利用及分解减少。高胆固醇血症的发生与肝脏合成过多富含胆固醇和载脂蛋白 B 的 LDL 及 LDL 受体缺陷致 LDL 清除减少有关。高甘油三酯血症在 NS 中也很常见，其产生的原因更多是由于分解减少而非合成增多。

三、病理类型及其临床特征

（一）微小病变型肾病

光镜下肾小球无明显病变，近端肾小管上皮细胞可见脂肪变性。免疫病理检查阴性。电镜下的特征性改变是广泛的肾小球脏层上皮细胞足突融合。

微小病变型肾病占儿童原发性肾病综合征的 80%~90%，占成人原发性肾病综合征的 5%~10%。部分药物性肾损害（如非甾体类抗炎药、锂制剂等）和肿瘤（如霍奇金淋巴瘤等）也可有类似改变。本病男性多于女性，儿童发病率高，成人发病率相对降低，但 60 岁后发病率又呈现一小高峰，60 岁以上的病人，高血压和肾功能损害较为多见。典型的临床表现为肾病综合征，约 15% 的病人有镜下血尿。

30%~40% 病人可在发病后数个月内自发缓解。90% 病例对糖皮质激素治疗敏感，治疗两周左右开始利尿，尿蛋白可在数周内迅速减少至阴性，血清白蛋白逐渐恢复正常水平，最终可达临床完全缓解，但本病复发率高达 60%。若反复发作或长期大量蛋白尿未得到控制，可发生病理类型的转变，预后欠佳。一般认为，成人的治疗缓解率和缓解后复发率均较儿童低。

（二）膜增生性肾小球肾炎

光镜下可见肾小球系膜细胞和系膜基质弥漫增生，依其增生程度可分为轻、中、重度。免疫病理检查可将本组疾病分为 IgA 肾病及非 IgA 系膜增生性肾小球肾炎。前者以 IgA 沉积为主，后者以 IgG 或 IgM 沉积为主，常伴有 C3 于肾小球系膜区或系膜区及毛细血管壁呈颗粒状沉积。电镜下显示系膜增生，在系膜区可见到电子致密物。

本病在我国发病率高，约占原发性肾病综合征的 30%，显著高于西方国家。本病男性多于女性，好发于青少年。约 50% 病人有前驱感染，可于上呼吸道感染后急性起病，甚至表现为急性肾炎综合征。部分病人为隐匿起病。本组疾病中，非 IgA 系膜增生性肾小球肾炎病人约 50% 表现为肾病综合征，70% 伴有血尿；IgA 肾病病人几乎均有血尿，约 15% 表现为肾病综合征。

多数病人对激素和细胞毒药物有良好的反应，50% 以上的病人经激素治疗后可获完全缓解。其治疗效果与病理改变的轻重程度有关，病理改变轻者疗效较好，病理改变重者则疗效较差。

（三）局灶节段性肾小球硬化（FSGS）

光镜下可见病变呈局灶、节段分布，表现为受累节段的硬化（系膜基质增多、毛细血管闭塞、球囊粘连等），相应的肾小管萎缩、肾间质纤维化。免疫荧光显示 IgM 和 C3 在肾小球受累节段呈团块状沉积。电镜下可见肾小球上皮细胞足突广泛融合、基底膜塌陷，系膜基质增多，电子致密物沉积。

根据硬化部位及细胞增殖的特点，局灶节段性肾小球硬化可分为以下 5 种亚型：①经典型：硬化部位主要位于血管极周围的毛细血管袢；②塌陷型：外周毛细血管袢皱缩、塌陷，呈节段或球性分布，显著的足细胞增生肥大和空泡变性；③顶端型：硬化部位主要位于尿极；④细胞型：局灶性系膜细胞和内皮细胞增生同时可有足细胞增生、肥大和空泡变性；⑤非特异型：无法归属上述亚型，硬化可发生于任何部位，常有系膜细胞及基质增生。其中非特异型最为常见，占半数以上。

该类型占原发性肾病综合征的 20%～25%。以青少年多见，男性多于女性，多为隐匿起病，部分病例可由微小病变型肾病转变而来。大量蛋白尿及肾病综合征为其主要临床特点（发生率可达 50%～75%），约 3/4 病人伴有血尿，部分可见肉眼血尿。本病确诊时约半数病人有高血压，约 30% 有肾功能损害。

多数顶端型 FSGS 糖皮质激素治疗有效，预后良好。塌陷型治疗反应差，进展快，多于 2 年内进入终末期肾病。其余各型的预后介于两者之间。过去认为 FSGS 对糖皮质激素治疗效果很差，近年研究表明 50% 病人治疗有效，只是起效较慢，平均缓解期为 4 个月。肾病综合征能否缓解与预后密切相关，缓解者预后好，不缓解者 6～10 年超过半数进入终末期肾病。

（四）膜性肾病（MN）

光镜下可见肾小球弥漫性病变，早期仅于肾小球基底膜上皮侧见少量散在分布的嗜复红小颗粒（Masson 染色）；进而有钉突形成（嗜银染色），基底膜逐渐增厚。免疫荧光检查可见 IgG 和 C3 细颗粒状沿肾小球毛细血管壁沉积。电镜下早期可见 GBM 上皮侧有排列整齐的电子致密物，常伴有广泛足突融合。

本病好发于中老年，男性多见，发病高峰年龄为 50～60 岁。通常起病隐匿，70%～80%的病人表现为肾病综合征，约 30%伴有镜下血尿，一般无肉眼血尿。常在发病 5～10 年后逐渐出现肾功能损害。本病易发生血栓栓塞并发症，肾静脉血栓发生率可高达 40%～50%。因此，膜性肾病病人如有突发性腰痛或肋腹痛，伴血尿、蛋白尿加重，肾功能损害，应注意肾静脉血栓形成。如有突发性胸痛、呼吸困难，应注意肺栓塞。

膜性肾病约占我国原发性肾病综合征的 20%。有 20%～35%病人的临床表现可自发缓解。60%～70%的早期膜性肾病病人（尚未出现钉突）经糖皮质激素和细胞毒药物治疗后可达临床缓解。但随疾病逐渐进展，病理变化加重，疗效则较差。本病多呈缓慢进展，中国、日本的研究显示，10 年肾脏存活率为 80%～90%，明显较西方国家预后好。

（五）系膜毛细血管性肾小球肾炎

光镜下较常见的病理改变为系膜细胞和系膜基质弥漫重度增生，并可插入到肾小球基底膜（GBM）和内皮细胞之间，使毛细血管袢呈"双轨征"。免疫病理检查常见 IgG 和 C3 呈颗粒状系膜区及毛细血管壁沉积。电镜下系膜区和内皮下可见电子致密物沉积。

该病理类型占我国原发性肾病综合征的 10%～20%。本病好发于青少年，男女比例大致相等。1/4～1/3 病人常在上呼吸道感染后表现为急性肾炎综合征；50%～60%病人表现为肾病综合征，几乎所有病人均伴有血尿，其中少数为发作性肉眼血尿；其余少数病人表现为无症状性血尿和蛋白尿。肾功能损害、高血压及贫血出现早，病情多持续进展。50%～70%病例的血清 C3 持续降低，对提示本病有重要意义。

本病目前尚无有效的治疗方法，激素和细胞毒药物仅在部分儿童病例有效，在成年人治疗效果不理想。有学者认为使用抗凝药，如双嘧达莫、阿司匹林、吲哚布芬等对肾功能有一定的保护作用。本病预后较差，病情持续进行性发展，约 50%的病人在 10 年内发展至终末期肾衰竭。肾移植术后常复发。

四、并发症

（一）感染

感染是肾病综合征病人常见并发症，与蛋白质营养不良、免疫功能紊乱及应用糖皮质激素治疗有关。常见感染部位为呼吸道、泌尿道及皮肤等。感染是肾病综合征的常见并发症，由于使用糖皮质激素，其感染的临床症状常不明显；感染是导致肾病综合征复发和疗效不佳的主要原因，应予以高度重视。

(二) 血栓和栓塞

由于血液浓缩（有效血容量减少）及高脂血症造成血液黏稠度增加。此外，因某些蛋白质从尿中丢失，肝代偿性合成蛋白增加，引起机体凝血、抗凝和纤溶系统失衡；加之肾病综合征时血小板过度激活、应用利尿剂和糖皮质激素等进一步加重高凝状态。因此，肾病综合征容易发生血栓、栓塞并发症，其中以肾静脉血栓最为常见，发生率 10% ~ 50%，其中 3/4 病例因慢性形成，临床并无症状；此外，肺血管、下肢静脉、下腔静脉、冠状血管和脑血管血栓或栓塞并不少见，是直接影响肾病综合征治疗效果和预后的重要原因，应予以高度重视。

(三) 急性肾损伤

因有效血容量不足而致肾血流量下降，可诱发肾前性氮质血症。经扩容、利尿后可得到恢复。少数病例可出现急性肾损伤，尤以微小病变型肾病者居多，发生多无明显诱因，表现为少尿甚或无尿，扩容利尿无效。肾活检病理检查显示肾小球病变轻微，肾间质弥漫重度水肿，肾小管可为正常或部分细胞变性、坏死，肾小管腔内有大量蛋白管型。该急性肾损伤的机制不明，推测与肾间质高度水肿压迫肾小管和大量管型堵塞肾小管有关，即上述变化形成肾小管腔内高压，引起肾小球滤过率骤然减少，又可诱发肾小管上皮细胞损伤、坏死，从而导致急性肾损伤。

(四) 蛋白质及脂肪代谢紊乱

长期低蛋白血症可导致营养不良、小儿生长发育迟缓；免疫球蛋白减少造成机体免疫力低下，易致感染；金属结合蛋白丢失可使微量元素（铁、铜、锌等）缺乏；内分泌激素结合蛋白不足可诱发内分泌紊乱（如低 T_3 综合征等）；药物结合蛋白减少可能影响某些药物的药代动力学（使血浆游离药物浓度增加、排泄加速），影响药物疗效。高脂血症增加血液黏稠度，促进血栓、栓塞并发症的发生，还将增加心血管系统并发症，并可促进肾小球硬化和肾小管–间质病变的发生，促进肾脏病变的慢性进展。

五、诊断与鉴别诊断

诊断包括 3 方面：①明确是否为肾病综合征；②确认病因：必须首先除外继发性病因和遗传性疾病，才能诊断为原发性肾病综合征；最好能进行肾活检，做出病理诊断；③判定有无并发症。

需进行鉴别诊断的主要包括以下疾病。

（一）乙型肝炎病毒相关性肾炎

多见于儿童及青少年，临床主要表现为蛋白尿或肾病综合征，常见的病理类型为膜性肾病，其次为系膜毛细血管性肾小球肾炎等。主要诊断依据包括：①血清乙型肝炎病毒抗原阳性；②有肾小球肾炎临床表现，并除外其他继发性肾小球肾炎；③肾活检组织中找到乙型肝炎病毒抗原。我国为乙型肝炎高发区，对有乙型肝炎病人，儿童及青少年蛋白尿或肾病综合征病人，尤其是膜性肾病，应认真鉴别和排除。

（二）狼疮肾炎

以育龄期女性多见，常有发热、皮疹、关节痛等多系统受损表现，血清抗核抗体、抗 dsDNA 抗体、抗 SM 抗体阳性，补体 C3 下降，肾活检免疫病理呈"满堂亮"。

（三）过敏性紫癜肾炎

好发于青少年，有典型的皮肤紫癜，常伴关节痛、腹痛及黑便，多在皮疹出现后 1~4 周出现血尿和（或）蛋白尿，典型皮疹有助于鉴别诊断。

（四）糖尿病肾病

好发于中老年，肾病综合征常见于病程 10 年以上的糖尿病病人。早期可发现尿微量白蛋白排出增加，以后逐渐发展成大量蛋白尿、甚至肾病综合征的表现。糖尿病病史及特征性眼底改变有助于鉴别诊断。

（五）肾淀粉样变性

好发于中老年，肾淀粉样变性是全身多器官受累的一部分。原发性淀粉样变性主要累及心、肾、消化道（包括舌）、皮肤和神经；继发性淀粉样变性常继发于慢性化脓性感染、结核、恶性肿瘤等疾病，主要累及肾、肝和脾等器官。肾受累时体积增大，常呈肾病综合征。常需肾活检确诊，肾活检组织刚果红染色淀粉样物质呈砖红色，偏光显微镜下呈绿色双折射光特征。

（六）骨髓瘤性肾病

好发于中老年人，男性多见，病人可有多发性骨髓瘤的特征性临床表现，如骨痛、血清单株球蛋白增高、蛋白电泳 M 带及尿本周蛋白阳性，骨髓象显示浆细胞异常增生（占有核细胞的 15% 以上），并伴有质的改变。多发性骨髓瘤累及肾小球时可出现肾病综合征。上述骨髓瘤特征性表现有利于鉴别诊断。

六、治疗

（一）一般治疗

应适当注意休息，避免到公共场所和预防感染。病情稳定者应适当活动，以防止静脉血栓形成。

给予正常量 0.8~1.0g/ （kg·d） 的优质蛋白 （富含必需氨基酸的动物蛋白） 饮食。热量要保证充分，每日不应少于 126~147kJ/kg （30~35kcal/kg）。尽管病人丢失大量尿蛋白，但由于高蛋白饮食增加肾小球高滤过，加重蛋白尿并促进肾脏病变进展，故不主张病人摄入高蛋白饮食。

水肿时应低盐 （<3g/d） 饮食。为减轻高脂血症，应少进富含饱和脂肪酸 （动物油脂） 的饮食，而多吃富含多聚不饱和脂肪酸 （如植物油、鱼油） 及富含可溶性纤维 （如燕麦、米糠及豆类） 的饮食。

（二） 对症治疗

1. 利尿消肿

对肾病综合征病人利尿治疗的原则是不宜过快过猛，以免造成血容量不足、加重血液高黏滞倾向，诱发血栓、栓塞并发症。

（1） 噻嗪类利尿剂：主要作用于髓袢升支厚壁段和远曲小管前段，通过抑制钠和氯的重吸收，增加钾的排泄而利尿。常用氢氯噻嗪 25mg，每日 3 次口服。长期服用应防止低钾、低钠血症。

（2） 袢利尿剂：主要作用于髓袢升支，对钠、氯和钾的重吸收具有强力的抑制作用。常用呋塞米 （速尿） 20~120mg/d，分次口服或静脉注射。在渗透性利尿剂应用后随即给药效果更好。应用袢利尿剂时需谨防低钠血症及低钾低氯性碱中毒。

（3） 潴钾利尿剂：主要作用于远曲小管后段，排钠、排氯，但潴钾，适用于低钾血症的病人。单独使用时利尿作用不显著，可与噻嗪类利尿剂合用。常用醛固酮拮抗剂螺内酯 20mg，每日 3 次。长期服用需防止高钾血症，对肾功能不全病人应慎用。

（4） 渗透性利尿剂：通过提高血浆胶体渗透压，使组织中水分重吸收入血，同时在肾小管腔内形成高渗状态，减少水、钠的重吸收而达到利尿目的。可选择低分子右旋糖酐等。但在尿量<400mL/d 的病人应慎用，因为此类药物易与 Tamm-Horsefall 糖蛋白和尿中的白蛋白在肾小管管腔内形成管型而堵塞肾小管，并由于其高渗作用导致肾小管上皮细胞变性、坏死，导致急性肾损伤。

（5） 提高血浆胶体渗透压：血浆或白蛋白等静脉输注可提高血浆胶体渗透压，促进组织中水分回吸收并利尿，如继而用呋塞米 60~120mg 加于葡萄糖溶液中缓慢静脉滴注，通常能获得良好的利尿效果。多用于低血容量或利尿剂抵抗、严重低蛋白血症的病人。由于输入的白蛋白可引起肾小球高滤过及肾小管高代谢造成肾小球脏层及肾小管上皮细胞损伤，现多数学者认为，非必要时不宜多使用。

2. 减少尿蛋白

持续性大量蛋白尿本身可导致肾小球高滤过、加重肾小管-间质损伤、促进肾小球硬化，是影响肾小球疾病预后的重要因素。已证实减少尿蛋白可以有效延缓肾功能的恶化。

血管紧张素转换酶抑制剂（ACEI）或血管紧张素Ⅱ受体阻滞剂（ARB），除有效控制高血压外，均可通过降低肾小球内压和直接影响肾小球基底膜对大分子的通透性，有不依赖于降低全身血压的减少尿蛋白作用。用 ACEI 或 ARB 降低尿蛋白时，所用剂量一般比常规降压剂量大，才能获得良好疗效。

（三）免疫抑制治疗

糖皮质激素和细胞毒药物仍然是治疗肾病综合征的主要药物，原则上应根据肾活检病理结果选择治疗药物及确定疗程。

1. 糖皮质激素（以下简称激素）

通过抑制免疫炎症反应，抑制醛固酮和抗利尿激素分泌，影响肾小球基底膜通透性等综合作用而发挥其利尿、消除尿蛋白的疗效。使用原则为：①起始足量：常用药物为泼尼松 1mg/（kg·d），口服 8 周，必要时可延长至 12 周；②缓慢减药：足量治疗后每 2~3 周减原用量的 10%，当减至 20mg/d 时病情易复发，应更加缓慢减量；③长期维持：最后以最小有效剂量（10mg/d）再维持半年左右。激素可采取全日量顿服，维持用药期间两日量隔日一次顿服，以减轻激素的副作用。水肿严重、有肝功能损害或泼尼松疗效不佳时，应更换为甲泼尼龙（等剂量）口服或静脉滴注。因地塞米松半衰期长，副作用大，现已少用。

根据病人对糖皮质激素的治疗反应，可将其分为"激素敏感型"（用药 8~12 周内肾病综合征缓解）、"激素依赖型"（激素减药到一定程度即复发）和"激素抵抗型"（常规激素治疗无效）3 类。

长期应用激素的病人可出现感染、药物性糖尿病、骨质疏松等副作用，少数病例还可能发生股骨头无菌性缺血性坏死，需加强监测，及时处理。

2. 细胞毒药物

这类药物可用于"激素依赖型"或"激素抵抗型"的病人，协同激素治疗。若无激素禁忌，一般不作为首选或单独治疗用药。

（1）环磷酰胺：是国内外最常用的细胞毒药物，在体内被肝细胞微粒体羟化，代谢产物具有较强的免疫抑制作用。应用剂量为 2mg/（kg·d），分 1~2 次口服；或 200mg，隔日静脉注射累积量达 6~8g 后停药。主要副作用为骨髓抑制及肝损害，并可出现性腺抑制（尤其是男性）、脱发、胃肠道反应及出血性膀胱炎。

（2）苯丁酸氮芥：苯丁酸氮芥 2mg，每日 3 次口服，共服用 3 个月，由于毒副作用及疗效欠佳，目前已少使用。

3. 钙调神经蛋白抑制剂

环孢素（CsA）属钙调神经蛋白抑制剂，能选择性抑制 T 辅助细胞及 T 细胞毒效应细胞，已作为二线药物用于治疗激素及细胞毒药物无效的难治性肾病综合征。常用量为 3~

5mg/（kg·d），分 2 次空腹口服，服药期间需监测并维持其血浓度谷值为 100～200ng/mL。服药 2～3 个月后缓慢减量，疗程至少 1 年。副作用有肝肾毒性、高血压、高尿酸血症、多毛及牙龈增生等。停药后易复发，使其广泛应用受到限制。他克莫司（FK506）也属钙调神经蛋白抑制剂，但肾毒性副作用小于环孢素。成人起始治疗剂量为 0.05mg/（kg·d），血药浓度保持在 5～8ng/mL，疗程为 6～12 个月。

4. 吗替麦考酚酯

吗替麦考酚酯（MMF）在体内代谢为霉酚酸，后者为次黄嘌呤单核苷酸脱氢酶抑制剂，抑制鸟嘌呤核苷酸的经典合成途径，故而选择性抑制 T、B 淋巴细胞增殖及抗体形成达到治疗目的。常用量为 1.5～2g/d，分 2 次口服，疗程 3～6 个月，减量维持半年。已广泛用于肾移植后排斥反应，副作用相对较小。近年一些报道表明，该药对部分难治性肾病综合征有效，尽管尚缺乏大宗病例的前瞻对照研究结果，但已受到重视。

应用激素及细胞毒药物治疗肾病综合征可有多种方案，原则上应以增强疗效的同时最大限度地减少副作用为宜。对于是否应用激素治疗、疗程长短以及是否应该使用细胞毒药物等，应结合病人肾小球病理类型、年龄、肾功能和有否相对禁忌证等情况不同而区别对待，制订个体化治疗方案。

（四）并发症防治

肾病综合征的并发症是影响病人长期预后的重要因素，应积极防治。

1. 感染

通常在激素治疗时无须应用抗生素预防感染，否则不仅达不到预防目的，反而可能诱发真菌二重感染。免疫增强剂（如胸腺素、转移因子及左旋咪唑等）能否预防感染尚不完全肯定。一旦发现感染，应及时选用对致病菌敏感、强效且无肾毒性的抗生素积极治疗，有明确感染灶者应尽快去除。严重感染难控制时应考虑减少或停用激素，但需视病人具体情况决定。

2. 血栓及栓塞并发症

一般认为，当血浆白蛋白低于 20g/L 时，提示存在高凝状态，即应开始预防性抗凝治疗。可给予肝素钠 1875～3750U 皮下注射，每 6 小时 1 次；或选用低分子量肝素 4000～5000U 皮下注射，每日 1～2 次，维持试管法凝血时间于正常 1 倍；也可服用华法林，维持凝血酶原时间国际标准化比值（INR）于 1.5～2.5。抗凝同时可辅以抗血小板药，如双嘧达莫 300～400mg/d，分 3～4 次口服，或阿司匹林 75～100mg/d，口服。对已发生血栓、栓塞者应尽早（6 小时内效果最佳，但 3 天内仍可望有效）给予尿激酶或链激酶全身或局部溶栓，同时配合抗凝治疗，抗凝药一般应持续应用半年以上。抗凝及溶栓治疗时均应避免药物过量导致出血。

3. 急性肾损伤

肾病综合征并发急性肾损伤如处理不当可危及病人生命，若及时给予正确处理，大多数病人可望恢复。可采取以下措施：①袢利尿剂：对袢利尿剂仍有效者应予以较大剂量，以冲刷阻塞肾小管的管型；②血液透析：利尿无效并已达到透析指征者，应给血液透析以维持生命，并在补充血浆制品后适当脱水，以减轻肾间质水肿；③原发病治疗：因其病理类型多为微小病变型肾病，应予以积极治疗；④碱化尿液：可口服碳酸氢钠碱化尿液，以减少管型形成。

4. 蛋白质及脂肪代谢紊乱

在肾病综合征缓解前常难以完全纠正代谢紊乱，但应调整饮食中蛋白和脂肪的量与结构（如前所述），力争将代谢紊乱的影响减少到最低限度。目前，不少药物可用于治疗蛋白质及脂肪代谢紊乱，如 ACEI 及血管紧张素 II 受体拮抗剂均可减少尿蛋白；中药黄芪（30～60g/d，煎服）可促进肝脏白蛋白合成，并可能兼有减轻高脂血症的作用。降脂药物可选择降胆固醇为主的羟甲基戊二酰辅酶 A 还原酶抑制剂，如洛伐他汀等他汀类药物；或降甘油三酯为主的氯贝丁酯类，如非诺贝特等。肾病综合征缓解后高脂血症可自然缓解，则无须再继续药物治疗。

七、预后

影响肾病综合征预后的因素主要有：①病理类型：微小病变型肾病和轻度系膜增生性肾小球肾炎预后较好，系膜毛细血管性肾炎、FSGS 及重度系膜增生性肾小球肾炎预后较差。早期膜性肾病也有一定的缓解率，晚期则难以缓解。②临床表现：大量蛋白尿、严重高血压及肾功能损害者预后较差。③激素治疗效果：激素敏感者预后相对较好，激素抵抗者预后差。④并发症：反复感染导致肾病综合征经常复发者预后差。

第六节 无症状性血尿和（或）蛋白尿

无症状性血尿和（或）蛋白尿既往国内称为隐匿型肾小球肾炎，系指仅表现为肾小球源性血尿和（或）轻至中度蛋白尿，不伴水肿、高血压及肾功能损害的一组肾小球疾病，通常通过实验室检查发现并诊断。

一、病理

本组疾病可由多种病理类型的原发性肾小球疾病所致，但病理改变多较轻。如可见于轻微病变性肾小球肾炎（肾小球中仅有节段性系膜细胞及基质增生）、轻度系膜增生性肾小球肾炎及局灶节段性肾小球肾炎（局灶性肾小球病，病变肾小球内节段性内皮及系膜细胞增生）等病理类型。

二、临床表现

临床多无症状，常因发作性肉眼血尿或体检提示镜下血尿或蛋白尿而发现，无水肿、高血压和肾功能损害；部分病人可于高热或剧烈运动后出现一过性血尿，短时间内消失。反复发作的单纯性血尿，尤其是和上呼吸道感染密切相关者应注意 IgA 肾病的可能。

三、实验室检查

尿液分析可有镜下血尿和（或）蛋白尿（尿蛋白>0.5g/24h，但通常<2.0g/24h，以白蛋白为主）；相差显微镜尿红细胞形态检查和（或）尿红细胞容积分布曲线测定可判定血尿性质为肾小球源性血尿。免疫学检查抗核抗体、抗双链 DNA 抗体、免疫球蛋白、补体等均正常。部分 IgA 肾病病人可有血 IgA 水平的升高；肾功能及影像学检查如 B 超、静脉肾盂造影、CT 或 MRI 等常无异常发现。

单纯血尿者，有 5%~15% 的病人肾活检后仍不能确诊，对于此类病人不一定行肾活检。血尿伴蛋白尿病人的病情及预后一般较单纯性血尿病人稍重，且临床上无法鉴别为 IgA 肾病或其他肾病，建议行肾穿刺活检评估病情和协助治疗。如病人随访中出现血尿、蛋白尿加重和（或）肾功能恶化，应尽快做肾活检明确诊断。

四、诊断与鉴别诊断

无症状性血尿和（或）蛋白尿临床上无特殊症状，易被忽略，故应加强临床随访。此外，尚需排除其他原因所致的可能。

对单纯性血尿病人（仅有血尿而无蛋白尿），需做相差显微镜尿红细胞形态检查和（或）尿红细胞容积分布曲线测定，来鉴别血尿来源。首先应除外由于尿路疾病（如尿路结石、肿瘤或炎症）所致的血尿，通常尿红细胞位相和泌尿系统超声可协助鉴别。如确定为肾小球源性血尿，又无水肿、高血压及肾功能减退时，即应考虑诊断此病。以反复发作的单纯性血尿为表现者多为 IgA 肾病，尤其上呼吸道感染后肉眼血尿者。需注意的是，诊断本病前必须小心除外其他肾小球疾病的可能，如全身性疾病（ANCA 相关性血管炎、狼疮肾炎、过敏性紫癜肾炎等）、Alport 综合征、薄基底膜肾病及非典型的急性肾炎恢复期等。依据临床表现、家族史和实验室检查予以鉴别，必要时需依赖肾活检方能确诊。

同时伴有肾小球源性血尿和蛋白尿者，多属本病，排除继发性因素后可诊断。

对无症状单纯蛋白尿者，需做尿蛋白定量和尿蛋白成分分析、尿蛋白电泳以区分蛋白尿性质，必要时应做尿本周蛋白检查及血清蛋白免疫电泳。尤其是病人尿常规中蛋白定性试验时提示蛋白量不多，但 24 小时尿蛋白定量出现大量蛋白尿时，需高度注意单克隆免疫球蛋白增多症的可能。在做出诊断前还必须排除假性蛋白尿（如肿瘤引起大量血尿时）、溢出性蛋白尿、功能性蛋白尿（仅发生于剧烈运动、发热或寒冷时）、体位性蛋白尿（见于青少年，直立时脊柱前凸所致，卧床后蛋白尿消失）等性质蛋白尿，需注意排除左肾静脉压迫综合征，以及其他继发性肾小球疾病（如糖尿病肾病、肾淀粉样变、多发性骨髓瘤等）。必要时行肾活检确诊。

五、治疗

尿蛋白定量<1.0g/d，以白蛋白为主而无血尿者，称为单纯性蛋白尿，一般预后良好，很少发生肾功能损害。但近年的研究显示，有小部分尿蛋白在0.5~1.0g/d的病人，肾活检病理改变并不轻，应引起重视。

在未明确病因之前无须给予特异的治疗，但应注意避免加重肾损害的因素。由于病人蛋白尿较轻，不必使用激素和细胞毒药物，也不必使用过多的中草药，以免用药不慎反致肾功能损害。治疗原则包括：①对病人进行定期检查和追踪（每3~6个月1次），监测尿常规、肾功能和血压的变化，女性病人在妊娠前及怀孕期间更需加强监测；②保护肾功能、避免肾损伤的因素（参见本章第一节）；③对、伴血尿的蛋白尿病人，或单纯尿蛋白明显增多（尤其>1.0g/d）者，建议考虑使用ACEI/ARB类药物治疗，治疗时需监测血压；④对合并慢性扁桃体炎反复发作，尤其是与血尿、蛋白尿发生密切相关的病人，可待急性期过后行扁桃体切除术；⑤随访中如出现高血压或肾功能损害，按慢性肾小球肾炎治疗；⑥可适当用中医药辨证施治，但需避免肾毒性中药。

六、预后

无症状性血尿和（或）蛋白尿可长期迁延，预后较好，也可时轻时重；大多数病人的肾功能可长期维持稳定，少数病人自动痊愈，有部分病人尿蛋白增多，出现高血压和肾功能损害。

第七节　慢性肾小球肾炎

慢性肾小球肾炎简称慢性肾炎，以蛋白尿、雄尿、高血压和水肿为基本临床表现，起病方式各有不同，病情迁延并呈缓慢进展，可有不同程度的肾功能损害，部分病人最终将发展至终末期肾衰竭。

一、病因和发病机制

绝大多数慢性肾炎由不同病因的原发性肾小球疾病发展而来，仅有少数慢性肾炎是由急性肾炎发展所致（直接迁延或临床痊愈若干年后再现）。慢性肾炎的病因、发病机制和病理类型不尽相同，但起始因素多为免疫介导炎症。此外，高血压、大量蛋白尿、高血脂等非免疫非炎症因素也起到重要作用（参见本章第一节）。

二、病理

慢性肾炎可见于多种肾脏病理类型，主要为系膜增生性肾小球肾炎（包括 IgA 和非 IgA 系膜增生性肾小球肾炎）、系膜毛细血管性肾小球肾炎、膜性肾病及局灶节段性肾小球硬化等。病变进展至晚期，肾脏体积缩小、肾皮质变薄，所有病理类型均可进展为程度不等的肾小球硬化，相应肾单位的肾小管萎缩、肾间质纤维化。

三、临床表现和实验室检查

慢性肾炎可发生于任何年龄，但以中青年为主，男性多见。多数起病缓慢、隐匿。早期病人可无特殊症状，病人可有乏力、疲倦、腰部疼痛和食欲缺乏；水肿可有可无，一般不严重。

实验室检查多为轻度尿异常，尿蛋白常在 1~3g/d，尿沉渣镜检红细胞可增多，可见管型。尿相差显微镜尿红细胞形态检查和（或）尿红细胞容积分布曲线测定可判定血尿性质为肾小球源性血尿血压可正常或轻度升高。肾功能正常或轻度受损（肌酐清除率下降），这种情况可持续数年，甚至数十年，肾功能逐渐恶化并出现相应的临床表现（如贫血、血压增高等），最后进入终末期肾衰竭。

有的病人除上述慢性肾炎的一般表现外，血压（特别是舒张压）持续性中等以上程度升高，甚至出现恶性高血压，严重者可有眼底出血、渗出，甚至视盘水肿。如血压控制不好，肾功能恶化较快，预后较差。另外，部分病人可因感染、劳累呈急性发作，或用肾毒性药物后病情急骤恶化，经及时去除诱因和适当治疗后病情可一定程度缓解，但也可能由此而进入不可逆的慢性肾衰竭。多数慢性肾炎病人肾功能呈慢性渐进性损害，肾脏病理类型是决定肾功能进展快慢的重要因素（如系膜毛细血管性肾小球肾炎进展较快，膜性肾病进展较慢），但也与治疗是否合理等相关。

慢性肾炎临床表现呈多样性，个体间差异较大，故要特别注意因某一表现突出而易造成误诊。如慢性肾炎高血压突出而易误诊为原发性高血压，增生性肾炎（如系膜毛细血管性肾小球肾炎、IgA 肾病等）感染后急性发作时易误诊为急性肾炎，应予以注意。

B 型超声波检查早期肾脏大小正常，晚期可出现双肾对称性缩小、皮质变薄。肾脏活体组织检查可表现为原发病的病理改变，对于指导治疗和估计预后具有重要价值。

四、诊断与鉴别诊断

病人尿检异常（蛋白尿、血尿）、伴或不伴水肿及高血压病史达 3 个月以上，无论有无肾功能损害均应考虑此病，在除外继发性肾小球肾炎及遗传性肾小球肾炎后，临床上可诊断为慢性肾炎。

慢性肾炎主要应与下列疾病鉴别。

（一）继发性肾小球疾病

如狼疮肾炎、过敏性紫癜肾炎、糖尿病肾病等，依据相应的病史、临床表现及特异性实验室检查，一般不难鉴别。

（二）Alport 综合征

常起病于青少年，常有家族史（多为 X 连锁显性遗传），病人可有眼（球形晶状体等）、耳（神经性耳聋）、肾（血尿，轻至中度蛋白尿及进行性肾功能损害）异常。

（三）其他原发性肾小球疾病

①无症状性血尿和（或）蛋白尿：临床上轻型慢性肾炎应与无症状性血尿和（或）蛋白尿相鉴别，后者主要表现为无症状性血尿和（或）蛋白尿，无水肿、高血压和肾功能减退；②感染后急性肾炎：有前驱感染并以急性发作起病的慢性肾炎需与此病相鉴别。两者的潜伏期不同，血清 C3 的动态变化有助鉴别；此外，疾病的转归不同，慢性肾炎无自愈倾向，呈慢性进展，可资鉴别。

（四）原发性高血压肾损害

呈血压明显增高的慢性肾炎需与原发性高血压引起的继发性肾损害（即良性小动脉性肾硬化症）鉴别，后者先有较长期高血压病史，其后再出现肾损害，临床上远曲小管功能损伤（如尿浓缩功能减退、夜尿增多）多较肾小球功能损伤早，尿改变轻微（微量至轻度蛋白尿<2.0g/24h，以中、小分子蛋白为主，可有轻度镜下血尿），常有高血压的其他靶器官（心、脑）并发症和眼底改变。

（五）慢性肾盂肾炎和梗阻性肾病

慢性肾盂肾炎多有反复发作的泌尿系统感染史，并有影像学及肾功能异常，尿沉渣中常有白细胞，尿细菌学检查阳性可资鉴别。梗阻性肾病多有泌尿系统梗阻的病史，慢性者影像学常有多发性肾结石、肾盂扩张并积水、肾脏萎缩等征象。

五、治疗

慢性肾炎的治疗应以防止或延缓肾功能进行性恶化、改善或缓解临床症状及防治心脑血管并发症为主要目的。

（一）积极控制高血压和减少尿蛋白

高血压和蛋白尿是加速肾小球硬化、促进肾功能恶化的重要因素，积极控制高血压和减少蛋白尿是两个重要的环节。高血压的治疗目标：力争把血压控制在理想水平（<130/80mmHg）。尿蛋白的治疗目标：争取减少至<1g/d。

慢性肾炎常有水、钠潴留引起的容量依赖性高血压，故高血压病人应限盐（<6g/d）；

可选用噻嗪类利尿剂，如氢氯噻嗪 12.5~25mg/d。Ccr<30mL/min 时，噻嗪类无效应改用袢利尿剂，一般不宜过多和长久使用。

其他降压药如 ACEI 或 ARB 类药物、β 受体阻断剂、α 受体阻断剂及血管扩张药等亦可应用。如无禁忌证，应尽量首选具有肾脏保护作用的降压药如 ACEI 和 ARB 类药物。血压控制欠佳时，可联合使用多种抗高血压药物将血压控制到靶目标值。多数学者认为肾病病人的血压应较一般病人控制更严格，蛋白尿≥1.0g/24h，血压应控制在 125/75mmHg；如果蛋白尿≤1.0g/24h，血压应控制在 130/80mmHg。

多年研究证实，ACEI 或 ARB 除具有降低血压作用外，还有减少蛋白尿和延缓肾功能恶化的肾脏保护作用。后两种作用除通过对肾小球血流动力学的特殊调节作用（扩张入球和出球小动脉，但对出球小动脉扩张作用大于入球小动脉），降低肾小球内高压、高灌注和高滤过，并能通过非血流动力学作用（如抑制细胞因子、减少细胞外基质的蓄积）起到减缓肾小球硬化的发展和肾脏保护作用，为治疗慢性肾炎高血压和（或）蛋白尿的首选药物。通常要达到减少蛋白尿的目的，应用剂量需高于常规的降压剂量。肾功能损害的病人应用 ACEI 或 ARB 要防止高血钾，血肌酐>264μmoll/L（3mg/dL）时务必在严密观察下谨慎使用，少数病人应用 ACEI 有持续性干咳的副作用。掌握好适应证和应用方法，监测血肌酐、血钾，防止严重副作用尤为重要。

（二）限制食物中蛋白及磷的入量

肾功能不全病人应限制蛋白及磷的入量，根据肾功能的状况给予优质低蛋白饮食 [0.6~1.0g/（kg·d）]，同时控制饮食中磷的摄入。在进食低蛋白饮食时，应适当增加碳水化合物的摄入以满足机体生理代谢所需要的热量，防止负氮平衡。在低蛋白饮食 2 周后可使用必需氨基酸或 α-酮酸 [0.1~0.2g/（kg·d）]。

（三）糖皮质激素和细胞毒药物

一般不主张积极应用，但是如果病人肾功能正常或仅轻度受损，病理类型较轻（如轻度系膜增生性肾炎、早期膜性肾病等），而且尿蛋白较多，无禁忌证者可试用，但无效者则应及时逐步撤去。

（四）避免加重肾脏损害的因素

感染、劳累、妊娠及肾毒性药物（如氨基苷类抗生素、含马兜铃酸的中药如关木通、广防己等）均可能损伤肾脏，导致肾功能恶化，应予以避免。

六、预后

慢性肾炎病情迁延，病变均为缓慢进展，最终进展至慢性肾衰竭。病变进展速度个体差异很大，主要取决于肾脏病理类型和严重程度、是否采取有效的延缓肾功能进展的措施、治疗是否恰当及是否避免各种危险因素等。

第二十二章　间质性肾炎

间质性肾炎，又称肾小管间质性肾炎（TIN）。"肾小管间质"一词实际是指肾间质，但特别强调了肾小管在间质性肾炎中经常会受累。TIN 可以是原发于肾小管间质的（原发性TIN），也可以继发于原发性肾小球或肾血管疾病（继发性 TIN）。约 15% 的急性肾衰竭的原因为原发性 TIN；25% 终末期肾脏病（ESRD）是由慢性 TIN 造成的。间质性肾炎是几乎各种进展性肾脏疾病的共同通路，是最常见的肾脏损伤形式。本章节主要讨论原发性 TIN。

第一节　急性间质性肾炎

急性间质性肾炎（AIN），又称急性肾小管间质性肾炎（ATIN）。由多种病因引起；急骤起病；以肾间质水肿和炎症细胞浸润为主要病理表现，肾小球及肾血管多无受累或病变较轻；以肾小管功能障碍，可伴或不伴肾小球滤过功能下降为主要临床特点的一组临床病理综合征。

一、病因和发病机制

AIN 病因多种多样，其中药物和感染是最常见原因。

（一）药物

1. 抗生素

包括：青霉素类及头孢菌素类；大环内酯类如阿奇霉素、红霉素；抗结核药物如利福平、乙胺丁醇、异烟肼；其他种类抗生素如林可霉素、氯霉素、多黏菌素 B、四环素、万古霉素和磺胺类等。

2. 非甾体抗炎药（包括水杨酸类）及解热镇痛药

NSAIDs 如阿司匹林、布洛芬、萘普生、柳氮磺胺吡啶、吲哚美辛，双氯芬酸，美洛昔康等。其他解热镇痛药如氨基比林、安乃近、安曲非宁等。

3. 治疗消化性溃疡病药物

H_2 受体阻断剂如西咪替丁、法莫替丁、雷尼替丁，质子泵抑制剂如奥美拉唑、兰索拉唑、泮托拉唑等，铋剂等。

4. 利尿剂

呋塞米、氢氯噻嗪、吲达帕胺、氨苯蝶啶。

5. 其他药物

别嘌醇、硫唑嘌呤、青霉胺、丙硫氧嘧啶、环孢素、卡托普利、金制剂、甲基多巴、苯茚二酮、去甲基麻黄素、丙磺舒、磺吡酮、华法林等。

（二）全身性感染

包括布鲁氏菌病、白喉、军团菌感染、链球菌感染、支原体肺炎、传染性单核细胞增多症、巨细胞病毒病、钩端螺旋体病、梅毒和弓形体虫病等。

（三）原发肾脏感染

包括肾盂肾炎、肾结核和肾真菌感染等。

（四）免疫性

包括继发结缔组织病（如系统性红斑狼疮、原发性干燥综合征、坏死性血管炎和 IgG4 相关疾病）和移植肾急性排异病等。

（五）特发性

免疫机制在启动和维持小管间质病的损害起到重要作用，细胞免疫和体液免疫均参与其中。诱发免疫介导的损伤的抗原可以是内源性的（Tamm-Horsfall 蛋白、Megalin 和肾小管基底膜成分）或外源性的（如药物和化学品），其可为半抗原与肾小管抗原结合，或模拟正常的肾小管或间质抗原，继而诱发内源或外源性的抗体，经抗原提呈淋巴细胞诱导 T 细胞活化、分化和增殖，导致延迟性超敏反应和细胞毒性 T 淋巴细胞损伤。在免疫荧光检查中可见部分病例间质和肾小管基底膜上有免疫球蛋白和补体沉积，在电镜下则为电子致密物，提示系免疫复合物。提示抗肾小管基底膜抗体也参与了本病的发病机制。上述间质组织中的炎症浸润诱导多种致纤维化细胞因子和趋化因子，如转化生长因子-β（TGF-β）、血小板源生长因子-BB（PDGF-BB）、上皮生长因子（EGF）和成纤维细胞生长因子-2（FGF-2）。浸润到间质的成纤维细胞是上皮细胞到间质细胞转变的产物。最终，这一炎症过程导致细胞外间质的增加、间质纤维化和肾小管减少。

二、病理表现

急性间质性肾炎病理主要表现为：肾间质中灶状或弥漫分布的单个核细胞（淋巴及单核细胞）浸润，尤其是皮质部，还可见嗜酸性粒细胞（尤其在药物引起者中）和少量中性粒细胞存在；有时可见肾间质的上皮细胞性肉芽肿。炎症细胞还可侵入小管壁引起小管炎，重症者可有局灶性肾小管坏死，其范围常与肾功能损害程度相关。间质常有水肿，急性期并无纤维化；除少数可有系膜增多外，肾小球及血管常正常。免疫荧光检查多为阴性。

NSAIDs 导致的 AIN 病人肾小球在光镜下无明显改变，电镜下可见肾小球上皮细胞足突融合，与肾小球微小病变病理相似。

军团菌感染、血吸虫、疟原虫及汉坦病毒感染者光镜下可见系膜增生改变，免疫荧光可见 IgG、IgM 或 C3 在肾小球系膜区团块样沉积。

三、临床表现

AIN 临床表现轻重不一，无特异性。药物相关性 AIN，可在用药后 2~3 周发病。常有发热、皮疹、关节酸痛和腰背痛，但血压多正常、无水肿。20%~50%病人可出现少尿或无尿，伴程度不等的氮质血症，约 1/3 病人出现严重尿毒症症状、发展为急性肾衰竭，少尿或非少尿型均可见。

辅助检查方面：药物相关者 80%病人有外周血嗜酸性粒细胞增高，但历时短暂。95%病人有血尿，少数可为肉眼血尿；部分病人可有无菌性脓尿，少数病人可见嗜酸性粒细胞尿。蛋白尿量常为轻至中等量，一般小于 2g，少数 NSAIDs 或干扰素导致的 AIN 可伴大量蛋白尿，与肾小球微小病变有关。

肾小管功能损害突出，常见肾性糖尿、小分子蛋白尿，尿 β_2-MG、NAG 等排出增多，尿比重及渗透压降低。可见 I 型肾小管酸中毒、偶见 Fanconi 综合征，电解质紊乱。

影像学：双肾大小正常或轻度增大。

系统性疾病导致以间质性肾炎为主要表现时，还可见相应的基础疾病的临床和实验室证据。如系统性红斑狼疮继发 AIN，伴随 ANA 及 dsDNA 阳性，原发性干燥综合征时抗 SSA、SSB 抗体阳性，IgG4 相关疾病者血清 IgG4 亚型升高。

四、诊断与鉴别诊断

典型的病例根据用药史，感染史或全身疾病史，结合实验室检查结果诊断。确定诊断则依靠肾活检。

鉴别诊断：造成 AKI 的 AIN 主要需与其他可导致急性肾衰竭的病因鉴别，包括急性肾小管坏死（ATN）、急进性肾小球肾炎（RPGN）。此外，符合 AIN 的临床表现者，还需鉴别 AIN 是否原发于肾间质，或继发于肾小球疾病（表 22-1）。

表 22-1　原发性与继发性 AIN

	原发性 AIN	继发性 AIN
尿液检查	尿蛋白<2g/d，RBC 少见	尿蛋白>2g/d，RBC 突出
临床表现	肾小管功能受损突出，伴贫血或电解质紊乱	肾炎或肾病综合征 肾脏外表现，特殊抗体

	原发性 AIN	继发性 AIN
肾脏病理	无明显肾小球和肾血管病变	肾间质病变与肾小球和肾血管病变存在结构上的关联
常见病因	药物、感染、免疫、代谢、理化、遗传	原发性肾小球肾炎：FSGS，IgA 肾病，MPGN 继发性肾小球肾炎：狼疮肾炎，糖尿病肾病，高血压肾损害，骨髓瘤遗传

五、治疗

（一）去除病因

停用可疑药物；合理应用抗生素治疗感染性 AIN。

（二）支持疗法

对症治疗。若为急性肾衰竭，合并高钾血症、肺水肿等肾脏替代治疗指征时，应行血液净化支持。

（三）肾上腺皮质激素

对于非感染性 AIN，泼尼松 30~40mg/d，肾功能多在用药后 1~2 周内改善，建议使用 4~6 周后再缓慢减量。用药 6 周无效，提示病变已慢性化，继续治疗无进一步收益，可停用类固醇激素。

第二节　慢性间质性肾炎

慢性间质性肾炎（CIN）又称慢性肾小管间质性肾炎（CTIN），与 AIN 类似，也是由多种病因引起，以肾小管功能障碍为主要表现的一组疾病或临床综合征。与 AIN 不同之处为，其病程长，起病隐匿，常缓慢进展至慢性肾衰竭，病理也以慢性病变为主要表现，肾小管萎缩、肾间质纤维化突出。

一、慢性间质性肾炎病因

常见病因有：

（1）持续性或进行性急性间质性肾炎发展而成。

（2）尿路梗阻包括梗阻性肾病和反流性肾病。

（3）肾毒性物：

①药物，如 NSAIDs 及镇痛药、亚硝脲类烷化剂等。

②内源性代谢物质：高尿酸和尿酸盐、高钙血症、低钾血症、草酸盐等。

③重金属如铀、铜、铅、锂和汞等。

④放射性肾炎。

⑤中草药，如含马兜铃酸的中药。

（4）慢性肾盂肾炎、肾结核等。

（5）自身免疫性疾病，如系统性红斑狼疮，干燥综合征和IgG4相关疾病等。

（6）移植肾慢性排异。

（7）合并肿瘤或副蛋白血症如白血病、淋巴瘤、淀粉样变性、华氏巨球蛋白血症、冷球蛋白血症和多发性骨髓瘤等。

（8）囊性肾病如髓质囊肿病和多囊肾等。

（9）特发性。

二、病理表现

主要表现为肾间质纤维化、可有斑片状的慢性炎症细胞为主的间质浸润，肾小管萎缩。肾小球早期可正常或改变不明显，晚期则为纤维组织包绕，进而发生肾小球硬化。

不同病因的慢性间质性肾炎病理表现也不尽相同。如有尿路梗阻的慢性肾盂肾炎时，双肾大小不一，表面高低不平，部分与包膜粘连，肾盂和肾盏可有不同程度的扩张。止痛剂肾病时典型改变为肾髓质损伤，肾小管细胞内可见黄褐色脂褐素样色素，穿过萎缩皮质部的髓放线呈颗粒状肥大，髓质间质细胞减少、细胞外基质聚集。肾乳头坏死早期表现为肾小管周微血管硬化及片状肾小管坏死，晚期可见坏死灶并形成钙化灶。钙调蛋白抑制相关肾病表现为血管增生硬化性病变如小动脉壁玻璃样变性、增厚，甚至管腔闭塞，出现伴随肾小管萎缩、间质纤维化的条带分布的肾小球缺血硬化。慢性尿酸性肾病常可伴肾小动脉硬化及肾小球硬化，在冷冻或酒精固定标本在偏振光显微镜下可见到肾小管或肾间质内的尿酸结晶，尤以髓质部为常见。低钾性肾病肾髓质部可见广泛的肾小管严重空泡变性。高钙性肾病可见肾小管钙化及肾间质多发钙化灶。干燥综合征间质损害多呈灶状分布。

三、临床表现

表现为以肾小管功能不全的症状和体征，临床上缓慢隐袭进展。近端肾小管重吸收功能障碍导致肾性糖尿病。远端肾小管浓缩功能受损导致的低比重尿、尿渗透压下降及夜尿增多突出。此后逐渐出现蛋白尿，为肾小管性蛋白尿，尿蛋白很少超过2g/d。常可见无菌性脓尿。合并肾小管酸中毒常见。晚期出现进行性肾小球功能减退，最终出现尿毒症症状。60%~90%病人存在不同程度的贫血，且与肾小球功能受损程度不平行。不同病因的慢性间质性肾炎的临床表现不尽相同，止痛剂肾病可出现肾乳头坏死，临床表现为肾绞痛及肉眼血尿。IgG4相关肾病可同时合并腹膜后纤维化导致的梗阻性肾病。

四、诊断

CIN 诊断要点包括：①滥用镇痛药史或其他特殊药物、重金属等接触史或慢性肾盂肾炎史，或相应的免疫系统疾病基础；②起病隐袭，多尿、夜尿突出，酸中毒及贫血程度与肾功能不平行；③尿检提示低比重尿，尿比重多低于 1.15；尿蛋白定量 ≤1.5g/24h，低分子蛋白尿；④尿溶菌酶及尿 β_2-微球蛋白增多。但其最终确诊主要依靠病理检查，临床疑诊时应尽早进行肾穿刺。

鉴别诊断：高血压及动脉粥样硬化所致的肾损害、不完全梗阻性肾病也以肾小管间质损害为主要特征，主要应从病史、服药史等进行鉴别。

五、治疗

应积极去除致病因素，如停用相关药物，清除感染因素，但由于 CIN 起病隐匿，发现时多已呈现肾脏纤维化为主的慢性化且不可逆损伤，去除致病因素常已经不能奏效。此时，治疗多以对症支持治疗为主：纠正电解质紊乱和酸碱平衡失调；补充 EPO 纠正肾性贫血，控制高血压。

第二十三章 尿路感染

尿路感染（UTI）简称尿感，是指病原体在尿路中生长、繁殖而引起的感染性疾病。病原体可包括细菌、真菌、支原体、衣原体、病毒等。本章主要叙述由细菌（不包括结核）引起的尿路感染。

尿感的分类：根据感染发生部位可分为上尿路感染和下尿路感染，前者主要为肾盂肾炎，后者主要为膀胱炎；根据病人的基础疾病，可分为复杂性和非复杂性（单纯性）尿感。复杂性尿感指病人同时伴有尿路功能性或结构性异常或免疫低下（表23-1）。

表 23-1　复杂性尿感的危险因素

结构性尿路梗阻	结石
	先天异常
	尿路狭窄
	前列腺增大
	肿瘤
	外源梗阻
功能性梗阻	神经源性膀胱（糖尿病，截瘫等）
	膀胱输尿管反流
	怀孕
泌尿道介入	放置导尿管
	输尿管支架
	膀胱镜
先天性疾病	多囊肾
	髓质海绵肾
	肾钙化
免疫抑制	肾移植等

非复杂性尿感主要发生在无泌尿生殖系统异常的女性，多数为膀胱炎，偶然可为急性肾盂肾炎。男性很少发生非复杂性尿感，如发生尿感，应检查是否为复杂性尿感；根据发作频次，分为初发或孤立发作尿感和反复发作性尿感。反复发作性尿感指一年发作至少3次或6个月发作2次以上。反复发作可为复发或再感染。复发指病原体一致，多发生于停药2周

内。再感染指病原体不同，多发生在停药 2 周以后；如仅尿病原体检查阳性，但无临床症状称为无症状性菌尿。对于尿感病人，了解感染部位，是否反复发作，是否有复杂感染的危险因素，有无尿感的症状，对治疗及预后判断有重要意义。

一、病因和发病机制

（一）病原微生物

革兰阴性杆菌为尿感最常见致病菌，其中以大肠埃希菌最为常见，占非复杂尿感的 75% ~ 90%，其次为克雷伯杆菌、变形杆菌、柠檬酸杆菌属等。5% ~ 15% 的尿感由革兰阳性细菌引起，主要是肠球菌和凝固酶阴性的葡萄球菌。大肠埃希菌最常见于无症状性细菌尿、非复杂性尿感或首次发生的尿感。医院内感染、复杂性或复发性尿感、尿路器械检查后发生的尿感，则多为肠球菌、变形杆菌、克雷伯杆菌和铜绿假单胞菌所致。其中变形杆菌常见于伴有尿路结石者，铜绿假单胞菌多见于尿路器械检查后，金黄色葡萄球菌则常见于血源性尿感。腺病毒可以在儿童和一些年轻人中引起急性出血性膀胱炎，甚至引起流行。此外，结核分枝杆菌、衣原体、真菌等也可导致尿感。近年来，由于抗生素和免疫抑制剂的广泛应用，革兰阳性菌和真菌性尿感增多，耐药甚至耐多药现象呈增加趋势。

（二）发病机制

1. 感染途径

（1）上行感染：病原菌经由尿道上行至膀胱，甚至输尿管、肾盂引起的感染称为上行感染，约占尿感的 95%。正常情况下阴道前庭和尿道口周围定居着少量肠道菌群，但并不致病。某些因素如性生活、尿路梗阻、医源性操作、生殖器感染等可导致上行感染的发生。

（2）血行感染：指病原菌通过血运到达肾脏和尿路其他部位引起的感染。此种感染途径少见，不足 2%。多发生于患有慢性疾病或接受免疫抑制剂治疗的病人。常见的病原菌有金黄色葡萄球菌、沙门菌属、假单胞菌属和白念珠菌属等。

（3）直接感染：泌尿系统周围器官、组织发生感染时，病原菌偶可直接侵入到泌尿系统导致感染。

（4）淋巴道感染：盆腔和下腹部的器官感染时，病原菌可从淋巴道感染泌尿系统，但罕见。

2. 机体防御功能

正常情况下，进入膀胱的细菌很快被清除，是否发生尿感除与细菌的数量、毒力有关外，还取决于机体的防御功能。机体的防御机制包括：①排尿的冲刷作用；②尿道和膀胱黏膜的抗菌能力；③尿液中高浓度尿素、高渗透压和低 pH 等；④前列腺分泌物中含有的抗菌成分；⑤感染出现后，白细胞很快进入膀胱上皮组织和尿液中，起清除细菌的作用；⑥输尿管膀胱连接处的活瓣具有防止尿液、细菌进入输尿管的功能；⑦女性阴道的乳酸杆菌菌群对限制致病病原体的繁殖有重要作用。

3. 易感因素

（1）尿路梗阻：任何妨碍尿液自由流出的因素，如结石、前列腺增生、狭窄、肿瘤等均可导致尿液积聚，细菌不易被冲洗清除，而在局部大量繁殖引起感染。尿路梗阻合并感染可使肾组织结构快速破坏，因此及时解除梗阻非常重要。

（2）膀胱输尿管反流：输尿管壁内段及膀胱开口处的黏膜形成阻止尿液从膀胱输尿管口反流至输尿管的屏障，当其功能或结构异常时可使尿液从膀胱逆流到输尿管，甚至肾盂，导致细菌在局部定植，发生感染。

（3）机体免疫力低下：如长期使用免疫抑制剂、糖尿病、长期卧床、严重的慢性病和艾滋病等。女性糖尿病病人尿感、无症状性细菌尿的发病率较无糖尿病者增加2~3倍。

（4）神经源性膀胱：支配膀胱的神经功能障碍，如脊髓损伤、糖尿病、多发性硬化等疾病，因长时间的尿液潴留和（或）应用导尿管引流尿液导致感染。

（5）妊娠：2%~8%妊娠妇女可发生尿感，与孕期输尿管蠕动功能减弱、暂时性膀胱-输尿管活瓣关闭不全及妊娠后期子宫增大致尿液引流不畅有关。

（6）性别和性活动：女性尿道较短（约4cm）而宽、距离肛门较近、开口于阴唇下方是女性容易发生尿感的重要因素。性生活时可将尿道口周围的细菌挤压入膀胱引起尿感。避孕药的主要成分壬苯聚醇可破坏阴道正常微生物环境而增加细菌尿的发生。前列腺增生导致的尿路梗阻是中老年男性尿感的一个重要原因。包茎、包皮过长是男性尿感的诱发因素。

（7）医源性因素：导尿或留置导尿管、膀胱镜和输尿管镜检查、逆行性尿路造影等可致尿路黏膜损伤，如将细菌带入泌尿道，易引发尿感。据文献报道，即使严格消毒，单次导尿后，尿感发生率为1%~2%，留置导尿管1天感染率约50%，超过3天者，感染发生率可达90%以上。

（8）泌尿系统结构异常：如肾发育不良、肾盂及输尿管畸形、移植肾、多囊肾等，也是尿感的易感因素。

（9）遗传因素：越来越多的证据表明，宿主的基因影响尿感的易感性。反复发作尿感的妇女中，有尿感家族史的显著多于对照组，这类病人由于阴道和尿道黏膜细胞具有特异的、更多数目的受体，结合大肠埃希菌的数量是非反复发作尿感妇女的3倍。另外，编码Toll样受体、IL-8受体等宿主应答基因的突变也与尿感反复发作有关。

4. 细菌的致病力

细胞的致病力是决定能否引起尿感、是导致症状性尿感还是无症状性尿感、是膀胱炎还是肾盂肾炎的重要因素。并不是所有大肠埃希菌菌株都可引起症状性尿感。能引起侵入性、有症状尿感的大肠埃希菌通常表达高水平的表面培基，后者与尿道上皮细胞上的相应受体结合。病原体附着于膀胱或肾脏后激活机体固有免疫反应，释放细胞因子，如白介素-6 和白介素-8，并募集白细胞，导致脓尿以及局部或全身症状。致病性大肠埃希菌还可产生溶血素、铁载体等对人体杀菌作用具有抵抗能力的物质。

二、流行病学

尿感是最常见的细菌感染性疾病之一。1~50 岁人群中，女性尿感发病率明显高于男性。一半以上的女性一生中至少有过一次症状性尿感，每年 2%~10% 的女性患至少一次尿感，其中 20%~30% 病人尿感反复发作。成年男性，除非伴有泌尿生殖系统异常等易感因素，极少发生尿感，但 65 岁以上男性尿感发病率明显增加，几乎与女性相近，主要与前列腺肥大或前列腺炎有关。婴儿中，因男性先天性尿路异常发生率高于女性，故尿感的发病率高。伴有泌尿生殖系统异常或免疫低下等危险因素的病人，尿感的发病率明显增加。如同时有膀胱功能异常、尿流受阻等因素时，尿感的危险进一步增加。

三、病理解剖

急性膀胱炎的病理变化主要表现为膀胱黏膜血管扩张、充血、上皮细胞肿胀、黏膜下组织充血、水肿及炎症细胞浸润，重者可有点状或片状出血，甚至黏膜溃疡。

急性肾盂肾炎可单侧或双侧肾脏受累，表现为局限或广泛的肾盂、肾盏黏膜充血、水肿，表面有脓性分泌物，黏膜下可有细小脓肿，于一个或几个肾乳头可见大小不一、尖端指向肾乳头、基底伸向肾皮质的楔形炎症病灶。病灶内可见不同程度的肾小管上皮细胞肿胀、坏死、脱落，肾小管腔中有脓性分泌物。肾间质水肿，内有白细胞浸润和小脓肿形成。炎症剧烈时可有广泛性出血，较大的炎症病灶愈合后局部形成瘢痕。肾小球一般无形态学改变。合并有尿路梗阻者，炎症范围常广泛。

慢性肾盂肾炎双侧肾脏病变常不一致，肾脏体积缩小，表面不光滑，有肾盂、肾盏粘连，变形，肾乳头瘢痕形成，肾小管萎缩及肾间质淋巴-单核细胞浸润等慢性炎症表现。

四、临床表现

（一）膀胱炎

占尿感的 60% 以上，分为急性单纯性膀胱炎和反复发作性膀胱炎。主要表现为尿频、尿急、尿痛（尿路刺激征）。可有耻骨上方疼痛或压痛，部分病人出现排尿困难。尿液常浑浊，约 30% 可出现血尿。一般无全身感染症状。致病菌多为大肠埃希菌，占 75% 以上。

（二）肾盂肾炎

1. 急性肾盂肾炎

可发生于各年龄段，育龄女性最多见。临床表现与感染程度有关，通常起病较急。

（1）全身症状：发热、寒战、头痛、全身酸痛、恶心、呕吐等，体温多在38.0℃以上，多为弛张热，也可呈稽留热或间歇热。部分病人出现革兰阴性杆菌菌血症。

（2）泌尿系统症状：尿频、尿急、尿痛、排尿困难等。部分病人泌尿系统症状不典型或缺如。

（3）腰痛：腰痛程度不一，多为钝痛或酸痛。体检时可发现肋脊角或输尿管点压痛和（或）肾区叩击痛。

2. 慢性肾盂肾炎

临床表现较为复杂，全身及泌尿系统局部表现可不典型，有时仅表现为无症状性菌尿。半数以上病人可有急性肾盂肾炎病史，后出现程度不同的低热、间歇性尿频、排尿不适、腰部酸痛及肾小管功能受损表现，如夜尿增多、低比重尿等。病情持续可发展为慢性肾衰竭。急性发作时病人症状明显，类似急性肾盂肾炎。

（三）无症状细菌尿

无症状细菌尿是指病人有真性菌尿，而无尿感的症状。可由症状性尿感演变而来或无急性尿感病史。20~40岁女性无症状性细菌尿的发病率低于5%，而老年女性及男性发病率为40%~50%。致病菌多为大肠埃希菌，病人可长期无症状，尿常规可无明显异常或白细胞增加，但尿培养有真性菌尿。

（四）复杂性尿感

指在伴有泌尿系统结构/功能异常（包括异物），或免疫低下的病人发生的尿感。复杂性尿感显著增加治疗失败的风险，增加疾病的严重性。病人的临床表现可为多样，从轻度的泌尿系统症状，到膀胱炎、肾盂肾炎，严重者可导致菌血症、败血症。

导管相关性尿感：是指留置导尿管或先前48小时内留置导尿管者发生的感染。导管相关性尿感极为常见。导管上生物被膜的形成为细菌定植和繁殖提供了条件，是其重要的发病机制。全身应用抗生素、膀胱冲洗、局部应用消毒剂等均不能将其清除，最有效的减少导管相关性尿感的方式是避免不必要的导尿管留置，并尽早拔出导尿管。

五、并发症

尿感如能及时治疗，并发症很少，但伴有糖尿病和（或）存在复杂因素的肾盂肾炎未及时治疗或治疗不当可出现下列并发症。

（一）肾乳头坏死

指肾乳头及其邻近肾髓质缺血性坏死，常发生于伴有糖尿病或尿路梗阻的肾盂肾炎，为其严重并发症。主要表现为寒战、高热、剧烈腰痛或腹痛和血尿等，可同时伴发革兰阴性杆菌败血症和（或）急性肾衰竭。当有坏死组织脱落从尿中排出，阻塞输尿管时可发生肾绞痛。静脉肾盂造影（IVP）可见肾乳头区有特征性"环形征"。宜积极治疗原发病，加强抗生素应用等。

（二）肾周围脓肿

为严重肾盂肾炎直接扩展而致，多有糖尿病、尿路结石等易感因素。致病菌常为革兰阴性杆菌，尤其是大肠埃希菌。除原有症状加剧外，常出现明显的单侧腰痛，且在向健侧弯腰时疼痛加剧。超声波、X线腹部平片、CT、MRI等检查有助于诊断。治疗主要是加强抗感染治疗和（或）局部切开引流。

六、实验室和其他检查

（一）尿液检查

1. 常规检查

尿液有白细胞尿、血尿、蛋白尿。尿沉渣镜检白细胞>5/HP称为白细胞尿，几乎所有尿感都有白细胞尿，对尿感诊断意义较大；部分尿感病人有镜下血尿，少数急性膀胱炎病人可出现肉眼血尿；蛋白尿多为阴性至微量。尿中发现白细胞管型提示肾盂肾炎。

2. 白细胞排泄率

准确留取3小时尿液，立即进行尿白细胞计数，所得白细胞数按每小时折算，正常人白细胞计数$<2\times10^5/h$，白细胞计数$>3\times10^5/h$为阳性，介于（2~3）$\times10^5/h$为可疑。

3. 细菌学检查

（1）涂片细菌检查：未离心新鲜中段尿沉渣涂片，若平均每个高倍视野下可见1个以上细菌，提示尿感。本法设备简单、操作方便，检出率达80%~90%，可初步确定是杆菌或球菌、是革兰阴性还是革兰阳性细菌，对及时选择抗生素有重要参考价值。

（2）细菌培养：尿细菌培养对诊断尿感有重要价值。可采用清洁中段尿、导尿及膀胱穿刺尿做细菌培养。细菌培养菌落数≥10^5CFU/mL（菌落形成单位/mL），为有意义菌尿。如临床上无尿感症状，则要求做两次中段尿培养，细菌菌落数均≥10^5/mL，且为同一菌种，可诊断为尿感；在有典型膀胱炎症状的妇女，中段尿培养大肠埃希菌、腐生葡萄球菌≥10^2CFU/mL，也支持尿感。耻骨上膀胱穿刺尿细菌定性培养有细菌生长，即为真性菌尿。

尿细菌定量培养可出现假阳性或假阴性结果。假阳性主要见于：①中段尿收集不规范，标本被污染；②尿标本在室温下存放超过1小时才进行接种；③检验技术错误等。假阴性主要原因为：①近 7 天内使用过抗生素；②尿液在膀胱内停留时间不足；③收集中段尿时，消毒药混入尿标本内；④饮水过多，尿液被稀释；⑤感染灶排菌呈间歇性等。

4. 硝酸盐还原试验

大肠埃希菌等革兰阴性细菌含硝酸盐还原酶，可使尿中的硝酸盐还原为亚硝酸盐，此法对诊断尿感有很高的特异性，但敏感性较差。该试验需要尿中有一定量硝酸盐存在，同时需要尿液在膀胱内有足够的停留时间，否则易出现假阴性。革兰阳性菌不含硝酸还原酶，所以为阴性。该方法可作为尿感的过筛试验。

5. 白细胞酯酶试验

中性粒细胞可产生白细胞酯酶，该试验检测尿中是否存在中性粒细胞，包括已经被破坏的中性粒细胞。

（二）血液检查

1. 血常规

急性肾盂肾炎时血白细胞计数常升高，中性粒细胞增多，核左移。血沉可增快。

2. 肾功能

慢性肾盂肾炎肾功能受损时可出现肾小球滤过率下降，血肌酐升高等。

（三）影像学检查

影像学检查如 B 超、X 线腹平片、CT、IVP、排尿期膀胱输尿管反流造影、逆行性肾盂造影等，目的是了解尿路情况，及时发现有无尿路结石、梗阻、反流、畸形等导致尿感反复发作的因素。尿感急性期不宜做静脉肾盂造影，可做 B 超检查。对于反复发作的尿感或急性尿感治疗 7~10 天无效的女性，应行影像学检查。男性病人无论首发还是复发，在排除前列腺炎和前列腺肥大之后，均应行尿路影像学检查以排除尿路解剖和功能上的异常。

七、诊断

有尿感的症状和体征，如尿路刺激征（尿频、尿痛、尿急）、耻骨上方疼痛和压痛、发热、腰部疼痛或叩击痛等，尿细菌培养菌落数均 $\geq 10^5/mL$，即可诊断尿感。如尿培养的菌落数不能达到上述指标，但可满足下列指标中的一项时，也可帮助诊断：①硝酸盐还原试验和（或）白细胞酯酶阳性；②白细胞尿（脓尿）；③未离心新鲜尿液革兰染色发现病原体，且一次尿培养菌落数均 $>10^3/mL$。

对于留置导尿管的病人出现典型的尿感症状、体征，且无其他原因可以解释，尿标本细菌培养菌落计数 $>10^3/mL$ 时，应考虑导管相关性尿感的诊断。

（一）尿感的定位诊断

（1）根据临床表现定位：下尿感（膀胱炎），常以尿路刺激征为突出表现，一般少有发热、腰痛等。上尿路感染（肾盂肾炎）常有发热、寒战，甚至出现毒血症症状，伴明显腰痛，输尿管点和（或）肋脊点压痛、肾区叩击痛等，伴或不伴尿路刺激征。

（2）根据实验室检查定位：出现下列情况提示上尿路感染：膀胱冲洗后尿培养阳性；尿沉渣镜检有白细胞管型，并排除间质性肾炎、狼疮肾炎等疾病；肾小管功能不全的表现。

（二）复杂性尿感

伴有泌尿道结构/功能异常（包括异物）或免疫功能低下的病人发生尿感。对治疗反应差或反复发作的尿感，应检查是否为复杂性尿感。

（三）无症状性细菌尿

病人无尿感的症状，两次尿细菌培养菌落数均 $\geqslant 10^5/\text{mL}$，均为同一菌种。

（四）慢性肾盂肾炎的诊断

除反复发作尿感病史之外，尚需结合影像学及肾脏功能检查。

（1）肾外形凹凸不平，且双肾大小不等。

（2）静脉肾盂造影可见肾盂、肾盏变形，缩窄。

（3）持续性肾小管功能损害。

具备上述第（1）、（2）条的任何一项再加第（3）条可诊断慢性肾盂肾炎。

八、鉴别诊断

不典型尿感要与下列疾病鉴别。

（一）尿道综合征

常见于女性，病人有尿频、尿急、尿痛及排尿不适等尿路刺激症状，但多次检查均无真性细菌尿。部分可能由于逼尿肌与膀胱括约肌功能不协调、妇科或肛周疾病、神经焦虑等引起，也可能是衣原体等非细菌感染造成。

（二）肾结核

本病膀胱刺激症状更为明显，一般抗生素治疗无效，尿沉渣可找到抗酸杆菌，尿培养结核分枝杆菌阳性，而普通细菌培养为阴性。尿结核分枝杆菌 DNA 的 PCR 检测、尿结核菌素 IgG 测定等快速诊断方法已逐渐用于临床，但尚需改进和完善。IVP 可发现肾实质虫蚀样缺损等表现。部分病人伴有肾外结核，抗结核治疗有效，可资鉴别。但要注意肾结核常可能与尿感并存，尿感经抗生素治疗后，仍残留有尿感症状或尿沉渣异常者，应高度注意肾结核的可能性。

（三）慢性肾小球肾炎

慢性肾盂肾炎当出现肾功能减退、高血压时，应与慢性肾小球肾炎相鉴别。后者多为双侧肾脏受累，丘肾小球功能受损较肾小管功能受损突出，并常有较明确的蛋白尿、血尿和水肿病史；而前者常有尿路刺激征，细菌学检查阳性，影像学检查可表现为双肾不对称性缩小。

九、治疗

（一）一般治疗

急性期注意休息，多饮水，勤排尿。尿感反复发作者应积极寻找病因，及时去除诱发因素。

（二）抗感染治疗

用药原则：①根据尿感的位置，是否存在复杂尿感的因素选择抗生素的种类、剂量及疗程。②选用致病菌敏感的抗生素。无病原学结果前，一般首选对革兰阴性杆菌有效的抗生素，尤其是首发尿感。治疗3天症状无改善，应按药敏结果调整用药。③选择在尿和肾内浓度高的抗生素。④选用肾毒性小、副作用少的抗生素。⑤单一药物治疗失败、严重感染、混合感染、耐药菌株出现时应联合用药。

1. 急性膀胱炎

对女性非复杂性膀胱炎，SMZ-TMP（800mg/160mg，每日2次，疗程3天）、呋喃妥因（50mg，每8小时1次，疗程5~7天）、磷霉素（3g单剂）被推荐为一线药物。这些药物效果较好，对正常菌群的影响相对小。由于细菌耐药的情况不断出现，且各地区可能有差别，应根据当地细菌的耐药情况选择药物。其他药物，如阿莫西林、头孢菌素类、喹诺酮类也可以选用，疗程一般3~7天。不推荐喹诺酮类中的莫西沙星，因为该药不能在尿中达到有效浓度。

停服抗生素7天后，需进行尿细菌定量培养。如结果阴性表示急性细菌性膀胱炎已治愈；如仍有真性细菌尿，应继续给予2周抗生素治疗。

2. 肾盂肾炎

首次发生的急性肾盂肾炎的致病菌80%为大肠埃希菌，在留取尿细菌检查标本后应立即开始治疗，首选对革兰阴性杆菌有效的药物。72小时显效者无须换药，否则应按药敏结果更改抗生素。

（1）病情较轻者：可在门诊口服药物治疗，疗程10~14天。常用药物有喹诺酮类（如氧氟沙星0.2g，2次/日；环丙沙星0.25g，2次/日或左氧氟沙星）、半合成青霉素类（如阿莫西林0.5g，3次/日）、头孢菌素类（如头孢呋辛0.25g，2次/日）等。治疗14天后，通常90%可治愈。如尿菌仍阳性，应参考药敏试验选用有效抗生素继续治疗4~6周。

（2）严重感染全身中毒症状明显者：需住院治疗，应静脉给药。常用药物，如氨苄西林1.0~2.0g，每4小时1次；头孢噻肟钠2.0g，每8小时1次；头孢曲松钠1.0~2.0g，每

12 小时 1 次；左氧氟沙星 0.2g，每 12 小时 1 次。必要时联合用药。氨基苷类抗生素肾毒性大，应慎用。经过上述治疗若好转，可于热退后继续用药 3 天再改为口服抗生素，完成 2 周疗程。治疗 72 小时无好转，应按药敏试验结果更换抗生素，疗程不少于 2 周。经此治疗仍有持续发热者，应注意肾盂肾炎并发症，如肾盂积脓、肾周脓肿、感染中毒症等。

慢性肾盂肾炎治疗的关键是积极寻找并去除易感因素。急性发作时治疗同急性肾盂肾炎。

3. 反复发作尿感

包括再感染和复发。

（1）再感染：多数病例有尿感症状，治疗方法与首次发作相同。对半年内发生 2 次以上者，可用长程低剂量抑菌治疗，即每晚临睡前排尿后服用小剂量抗生素 1 次，如复方磺胺甲恶唑 1～2 片或呋喃妥因 50～100mg 或氧氟沙星 200mg，每 7～10 天更换药物一次，连用半年。

（2）复发：复发且为肾盂肾炎者，特别是复杂性肾盂肾炎，在去除诱发因素（如结石、梗阻、尿路异常等）的基础上，应按药敏试验结果选择强有力的杀菌性抗生素，疗程不少于 6 周。反复发作者，给予长程低剂量抑菌疗法。

4. 复杂性尿感

因基础疾病不同，感染的部位、细菌种类和疾病的严重程度不一样，因此需要个体化对待，同时尽量根据尿培养结果选择用药。如采用经验治疗，48～72 小时后应对疗效进行评估，根据尿培养结果调整用药。同时积极治疗基础疾病。

5. 无症状性菌尿

是否治疗目前有争议，一般认为不需治疗，但有下述情况者应予治疗：①妊娠期无症状性菌尿；②学龄前儿童；③出现有症状感染者；④肾移植、尿路梗阻及其他尿路有复杂情况者。根据药敏结果选择有效抗生素，主张短疗程用药。

6. 妊娠期尿感

宜选用毒性小的抗菌药物，如阿莫西林、呋喃妥因或头孢菌素类等。孕妇的急性膀胱炎治疗时间一般为 3～7 天。孕妇急性肾盂肾炎应静脉滴注抗生素治疗，可用半合成广谱青霉素或第三代头孢菌素，疗程为两周。反复发生尿感者，可用呋喃妥因行长程低剂量抑菌治疗。

（三）疗效评定

1. 治愈

症状消失，尿菌阴性，疗程结束后 2 周、6 周复查尿菌仍阴性。

2. 治疗失败

治疗后尿菌仍阳性，或治疗后尿菌阴性，但 2 周或 6 周复查尿菌转为阳性，且为同一种菌株。

十、预防

（1）多饮水、勤排尿，是最有效的预防方法。

（2）注意会阴部清洁。

（3）尽量避免尿路器械的使用，必须应用时严格无菌操作。

（4）如必须留置导尿管，前 3 天给予抗生素可延迟尿感的发生。

（5）与性生活有关的尿感，应于性交后立即排尿，并口服一次常用量抗生素。

第二十四章　肾小管疾病

肾小管疾病是由多种病因引起的以肾脏间质-小管病变为主要表现的临床综合征。受累小管在结构、功能上常有明显改变，通常统称为肾小管间质性肾病。肾小管疾病可分为原发性和继发性。前者多与遗传缺陷有关，后者多继发于系统性疾病，自身免疫性疾病和代谢性疾病，也可由药物、毒物、重金属等对肾脏的损害引起。病变主要侵犯肾小管和肾间质，临床无水肿、高血压，部分病人有口渴、多饮、多尿、夜尿增多，部分病人有不同程度的肾小球滤过率下降、血浆尿素氮和肌酐升高、贫血，无或少量蛋白尿。由于肾小管在调节水电解质平衡中发挥重要作用，肾小管疾病常常表现为酸碱平衡失调和电解质紊乱，其中又以低钾性肾小管疾病为多见。

第一节　肾小管酸中毒

肾小管酸中毒（RTA）是由于各种病因导致肾脏酸化功能障碍引起的以阴离子间隙（AG）正常的高氯性代谢性酸中毒为特点的临床综合征，可因远端肾小管泌 H^+ 障碍所致，也可因近端肾小管对 HCO_3^- 重吸收障碍所致，或者两者均有。其临床特征为高氯性代谢性酸中毒，水、电解质紊乱，可有低钾血症或高钾血症、低钠血症、低钙血症及多尿、多饮、肾性佝偻病或骨软化症、肾结石等。

1935 年 Lightwood 首先描述了 1 例儿童 RTA 病例。1945 年 Bain 报道了首例成人病例。在 1946 年 Albright 定义其为"肾小管疾病"，并于 1951 年将这一综合征命名为肾小管酸中毒（RTA），1958 年上海瑞金医院董德长等在国内首次报道 RTA，1967 年 Soriano 等提出远端及近端肾小管酸中毒两型，1984 年瑞金医院陈庆荣等在国内首次报道了Ⅳ型 RTA。

临床上按部位和机制分为 4 型：远端肾小管酸中毒（Ⅰ型，即 dRTA），近端肾小管酸中毒（Ⅱ型，即 pRTA），混合型肾小管酸中毒（Ⅲ型 RTA），高血钾型肾小管酸中毒（Ⅳ型 RTA）。

一、远端肾小管酸中毒

（一）病因和发病机制

此型主要由远端肾小管酸化功能障碍引起。dRTA 根据病因分为原发性和继发性：原发性为远端肾小管先天性功能缺陷，常与遗传有关；继发性可见于多种疾病，其中以干燥综合征、系统性红斑狼疮等自身免疫性疾病、肝炎病毒感染和肾盂肾炎较为多见，此外马兜铃酸为代表的肾毒性药物也是引起继发性 RTA 的重要原因。

远端肾小管的泌氢功能主要是由 A 型闰细胞完成的。CO_2 在碳酸酐酶 II 的作用下与 H_2O 结合，生成 H_2CO_3，再解离生成 H^+ 和 HCO_3^-。H^+ 由 H^+-ATP 酶转运至小管腔，HCO_3^- 由 Cl^-/HCO_3^- 转运体 AE_1 转运回血液。H^+ 与磷酸盐和 NH_3 结合；与磷酸氢根（HPO_4^{2-}）结合为磷酸二氢根（$H_2PO_4^-$）；与 NH_3 结合后的 NH_4^+ 被主动重吸收后解离成为 H^+ 和 NH_3，H^+ 可以作为 H^+-ATP 酶的底物，而 NH_3 可弥散进入管腔。远端肾单位 H^+ 分泌异常可同时导致尿液酸化程度降低，NH_4^+ 分泌减少。在管腔液与管周液间不能产生与维持一个大的氢离子梯度，在酸中毒时尿液不能酸化，尿 $pH>5.5$，净酸排量下降（图 21-1）。

遗传性肾小管酸中毒与相关的基因突变有关。多数表现为常染色体显性遗传，少数亦表现为常染色体隐性遗传，有的基因突变可引起遗传性球形红细胞增多症和感音神经性耳聋。

（二）临床表现

1. 一般表现

代谢性酸中毒和血钾降低可以使 dRTA 病人出现多种临床表现。最常见的临床表现包括乏力，夜尿增多，软瘫和多饮多尿。低血钾可致乏力、软瘫，心律失常，严重者可致呼吸困难和呼吸肌麻痹。

2. 肾脏受累表现

dRTA 长期低血钾可导致低钾性肾病，以尿浓缩功能障碍为主要特征，表现为夜尿增多，个别病人可出现肾性尿崩症。dRTA 时肾小管对钙离子重吸收减少，从而出现高尿钙，容易形成肾结石和肾钙化。

3. 骨骼系统表现

酸中毒时肾小管对钙离子重吸收减少，病人出现高尿钙，低血钙，继发甲状旁腺功能亢进，导致高尿磷、低血磷。故 dRTA 病人长期的慢性代谢性酸中毒及钙磷代谢紊乱可以累及骨骼系统。儿童可表现为生长发育迟缓，佝偻病；成人可以表现为骨痛，骨骼畸形，骨软化或骨质疏松。

（三）实验室检查

尿常规、血尿同步测电解质、尿酸化功能试验、影像学检查、阴离子间隙计算、氯化铵负荷试验、碳酸氢盐重吸收试验、病因方面的检查。

（四）诊断

根据病人病史、临床表现、相关肾小管功能及尿酸化功能检查即可诊断 dRTA，排除其他引起低钾血症的疾病及继发性因素。①AG 正常的高氯性代谢性酸中毒；②可伴有低钾血症（血 $K^+<3.5mmol/L$）及高尿钾（当血 $K^+<3.5mmol/L$ 时，尿 $K^+>25mmol/L$）；③即使在严重酸中毒时，尿 pH 也不会低于 5.5（尿 pH>5.5）；④尿总酸（TA）和 NH_4^+ 显著降低（尿 TA<10mmol/L，NH_4^+<25mmol/L）动脉血 pH 正常，怀疑有不完全性 dRTA 作氯化铵负荷试验（有肝病时改为氯化钙负荷试验），如血 pH 和二氧化碳结合力明显下降，而尿 pH>5.5 为阳性，有助于 dRTA 的诊断。

（五）治疗

继发性 dRTA 应首先治疗原发疾病。针对 dRTA 采用以下治疗。

1. 低血钾的治疗

dRTA 多以低血钾为首要表现，因 dRTA 病人多伴有高血氯，口服补钾应使用枸橼酸钾，严重低钾者可静脉补钾。

2. 酸中毒的治疗

推荐使用枸橼酸合剂（含枸橼酸、枸橼酸钾、枸橼酸钠）纠正酸中毒。也可使用口服碳酸氢钠片剂纠正代谢性酸中毒，严重时可静脉滴注碳酸氢钠。

3. 肾结石及骨病的治疗

口服枸橼酸合剂可以增加钙在尿液中的溶解度，从而预防肾结石及肾钙化。使用中性磷酸盐合剂纠正低血磷。对于已发生骨病的病人可以谨慎使用钙剂（如尿钙高应使用柠檬酸钙）及骨化三醇治疗。

二、近端肾小管酸中毒

（一）病因和发病机制

PRTA 由近端肾小管重吸收 HCO_3^- 功能障碍导致。可分为原发性和继发性。原发性者为遗传性近端肾小管功能障碍，多为常染色体隐性遗传，与基底侧的 Na^+-HCO_3^- 协同转运蛋白（NBCel）的突变相关。继发性见于各种获得性肾小管间质病变，最常见的病因为药物性，如乙酰唑胺、异环磷酰胺、丙戊酸、抗逆转录病毒药物（如阿德福韦、替诺福韦）等，其他病因有：①系统性遗传性疾病如 Lowe 综合征，糖原累积症，Wilson 病，Dent 病等；②获得性疾病如重金属中毒，维生素 D 缺乏，多发性骨髓瘤及淀粉样变等。但继发性 pRTA 多合并 Fanconi 综合征，单纯表现为继发性 pRTA 的少见，常为碳酸酐酶抑制剂所致。

（二）临床表现

pRTA 主要表现为高血氯性代谢性酸中毒，与 dRTA 不同，由于远端小管酸化功能正常，pRTA 病人的尿 pH 可以维持正常，甚至在严重代谢性酸中毒的情况下，尿 pH 可降至 5.5 以下。继发性 pRTA 的病人多数还可合并 Fanconi 综合征的表现，如肾性糖尿、肾性氨基酸尿等。由于 pRTA 病人无高尿钙，因此肾结石或者肾钙化的发生率低。

（三）诊断

根据病人的临床表现，AG 正常的高血氯性代谢性酸中毒，可伴有低血钾，高尿钾，尿中 HCO_3^- 的升高即可诊断 pRTA。不完全性 pRTA 确诊需行碳酸氢盐重吸收试验。病人口服或者静滴碳酸氢钠后尿 HCO_3^- 排泄分数>15%即可诊断。

（四）治疗

1. 纠正酸中毒与电解质紊乱

口服碳酸氢钠治疗，必要时可静脉使用碳酸氢钠。可加用小剂量噻嗪类利尿剂增强近端小管 HCO_3^- 的重吸收，但碳酸氢钠与噻嗪类利尿剂合用可能会加重低血钾，因此必须严密监测血钾。

2. 继发性 pRTA 病人

应首先进行病因治疗。

三、混合性肾小管酸中毒

混合性肾小管酸中毒的特点是同时存在 I 型和 II 型 RTA。因此其高血氯性代谢性酸中毒明显，尿中同时存在 HCO_3^- 的大量丢失和 NH_4^+ 排出减少。症状较严重。可由碳酸酐酶 II 突变导致，为常染色体隐性遗传，除 III 型 RTA 外还表现为脑钙化，智力发育障碍和骨质疏松。治疗主要为对症治疗，参照 I 型和 II 型 RTA。

四、高血钾型肾小管酸中毒

（一）病因和发病机制

IV 型 RTA 是由于醛固酮分泌绝对不足或相对减少，导致集合管排出 H+及 K+同时减少从而发生高血钾和高氯性 AG 正常的代谢性酸中毒。

根据发病机制可分为：①醛固酮绝对不足；②低醛固酮低肾素；③低醛固酮血症；④醛固酮分泌相对不足。

IV 型 RTA 根据病因可分为先天性和继发性。

（二）临床表现

IV 型 RTA 主要表现为高血钾高血氯性 AG 正常的代谢性酸中毒。先天性较少见。继发性者多伴有轻至中度肾功能不全，但酸中毒与高血钾的程度与肾功能损伤程度不成比例。尿 NH_4^+ 减少。

（三）诊断

高血钾高血氯性 AG 正常的代谢性酸中毒，尿 NH4+减少可诊断为 IV 型 RTA。血清醛固酮水平可以降低或者正常。

（四）治疗

首先停用可能影响醛固酮合成或活性的药物。纠正高血钾和酸中毒。①纠正高血钾：口服阳离子交换树脂，使用袢利尿剂促进排钾；必要时可进行透析治疗。②纠正酸中毒：口服或静脉使用碳酸氢钠纠正酸中毒，但静脉使用时需注意监测病人的血容量状况，可与袢利尿剂合用减轻容量负荷。③对于体内醛固酮缺乏，无高血压及容量负荷过重的病人，可给予皮质激素如氟氢可的松（0.1mg/d）治疗。

第二节　Fanconi 综合征

Fanconi 综合征是遗传性或获得性近端肾小管多功能缺陷的疾病，存在近端肾小管多项转运功能缺陷，包括氨基酸、葡萄糖、钠、钾、钙、磷、碳酸氢钠、尿酸和蛋白质等。

可分为原发性与继发性。原发者多为常染色体隐性遗传，可单独或与其他先天性遗传性疾病共存。继发性可继发于慢性间质性肾炎、肾髓质囊性病、异常蛋白血症、多发性骨髓瘤、重金属及其他毒物引起的中毒性肾损害等。

Fanconi 综合征临床表现多种多样，与其原发病及严重程度有关。儿童病人通常为先天性疾病，如胱氨酸病和高酪氨酸血症、肝豆状核变性等代谢性疾病。除了原发性疾病的表现外，还可表现为多饮、多尿、脱水、佝偻病、生长发育迟缓等。老年病人常为获得性疾病，如药物及毒素接触史、异常蛋白血症、多发性骨髓瘤等，临床表现比较隐匿，但尿液和血液检查会有一系列异常。

尿液异常：由于 Fanconi 综合征疾病的特点，使在近端肾小管重吸收的物质随着尿液大量丢失。肾性氨基酸尿是全氨基酸尿，无选择性。高磷酸盐尿是导致佝偻病和骨软化症的主要原因。碳酸氢盐尿可以导致 II 型肾小管酸中毒。此外还可有尿葡萄糖、尿钾、尿钠、尿酸等的升高。可合并少量蛋白尿，为小分子蛋白尿，晚期可导致肾衰竭。

由于大量的溶质和电解质从尿中丢失，血液学检查可发现有代谢性酸中毒、低钾血症、低钠血症、低尿酸血症、低磷血症、低碳酸血症等，并出现相应的症状。

一、实验室检查

尿常规、血、尿同步测电解质、尿糖、尿氨基酸、影像学检查和病因方面的检查。

二、诊断

具备上述典型表现即可诊断，其中肾性糖尿、全氨基酸尿、磷酸盐尿为基本诊断条件。

三、治疗

首先应对原发性疾病进行治疗，如为药物或毒物引起的，需尽快停用药物，停止毒物接触。其次是对症治疗。近端肾小管酸中毒应给予对症治疗。严重低磷血症需补充中性磷酸盐及骨化三醇。低尿酸血症、氨基酸尿、糖尿等一般需要特殊治疗。

第二十五章 肾血管疾病

肾血管疾病是指肾动脉或肾静脉病变而引起的疾病。肾动脉病变包括肾动脉狭窄、栓塞、血栓形成及肾小动脉性硬化症；肾静脉病变主要见于肾静脉血栓形成。

第一节 肾动脉狭窄

一、病因及病理生理

肾动脉狭窄常由动脉粥样硬化、纤维肌性发育不良、大动脉炎引起。动脉粥样硬化是最常见的病因，约占肾动脉狭窄病例的80%，主要见于老年人，而后两种病因则主要见于青年人，女性居多。动脉粥样硬化可以双侧发生，通常一侧较重，但也可以双侧均严重，狭窄常位于肾动脉开口处或近端1/3处。纤维肌性发育不良狭窄常位于肾动脉中段或其分支处，偶可累及颈动脉、肠系膜动脉等。大动脉炎常累及双侧肾动脉，肾动脉各处均可波及但开口处更重，常伴有全身多处动脉受累。

肾动脉狭窄常引起肾血管性高血压，这是由于肾缺血刺激肾素分泌，体内肾素-血管紧张素-醛固酮系统（RAAS）活化，外周血管收缩，水、钠潴留而形成。动脉粥样硬化及大动脉炎所致肾动脉狭窄还能引起缺血性肾病，患侧肾脏缺血导致肾小球硬化、肾小管萎缩及肾间质纤维化。

二、临床表现

肾动脉狭窄由动脉粥样硬化或大动脉炎引起者，常有肾外系统表现，前者可出现脑卒中、冠心病及外周动脉硬化，后者可出现无脉病。

（一）肾血管性高血压

常呈如下特点：血压正常者（特别是年轻女性）出现高血压后即迅速进展；原有高血压的中、老年病人血压近期迅速恶化，舒张压明显升高。重症病人可出现恶性高血压（舒张压超过130mmHg，眼底呈高血压3或4期改变），常需要多种降压药物控制。部分病人出现反复发作急性肺水肿，此肺水肿能瞬间发生并且迅速消退。如病人应用ACEI或ARB类药物后出现血肌酐升高（超过用药前30%），甚至发生急性肾衰竭，常提示双侧肾动脉狭窄或功能性孤立肾的肾动脉狭窄。这与药物阻断血管紧张素Ⅱ作用，使得出球小动脉扩张、肾小球滤过压迅速下降相关，如及时停用 ACEI 或 ARB 类药物可使升高的肌酐恢复至基线水平。此外，约 15% 的病人因血浆醛固酮增多，可出现低钾血症。单侧肾动脉狭窄所致肾血管性高血压，若长时间不能予以良好控制，还能引起对侧肾损害（高血压肾硬化症）。

（二）缺血性肾脏病

可伴或不伴肾血管性高血压。肾脏病变主要表现为肾功能缓慢进行性减退，由于肾小管对缺血敏感，故其功能减退常在先（出现夜尿增多，尿比重及渗透压降低等远端肾小管浓缩功能障碍表现），而后肾小球功能才受损（肾小球滤过率下降，进而血清肌酐增高）。尿常规改变轻微（轻度蛋白尿，可出现少量红细胞及管型）。后期肾脏体积缩小，两肾大小常不对称（反映两侧肾动脉狭窄程度不等）。

另外，部分肾动脉狭窄病人腹部或腰部可闻及血管杂音（高调、粗糙收缩期或双期杂音）。

三、诊断

诊断肾动脉狭窄主要依靠彩色多普勒超声、螺旋 CT 血管成像、磁共振血管成像和肾动脉血管造影诊断，尤其肾动脉造影被认为是诊断"金标准"。

（一）超声检查

B 型超声能准确测定双肾大小和肾皮质厚度，彩色多普勒超声可观察肾动脉主干及肾内血流变化，从而提供肾动脉狭窄间接信息，对纤维肌性发育不良所致肾动脉狭窄尤其敏感。但是超声检查受医师经验，病人体形、肠胀气等因素影响较大；为有效观察肾动脉分支，需要检查多个体位，耗费时间较长。新型微气泡超声造影剂可增加诊断的准确性，主要通过肝脏代谢，无诱发造影剂肾病的风险。

（二）螺旋 CT 血管成像

螺旋 CT 血管成像（CTA）耗时少，能清楚显示肾动脉及肾实质影像，有较高的空间分辨率，并可三维成像，对诊断肾动脉狭窄敏感性及特异性均高，然而 CTA 显示的肾动脉狭窄程度可能重于实际情况。由于螺旋 CT 血管造影的碘造影剂对肾脏有一定损害，对存在年龄大、伴有慢性肾脏病等造影剂肾病危险因素病人，应结合临床风险和获益综合考虑。

（三）磁共振血管成像

磁共振血管成像（MRA）从 20 世纪 90 年代开始应用于诊断肾动脉狭窄。据报道，造影剂增强 MRA 对肾动脉主干狭窄的特异性和敏感性均较高，但由于存在运动伪影和低空间分辨率，它对分支狭窄敏感性较低，不适合纤维肌性发育不良的诊断。

（四）肾动脉血管造影

当无创性检查手段无法明确诊断时，需经皮插管做主动脉–肾动脉造影（以免遗漏肾动脉开口处粥样硬化病变）及选择性肾动脉造影，能准确显示肾动脉狭窄部位、范围、程度及侧支循环形成情况，是诊断肾动脉狭窄的"金标准"。这项检查可能出现的并发症包括：穿刺点血肿、感染、造影剂反应、造影剂肾病等。通过在造影前后水化扩容，输注乙酰半胱氨酸或碳酸氢钠，使用低渗性造影剂等措施，可有效降低造影剂肾病的风险。尤其是肾功能不全的病人慎用碘造影剂，可考虑使用二氧化碳或钆造影，但是要警惕含钆磁共振造影剂引起的肾源性系统纤维化。

（五）放射性核素检查

仅做肾核素显像意义不大，阳性率极低。需做卡托普利肾显像试验（服用卡托普利 25～50mg，比较服药前后肾显像结果）。肾动脉狭窄侧肾脏 GFR 的维持主要依靠血管紧张素 Ⅱ 依赖性的出球小动脉收缩，应用卡托普利后肾动脉狭窄侧肾脏对核素摄入减少，排泄延缓，而提供诊断间接信息。但是由于对双侧肾动脉狭窄或伴有肾功能不全病人的敏感性和特异性差，临床应用有限。

（六）血浆肾素活性检查

表现为肾血管性高血压病人，还应检测外周血浆肾素活性（PRA），并做卡托普利试验（服卡托普利 25～50mg，测定服药前及服药 1 小时后外周血 PRA，服药后 PRA 明显增高为阳性），有条件时还应做双肾肾静脉血 PRA 检测（分别插管至两侧肾静脉取血化验，两侧 PRA 差别大反映单侧狭窄）。准确检测 PRA 不仅能帮助诊断，而且还能在一定程度上帮助预测疗效（PRA 增高的单侧肾动脉狭窄病人，血管成形术后降血压疗效较好）。但是，PRA 受很多因素影响，检测前需停用可能影响肾素水平的降压药，一定程度上限制了其应用。

四、治疗

针对肾动脉狭窄所致肾血管性高血压及缺血性肾病，治疗方法有以下 4 种：

（一）经皮球囊扩张血管成形术

经皮肾血管成形术（PTRA，用球囊扩张肾动脉）尤适用于纤维肌性发育不良病人。对于无临床症状但血流动力学改变明显的双侧或孤立肾动脉狭窄的病人，或单侧狭窄而肾功能进展性下降的病人，也可考虑行 PTRA。但 PTRA 对于粥样硬化性肾动脉狭窄收效较差。

（二）经皮经腔肾动脉支架植入术

由于动脉粥样硬化及大动脉炎病人在单纯的扩张术后易发生再狭窄使治疗失败，故这些病人扩张术后应放置血管支架，同时需要积极控制基础疾病。

（三）外科手术治疗

外科手术可解除肾动脉的解剖异常，适合伴有血管闭塞或动脉瘤的病人，手术方式包括动脉内膜切除术、旁路搭桥术及自身肾移植术，以使病肾重新获得血供。若病肾已无功能，可考虑肾切除以控制顽固性高血压。

(四) 内科药物治疗

药物治疗不能阻止肾动脉狭窄进展，但能帮助控制高血压，改善症状。单侧肾动脉狭窄呈高肾素者，常首选 ACEI 或 ARB，亦可选择钙通道阻滞剂，但必须从小剂量开始，逐渐加量，以免血压下降过快过低。双侧肾动脉狭窄者应慎用 ACEI 或 ARB，可采用 β 受体拮抗剂。为有效控制血压，常需多种降压药物配伍应用。同时应当辅以戒烟、控制体重、适度运动、控制血脂等治疗。

现代强效降压药甚多，药物治疗往往能有效控制肾血管性高血压，而且在病人远期存活率上药物治疗也与 PTRA 无差异，所以目前不少学者认为肾血管性高血压应首选药物治疗。如果高血压难以控制，或已导致缺血性肾病的肾动脉狭窄，为防止肾功能损害进展和并发症，适时进行 PTRA 并放置血管支架仍为首选，若 PTRA 禁忌、PTRA 及放置支架失败或有必须纠正的解剖异常，则可考虑外科手术治疗。目前认为当肾脏长轴 <8cm 或血肌酐 >265μmol/L 或彩色多普勒超声检查显示肾内血流阻力指数 ≥8.0 时，肾脏实质病变多已不可逆，血管重建对控制血压和改善肾功能无益。

第二节 肾动脉栓塞和血栓形成

本病较少见，可引起肾缺血及梗死。

一、病因

肾动脉栓塞的栓子主要来源于心脏（如心房颤动或心肌梗死后附壁血栓、换瓣术后血栓、心房黏液瘤等），但也可来源于心脏外（如脂肪栓子、肿瘤栓子等）。

肾动脉血栓可在肾动脉病变（如动脉粥样硬化、大动脉炎症、动脉瘤、纤维肌性发育不良等）或血液凝固性增高基础上发生，也常见于动脉壁创伤（如钝性外伤、减速性损伤）以及肾动脉造影、经皮肾动脉球囊扩张术等临床操作引起。

二、临床表现

临床上是否出现症状及症状轻重，主要取决于肾动脉阻塞程度及范围，肾动脉小分支阻塞造成肾缺血可无症状，而主干或大分支阻塞却常诱发肾梗死，引起患侧剧烈腰痛、脊肋角叩痛、蛋白尿及血尿。约 60% 的病人因肾缺血引起肾素释放增多而导致高血压。双侧急性肾动脉广泛阻塞时，常致无尿及急性肾损伤。慢性单侧栓塞，由于侧支循环的建立及对侧肾脏的代偿，肾功能可正常；慢性双侧栓塞，则导致肾梗死和肾功能进行性下降。

三、诊断

常用无创伤检查手段，包括放射性核素肾显影、静脉肾盂造影、肾脏超声、CT 血管造影、磁共振血管造影等。放射性核素肾显影检查，若存在节段性肾灌注缺损（分支阻塞）、肾灌注完全缺如（肾动脉主干完全阻塞），则提示本病。最直接、可靠的诊断手段仍为选择性肾动脉造影，造影剂的缺损或折断，可明确血栓和梗死部位，并能同期进行介入治疗。利用数字减影血管成像技术（DSA）可以减少造影剂使用量，提高安全性。如考虑肾动脉栓塞，应用超声检查心脏内是否存在血栓形成。

四、治疗

肾动脉栓塞或血栓形成应尽早治疗，包括经皮肾动脉插管局部溶栓，全身抗凝，抗血小板聚集（如双嘧达莫、吲哚布芬等）及外科手术取栓等。控制血压、充分补液以及及时肾脏替代治疗等对症治疗亦能改善全身一般症状，为病因治疗创造有利条件。

第三节　小动脉性肾硬化症

此病常见，又称高血压肾硬化症，为导致终末期肾病的第 2 位病因（约占 25%）。本病可分为良性小动脉性肾硬化症及恶性小动脉性肾硬化症两种。

一、良性小动脉性肾硬化症

（一）病因

由长期未控制好的良性高血压引起，高血压持续 5~10 年即可出现良性小动脉性肾硬化症的病理改变，而后出现临床表现。肾脏仅是高血压的受累器官，而非血压升高的原因。

（二）病理

本病主要侵犯肾小球前小动脉，导致入球小动脉玻璃样变，小叶间动脉及弓状动脉肌内膜增厚。如此即造成动脉管腔狭窄，供血减少，继发缺血性肾实质损害，致肾小球硬化、肾小管萎缩及肾间质纤维化。

（三）临床表现

肾小管对缺血敏感，故临床首先出现肾小管浓缩功能障碍表现（夜尿多、低比重及低渗透压尿），当肾小球缺血病变发生后，尿常规检查出现轻度异常（轻度蛋白尿，少量红细胞及管型），肾小球功能渐进受损（肌酐清除率下降，血清肌酐增高），并逐渐进展至终末期肾病。与肾损害同时，常伴随高血压眼底病变及心、脑并发症。

（四）防治

本病应重在预防，积极治疗高血压是关键。血压一定要控制达标（需降至 140/90mmHg 以下）才可能预防高血压肾损害发生。良性小动脉性肾硬化症发生后，控制高血压仍然是延缓肾损害进展的关键。如果肾功能已减退，则按慢性肾衰竭处理。

二、恶性小动脉性肾硬化症

（一）病因

恶性小动脉性肾硬化症是恶性高血压引起的肾损害。有文献报道 63%~90% 的恶性高血压病人发生恶性小动脉性肾硬化症。肾脏既是高血压的受累器官，同时肾脏过度分泌肾素也是促进血压进一步增高的原因。

（二）病理

本病主要侵犯肾小球前小动脉，但是病变性质及程度与良性小动脉性肾硬化症不同。可见入球小动脉、小叶间动脉及弓状动脉纤维素样坏死，小叶间动脉和弓状动脉内膜增厚（增生的细胞及基质成同心圆排列，使血管切面呈"洋葱皮"样外观），故动脉管腔高度狭窄，乃至闭塞。

本病肾小球有两种病变：一为缺血性病变，与良性小动脉性肾硬化症相似；另一为节段坏死增生性病变（节段性纤维素样坏死、微血栓形成、系膜细胞增生乃至出现新月体），而此病变不出现在良性小动脉性肾硬化症。恶性高血压的肾实质病变进展十分迅速，很快导致肾小球硬化、肾小管萎缩及肾间质纤维化。

（三）临床表现

病人尿检明显异常，出现肉眼或镜下血尿、大量蛋白尿、管型尿及无菌性白细胞尿，肾功能进行性恶化，常于发病数周至数个月后出现少尿，进入终末期肾病。眼底检查可出现视盘水肿。同时伴有中枢神经系统受损表现（如头痛、惊厥发作甚至昏迷等）和心脏病变（如充血性心力衰竭）。甚至出现微血管病性溶血性贫血。

（四）防治

恶性高血压是内科急症，及时控制严重高血压，防止威胁生命的心、脑、肾并发症的发生是救治关键。为有效降低血压，治疗初期常需静脉使用降压药，而后再口服降压药巩固疗效。但是，血压也不宜下降过快、过低，以免影响肾灌注，加重肾缺血。推荐方案是在治疗开始 2~3 小时，将舒张压降到 100~110mmHg，然后继续在 12~36 小时内将舒张压进一步降至 90mmHg。如果恶性小动脉性肾硬化症已发生并已出现肾衰竭，应及时进行透析治疗。部分病人在血压控制后肾血管损害可以得到一定程度的恢复，从而避免维持性透析治疗。

第四节 肾静脉血栓形成

一、病因和发病机制

肾静脉血栓（RVT）常在下列情况下发生：①血液高凝状态，如肾病综合征、妊娠、激素治疗、血液浓缩等；②肾静脉受压，血流淤滞，如肿瘤、血肿、主动脉瘤压迫以及腹膜后纤维化等；③肾静脉血管壁受损，如肿瘤侵袭等。临床上以肾病综合征并发 RVT 最常见，据统计 20%～50%的肾病综合征病人，尤其是膜性肾病病人容易并发 RVT。

二、临床表现

RVT 的临床表现取决于被阻塞静脉大小、血栓形成快慢、血流阻断程度及有无侧支循环形成等，约 3/4 的肾病综合征病人并发的 RVT（尤其在较小分支时）并无临床症状。急性 RVT 的典型临床表现如下：①患侧腰肋痛或腹痛，伴恶心呕吐；②尿检异常，出现镜下或肉眼血尿及蛋白尿（原有蛋白尿增多）；③肾功能异常，双侧肾静脉主干大血栓可致急性肾损伤；④病肾增大（影像学检查证实）。慢性 RVT 则起病相对隐匿，可引起肾小管功能异常，呈现肾性糖尿、氨基酸尿、尿液酸化功能障碍等，肾病综合征病人出现尿蛋白水平明显上升。另外，肾静脉血栓常可脱落引起肺栓塞。

三、诊断

确诊 RVT 必须依靠选择性肾静脉造影检查，若发现静脉腔内充盈缺损或静脉分支不显影即可确诊。非创伤性影像检查（如磁共振、CT 及多普勒超声）对发现 RVT 欠敏感，仅对肾静脉主干大血栓诊断有一定帮助。静脉肾盂造影可能发现肾实质水肿、肾盂牵张、输尿管压迹等征象，但诊断特异性不足。

四、治疗

RVT 确诊后应尽早开始抗凝治疗，通常采取静脉肝素抗凝 5～7 天，然后口服华法林或吲哚布芬维持 1 年，高危者应维持更长。急性 RVT 伴有急性肾损伤的病人，应立即纤溶治疗。肾静脉主干大血栓溶栓无效且反复导致肺栓塞时，可考虑手术取栓。此外，应积极治疗原发病，解除高凝状态，对因容量丢失而导致 RVT 的病人要注意维持水电解质平衡。

第二十六章　急性肾损伤

急性肾损伤（AKI）是由各种病因引起短时间内肾功能快速减退而导致的临床综合征，表现为肾小球滤过率（GFR）下降，伴有氮质产物如肌酐、尿素氮等潴留，水、电解质和酸碱平衡紊乱，重者出现多系统并发症。AKI是常见危重病症，涉及临床各科，发病率在综合性医院为3%~10%，重症监护病房为30%~60%，危重AKI病人死亡率高达30%~80%，存活病人约50%遗留永久性肾功能减退，部分需终身透析，防治形势十分严峻。

AKI以往称为急性肾衰竭，近年来临床研究证实轻度肾功能急性减退即可导致病人病死率明显增加，故目前趋向将急性肾衰竭改称为急性肾损伤，期望尽量在病程早期识别，并进行有效干预。

一、病因和分类

AKI病因众多，根据病因发生的解剖部位可分为肾前性、肾性和肾后性三大类。肾前性AKI指各种原因引起肾实质血流灌注减少，导致肾小球滤过减少和GFR降低，约占AKI的55%。肾性AKI指出现肾实质损伤，以肾缺血和肾毒性药物或毒素导致的急性肾小管坏死（ATN）最为常见，其他还包括急性间质性肾炎（AIN）、肾小球疾病和肾血管疾病等，约占AKI的40%。肾后性AKI系急性尿路梗阻所致，梗阻可发生在从肾盂到尿道的尿路中任何部位，约占AKI的5%。

二、发病机制和病理生理

（一）肾前性AKI

肾前性AKI由肾脏血流灌注不足所致，见于细胞外液容量减少，或虽细胞外液容量正常，但有效循环容量下降的某些疾病，或某些药物引起的肾小球毛细血管灌注压降低（包括肾前小动脉收缩或肾后小动脉扩张）。常见病因包括：①有效血容量不足，包括大量出血、胃肠道液体丢失、肾脏液体丢失、皮肤黏膜体液丢失和向细胞外液转移等；②心排血量降低，见于心脏疾病、肺动脉高压、肺栓塞、正压机械通气等；③全身血管扩张，多由药物、脓毒血症、肝硬化失代偿期、变态反应等引起；④肾动脉收缩，常由药物、高钙血症、脓毒血症等所致；⑤肾血流自主调节反应受损，多由血管紧张素转换酶抑制剂、血管紧张素Ⅱ受体阻滞剂、非甾体类抗炎药、环孢素和他克莫司等引起。

在肾前性AKI早期，肾血流自我调节机制通过调节肾小球出球和入球小动脉血管张力，维持 GFR 和肾血流量，使肾功能维持正常。如果不早期干预，肾实质缺血加重，引起肾小管细胞损伤，进而发展为肾性 AKI。从肾前性氮质血症进展至缺血性肾损伤是一个连续过程，预后主要取决于起始病因严重程度和持续时间，以及随后是否反复出现肾损伤打击。

（二）肾性 AKI

引起肾性 AKI 的病因众多，可累及肾单位和间质任何部位。以肾缺血和肾毒性物质导致肾小管上皮细胞损伤最为常见，通常称为 ATN，其他还包括急性间质性肾炎、肾小球疾病（包括肾脏微血管疾病）、血管疾病和肾移植排斥反应等五大类。

ATN 常由缺血所致，也可由肾毒性药物引起，常发生在多因素综合作用基础上，如老年、合并糖尿病等。不同病因、不同病理损害类型 ATN 可有不同始动机制和持续发展机制，但均涉及 GFR 下降及肾小管上皮细胞损伤两方面。从肾前性 AKI 进展至缺血性 ATN 一般经历 4 个阶段：起始期、进展期、持续期和恢复期。

1. 起始期（持续数小时至数周）

由于肾血流量下降引起肾小球滤过压下降，上皮细胞坏死脱落形成管型，导致肾小管液受阻，肾小球滤出液回漏进入间质等原因，导致 GFR 下降。缺血性损伤在近端肾小管的 S_3 段和髓袢升支粗段髓质部分最为明显。如肾血流量不能及时恢复，细胞损伤进一步加重可引起细胞凋亡和坏死。

2. 进展期（持续数天至数周）

肾内微血管充血明显，伴持续组织缺氧和炎症反应，病变似皮髓交界处最为明显。GFR 进行性下降。

3. 持续期（常持续 1~2 周）

GFR 仍保持在低水平（常为 5~10mL/min），尿量常减少，出现尿毒症并发症。但肾小管细胞不断修复、迁移、增殖，以重建细胞和肾小管的完整性。此期全身血流动力学改善但 GFR 持续低下。

4. 恢复期（持续数天至数个月）

肾小管上皮细胞逐渐修复、再生，细胞及器官功能逐步恢复，GRF 开始改善。此期如果肾小管上皮细胞功能延迟恢复，溶质和水的重吸收功能相对肾小球滤过功能也延迟恢复，可伴随明显多尿和低钾血症等。

肾毒性 ATN 由各种肾毒性物质引起，包括外源性及内源性毒素，发生机制主要与直接肾小管损伤、肾内血管收缩、肾小管梗阻等有关。外源性肾毒素以药物最为常见，包括某些新型抗生素和抗肿瘤药物，其次为重金属、化学毒物、生物毒素（某些蕈类、鱼胆等）及微生物感染等。内源性肾毒性物质包括肌红蛋白、血红蛋白、骨髓瘤轻链蛋白、尿酸盐、钙、草酸盐等。

ATN 是肾性 AKI 的重要病因，主要分为 4 类：①药物所致：通常由非留体类抗炎药、青霉素类、头孢菌素类等抗生素和磺胺类药物等引起，发病机制主要为Ⅳ型变态反应；②感染所致：主要见于细菌或病毒感染等；③系统性疾病：见于系统性红斑狼疮、干燥综合征、冷球蛋白血症及原发性胆汁性肝硬化等；④特发性：原因不明。

血管性疾病导致肾性 AKI 包括肾脏微血管和大血管病变。血栓性血小板减少性紫癜、溶血-尿毒综合征、HELLP 综合征（溶血、肝酶升高、血小板减少）等肾脏微血管疾病均可引起肾小球毛细血管血栓形成和微血管闭塞，最终导致 AKI。肾脏大血管病变如动脉粥样硬化斑块破裂和脱落，导致肾脏微栓塞和胆固醇栓塞，继而引起 AKI。

肾小球肾炎主要见于原发性和继发性新月体肾炎，以及系统性红斑狼疮、IgA 肾病等急性加重。

（三）肾后性 AKI

双侧尿路梗阻或孤立肾病人单侧尿路梗阻时可发生肾后性 AKI。尿路功能性梗阻主要是指神经源性膀胱等。此外，双侧肾结石、肾乳头坏死、血凝块、膀胱癌等可引起尿路腔内梗阻，而腹膜后纤维化、结肠癌、淋巴瘤等可引起尿路腔外梗阻。尿酸盐、草酸盐、阿昔洛韦、磺胺类、甲氨蝶呤及骨髓瘤轻链蛋白等可在肾小管内形成结晶，导致肾小管梗阻。

三、病理

由于病因和病变程度不同，病理改变可有显著差异。肉眼见肾脏增大、质软，剖面可见髓质呈暗红色，皮质肿胀，因缺血而苍白。典型缺血性 ATN 光镜检查见肾小管上皮细胞片状和灶性坏死，从基膜上脱落，造成肾小管腔管型堵塞。近端小管 S_3 段坏死最为严重，其次为髓袢升支粗段髓质部分。如基底膜完整性存在，则肾小管上皮细胞可迅速再生，否则肾小管上皮不能完全再生。肾毒性 AKI 形态学变化最明显的部位在近端肾小管曲部和直部，肾小管细胞坏死不如缺血性 ATN 明显。AIN 病理特征是间质炎症细胞浸润，嗜酸性粒细胞浸润是药物所致 AIN 的重要病理学特征。

四、临床表现

AKI 临床表现差异大，与病因和所处临床分期不同有关。明显的症状常出现于肾功能严重减退时，常见症状包括乏力、食欲缺乏、恶心、呕吐、尿量减少和尿色加深，容量过多时可出现急性左心衰竭。AKI 首次诊断常基于实验室检查异常，特别是血清肌酐（Scr）绝对或相对升高，而不是基于临床症状与体征。

以下以 ATN 为例，介绍肾性 AKI 的临床病程。

（一）起始期

此期病人常遭受一些已知或未知 ATN 病因的打击，如低血压、缺血、脓毒症和肾毒素等，但尚未发生明显肾实质损伤。在此阶段如能及时采取有效措施，AKI 常可逆转。但随着肾小管上皮损伤加重，GFR 逐渐下降，进入进展期。

（二）进展期和维持期

一般持续 7~14 天，但也可短至数天或长至 4~6 周。GFR 进行性下降并维持在低水平。部分病人可出现少尿（<400mL/d）和无尿（<100mL/d），但也有些病人尿量在 400~500mL/d 或以上，后者称为非少尿型 AKI，一般认为是病情较轻的表现。但不论尿量是否减少，随着肾功能减退，临床上出现一系列尿毒症表现，主要是尿毒症毒素潴留和水、电解质及酸碱平衡紊乱所致。AKI 全身表现包括消化系统症状，如食欲减退、恶心、呕吐、腹胀、腹泻等，严重者可发生消化道出血；呼吸系统表现主要是容量过多导致的急性肺水肿和感染；循环系统多因尿少和水钠潴留，出现高血压和心力衰竭、肺水肿表现，因毒素滞留、电解质紊乱、贫血和酸中毒引起心律失常及心肌病变；神经系统受累可出现意识障碍、躁动、谵妄、抽搐、昏迷等尿毒症脑病症状；血液系统受累可有出血倾向和贫血。感染是急性肾损伤常见而严重的并发症。在 AKI 同时或疾病发展过程中还可并发多脏器功能障碍综合征，死亡率极高。此外，水、电解质和酸碱平衡紊乱多表现为水过多、代谢性酸中毒、高钾血症、低钠血症、低钙和高磷血症等。

（三）恢复期

GFR 逐渐升高，并恢复正常或接近正常。少尿型病人开始出现尿量增多，继而出现多尿，再逐渐恢复正常。与 GFR 相比，肾小管上皮细胞功能恢复相对延迟，常需数个月后才能恢复。部分病人最终遗留不同程度的肾脏结构和功能损伤。

五、实验室和辅助检查

（一）血液检查

可有贫血，早期程度常较轻，如肾功能长时间不恢复，则贫血程度可以较重。另外，某些引起 AKI 的基础疾病本身也可引起贫血，如大出血和严重感染等。血清肌酐和尿素氮进行性上升，高分解代谢病人上升速度较快，横纹肌溶解引起肌酐上升更快。血清钾浓度升高，血 pH 和碳酸氢根离子浓度降低，血钙降低，血磷升高。

（二）尿液检查

不同病因所致 AKI 的尿检异常相差甚大。肾前性 AKI 时无蛋白尿和血尿，可见少量透明管型。ATN 时可有少量蛋白尿，以小分子蛋白为主；尿沉渣检查可见肾小管上皮细胞、上皮细胞管型和颗粒管型及少许红、白细胞等；因肾小管重吸收功能减退，尿比重降低且较固定，多在 1.015 以下，尿渗透浓度 $<350mOsm/kg\ H_2O$，尿与血渗透浓度之比 <1.1，尿钠含量增高，滤过钠排泄分数（FE_{Na}）$>1\%$。FE_{Na} 计算公式为：FE_{Na} =（尿钠/血钠）/（尿肌酐/血清肌酐）x100%。注意尿液检查须在输液、使用利尿剂前进行，否则会影响结果。肾小球疾病引起者可出现大量蛋白尿或血尿，且以畸形红细胞为主，$FE_{Na}<1\%$。ATN 时可有少量蛋白尿，且以小分子蛋白为主；血尿较少，为非畸形红细胞；可有轻度白细胞尿，药物所致者可见少量嗜酸细胞，当尿液嗜酸细胞占总白细胞比例>5%时，称为嗜酸细胞尿；可有明显肾小管功能障碍表现，$FE_{Na}>1\%$。肾后性 AKI 尿检异常多不明显，可有轻度蛋白尿、血尿，合并感染时可出现白细胞尿，$FE_{Na}<1\%$。

（三）影像学检查

尿路超声显像检查有助于鉴别尿路梗阻及慢性肾脏病（CKD）。如高度怀疑存在梗阻，且与急性肾功能减退有关，可作逆行性肾盂造影。CT 血管造影、MRI 或放射性核素检查对了解血管病变有帮助，明确诊断仍需行肾血管造影，但造影剂可加重肾损伤。

（四）肾活检

肾活检是 AKI 鉴别诊断的重要手段。在排除了肾前性及肾后性病因后，拟诊肾性 AKI 但不能明确病因时，均有肾活检指征。

六、诊断

根据原发病因，肾小球滤过功能急性进行性减退，结合相应临床表现，实验室与影像学检查，一般不难做出诊断。按照最新国际 AKI 临床实践指南，符合以下情况之一者即可临床诊断 AKI：①48 小时内 Scr 升高≥0.3mg/dL（≥26.5μmol/L）；②确认或推测 7 天内血清肌酐较基础值升高≥50%；③尿量减少 [<0.5mL/（kg.h），持续≥6 小时]。见表 26-1。

表 26-1　急性肾损伤的分期标准

分期	血清肌酐标准	尿量标准
1 期	绝对值升高≥0.3mg/dL（≥26.5μmol/L） 或较基础值相对升高≥50%，但<1 倍	<0.5mL/（kg·h）（≥6h，但<12h）
2 期	相对升高≥1 倍，但<2 倍	<0.5mL/（kg·h）（≥12h，但<24h）
3 期	升高至≥4.0mg/dL（≥353.6μmol/L） 或相对升高≥2 倍 或开始时肾脏替代治疗 或<18 岁病人估算肾小球滤过率下降至<35mL/（min·1.73m²）	<0.3mL/（kg·h）（≥24h） 或无尿≥12h

需要注意的是，单独用尿量改变作为诊断与分期标准时，必须考虑其他影响尿量的因

素，如尿路梗阻、血容量状态、使用利尿剂等。此外，由于 Scr 影响因素众多且敏感性较差，故并非肾损伤最佳标志物。某些反映肾小管上皮细胞损伤的新型生物标志物如中性粒细胞明胶酶相关脂质运载蛋白（NGAL）、金属蛋白酶组织抑制因子-2（TIMP-2）和胰岛素样生长因子结合蛋白 7（IGFBP7）等，可能有助于早期诊断及预测 AKI 病人预后，值得深入研究。

七、鉴别诊断

详细询问病史和体格检查有助于寻找 AKI 可能的病因。AKI 诊断和鉴别诊断的步骤包括：①判断病人是否存在肾损伤及其严重程度；②是否存在需要紧急处理的严重并发症；③评估肾损伤发生时间，是否为急性发生及有无基础 CKD；④明确 AKI 病因，应仔细甄别每一种可能的 AKI 病因。先筛查肾前性和肾后性因素，再评估可能的肾性 AKI 病因，确定为肾性 AKI 后，尚应鉴别是肾小管-间质病变抑或肾小球、肾血管病变。系统筛查 AKI 肾前性、肾性、肾后性病因有助于尽早准确诊断，及时采取针对性治疗。注意识别慢性肾功能减退基础上的 AKI。

（一）是否存在肾功能减退

对 AKI 高危病人应主动监测尿量及血清肌酐，并估算 GFR。既往无 CKD 史及基础血清肌酐检测值缺如者，可利用 MDRD 公式获得基础血清肌酐估算值。

（二）是否存在需要紧急处理的严重并发症

肾功能减退常继发内环境紊乱，严重者可猝死，需及时识别。部分病人临床表现隐匿，故对于近期未行生化检查的少尿或无尿病人，初诊需常规进行心脏听诊、心电图及血电解质生化检查，快速评估是否存在需要紧急处理的并发症，如严重高钾血症和代谢性酸中毒等。

（三）是否为 AKI

肾功能减退应明确是急性或慢性肾功能减退，CKD 各阶段均可因各种病因出现急性加重，通过详细病史询问、体格检查、相关实验室及影像学检查可资鉴别。提示 AKI 的临床线索包括引起 AKI 的病因，如导致有效血容量不足的各种疾病和血容量不足表现（体位性低血压、低血压等）、肾毒性药物或毒物接触史、泌尿系统梗阻等；肾功能快速减退表现，如短时间内出现进行性加重的尿量减少、胃肠道症状甚至血清肌酐进行性升高等；由血容量不足所致者可见皮肤干燥、弹性差，脉搏加快，低血压或脉压缩小；由药物所致者可见皮疹；严重肾后性梗阻可见腹部肿块；因尿量减少出现水钠潴留时，可见水肿，甚至肺部湿啰音等；影像学检查提示肾脏大小正常或增大，实验室检查提示无明显贫血、无明显肾性骨病等。

（四）与肾前性少尿鉴别

肾前性氮质血症是 AKI 最常见的原因，应详细询问病程中有无引起容量绝对不足或相对不足的原因。此外，还要注意询问近期有无非留体类抗炎药、血管紧张素转换酶抑制剂和血管紧张素 Ⅱ 受体阻滞剂等药物使用史。体检时应注意有无容量不足的常见体征，包括心动过速、全身性或体位性低血压、黏膜干燥、皮肤弹性差等。肾前性 AKI 时，实验室检查可见血尿素氮/血清肌酐比值常>20:1（需排除胃肠道出血所致尿素产生增多、消瘦所致肌酐生成减少等），尿沉渣常无异常改变，尿液浓缩伴尿钠下降，肾衰竭指数常<1，尿钠排泄分数（FE_{Na}）常<1%。见表 26-2。肾衰竭指数计算公式为：肾衰竭指数 = 尿钠/（尿肌酐/血清肌酐）。肾前性 AKI 病人 FE_{Na} 常<1%，但服用呋塞米等利尿剂者，受利尿剂利钠作用影响，FE_{Na} 可>1%。此时可改用尿素排泄分数（FE_{urea}），计算方法与尿钠排泄分数类似，FE_{urea} =（尿素/血尿素氮）/（尿肌酐/血清肌酐）×100%，FE_{urea}<35%提示肾前性 AKI。

表 26-2　急性肾损伤时尿液诊断指标

尿液检查	肾前性氮质血症	缺血性急性肾损伤
尿比重	>1.018	<1.012
尿渗透压［mOsm/（kg·H_2O）］	>500	<250
尿钠（mmol/L）	<10	>20
尿肌酐/血清肌酐	>40	<20
血尿素氮（mg/dL）/血清肌酐（mg/dL）	>20	<10~15
钠排泄分数	<1%	>1%
肾衰指数	<1	>1
尿沉渣	透明管型	棕色颗粒管型

临床上怀疑肾前性少尿时，可进行被动抬腿试验（PLR）或补液试验，即输液（5%葡萄糖 200~250mL）并静脉注射利尿剂（呋塞米 40~100mg），如果补足血容量后血压恢复正常，尿量增加，则支持肾前性少尿诊断。低血压时间过长，特别是老年人伴心功能不全时，补液后尿量不增多应怀疑肾前性氮质血症已发展为 ATN。PLR 模拟内源性快速补液，改良半卧位 PLR 病人基础体位为 45°半卧位，上身放平后，双下肢被动抬高 45°持续 1 分钟（利用自动床调整体位），病人回心血量增加 250~450mL，PLR 后每搏心输出量增加>10%定义为对容量有反应性。

（五）与肾后性 AKI 鉴别

既往有泌尿系统结石、盆腔脏器肿瘤或手术史病人，突然完全性无尿、间歇性无尿或伴肾绞痛，应警惕肾后性 AKI。膀胱导尿兼有诊断和治疗意义。超声显像等影像学检查可资鉴别。

（六）与肾小球或肾脏微血管疾病鉴别

病人有肾炎综合征或肾病综合征表现，部分病人可有相应肾外表现（光过敏、咯血、免疫学指标异常等），蛋白尿常较严重，血尿及管型尿显著，肾功能减退相对缓慢，常需数周，很少完全无尿。应尽早肾活检病理检查，以明确诊断。

（七）与 AIN 鉴别

主要依据 AIN 病因及临床表现，如药物过敏或感染史、明显肾区疼痛等。药物引起者尚有发热、皮疹、关节疼痛、血嗜酸性粒细胞增多等。本病与 ATN 鉴别有时困难，应尽早肾活检病理检查，以明确诊断。

（八）与双侧急性肾静脉血栓形成和双侧肾动脉栓塞鉴别

急性肾动脉闭塞常见于动脉栓塞、血栓、主动脉夹层分离，偶由血管炎所致。多见于动脉粥样硬化病人接受血管介入治疗或抗凝治疗后，心脏附壁血栓脱落也是引起血栓栓塞常见原因，可导致急性肾梗死。急性肾静脉血栓罕见，常发生于成人肾病综合征、肾细胞癌、肾区外伤或严重脱水的肾病患儿，多伴有下腔静脉血栓形成，常出现下腔静脉阻塞综合征、严重腰痛和血尿。肾血管影像学检查有助于确诊。

八、治疗

AKI 并非单一疾病，不同病因、不同类型 AKI，其治疗方法有所不同。总体治疗原则是：尽早识别并纠正可逆病因，及时采取干预措施避免肾脏受到进一步损伤，维持水、电解质和酸碱平衡，适当营养支持，积极防治并发症，适时进行肾脏替代治疗。

（一）早期病因干预治疗

在 AKI 起始期及时干预可最大限度地减轻肾脏损伤，促进肾功能恢复。强调尽快纠正可逆性病因和肾前性因素，包括扩容、维持血流动力学稳定、改善低蛋白血症、降低后负荷以改善心输出量、停用影响肾灌注药物、调节外周血管阻力至正常范围等。

继发于肾小球肾炎、小血管炎的 AKI 常需应用糖皮质激素和（或）免疫抑制剂治疗。临床上怀疑 AIN 时，需尽快明确并停用可疑药物，确诊为药物所致者，及时给予糖皮质激素治疗，起始剂量为 $1mg/(kg \cdot d)$，总疗程 $1 \sim 4$ 个月。肾后性 AKI 应尽早解除尿路梗阻，如前列腺肥大应通过膀胱留置导尿，肿瘤压迫输尿管可放置输尿管支架或行经皮肾盂造瘘术。

（二）营养支持治疗

可优先通过胃肠道提供营养，酌情限制水分、钠盐和钾盐摄入，不能口服者需静脉营养，营养支持总量与成分应根据临床情况增减。AKI 任何阶段总能量摄入为 20~30kcal/（kg·d），能量供给包括糖类 3~5g（最高 7g）/（kg·d）、脂肪 0.8~1.0g/（kg·d），蛋白质或氨基酸摄入量 0.8~1.0g/（kg·d），高分解代谢、接受肾脏替代疗法（RRT）、连续性肾脏替代治疗（CRRT）者蛋白质或氨基酸摄入量酌情增加。静脉补充脂肪乳剂以中、长链混合液为宜，氨基酸补充则包括必需和非必需氨基酸。危重病患者血糖靶目标应低于 8.3mmol/L（150mg/dL）。

观察每日出入液量和体重变化，每日补液量应为显性失液量加上非显性失液量减去内生水量，每日大致进液量可按前一日尿量加 500mL 计算，肾脏替代治疗时补液量可适当放宽。

（三）并发症治疗

密切随访血清肌酐、尿素氮和血电解质变化。高钾血症是 AKI 的主要死因之一，当血钾>6mmol/L 或心电图有高钾表现或有神经、肌肉症状时需紧急处理。措施包括：①停用一切含钾药物和（或）食物；②对抗钾离子心肌毒性：10% 葡萄糖酸钙稀释后静推；③转移钾至细胞内：葡萄糖与胰岛素合用促进糖原合成，使钾离子向细胞内转移 [50% 葡萄糖 50~100mL 或 10% 葡萄糖 250~500mL，加胰岛素 6~12U 静脉输注，葡萄糖与胰岛素比值约为（4~6）：1]；伴代谢性酸中毒者补充碱剂，既可纠正酸中毒又可促进钾离子向细胞内流（5%NaHCO₃250mL 静滴）；④清除钾：离子交换树脂（口服 1~2 小时起效，灌肠 4~6 小时起效，每 50g 降钾树脂使血钾下降 0.5~10mmol/L），利尿剂（多使用袢利尿剂，以增加尿量促进钾离子排泄），急症透析 [对内科治疗不能纠正的严重高钾血症（血钾>6.5mmol/L），应及时给予血液透析治疗]。

及时纠正代谢性酸中毒，可选用 5% 碳酸氢钠 125~250mL 静滴。对于严重酸中毒病人，如静脉血 HCO₃⁻<12mmol/L 或动脉血 pH<7.15~7.20 时，纠酸的同时紧急透析治疗。

AKI 心力衰竭病人对利尿剂反应较差，对洋地黄制剂疗效也差，且易发生洋地黄中毒。药物治疗多以扩血管为主，减轻心脏前负荷。通过透析超滤脱水，纠正容量过负荷缓解心衰症状最为有效。

感染是 AKI 常见并发症，也是死亡主要原因之一。应尽早使用抗生素。根据细菌培养和药物敏感试验选用对肾脏无毒或低毒药物，并按肌酐清除率调整用药剂量。

（四）肾脏替代治疗（RRT）

RRT 是 AKI 治疗的重要组成部分，包括腹膜透析、间歇性血液透析和持续肾脏替代治疗（CRRT）等。目前腹膜透析较少用于重危 AKI 治疗。

AKI 时 RRT 目的包括"肾脏替代"和"肾脏支持"。前者是干预因肾功能严重减退而出现可能危及生命的严重内环境紊乱，主要是纠正严重水、电解质、酸碱失衡和氮质血症。其中紧急透析指征包括：预计内科保守治疗无效的严重代谢性酸中毒（动脉血 pH<7.2）、高钾血症（K⁺>6.5mmol/L 或出现严重心律失常等）、积极利尿治疗无效的严重肺水肿以及严重尿毒症症状如脑病、心包炎、癫痫发作等；"肾脏支持"是支持肾脏维持机体内环境稳定，清除炎症介质、尿毒症毒素等各种致病性物质，防治可引起肾脏进一步损害的因素，减轻肾脏负荷，促进肾功能恢复，并在一定程度上支持其他脏器功能，为原发病和并发症治疗创造条件，如充血性心力衰竭时清除过多体液、肿瘤化疗时清除肿瘤细胞坏死产生的大量代谢产物等。

重症 AKI 倾向于早期开始肾脏替代治疗，RRT 治疗模式的选择以安全、有效、简便、经济为原则。血流动力学严重不稳定或合并急性脑损伤者，CRRT 更具优势。提倡目标导向的肾脏替代治疗，即针对临床具体情况，首先明确病人治疗需求，确定 RRT 具体治疗目标，根据治疗目标决定 RRT 时机、剂量及模式，并在治疗期间依据疗效进行动态调整，从而实行目标导向的精准肾脏替代治疗。

（五）恢复期治疗

AKI 恢复期早期，威胁生命的并发症依然存在，治疗重点仍为维持水、电解质和酸碱平衡，控制氮质血症，治疗原发病和防止各种并发症。部分 ATN 病人多尿期持续较长，补液量应逐渐减少，以缩短多尿期。AKI 存活病人需按照 CKD 诊治相关要求长期随访治疗。

九、预后

AKI 结局与原有疾病严重性及合并症严重程度有关。肾前性 AKI 如能早期诊断和治疗，肾功能常可恢复至基础水平，死亡率小于 10%；肾后性 AKI 及时（尤其是 2 周内）解除梗阻，肾功能也大多恢复良好。根据肾损伤严重程度不同，肾性 AKI 死亡率在 30%~80%，部分病人 AKI 后肾功能无法恢复，特别是 CKD 基础上发生 AKI，肾功能常无法恢复至基础水平，且加快进入终末期肾病阶段。原发病为肾小球肾炎或血管炎者，受原发病本身病情发展影响，肾功能也不一定完全恢复至基础水平。

十、预防

AKI 发病率及死亡率居高不下，预防极为重要。积极治疗原发病，及时去除 AKI 发病诱因，纠正发病危险因素，是 AKI 预防的关键。AKI 防治应遵循分期处理原则：高危病人即将或已受到 AKI 发病病因打击时，应酌情采取针对性预防措施，包括及时纠正肾前性因素，维持血流动力学稳定等。出血性休克扩容首选补充等张晶体溶液，血管源性休克在扩容同时适当使用缩血管药物，腹腔室隔综合征病人及时纠正腹腔内高压。全面评估高危病人暴露于肾毒性药物或诊断、治疗性操作的必要性，尽量避免使用肾毒性药物。

第二十七章　脑血管疾病

第一节　概　述

脑血管疾病（CVD）是指各种原因导致脑血管病变或血流障碍引起的脑部疾病的总称。急性发病并迅速出现脑功能障碍的脑血管疾病称为急性脑血管病，多表现为突然发生的脑部受损征象，如意识障碍、局灶症状和体征。如症状持续超过24h，或影像学可见责任病灶者称为卒中，又称为中风、脑血管意外，包括缺血性卒中和出血性卒中。如症状持续时间小于24h，且影像学未发现责任病灶的称为短暂性脑缺血发作（TIA）。因此，急性脑血管疾病包括卒中，但不等同于卒中。

一、流行病学

脑血管疾病严重威胁人类健康。据2008年世界卫生组织公布的数据显示，卒中继缺血性心脏病之后成为第二大致死病因，每年造成570万例死亡，占全球所有死亡的9.7%。卒中死亡与当地经济收入相关，在高收入国家，卒中是第二位的死因（每年约80万例死亡），而在中等收入国家是第一位的死因（每年约350万例死亡），在低收入国家则是第五位的死因（每年约150万例死亡）。据估算，至2030年经年龄、性别调整后的卒中死亡率将会下降，但因人口老龄化影响，总卒中死亡人数预期会增加至750万。

我国也是受脑血管疾病威胁较大的国家之一，2008年国家卫生和计划生育委员会（前卫生部）公布了中国的死因顺位，与之前的死因顺位不同，卒中（136.64/10万）首次已经超过恶性肿瘤（135.88/10万），成为中国第一死因。

脑血管疾病发病率男性高于女性，男：女为1.3：1~1.7：1。脑血管疾病发病率、患病率和死亡率随年龄增长而增加，45岁以后明显增加，65岁以上人群增加最为明显，75岁以上者发病率是45~54岁组的5~8倍。脑血管疾病的发病与环境因素、饮食习惯和气候（纬度）等因素有关，我国卒中发病率总体分布呈现北高南低、西高东低的特征；纬度每增高5°，卒中发病率则增高64.0/10万，死亡率增高6.6/10万。

二、脑部血液供应及其特征

脑的血管系统大体可分为动脉系统和静脉系统。动脉系统又可分为颈动脉系统和椎基底动脉系统，颅脑的血液供应主要来自颈前的两根颈总动脉和颈后的两根椎动脉。脑血管的最大特点是颅内动脉与静脉不伴行。

（一）颈动脉系统（前循环）

颈动脉系统包括颈总动脉、颈外动脉和颈内动脉及其分支。颈总动脉，左右各一根，分别提供一侧颅脑的供血。右侧的颈总动脉起自头臂干，左侧的颈总动脉直接起自主动脉弓。双侧颈总动脉在气管两侧向上走行，在甲状软骨略上水平分为颈内动脉和颈外动脉，在颈部可以触摸到颈总动脉及其分叉部。颈外动脉分支供应头皮、颅骨、硬膜及颌面部器官，颈内动脉则向上走行穿颅骨进入颅内，分支供应垂体、眼球及大脑等。颈内动脉的主要延续性分支为大脑前动脉和大脑中动脉，此外还有眼动脉、脉络膜前动脉等。颈动脉系统主要供应大脑半球前 3/5 的血液，故又称为前循环。

（二）椎基底动脉系统（后循环）

椎基底动脉系统的主要来源血管为椎动脉，左右各一。右侧椎动脉发自头臂干，左侧椎动脉发自左锁骨下动脉。椎动脉逐节穿过颈椎横突孔向上走行，至颅骨和第一颈椎之间进入颅内。两侧的椎动脉入颅后汇合形成基底动脉，在脑干的前方向上走行，至大脑半球的底部分叉为双侧的大脑后动脉。除大脑后动脉外，基底动脉和双侧的椎动脉入颅后还分出小脑上动脉、小脑前下动脉和小脑后下动脉等诸多细小动脉供应脑干和小脑。椎基底动脉系统主要供应大脑半球后 2/5 以及脑干和小脑的血液，故又称为后循环。

（三）脑底动脉环

位于脑底面下方、蝶鞍上方，下视丘及第三脑室下方，灰结节、垂体柄和乳头体周围，由前交通动脉、两侧大脑前动脉始段、两侧颈内动脉末段、两侧后交通动脉和两侧大脑后动脉始段吻合而成。将颈内动脉和椎基底动脉相互联系，继而将前后循环以及左右两侧大脑半球的血液供应相互联系，对调节、平衡这两大系统和大脑两半球的血液供应起着重要作用。当某一动脉血流减少或被阻断时，血液借此得以重新分配和平衡。

（四）颅脑动脉吻合

头皮、颅骨、硬膜和脑的动脉系统既相对分隔又存在着广泛的吻合。在正常情况下，这些吻合血管的血流量很小。当某些血管狭窄或闭塞时，这些吻合血管则起到一定的代偿作用，是调节脑部血液分配的另一重要途径。如颈内动脉分出的眼动脉与颈外动脉分出的颞浅动脉相吻合，大脑前、中、后动脉的皮质支与脑膜中动脉相吻合。

（五）静脉系统

脑静脉多不与动脉伴行，其管壁较薄，且无瓣膜。大脑的静脉分为浅深两层，浅群收集脑浅层的血液；深群收集脑深部实质内的血液。大脑大静脉是接受大脑深静脉的主干，注入直窦。人的硬脑膜静脉窦可分为后上群与前下群。后上群包括上矢状窦、下矢状窦、左右横窦、左右乙状窦、直窦、窦汇及枕窦等；前下群包括海绵窦、海绵间窦、左右岩上、岩下窦、左右蝶顶窦及基底窦等。脑静脉血的回流，主要都汇集至硬脑膜静脉窦，再经颈内静脉回流至心脏。脑膜静脉窦尚通过蛛网膜颗粒回流脑脊液。脑蛛网膜颗粒位于硬脑膜附近，特别是上矢状窦两侧形成许多绒毛状突起。

三、分类

根据起病急缓，分为急性和慢性脑血管病。急性脑血管疾病临床上以动脉血管的病变为主，分为缺血性脑血管病和出血性脑血管病两大类。前者依据发作形式和病变程度分为缺血性卒中和短暂性脑缺血发作；后者根据出血部位不同，主要分为脑出血和蛛网膜下腔出血。慢性脑血管疾病包括血管性痴呆等。既往曾把缺血性卒中分为脑血栓形成、心源性栓塞、腔隙性梗死。其实，上述三种名称只是描述了疾病的不同方面。脑血栓形成是指某一病理生理过程，在动脉粥样硬化、动脉夹层、血管炎、烟雾病等存在动脉病变的情况下均可以出现；心源性栓塞是一个病因诊断；腔隙性梗死是按照病变的大小诊断，病因可以包括小动脉自身的病变、大动脉粥样硬化或心源性栓塞等。因此，本节并未采用上述分类，而只是对缺血性卒中做一整体介绍。

四、危险因素

与脑血管疾病发生有密切因果关系的因素称为危险因素，其可以是一种疾病或生理状态，如高血压、糖尿病、高脂血症、心脏病、高半胱氨酸血症等；也可以是一种生活方式或环境因素，如吸烟、酗酒、肥胖、抑郁等。

脑血管疾病的危险因素又可分为可干预与不可干预两种。

（1）可干预的危险因素。系指可以控制或治疗的危险因素。包括：①高血压。系公认的脑血管疾病最重要的独立危险因素。脑血管疾病的发生与收缩压、舒张压和平均动脉压呈直线关系。约60%的脑血管疾病患者是由高血压所致。高血压人群的卒中危险性是正常人群的3~6倍。②糖尿病。糖尿病患者发生缺血性脑血管疾病的危险性是普通人群的2~3倍。③脂代谢紊乱。系脑血管疾病的重要危险因素。④心脏病。各种心脏病，如心房颤动、感染性心内膜炎、心瓣膜病、急性心肌梗死，均可引起脑血管疾病。⑤短暂性脑缺血发作。既是一种脑血管疾病，也是一种危险因素。30%的缺血性卒中患者在发病前曾有过短暂性脑缺血发作病史，或33%的短暂性脑缺血发作患者迟早要发展为完全性卒中。⑥颈动脉狭窄。系缺血性脑血管疾病的潜在危险因素。当狭窄程度加重或发生血流动力学改变时，则可发生缺血性脑血管疾病。⑦脑血管疾病史。曾患过脑血管疾病者的复发率明显升高。⑧吸烟。吸烟导致脑血管疾病的危险性与吸烟的量成正比，最高可达不吸烟人群的6倍。戒烟后2年，卒中的危险性即大幅度下降；5年后与不吸烟人群已无明显差异。⑨酗酒。长期大量饮酒可引起脑动脉或颈动脉粥样硬化，最终导致脑血管疾病的发生。饮酒量与卒中的发生率有明显的相关性。

（2）不可干预的危险因素。系指不能控制和治疗的危险因素。包括：①年龄。是最重要的独立危险因素。如 55 岁以后，每增加 10 岁，脑血管疾病发病率增加 1 倍以上；②性别。男性发生脑血管疾病的危险度较女性高，且男性脑血管疾病的病死率也较女性高；③遗传。家族中有脑血管疾病的子女发生脑血管病的可能性明显升高；④种族。如黑种人脑血管疾病的发生率明显高于白种人。中国人和日本人的脑血管病发生率也明显高。

国内外几乎所有研究均证实，高血压是脑出血和缺血性卒中最重要的危险因素。当前我国高血压患者的数量正在快速递增，且多数患者血压控制不理想，这可能是导致我国脑血管疾病高发的最主要原因。

通过对脑血管疾病患者和易患人群进行病史采集和辅助检查，可以全面了解其具备哪些危险因素及其严重程度，以便更好地采取治疗或预防措施，提高人群的健康水平。

五、诊断

脑血管疾病的诊断依赖于准确的病史、临床及辅助检查。但脑血管疾病的诊断与其他疾病存在一些差异。

（一）病史采集

根据临床是否需要对脑血管病患者紧急处理，可以采取有针对性的病史采集策略。

1. 系统化的病史采集

系统的病史采集对于判断脑血管疾病的病因、发病机制以及采取个体化的诊断和治疗是必不可少的。应着重下列几点：

（1）要问清首次发作的起病情况：确切的起病时间；起病时患者是在安静的状态还是在活动或紧张状态；是急性起病还是逐渐起病；有无脑血管疾病的先兆发作——短暂性脑缺血发作；患者有多少次发作，如为多次发作，应问清首次发作的详细情况，以及最近和最严重的发作情况，每次发作后有无意识障碍、智力和记忆力改变、说话及阅读或书写困难、运动及感觉障碍、视觉症状、听力障碍、平衡障碍以及头痛、恶心、呕吐等症状。

（2）询问前驱症状及近期事件：在脑血管病的形成过程中，常有脑血液循环从代偿阶段到失代偿阶段的变化过程，代偿阶段的改变表现在临床上就是本病的前驱症状。如能仔细询问这些前驱症状，找到症状的诱发因素以及病因线索，给予合理治疗，有时可避免或延缓完全性卒中的发生，或可减少病情进展。

（3）伴随疾病：患者有无高血压、糖尿病、心脏病、高血脂、贫血以及吸烟和饮酒情况等。

（4）用药情况：询问服用药物情况，有些药物可诱发低血压和短暂脑缺血发作，如降压药物，吩噻嗪类衍生物；有的药物可并发脑内出血，如抗凝剂；有时可并发高血压危象和脑血管疾病。还有一些药物如酒精、降血糖药物、黄体酮类避孕药等也可引起脑血管疾病，故在询问脑血管疾病患者时，要仔细询问服用药物情况。

2. 快速判断卒中方法

急诊处理时，由于时间紧迫，难以进行详细的病史采集，当患者或家属主诉以下情况时，常提示卒中的可能，应及时采取有效的处理，待病情平稳后，再进行详细的病史采集。

提示患者卒中发作的病史：①症状突然发生；②一侧肢体（伴或不伴面部）无力、笨拙、沉重或麻木；③一侧面部麻木或口角歪斜，说话不清或理解言语困难，双眼向一侧凝视；④一侧或双眼视力丧失或模糊；⑤视物旋转或平衡障碍；⑥既往少见的严重头痛、呕吐；⑦上述症状伴意识障碍或抽搐。

（二）脑血管疾病的特殊检查

除了进行内科系统及神经科查体外，脑血管疾病应着重注意下列检查：

1. 临床严重程度的评估

准确记录患者的病情严重程度是有效观察患者病情变化的前提。临床上，常采取一些量表来记录患者的病情。如美国国立卫生研究院卒中量表（NIHSS），是一个省时方便、可信有效且内容较全面的综合性卒中量表，它所评定的神经功能缺损范围大，在脑血管疾病的病情判断中被广泛采用。

2. 影像学检查

脑血管疾病的影像学检查最近几年来，得到了长足的进步。尤其在急性期，早期、快速的影像学检查对急性脑血管疾病患者的诊治至关重要。脑血管疾病的影像学检查需要注意，不仅需要进行结构影像学的评估，还应进行血管影像学与灌注影像学的评估，主要的检查方法有：

（1）CT：平扫 CT 由于应用广泛、检查时间短、检查费用较低，以及可准确检出蛛网膜下腔出血和脑实质出血等优点，仍是评估急性脑血管疾病最常用的影像学方法。平扫 CT 还有助于提示由于动脉再灌注损伤而出现的出血转化。在大多数情况下，CT 能为急诊治疗提供重要信息。

多模式 CT 可以提供更多信息，改善脑血管疾病的诊断。多模式 CT 通常包括 CT 平扫、CT 灌注成像（CTP）和 CT 血管造影（CTA）。CTP 有助于显示脑血管疾病患者病灶周围和全脑血流情况。CTA 有助于显示颈内动脉、大脑中动脉、大脑前动脉、基底动脉和大脑后动脉的血管狭窄或闭塞状况，显示颅内动脉瘤和其他血管畸形。

（2）MRI：在急性脑血管疾病中，MRI 平扫用于排除脑内出血以及其他病变，明确有无新梗死灶。MRI 因为限制因素较多，一般不作为检查脑内出血的首选检查。

在急性脑血管疾病，尤其是缺血性脑血管疾病中，多模式 MRI 可以提供更多信息，增加了脑血管疾病诊断的准确性。多模式 MRI 通常包括 T_1 加权像（T_1WI）、T_2 加权像

（T_2WI）、梯度回波 T_2 加权像（GRE-T_2WI）、液体衰减反转恢复序列（FLAIR）、磁共振血管造影（MRA）、弥散加权成像（DWI）和灌注加权成像（PWI）。MRA 能显示潜在的脑动脉形态异常。FLAIR 由于抑制了脑脊液的信号，皮质和脑室旁病灶的显示较清楚，DWI 在检测缺血性卒中时尤其敏感，DWI 和 PWI 异常信号的不匹配有助于缺血半暗带的判定。

对比增强磁共振血管造影（CEMRA）用以显示主动脉弓至颅内动脉的血管形态异常。

磁共振静脉造影（MRV）用于显 TTC 上矢状窦、直窦、横窦、乙状窦及大脑大静脉的狭窄或闭塞的部位和程度。

（3）超声检查：颈动脉彩色超声检查和经颅多普勒超声检查用于筛查动脉血管病变。

（4）数字减影血管造影（DSA）：DSA 能动态全面地观察主动脉弓至颅内的血管形态，包括动脉和静脉，是脑血管检查的金标准。

目前，随着影像学技术的快速发展，影像学资料可以为急性脑血管疾病，尤其是缺血性卒中患者的个体化治疗方案提供越来越多的依据。

六、治疗原则

急性脑血管疾病起病急、变化快、异质性强，其预后与医疗服务是否得当有关，处理时应注意：①遵循"循证医学（EBM）与个体化分层相结合"的原则；②按照"正确的时间顺序"提供及时的评价与救治措施；③遵循系统性的原则，即应整合多学科的资源，如建立组织化的卒中中心或卒中单元系统模式。

（一）临床指南

EBM 是通过正确识别、评价和使用最多的相关信息进行临床决策的科学。EBM 与传统医学相比，最大特点是以科学研究所获得的最新和最有力的证据为基础，开展临床医学实践活动。以 EBM 为指导，能够保证临床决策的规范化。但再好的证据也不一定适合所有患者。临床决策的最高原则仍是个体化。循证医学时代衡量临床医生专业技能的标准是能否将个人的经验与所获取的最新证据有机地结合，为患者的诊治做出最佳决策。合格的临床医生应该对研究对象、研究方案、研究结果进行辩证的分析和评价，结合具体病例采用有效、合理、实用和经济可承受的策略。必须真心诚意地服务于患者，临床决策时理应充分考虑患者的要求和价值取向。

（二）急诊通道

急性脑血管疾病是急症，及时治疗对于病情的发展变化影响明显。缺血性卒中溶栓治疗的时间窗非常短暂。卒中发病后能否及时送到医院进行救治，是能否达到最好救治效果的关键。发现可疑患者应尽快直接平稳送往急诊室或拨打急救电话由救护车运送至有急救条件的医院。在急诊时，即应尽快采集病史、完成必要检查、做出正确判断，及时进行抢救或收住院治疗。通过急诊绿色通道可以减少院内延误。初步评价中最重要的一点是患者的症状出现时间。不能为了完成多模式影像检查而延误卒中的急诊治疗。

（三）卒中单元

卒中单元是一种多学科合作的组织化病房管理系统，旨在改善住院卒中患者管理，提高疗效和满意度。卒中单元的核心工作人员包括临床医生、专业护士、物理治疗师、职业治疗师、语言训练师和社会工作者。它为卒中患者提供药物治疗、肢体康复、语言训练、心理康复和健康教育。由于脑血管疾病表现多样，并发症多，涉及的临床问题复杂，所以在临床实践中，卒中单元是卒中治疗的最佳途径。多学科的密切合作和治疗的标准化是产生疗效的主要原因。在有条件的医院，所有急性脑血管疾病患者都应收入卒中单元治疗。

要正确、及时、系统地执行循证医学指南，尚需一系列的持续医疗质量改进措施保证。

七、预防

脑血管疾病的预防包括一级预防和二级预防。

（一）一级预防

脑血管疾病的一级预防系指发病前的预防，即通过早期改变不健康的生活方式，积极主动地控制各种危险因素，从而达到使脑血管疾病不发生或推迟发病的目的。我国是一个人口大国，脑血管疾病的发病率高。为了降低发病率，必须加强一级预防。

（二）二级预防

卒中的复发相当普遍，导致患者已有的神经功能障碍加重，并使死亡率明显增加。首次卒中后 6 个月内是复发危险性最高的阶段，所以在卒中首次发病后有必要尽早开展二级预防工作。二级预防的主要目的是为了预防或降低再次发生卒中的危险，减轻残疾程度，提高生活质量。针对发生过一次或多次脑血管疾病的患者，通过寻找卒中发生的原因，治疗可逆性病因，纠正所有可预防的危险因素，这在相对年轻的患者中显得尤为重要。

此外，要通过健康教育和随访，提高患者对二级预防措施的依从性。

第二节　缺血性卒中

缺血性卒中又称脑梗死，是各种原因导致脑动脉血流中断，局部脑组织缺氧缺血性坏死，而出现相应神经功能缺损的脑血管疾病。

一、病因

多种原因均可导致缺血性卒中。

（一）动脉粥样硬化

颈部或脑底大动脉粥样硬化是首要病因。动脉粥样硬化影响大、中弹性肌动脉。在脑循环中，颈动脉主干起始部、颈部主干分叉上方的颈内动脉、颈内动脉海绵窦段、大脑中动脉起始部、椎动脉起始部和入颅处、基底动脉是好发部位。大、中动脉粥样硬化可通过下列机制引起缺血性卒中：①动脉-动脉栓塞机制：易损斑块破裂，形成栓子随血液循环阻塞远端血管；②血流动力学机制：大、中动脉严重狭窄，导致远端脑组织供血不足，发生缺血性卒中；③闭塞穿支动脉，大、中动脉的粥样硬化斑块可以覆盖穿支动脉的开口部，使之狭窄或闭塞而发生。

（二）心源性栓塞

这一类别包括多种可以产生心源性栓子的疾病引发的脑栓塞。常见的心源性栓子的高度、中度危险因素见表 27-2。

表 27-2　常见的心源性栓子的高度、中度危险因素

栓子类型	来源
高度危险的栓子	机械心脏瓣膜，二尖瓣狭窄伴心房颤动，心房颤动（单独出现的心房颤动除外），病态窦房结综合征，4 周之内的心肌梗死，左心房或左心耳血栓，左心室血栓，扩张型心肌病，左心室区段性运动不能，左心房黏液瘤，感染性心内膜炎
中度危险的栓子	二尖瓣脱垂，二尖瓣环状钙化，二尖瓣狭窄不伴心房颤动，心房间隔缺损，卵圆孔未闭，心房扑动，单独出现的心房颤动，生物心脏瓣膜，非细菌性血栓性心内膜炎，充血性心力衰竭，左心室区段性运动功能减退，4 周之后、6 个月之内的心肌梗死

（三）小动脉闭塞

长期高血压引起脑深部白质及脑干穿通动脉病变和闭塞。

（四）其他原因

包括由其他明确原因引发的缺血性卒中。可分为：①血管因素：动脉炎、纤维肌发育不良、动脉夹层、烟雾病、偏头痛、静脉或静脉窦血栓形成等；②血液因素：血小板增高、红细胞增多症、镰状细胞病、白细胞增高症、高凝状态等。

（五）隐源性或病因不明

不能归于以上类别的缺血性卒中。

二、病理生理机制

（一）脑血流障碍

脑血流有储备机制，包括结构学储备和功能学储备。结构学储备主要指侧支循环的开放：1级侧支开放（脑底Willis环）和2级侧支开放（眼动脉、软脑膜侧支等）；功能学储备中重要的Bayliss效应是指当局部血管严重狭窄或闭塞致血流量下降时，血管床扩张使局部血容量增加以维持正常灌注压的血流储备机制。血管狭窄程度较轻时，脑血管的血流储备作用能够保证脑血流量维持在相对正常水平，当血管狭窄到一定程度或者由于突发的血管闭塞，血流储备作用失代偿或无法代偿时，脑血流量明显下降，导致症状的产生。

（二）神经细胞缺血性损害

脑组织对缺血、缺氧损害非常敏感，完全阻断血流30s脑代谢即或发生改变，1min后神经元功能活动停止，脑动脉闭塞缺血超过5min可发生缺血性卒中。不同脑组织对缺血的敏感性不同，轻度缺血时仅有某些神经元丧失，完全持久缺血时各种神经元、胶质细胞及内皮细胞均坏死。

急性缺血性卒中病灶由中心坏死区及周围的缺血半暗带组成，坏死区的细胞发生了不可逆的损害，但缺血半暗带如果血流迅速恢复使脑代谢改变，损伤仍然可逆，神经细胞仍可存活并恢复功能。保护缺血半暗带的神经元是治疗缺血性卒中的关键。

脑动脉闭塞造成脑缺血后，如果血管再通，氧与葡萄糖等供应恢复，脑组织的缺血损伤理应得到恢复。但实际上不尽然，存在一个有效时间即再灌注时间窗问题。如再通超过再灌注时间窗这个时限，则脑损伤继续加剧，此现象称为再灌注损伤。再灌注损伤的机制比较复杂，可能与下列因素有关：①启动新的自由基连锁反应，氧自由基的过度形成，导致神经细胞损伤；②细胞内游离钙增多，引起一系列病理生理过程；③兴奋性氨基酸的细胞毒作用。

三、临床表现

（一）依据病情进展速度分类

（1）完全性卒中：发病突然，症状和体征迅速在6h内达到高峰。

（2）进展性卒中：发病后的症状呈阶梯样或持续性加重，在6h至3天发展至高峰。

（二）不同血管闭塞引起的缺血性卒中

（1）大脑前动脉闭塞综合征：大脑前动脉的卒中相对较少，这可能是由于来自颅外血管或心脏的栓子更易进入脑血流口径较大的大脑中动脉系统，而较少进入大脑前动脉系统。另外，由于前交通动脉的侧支循环的代偿，单侧大脑前动脉闭塞症状表现常不完全。主干闭塞引起对侧下肢的偏瘫或感觉障碍，上肢较轻，一般无面瘫，可有小便难控制。偶见双侧大脑前动脉由一条主干发出，当其闭塞时可引起两侧大脑半球面梗死，表现为双下肢瘫，尿失禁，有强握等原始反射及精神症状。

（2）大脑中动脉闭塞综合征：大脑中动脉是缺血性卒中最易受累的血管。不同的血管受累临床表现不同。

①主干闭塞导致病灶对侧中枢性面舌瘫与偏瘫（基本均等性）、偏身感觉障碍及偏盲（"三偏"）；优势半球受累出现完全性失语，非优势半球出现体象障碍。

②大脑中动脉上支卒中：导致病灶对侧面部、手及上肢轻偏瘫和感觉缺失，下肢不受累，伴 Broca 失语（优势半球）或体象障碍（非优势半球），无同向性偏盲。

③大脑中动脉下支卒中：较少单独出现，导致对侧同向性偏盲，下部视野受损严重；优势半球受累出现 Wernicke 失语，非优势半球出现绘画和抄写能力差等。

④深穿支闭塞时患者偏瘫症状明显，感觉缺失通常较轻，因为内囊后肢常保留。

（3）颈内动脉完全闭塞综合征：颈内动脉闭塞约占缺血性卒中的 1/5。可以没有任何症状，或引起类似大脑中动脉主干闭塞的综合征。当眼动脉缺血时，可出现同侧眼一过性失明。

（4）大脑后动脉闭塞综合征：一侧大脑后动脉闭塞引起对侧同向性偏盲，上部视野损伤较重，黄斑视力可不受累（黄斑视觉皮质代表区为大脑中、后动脉双重血液供应）。与大脑中动脉梗死引起的视力障碍不同，大脑后动脉闭塞时上象限视野受累更重。中脑水平大脑后动脉起始处闭塞，可见眼球活动障碍，如垂直性凝视麻痹、动眼神经瘫、核间性眼肌麻痹、眼球水平凝视。双侧大脑后动脉闭塞可导致皮质盲、记忆受损（累及颞叶）、不能识别熟悉面孔（面容失认）、幻视和行为异常。

（5）基底动脉主干闭塞常引起广泛的脑干、小脑缺血性卒中，表现为四肢瘫、双侧眼球注视麻痹、昏迷，可迅速死亡。其不同部位的旁中央支和长旋支闭塞，可导致脑干或小脑不同水平的梗死，表现为各种的综合征，共同特征是交叉性瘫痪、同侧脑神经周围性瘫、对侧中枢性偏瘫或偏身感觉障碍。常见的脑干综合征有：

①韦伯综合征。又称动眼神经交叉瘫综合征，病变部位在中脑基底部，表现为病灶侧动眼神经麻痹。对侧面下部、舌及肢体瘫痪。

②贝内迪克特综合征。又称动眼神经和锥体外系交叉综合征，病变部位在中脑被盖部，表现为病灶侧动眼神经麻痹，对侧半身不自主运动，如震颤、舞蹈、手足徐动症等。

③帕里诺综合征。又称导水管综合征，病变部位在中脑背侧，表现为眼球垂直性凝视麻痹，双眼上视不能。

④福维尔综合征。又称脑桥基底内侧综合征或脑桥旁正中综合征。病变部位在脑桥基底内侧，表现为病侧凝视麻痹、周围性面瘫，对侧肢体偏瘫。

⑤米亚尔-居布勒综合征。又称脑桥基底外侧综合征。病变部位在脑桥基底外侧，表现为病灶侧周围性面瘫及外直肌麻痹，可有两眼向病灶侧凝视不能，对侧舌及肢体瘫痪。

⑥闭锁综合征。病变部位在双侧脑桥中下部腹侧基底部。表现为意识清楚，但四肢和面部瘫痪，不能张口说话和吞咽，可用睁闭眼和眼球上下运动表示"是"与"否"与周围人交流思想。

⑦基底动脉尖综合征。表现为：①眼球运动及瞳孔异常：一侧或双侧动眼神经部分或完全麻痹、眼球上视不能（上丘受累）及一个半综合征，瞳孔对光反应迟钝而调节反应存在，类似 Argyll-Robertson 瞳孔（顶盖前区病损）；②意识障碍：一过性或持续数天，或反复发作［中脑和（或）丘脑网状激活系统受损］；③严重记忆障碍（颞叶内侧受损）；④对侧偏盲或皮质盲（枕叶受损）。

⑧瓦伦贝格综合征。又称延髓背外侧综合征。病变部位在延髓背外侧，表现为：病侧面部和对侧躯干和肢体（不包括面部）痛、温觉障碍，即交叉性感觉障碍（三叉神经脊髓束、三叉神经脊束核和脊髓丘脑束受损）；病侧软腭麻痹、构音及吞咽障碍、咽反射减弱或丧失（疑核受损）；眩晕、恶心、呕吐及眼球震颤（前庭神经下核受损）；病灶侧不全型 Homer 征，主要表现为瞳孔小和（或）眼睑轻度下垂（网状结构交感下行纤维受损）；同侧肢体和躯干共济失调（脊髓小脑束和小脑下脚受损）。

四、辅助检查

随着医学新技术的不断进展，目前可应用于脑血管疾病的辅助检查种类很多，按照检查的目的可分为：

（一）结构影像学检查

包括头部 CT 和 MRI。CT 在 6h 内的影像学征象常不明显，在缺血性卒中 24～48h 后，可显示梗死区域为边界不清的低密度灶。CT 检查对明确病灶、脑水肿和有无出血性梗死有很大价值，但对于小脑或脑干的病灶，常不能显示。

MRI 一般在发病 6～12h 后，可见在 T_1WI 上低信号，T_2WI 上高信号，出血性梗死显示其中混杂 T_1 高信号。与 CT 相比，MRI 可以发现脑干、小脑梗死。DWI 对早期诊断缺血性卒中较常规序列更敏感，在发病 2h 内显示缺血病变，PWI 是静脉注射顺磁性造影剂后显示脑组织相对血流动力学改变的图像。PWI 异常区域较 DMI 改变区域大，被认为是弥散-灌注不匹配区半暗带，为早期治疗提供重要信息。

（二）血管检查

主要包括目前常用的颈动脉双功能超声、经颅多普勒超声、CTA、MRA、DSA 等，脑血管检查的目的是了解血管的畅通性（正常、狭窄、闭塞或再通），以及血管壁的情况（斑块的性质、大小、溃疡或微栓子脱落等）。

（三）灌注影像检查

主要包括常用的 CTP、磁共振灌注成像（MRP）、较少应用的单光子发射计算机断层成像（SPECT）以及较新的融合灌注成像技术。灌注影像检查在识别缺血半暗带以及指导溶栓治疗方面发挥了重要作用。

（四）其他脑影像检查

其他脑影像检查包括磁共振纤维束成像、功能磁共振成像等，这些特殊的检查在解释临床现象、预测患者预后以及帮助选择适宜的康复手段等方面起到了重要作用。

（五）其他检查

对于可疑心源性栓塞者可行超声心动图、经食管超声心动图检查来证实。对于可疑镰状细胞病、高同型半胱氨酸血症、高凝状态等，可行相应的血液检查。

五、诊断及鉴别诊断

缺血性卒中应视为一个综合征，而不是疾病来诊断。全面和详细地对缺血性卒中进行评估，有助于选择合适的治疗，提高治疗效果，减少并发症。缺血性卒中的诊断可分为下列 7 个步骤：

（一）初步诊断

首先要判断患者是真卒中或假卒中，是缺血性卒中、出血性卒中还是静脉系统血栓形成。通过上述典型的症状，结合 CT 或 MRI 检查来诊断并不困难。误诊为卒中的常见疾病有癫痫、中毒和代谢性疾病（包括低血糖）、脑肿瘤、硬脑膜下血肿等。

（二）缺血性卒中的病理生理学诊断

判断结构学储备和功能学储备的情况。结构学储备主要指侧支循环的开放，包括 1 级侧支（脑底 Willis 环）开放和 2 级侧支（眼动脉、软脑膜侧支等）开放；功能学储备中重要的 Bayliss 效应是指当局部血管严重狭窄或闭塞致血流量下降时，血管床扩张使局部血容量增加以维持正常灌注压。

（三）伴发心脏或血管病诊断

应判断病变的部位，如心脏、大动脉、主动脉弓、颈部血管、颅内血管；寻找血管损伤的原因：①心脏病变：附壁血栓、心房颤动、瓣膜病、卵圆孔未闭、心内膜炎等；②血管病变：动脉粥样硬化重度狭窄、动脉粥样硬化斑块破裂、夹层动脉瘤、血管痉挛、纤维肌发育不良、动脉炎等。

（四）评估全身危险因素

评估：①传统危险因素，如高血压、吸烟、糖尿病、血脂异常；②易栓症，如抗磷脂抗体综合征、红细胞增多症、血小板增多、高纤维蛋白原血症、蛋白 C 缺乏症、蛋白 S 缺乏症、抗凝血酶Ⅲ缺乏症、凝血酶变异；③其他危险因素，如高同型半胱氨酸血症。

（五）发病机制诊断

准确判断卒中的不同发病机制。病灶分布在大脑前动脉、大脑中动脉及大脑后动脉的2个以上流域时，应依据病情考虑颈内动脉、主动脉弓甚至心源性栓子引起的脱落；当蛛网膜下腔出血、原发性或继发性出血、外伤后血管痉挛继发的缺血性卒中，考虑为血管痉挛。在由于血流动力学异常、低灌注压加上高度血管狭窄，且在CT或MRI上梗死灶分布于血管供血区交界区域时，考虑为血流动力学/分水岭缺血性卒中。

（六）严重程度诊断

包括有：①临床判断：主要依据美国国立卫生院卒中量表评分来判断卒中的严重程度；②影像学判断：依据梗死部位及梗死面积大小来判断。

（七）患者个体因素评估

在卒中的诊断中，重视患者的自身因素对诊断和治疗决策也有十分重要的影响。包括：年龄、既往功能状态、并发症、伴发疾病、心理、社会、经济、价值取向等多方面。

六、治疗

（一）急性期治疗

缺血性卒中应视为比急性心肌梗死更需要紧急抢救的危重疾病，发病后极早期恢复血流是治疗成功的关键。

1. 一般治疗

对严重神经功能缺损的患者，应间断性监测神经功能状态、脉搏、血压、体温以及血氧饱和度72h。最初24h内应用生理盐水（0.9%）补液，如没有低血糖，不建议使用葡萄糖液，以防止乳酸在脑内积聚。

①调整血压：不建议急性卒中后常规降压，血压过高（>220/120mmHg）或伴有严重心力衰竭、主动脉夹层或高血压脑病的患者，需谨慎降压，反复测量，避免快速降压。

②控制血糖：血清葡萄糖>180mg/dL（>10mmol/L）时滴注胰岛素治疗。出现严重低血糖［<50mg/dL（<2.8mmol/L）］时，应用静脉葡萄糖或10%~20%葡萄糖输注。

③控制体温：出现发热时（>37.5℃），可应用对乙酰氨基酚并积极寻找合并感染。

④吸氧：当血氧饱和度低于95%时给予吸氧。

⑤预防并发症：建议早期活动以预防吸入性肺炎、深静脉血栓形成和褥疮等并发症。如合并感染时，应用适当的抗生素治疗卒中后感染，但不建议预防性应用抗生素，左氧氟沙星可能对急性卒中患者有害。早期补液和使用分级加压弹力长袜等方法可减少静脉血栓栓塞的发生，对深静脉血栓形成或肺栓塞的高危患者，应当考虑给予抗凝治疗。如有癫痫发作者，可应用抗癫痫治疗。应该评估患者的跌倒风险，防止跌倒发生。有跌倒风险的卒中患者，建

议补充钙/维生素 D。

⑥营养支持：应对患者进行吞咽评价，口服饮食补充剂仅用于营养不良的无吞咽障碍的卒中患者，有吞咽障碍的卒中患者早期开始鼻饲（48h 内）。

2. 静脉溶栓治疗

对于早期的缺血性卒中患者，如果符合下列条件，可以考虑溶栓治疗：①神经系统体征无自发性缓解；②神经系统体征不是轻微和孤立的；③慎用于严重神经系统功能缺损和明显的意识障碍患者；④卒中症状不应提示蛛网膜下腔出血；⑤治疗前症状发生<4.5h；⑥无出血倾向；⑦血糖浓度≥50mg/dL（2.7mmol/L）；⑧神经功能缺损不是由于痫性发作遗留者；⑨CT 不提示多脑叶梗死（低密度范围>1/3 大脑半球）；⑩年龄大于 18 岁，小于 80 岁；⑪患者或家属理解治疗的潜在风险和利益。溶栓治疗推荐采用静脉应用组织型纤溶酶原激活剂（tPA）。溶检治疗后首个 24h 内，血压应<185/110mmHg，tPA 给药后 24h 内禁用抗血小板聚集药、抗凝剂等。由于出血的副作用，不推荐静脉应用链激酶溶栓治疗。静脉应用尿激酶及一些新型溶栓药的效果目前尚缺乏有力证明。

3. 血管内介入治疗

包括动脉溶栓、机械碎栓与取栓术、血管内成形术等。与静脉溶栓相比，动脉溶栓将溶解血栓的药物直接作用于栓塞血管，可以减少溶栓药物剂量，出血并发症较少，但必须在DSA 监测下进行。对于时间超过 4.5h 而在 6h 内者，或者静脉溶栓出血风险较高者（如近期手术），可以考虑动脉溶栓。机械性碎栓与取栓术是指采用血管内介入方法进行机械性碎栓与血栓摘除的手术方法，以达到血管再通的目的。血管内成形术是指采用介入技术通过球囊扩张与支架置入等来解除动脉狭窄，从而治疗缺血性卒中。然而，上述血管内介入治疗的有效性和安全性尚待进一步研究。

4. 抗血小板聚集治疗

对于已经形成的血栓没有直接溶解作用，但可用于溶栓后的治疗。如果早期未采用溶栓治疗者，可采用抗血小板聚集治疗。常用的抗血小板聚集药有：阿司匹林、氯吡格雷。

5. 抗凝治疗

虽然理论上有阻止血栓进一步发展的作用，但是由于抗凝治疗的出血副作用，不建议急性缺血性卒中患者早期应用普通肝素、低分子量肝素或类肝素进行抗凝治疗。

6. 降纤治疗

很多研究显示缺血性卒中急性期血浆纤维蛋白原和血液黏度增高。蛇毒酶制剂可显著降低血浆纤维蛋白原，并有轻度溶栓和抑制血栓形成的作用。对不适合溶栓并经过严格筛选的患者，特别是高纤维蛋白血症者可选用降纤治疗。

7. 扩容治疗

对于低血压或脑血流低灌注所致的缺血性卒中，如分水岭脑梗死，可考虑扩容治疗，但应注意可能加重脑水肿、心力衰竭等并发症。

8. 脑保护治疗

神经保护剂可通过降低脑代谢或阻断由梗死引发的细胞毒性反应来减轻梗死性脑损伤。目前可用的药物有：胞磷胆碱、阿片受体拮抗剂纳洛酮、电压门控式钙通道阻滞剂、兴奋性氨基酸受体拮抗剂和巴比妥盐等。然而，迄今尚缺乏经大型临床试验验证有效的药物。

9. 脑水肿和颅内压增高

空间占位性脑水肿是患者病情早期恶化和死亡的一个主要因素。危及生命的脑水肿通常在卒中发生后第2~5天出现。对于≤60岁进展性恶性大脑中动脉梗死（梗死面积>1/3大脑半球）者，发病后48h内给予手术减压治疗，术前可应用甘露醇等渗透疗法治疗颅内压增高。大面积小脑梗死压迫脑干时，也可考虑行脑室引流或手术减压治疗。

10. 进展性卒中的治疗

进展性卒中的死亡率及致残率均较高，预后差，治疗上相对复杂。进展性卒中可以由多种原因引起，应根据不同的原因进行治疗：①梗死向大血管扩展，阻塞越来越严重，可以选用抗凝剂；②全身并发症的出现，如合并了肺炎等，应积极治疗全身并发症；③梗死后继发水肿，可以选用甘露醇等脱水剂；④再灌注损伤，可以使用神经保护剂；⑤医源性原因，例如患者存在严重脑血管狭窄时，降压或脱水治疗不当引起的脑低灌注，应停用相关治疗，并加用羟乙基淀粉等扩容药物。

（二）恢复期治疗

卒中急性期后，应采取措施预防卒中的复发，并采取系统、规范及个体化的康复治疗，促进神经功能的恢复。

（1）控制血管危险因素：见本章第一节。

（2）抗栓治疗：应用抗栓治疗可以预防缺血性卒中的复发，最常用的是抗血小板聚集药物，但是如果缺血性卒中是由心房颤动、急性心肌梗死引起，或超声心动图发现有心房或心室血栓等，选用抗凝药物。抗凝治疗期间，应监测国际标准化比（INR）。

（三）康复治疗

如果患者病情稳定，应及早开始康复，在卒中发病第一年内应持续进行康复治疗，增加每次康复治疗的时程和强度。康复治疗包括有肢体康复、语言训练、心理康复等。

第三节　短暂性脑缺血发作

短暂性脑缺血发作（TIA）是由于局部脑或视网膜缺血所引起的短暂性神经功能缺损发作，典型的症状不超过 1h，最多不超过 24h，且无急性缺血性卒中的证据。反之，如果临床症状持续存在或影像学上有肯定的异常梗死灶，即为卒中。

一、病因与发病机制

目前 TIA 的病因与发病机制仍不十分清楚，可能与下列因素有关：

（一）微栓塞

微栓塞型 TIA 又分为动脉-动脉源性和心源性。其发病基础主要是动脉或心脏来源的栓子进入脑动脉系统引起血管阻塞，如栓子自溶则形成微栓塞型 TIA。

（二）血流动力学改变

血流动力学型 TIA 是在动脉严重狭窄基础上因血压波动而导致的远端一过性脑缺血，血压低于脑灌注代偿的阈值时发生 TIA，血压升高脑灌注恢复时症状缓解。

既往认为，脑血管痉挛也是 TIA 的发病机制之一，但目前的研究不支持此发病机制。

二、临床表现

TIA 多发生于中老年人（50~70 岁），男性较多，常合并高血压、糖尿病、高脂血症和心脏病等。发病突然，迅速出现局限性神经功能缺失症状。临床症状不超过 24h，通常在 2~15min 完全恢复正常，不遗留后遗症。

（1）根据发病机制不同，血流动力学型与微血栓型 TIA 临床表现不完全相同（表27-3）。

表 27-3　不同发病机制引起的 TIA 临床表现

临床表现	血流动力学型	微栓塞型
发作频率	密集	稀疏
持续时间	短暂	较长
临床症状	刻板	多变

（2）因为 TIA 是血管事件，因此其临床表现符合血管分布区。

①颈动脉系统 TIA：大脑半球受累时可出现对侧肢体无力或偏瘫、对侧面部或肢体麻木，眼部受累时可出现黑蒙，优势半球病变时可出现失语，非优势半球病变可出现体象障

碍。肢体抖动性 TIA 是颈动脉系统 TIA 不常见的一种形式，是颈动脉闭塞性疾病的先兆，表现为简单的、不自主的、粗大不规则的肢体摇摆动作或颤抖，可以只累及手臂，也可以累及手臂及腿，有时被误认为是抽搐。

②椎基底动脉系统 TIA：脑干或小脑受累时可出现眩晕、恶心、呕吐、吞咽困难、构音障碍、共济失调、双侧或交叉性瘫痪等，枕叶受累时可出现闪光暗点、一侧或双侧皮质盲或视野缺损。少数可出现跌倒发作和短暂性全面遗症（TGA）。跌倒发作表现为迅速转头时双下肢突然无力而跌倒，意识清楚，可自行站起，可能由于脑干网状结构缺血使肌张力降低所致。TGA 是指一过性逆行性遗忘为主的临床综合征，常在 24h 内缓解，多数认为是大脑后动脉的颞支或椎基底动脉缺血，累及边缘系统如海马、穹窿和乳头体等与近记忆、短时记忆有关的结构。但是，单独的眩晕、平衡失调、耳鸣、闪光暗点、短暂性遗忘及跌倒发作通常并不是由 TIA 引起的。

三、辅助检查

（一）MRI 检查

MRI 检查的空间分辨率较高，有可能发现较小的病灶。而且应用 MRI 检查时，可以进行多序列的扫描。磁共振弥散加权成像（DWI）有助于鉴别缺血性卒中和 TIA。TIA 在 DWI 应该没有病灶，若发现有病灶，则为缺血性卒中。PWI 可发现缺血的脑组织。

（二）CT 检查

由于 MRI 设备普及与检查所需时间的限制，临床医生有时首先需要进行 CT 检查。这种情况适用于需要尽快检查的患者。

（三）DSA 检查

可以明确颅内外血管情况。

（四）超声检查

可以发现颈部的动脉粥样硬化斑块。

（五）其他检查

如经胸超声心动图和（或）经食管超声心动图、血管内超声等，有助于发现潜在的心脏或血管病变。

四、诊断和鉴别诊断

（一）诊断依据

①短暂的、可逆的、局部的脑血液循环障碍，可反复发作，少者 1~2 次，多至数十次。多与动脉粥样硬化有关，也可以是缺血性卒中的前驱症状。②表现为颈内动脉系统和（或）

椎基底动脉系统缺血的症状和体征。③每次发作持续时间通常在数分钟至 1h，症状和体征应在 24h 以内完全消失。另外，不属于 TIA 的症状有：不伴有后循环（椎基底动脉系统）障碍的其他体征，如意识丧失、强直性和（或）阵挛性痉挛发作、躯体多处持续进展性症状、闪光暗点。

TIA 的诊断均是回忆性诊断。症状持续时间越长，最后诊断是 TIA 的可能性越小。如症状持续几分钟时，在 24h 内完全恢复从而诊断为 TIA 的可能性近 50%，但是当症状持续 2h 后，可能性只有 10%。

（二）鉴别诊断

1. 部分性癫痫

特别是单纯部分性发作，常表现为持续数秒至数分钟的肢体抽搐，从躯体的一处开始，并向周围扩展，多有脑电图异常，CT 或 MRI 检查可发现脑内局灶性病变。

2. 梅尼埃病

发作性眩晕、恶心、呕吐与椎基底动脉 TIA 相似，但每次发作持续时间往往超过 24h，伴有耳鸣、耳阻塞感、听力减退等症状。除眼球震颤外，无其他神经系统定位体征。发病年龄多在 50 岁以下。

3. 心脏疾病

阿-斯综合征，严重心律失常如室上性心动过速、室性心动过速、心房扑动、多源性室性期前收缩、病态窦房结综合征等，可因阵发性全脑供血不足，出现头昏、晕倒和意识丧失，但常无神经系统局灶性症状和体征。心电图、超声心动图和 X 线检查常有异常发现。

4. 其他

颅内肿瘤、脓肿、慢性硬脑膜下血肿、颅内寄生虫病等亦可出现类 TIA 发作症状；原发或继发性自主神经功能不全亦可因血压或心律的急剧变化出现短暂性全脑供血不足、发作性意识障碍，应注意排除。

五、治疗

（一）TIA 发展为卒中的危险度评价

TIA 是卒中的重要危险因素，约 30% 的 TIA 患者会发生缺血性卒中（脑梗死）。因此 TIA 是缺血性卒中预防的关键时期。从这个意义上，TIA 同样应该视为医学急症。可以根据 TIA 的危险因素判断 TIA 近期内发生卒中的危险高低（表 27-4）。$ABCD^2$ 评分为 6~7 分者为高风险，2 天内卒中发生风险为 8.1%；评分为 4~5 分者为中度风险，2 天内卒中发生风险 4.1%；评分为 0~3 分者为低风险，2 天内卒中发生风险 1.0%。有高风险、中度风险因素的患者（$ABCD^2$ 评分>4 分）需要接受卒中单元的早期诊治，或在 24~48h 内得到 TIA 专科门诊的诊治。有低风险因素的患者（ABCD^2 评分<4 分）需要在 7~10 天内接受当地全科医师、私人医生或其他能提供 TIA 专科门诊的医疗机构的诊治。

表 27-4　TIA 的 ABCD^2 危险因素评分

		TIA 的临床特征	得分
A	年龄	>60 岁	1
B	血压（mmHg）	收缩压>140mmHg 或舒张压>90mmHg	1
C	临床症状	单侧无力	2
		不伴无力的言语障碍	1
D	临床症状持续时间	>60min	1
		10~59min	2
D	糖尿病	有	1

（二）药物治疗

1. 抗凝治疗

患有持续性或阵发性心房颤动（瓣膜的或非瓣膜的）的患者，当发生 TIA 时，建议长期口服抗凝血药。建议将这些患者的 INR 目标值控制到 2.5（范围为 2.0~3.0）。对于存在口服抗凝血药禁忌证的患者，建议其使用阿司匹林。

2. 抗血小板聚集治疗

对于持续的非心源性栓塞性 TIA 的患者，应立刻建议其进行长期的抗血小板聚集治疗。

3. 扩容治疗

适用低血流动力学型 TIA。

（三）手术治疗

可考虑颈动脉内膜剥脱术和颈动脉成形术。

第四节　脑出血

脑出血（ICH）是指自发性（非外伤性）脑实质内出血。

一、病因

导致脑出血的原因很多，但高血压是最重要的可变性危险因素。

（一）高血压

高血压是脑出血最主要的病因。在高血压和脑动脉硬化的基础上，脑内穿通动脉上可形成许多微动脉瘤，当血压骤然升高时，微动脉瘤破裂发生出血；或者因长期未控制的高血压，血管发生玻璃样变性或纤维样坏死，在血压或血流急剧变化时容易破裂出血。

（二）颅内动脉瘤和脑血管畸形

是蛛网膜下腔出血的常见原因，但也有出血后破入脑实质内形成脑内血肿。

（三）脑淀粉样血管病（CAA）

又称嗜刚果红血管病，是异常的淀粉样物质沉积于脑皮质或软脑膜中小动脉的中膜和外膜。主要侵害年龄超过 65 岁的患者，并在 70~90 岁人群发病率增加。该病变所致的脑出血发生于脑叶，尤其是顶枕叶，而大脑半球深部组织、脑干和小脑很少受累。

（四）颅内恶性肿瘤

如胶质瘤、转移瘤、黑色素瘤等，发生肿瘤卒中时可形成脑内出血。

（五）血液疾病

如白血病、再生障碍性贫血、血小板减少性紫癜和血友病等。

（六）药物

包括抗凝、抗血小板聚集或溶栓治疗等均可能引起脑出血。

（七）其他病因

各种脑动脉炎、出血性脑梗死等。

二、病理生理机制

高血压性微动脉瘤或小动脉硬化是本病最常见的发病机制。高血压性脑出血好发于基底核区。基底核区的出血向内侵入内囊和丘脑或破入侧脑室；向外直接破入外侧裂和脑表面。丘脑出血多数向下侵入下丘脑，甚至中脑；向内破入侧脑室。脑干或小脑出血可直接破入蛛网膜下腔或第四脑室。脑出血破入脑室，尤其进入第四脑室时产生铸型，导致急性阻塞性脑积水，颅内压急剧升高。脑出血形成的血肿周围组织因静脉回流受阻和直接压迫作用而出现缺血性水肿和点状出血。血肿及水肿造成占位、压迫效应；严重者使同侧脑组织向对侧或向下移位形成脑疝，最后导致死亡。

三、临床表现

常发生于中老年人，男性略多见，北方多于南方，冬春季发病较多，多有高血压病史，常在剧烈的情绪激动、用力排便、饱餐、剧烈运动时发生，数分钟到数小时达高峰。高血压脑出血的出血部位以壳核最多见，其次为丘脑、尾状核、半球白质、脑桥、小脑和脑室等。

偶见中脑出血，延髓出血罕见。因出血部位及出血量不同而临床表现各异。小量出血者，可不产生任何症状和体征。大量出血者，出血区的脑组织遭到破坏，邻近脑组织受压、移位，出现严重的症状和体征。

（一）基底核区出血

出血经常波及内囊。通常突然发病，急性或亚急性出现意识障碍，造成对侧偏瘫、偏身感觉丧失和同向性偏盲，如果优势侧半球受累则可出现失语。呕吐很常见。

在壳核出血时，眼球同向性向病灶侧注视，并可造成局限性神经系统体征，如弛缓性偏瘫、偏身痛温觉丧失、同向性偏盲、全面性失语（优势侧半球受累）或半侧忽视（非优势侧半球受累）。

尾状核出血的特点是头痛、恶心、呕吐和各种行为异常（如定向力下降或朦胧），偶尔伴有明显的短时间近记忆力丧失、短暂的凝视麻痹和对侧偏瘫，但不伴语言障碍。

出血量超过 30mL 时，患者意识障碍重，鼾声明显，呕吐频繁，可吐咖啡样胃内容物，两眼可向病灶侧凝视，可见海马沟回疝的体征（同侧动眼神经麻痹）或上部脑干压迫的体征（深大的、不规则或间歇性呼吸，同侧瞳孔散大固定和去大脑强直），以及中枢性高热等。

（二）丘脑出血

特征是上视麻痹、瞳孔缩小和对光反射丧失，有时伴有会聚麻痹。除了特征性的眼球运动异常，丘脑出血经常造成邻近结构损害，出现眼球向病灶对侧注视、失语（优势侧半球受累）、偏瘫（多为下肢重于上肢）和对侧半身深浅感觉减退，感觉过敏或自发性疼痛。当出血位于侧后方，偏瘫不重时，可出现丘脑性共济失调，此时通常伴有感觉障碍或感觉运动异常（如偏身共济失调、偏身感觉障碍或感觉障碍性共济失调性偏瘫），感觉障碍常较重。失语、行为异常在丘脑出血较常见，优势侧半球出血的患者，常常为经皮质感觉性或混合性失语；非优势侧出血时，常可出现疾病忽视、视空间忽视、语法运用障碍、触觉、听觉、视觉缺失等。

（三）脑桥出血

出血量少时可意识清楚，可出现交叉性瘫痪、偏瘫或四肢瘫，眩晕、复视、眼球不同轴，可表现为 Foville 综合征、Millard-Gubler 综合征和闭锁综合征；出血量大时，患者迅速进入昏迷、双侧针尖样瞳孔、呕吐咖啡样胃内容物、中枢性高热及中枢性呼吸障碍、四肢瘫痪和去大脑强直，多在 48h 内死亡。

（四）小脑出血

起病突然，发病时神志清楚，眩晕明显，频繁呕吐，枕部疼痛，无肢体瘫痪，瞳孔往往缩小，一侧肢体笨拙，行动不稳，共济失调，眼球震颤。晚期病情加重，意识模糊或昏迷，瞳孔散大，中枢性呼吸障碍，最后死于枕骨大孔疝。

（五）脑室出血

小量脑室出血常有头痛、呕吐、脑膜刺激征，一般无意识障碍及局灶性神经缺损体征。大量脑室出血常起病急骤，迅速出现昏迷，频繁呕吐，针尖样瞳孔，眼球分离斜视或浮动，四肢弛缓性瘫痪，可有去大脑强直、呼吸深、鼾声明显，体温明显升高，多迅速死亡。

（六）脑叶出血

神经功能缺损通常比较局限且多变。以顶叶最常见，其次为颞叶、枕叶、额叶，也可见多发脑叶出血；①额叶出血：前额痛、呕吐、痫性发作较多见，对侧偏瘫、斜视、精神障碍，优势半球出血时可出现运动性失语；②顶叶出血：偏瘫较轻，而偏侧感觉障碍显著，对侧下象限盲，优势半球出血时可出现混合性失语；③颞叶出血：表现为对侧中枢性面舌瘫及上肢为主的瘫痪，对侧上象限盲，优势半球出血时可出现感觉性失语或混合性失语；可有颞叶癫痫、幻嗅、幻视；④枕叶出血：对侧同向性偏盲，并有黄斑回避现象，可有一过性黑矇和视物变形，多无肢体瘫痪；⑤较大区域出血可累及两个或多个脑叶，出现严重的神经功能缺损和意识障碍。

（七）中脑出血

突然出现复视、上睑下垂、一侧或两侧瞳孔扩大、眼球不同轴、水平或垂直眼震、同侧肢体共济失调，也可表现 Weber 综合征或 Benedikt 综合征。严重者很快出现意识障碍、去大脑强直。

四、辅助检查

对疑似脑出血患者，应尽快行头部 CT 或 MRI 检查明确诊断。如果患者有 MRI 检查的禁忌，应当查 CT。出血量小的患者及非高血压引起者临床表现常不典型，通过上述影像学方法可以明确是否存在脑出血。为进一步查找脑血管基础病变时，可进一步检查 MRA、MRV、CTA 及 DSA 等。

（一）头颅 CT 检查

为首选检查。新鲜血肿在 CT 上常见圆形或卵圆形的均匀高密度区，边界清楚，也可显示血肿部位、大小、形态，是否破入脑室，血肿周围有无低密度水肿带及占位效应。

（二）MRI 检查

急性期对幕上及小脑出血的价值不如 CT。MRI 对于脑干出血的检测优于 CT。脑出血后在不同的时期，由于红细胞内成分的不同，在 MRI 上表现为不同的信号。另外，MRI 较 CT 更容易发现血管畸形、肿瘤等。

（三）DSA

怀疑脑血管畸形、烟雾病、血管炎等，尤其是血压正常的年轻患者应考虑行该项检查。

（四）其他辅助检查

血、尿、便常规、肝肾功能、凝血功能、心电图等检查。

五、诊断

脑出血是急症，经常有早期持续出血、进行性恶化以及严重的临床功能缺损，导致高死亡率，应及时识别和确诊。

根据活动或情绪激动时突然发病，迅速出现头痛、呕吐、意识障碍及偏瘫、失语等局灶体征，头颅 CT 检查发现高密度病灶，多可明确脑出血的诊断。

此外，还应尽可能明确病因，以利治疗。以下为常见的病因及诊断线索：

（一）高血压性脑出血

50 岁以上者多见，患有高血压，常见的出血部位是壳核、丘脑、小脑和脑桥。

（二）脑淀粉样血管病

多见于老年患者或家族性脑出血的患者，多无高血压病史，常见的出血部位是脑叶，病灶多发或复发者更有助于诊断。

（三）脑血管畸形出血

年轻人多见，常见的出血部位是脑叶，影像学可发现血管异常。

（四）瘤卒中

脑出血前即有神经系统局灶症状，出血部位常位于非高血压性脑出血典型部位，影像学上早期显示血肿周围明显水肿。

（五）抗凝治疗所致脑出血

近期应用抗凝剂治疗，常见脑叶出血，多有继续出血的倾向。

（六）溶栓治疗所致脑出血

近期曾应用溶栓药物，出血多位于脑叶或原有的缺血性卒中病灶附近。

六、鉴别诊断

（一）缺血性卒中

小量脑出血的临床表现与缺血性卒中非常雷同，或大面积缺血性卒中引起的严重表现也酷似脑出血，仅仅通过症状和体征难以鉴别。尽早进行头颅 CT 扫描可以很容易鉴别。

（二）蛛网膜下腔出血

可表现为头痛、呕吐、意识障碍、脑膜刺激征。其与脑出血的鉴别点在于前者一般没有局限性神经功能障碍。但如果蛛网膜下腔出血合并动脉痉挛导致局限性神经功能障碍者，则不易与脑出血鉴别。借助头颅 CT 扫描可以很容易鉴别。

（三）高血压脑病

表现为血压突然急剧升高并伴有明显的头痛、呕吐、眩晕、视盘水肿，甚至有意识障碍等，与脑出血有时不易鉴别。但主要的区别在于高血压脑病无明确的局限性神经功能障碍。降压治疗后症状明显好转，CT 扫描可明确。

（四）中毒与代谢性疾病

突发的大量脑出血导致患者迅速进入深昏迷状态，未见到明显的局限性神经功能障碍表现，与中毒或严重代谢性疾病相似。主要从病史，相关实验室检查提供线索，头颅 CT 可以确定有无脑出血。

七、治疗

一旦诊断明确要绝对卧床 2~4 周。根据出血部位及出血量决定具体治疗方案。治疗原则是降低颅内压，控制高血压，防止继续出血，防治并发症，早期功能锻炼。病情变化时要及时复查头 CT。

（一）降低颅内压

颅内压增高的主要原因是血肿的占位效应和血肿周围脑组织的水肿。脑出血后 3~5 天，脑水肿达到高峰。降低颅内压应当是一个平衡和逐步的过程，从简单的措施开始，如抬高床头、镇痛和镇静。最常用的脱水降颅压药物是甘露醇 125~250mL 静脉滴注，1 次/（6~8）h，病情严重时可增加剂量，使用甘露醇注意水电解质平衡和心肾功能情况。其他可选择的降低颅压的药物包括有甘油果糖、高渗盐水、呋塞米或大剂量白蛋白等。对于严重脑水肿、颅内压增高者，药物难以控制时，可配合使用控制性过度换气，使动脉血二氧化碳分压控制在约 30mmHg，可降低脑脊液的二氧化碳分压，pH 值升高，引起脑血管收缩，达到降低颅内压的目的。

对伴有意识水平下降的脑积水患者可行脑室引流。

（二）控制血压

控制高血压要根据患者年龄、病前有无高血压、病后血压情况、保证脑灌注等多种因素确定最适血压水平。一般来说，如脑出血急性期收缩压>180mmHg 或舒张压>100mmHg 应予以降压，可静脉使用短效药物，并严密观察血压变化，每隔 5~15min 进行一次血压监测，目标血压宜在 160/90mmHg；将急性脑出血患者的收缩压从 150~200mmHg 快速降至

140mmHg 很可能是安全的。

（三）防止继续出血

目前尚缺乏有效措施，重组活化凝血因子Ⅶ（rFⅦa）可以限制血肿扩大，但是 rFⅦa 会增加血栓形成的风险，不推荐常规应用。

（四）手术治疗

早期手术可以解除血肿的占位效应和周围脑组织的中毒反应，但是颅内活动性出血的患者手术风险较高。目前认为，小脑出血伴神经功能恶化、脑干受压和（或）脑室梗阻致脑积水者应尽快手术清除血肿，不推荐以脑室引流作为该组患者的初始治疗。脑叶出血超过 30mL 且血肿距皮质表面 1cm 以内者，可考虑开颅清除幕上血肿。手术方式的选择应根据经验和具体情况而定，目前临床常用的方法有开颅血肿清除术、钻颅穿刺血肿吸除术、脑室引流术等。

（五）并发症处理

1. 应激性溃疡

一般应用 H_2 受体阻滞药或质子泵抑制剂。应激性溃疡可以按上消化道出血进行常规治疗。

2. 肺部感染

应用适当的抗生素治疗脑出血后的感染。不建议预防性应用抗生素。

3. 其他

卧床的脑出血患者可出现下肢深静脉血栓、肺栓塞。大量输液时出现心功能不全等，应注意及时诊断治疗。

（六）康复治疗

脑出血后致残的概率较高，因此，脑出血患者应当接受多方面的康复训练。康复治疗应该尽早开始并于出院后继续进行，以尽可能挽救患者的功能。

八、预防

治疗后要定期随访，对危险因素进行有效控制。治疗高血压是减少脑出血风险最重要的措施，可能对于复发性脑出血也是如此。吸烟、过度饮酒和可卡因滥用是脑出血的危险因素。为预防脑出血复发，应当停止这些行为。

第五节　蛛网膜下腔出血

蛛网膜下腔出血（SAH）是指多种病因所致脑底部或脑及脊髓表面血管破裂的急性出血性脑血管病。血液直接流入蛛网膜下腔，又称原发性蛛网膜下腔出血；因脑实质内出血，血液穿破脑组织流入蛛网膜下腔者，称为继发性蛛网膜下腔出血。

一、病因

在 SAH 的各种原因中，动脉瘤占大多数，其他还有动静脉畸形、脑底异常血管网病、高血压动脉硬化、血液病、肿瘤、炎性血管病、感染性疾病、抗凝治疗后、妊娠并发症等。有少数找不到明确病因。

动脉瘤好发于脑动脉分叉处。由于这些部位的动脉在血管壁成熟期发育障碍而使内弹力层和中膜的肌层不完整，在血流的冲击下渐渐向管外膨胀突出而形成囊状动脉瘤。少数的动脉瘤是由于高血压动脉硬化，脑动脉中纤维组织代替肌层，内弹力层变性断裂和胆固醇沉积于内膜，经过血流冲击逐渐扩张形成梭形的动脉瘤。动静脉畸形是在原始血管网期发育障碍而形成的，其血管壁发育不全，厚薄不一，多位于大脑中动脉和大脑前动脉供血区的脑表面。这些动脉瘤壁或血管畸形的管壁发展到一定程度后，在血压突然升高、血流冲击下发生破裂。炎性病变和肿瘤也可直接破坏脑动脉壁，导致管壁破裂。凝血功能低下时，脑动脉壁也易破裂。

如病因和发病诱因仍然存在，尤其在纤维蛋白溶酶活性达高峰，易使破裂口的血块溶解时，容易发生再出血。

二、病理生理机制

蛛网膜下腔出血后，脑池和脑沟内血细胞沉积、血凝块积贮。48h 后，血细胞破裂、溶解释放出大量的含铁血黄素。在此过程中，可发生一系列颅内、外的病理生理变化：①颅内容量增加：血液流入蛛网膜下腔，使颅内容量增加，引起颅内压增高，严重者出现脑疝；②梗阻性脑积水：血液在颅底或脑室发生凝固，造成脑脊液回流受阻，导致急性梗阻性脑积水，颅内压增高，甚至脑疝形成；③化学性炎性反应：血细胞崩解后释放的各种炎性或活性物质，导致化学性炎症，进一步引起脑脊液增多而加重高颅压，同时也诱发血管痉挛导致脑缺血或梗死；④下丘脑功能紊乱：由于急性高颅压或血液及其产物直接对下丘脑的刺激，引起神经内分泌紊乱，出现血糖升高、发热、应激性溃疡、低钠血症等；⑤自主神经功能紊乱：急性高颅压或血液直接损害丘脑下部或脑干，导致自主神经功能紊乱，引起急性心肌缺血和心律失常；⑥交通性脑积水：血红蛋白和含铁血红素沉积于蛛网膜颗粒，导致脑脊液回流缓慢受阻而逐渐出现交通性脑积水和脑室扩大，引起认知功能障碍和意识障碍等。

三、临床表现

（一）发病年龄

任何年龄均可发病，30~60 岁为多见。脑血管畸形破裂多发生在青少年，先天性颅内动脉瘤破裂则多在青年以后，老年以动脉硬化而致出血者为多。

（二）发病形式

发病突然，多有明显诱因，如剧烈运动、过劳、激动、用力排便、咳嗽、饮酒、口服避孕药等。极少数在安静状态下发病。

（三）临床症状

1. 头痛

突然发生的剧烈头痛，可呈暴烈样或全头部剧痛，其始发部位常与动脉瘤破裂部位有关。

2. 恶心呕吐

头痛严重者多伴有恶心呕吐，面色苍白，全身出冷汗，呕吐多为喷射性、反复性。

3. 意识障碍

半数患者可有不同程度的意识障碍，轻者有短暂意识模糊，重者则出现昏迷。部分患者可有全身性或局限性癫痫发作。精神症状可表现为淡漠、嗜睡、谵妄、幻觉、妄想、躁动等。

4. 脑膜刺激征

表现为颈项强直，凯尔尼格征及布鲁津斯基征均呈阳性，有时脑膜刺激征是 SAH 唯一的临床表现。

5. 脑神经麻痹

以一侧动眼神经麻痹最为常见，系动脉瘤压迫动眼神经或者脑疝压迫动眼神经所致。

6. 偏瘫

部分患者可发生短暂或持久的肢体偏瘫、单瘫、四肢瘫，常为继发脑血管痉挛或继发缺血性卒中的表现。

7. 其他

可有感觉障碍、眩晕、共济失调等。

总之，因发病年龄、病变部位、破裂血管的大小、发病次数不同，临床表现各异。轻者可无明显症状和体征，重者突然昏迷并在短时间内死亡。

（四）眼底改变

眼底检查可见视网膜出血，视网膜前即玻璃体膜下片状出血，这一征象的出现常具有特征性意义。

（五）并发症

1. 再出血

是 SAH 致命的并发症。出血后 1 个月内再出血的危险性最大。原因多为动脉瘤再次破裂，常在病情稳定情况下，突然再次出现剧烈头痛，呕吐，抽搐发作，昏迷甚至去大脑强直及神经系统定位体征，脑膜刺激征明显加重，复查头 CT 可见脑沟裂池内高密度影增多。

2. 脑血管痉挛

是死亡和伤残的重要原因。早期脑血管痉挛出现于出血后，历时数分钟至数小时缓解；迟发脑血管痉挛发生于出血后 4~15 天，7~10 天为高峰期，2~3 周后逐渐减少，可出现继发性缺血性卒中。

3. 低钠血症

可能由抗利尿激素的异常分泌（血管内容量正常或增加）或大脑盐分耗竭（血管内容量低）引起。

4. 脑积水

急性脑积水于发病后 1 周内发生，与脑室及蛛网膜下腔中积血量有关，轻者仅有嗜睡、近记忆受损等，重者可出现昏睡或昏迷，可因脑疝而死亡。

四、辅助检查

SAH 是一种急症，经常被误诊。患者有急性发病的剧烈头痛时，要高度怀疑 SAH。怀疑 SAH 时，应当进行头颅 CT 扫描。如果 CT 扫描结果阴性，需要腰椎穿刺查脑脊液。在有 SAH 的患者中，应当进行选择性脑血管造影，以明确动脉瘤的存在和解剖特点。当传统的血管造影不能及时进行时，可以考虑 MRA 和 CTA。

（1）头颅 CT 检查可见蛛网膜下腔高密度影，多见于大脑外侧裂、前纵裂池、后纵裂池、鞍上池和环池等。CT 可显示出血量、血液分布，前后比较时可进行动态观察以判断有无再出血及出血吸收情况。

（2）脑脊液检查常见均匀的血性脑脊液，压力增高，蛋白含量增高，糖和氯化物水平多正常。

（3）DSA 是确定 SAH 病因的主要手段，可确定出血的原因及其部位。如可确定动脉瘤位置、大小、形态及其他病因如动静脉畸形、烟雾病等。

（4）TCD 可以测量颅底大血管的血流速度，对观察蛛网膜下腔出血后血管痉挛有价值。

五、诊断

根据突然发生的剧烈头痛、恶心、呕吐和脑膜刺激征阳性，无局灶性神经缺损体征，伴或不伴意识障碍，头颅 CT 发现沿着脑沟、裂、池分布的出血征象，脑脊液呈均匀一致血性、压力增高，可以确诊本病。DSA 可查找动脉瘤及动静脉畸形、烟雾病等其他病因。

最初出血的严重程度要迅速明确，因为那是动脉瘤性蛛网膜下腔出血后最有用的结局预后指标。用非外伤性蛛网膜下腔出血的 Hunt-Hess 量表确定神经缺损的程度（表27-5），有助于判断预后和指导治疗。

表 27-5　Hunt-Hess 量表

分级	神经功能状态
1	无症状
2	严重头痛或颈项强直，无神经功能缺损
3	昏睡，极轻的神经功能缺损
4	昏迷，中-重度偏瘫
5	深昏迷，去大脑状态

六、鉴别诊断

（一）脑出血

可见头痛、呕吐、意识障碍等。原发性脑室出血与重症 SAH 患者临床难以鉴别，小脑出血、尾状核头出血等因无明显肢体瘫痪易与 SAH 混淆。以上情况根据头颅 CT 容易鉴别。

（二）颅内感染

可有头痛、呕吐、脑膜刺激征。但颅内感染多呈慢性或亚急性起病，有前驱发热或全身感染征象，脑脊液检查呈明显的炎性改变，脑 CT 扫描提示蛛网膜下腔没有血性高密度影。

（三）脑肿瘤

少部分脑肿瘤患者可发生瘤卒中，形成瘤内或瘤旁血肿并合并 SAH；癌瘤颅内转移、脑膜癌症或中枢神经系统白血病也可见血性脑脊液。根据详细病史和头部 CT 及 MRI 可以鉴别。

（四）偏头痛

可有剧烈头痛和呕吐。但多长期反复发作，查体无脑膜刺激征，头颅 CT 及脑脊液检查没有异常发现。

七、治疗

治疗原则是预防再出血，降低颅内压，控制血压，防治并发症，去除病因。

(一) 预防再出血

蛛网膜下腔出血后再出血有很高的死亡率，即使幸存，患者功能亦难恢复且预后较差，预防再出血的方法有：

1. 安静休息

绝对卧床 4~6 周，避免一切可能引起血压和颅压增高的诱因，如咳嗽、便秘等。头痛、烦躁者可给予镇痛、镇静药物。

2. 控制血压

血压持续增高，再出血的风险将增高。但是，过于积极地降低血压可能会造成失去自动调节血流能力的脑组织发生缺血损伤。在去除疼痛等诱因后，收缩压仍超过 160mmHg 者，可适当选择降压治疗。

3. 抗纤溶药物

为防止血管破裂口血块溶解引起再出血，应用抗纤维蛋白溶解的药物可以延迟血块的溶解，使纤维组织和血管内皮细胞有足够的时间修复破裂处，但应注意这类药物有增加静脉血栓形成的风险。早期 (72h 内) 可以选择 6-氨基乙酸或氨甲环酸。

(二) 降颅压治疗

可选择的药物包括甘露醇、高渗盐水、甘油果糖、呋塞米或大剂量白蛋白等。伴有颅内血肿时可手术治疗。

(三) 脑血管痉挛的预防和处理

脑血管痉挛是蛛网膜下腔出血后继发脑缺血的主要原因，应用经颅多普勒超声监测和 CT 或 MRI 检查可用于发现脑血管痉挛或潜在的脑缺血区域。脑血管痉挛的预防方法有：①使用钙离子拮抗剂：口服尼莫地平，必要时可以静脉滴注，但应注意其低血压的副作用；②维持等容量和正常循环血容量。如果发生脑血管痉挛引起的脑缺血，可以适当升高血压以增加脑灌注，如对药物治疗无反应的症状性脑血管痉挛患者，可以行脑血管成形术和 (或) 选择性动脉内血管扩张术。

(四) 液体管理和低钠血症治疗

一般应避免给予大容量低张液体。在某些新近 SAH 的患者中，可以组合应用中心静脉压、肺动脉楔压、液体平衡和体重以监测容量状态。SAH 后低钠血症常见，多是由尿钠排出过多或脑耗盐综合征导致的，低钠血症往往会导致血容量减低，从而增加继发性脑缺血的风险。醋酸氟氢可的松和高张盐水可用于纠正低钠血症，但应注意快速纠正低钠血症可能导致脑桥中央髓鞘溶解。

（五）SAH 引起的脑积水的治疗

蛛网膜下腔出血后发生急性症状性的脑积水可以进行脑脊液分流，发生慢性症状性脑积水应通过持续脑脊液引流予以治疗。

（六）SAH 引起的癫痫的治疗

不建议常规长期使用抗惊厥药，但在有危险因素的患者中，如有癫痫发作史、实质血肿、梗死或大脑中动脉动脉瘤的，可以考虑使用。

（七）脑脊液置换

腰椎穿刺放脑脊液，每次缓慢放出少量，一般每周 2 次，有助于降低颅内压和减少脑脊液中的血液成分，以减轻头痛和减少脑疝和正常颅压脑积水的发生率。需注意诱发脑疝、颅内感染、再出血的危险性。

（八）破裂脑动脉瘤的手术和血管内治疗

动脉瘤一旦明确，应当进行手术夹闭或血管内弹簧圈栓塞，以降低动脉瘤性蛛网膜下腔出血后再出血的发生率。包裹治疗的动脉瘤，以及不完全夹闭或弹簧圈栓塞治疗的动脉瘤，与完全闭塞的动脉瘤相比，出血风险增高，因此需要长期随访血管造影。无论何时，只要可能，建议完全闭塞动脉瘤。有破裂动脉瘤的患者，由经验丰富的脑血管外科和血管内治疗专家团队判定，如果神经外科夹闭或血管内弹簧圈栓塞都可行的话，血管内弹簧圈栓塞更有益。

八、预防

在某些高危人群中筛查未破裂动脉瘤的价值尚不确定，新的无创性成像可用于筛查，但当临床上必须明确是否有动脉瘤存在时，导管血管造影仍是金标准。

为减少蛛网膜下腔出血风险，应当戒烟。

第六节　血管性痴呆

血管性痴呆（VaD）是与脑血管损伤相关的血管性认知障碍综合征中的痴呆亚型。血管性痴呆约占痴呆总患病率的 30%。急性卒中相关痴呆的发病率较高，10%~35% 的患者在一次半球性卒中后 5 年内发展为痴呆。

一、病理学

血管性痴呆的主要病理类型包括：

（一）多发性脑梗死性痴呆

由多发性脑梗死累及大脑皮质或皮质下区域所引起的痴呆综合征，是血管性痴呆的最常见类型。

（二）关键性梗死性痴呆

关键性梗死性痴呆是由重要皮质、皮质下功能区域的几个小面积梗死灶，有时甚至是单个梗死病灶所引起。最常见的是双侧丘脑梗死导致的具额叶特征的痴呆，其他关键部位如角回、基底前脑-基底下丘脑结构、带状回的病灶也可导致痴呆。

（三）小血管性痴呆

皮质下小血管疾病引起的痴呆。宾斯旺格病（BD）是一种较为常见的小血管性痴呆，病理改变为脑室周围白质的广泛性脱髓鞘病变与多发性腔隙灶共存，伴星形胶质细胞增生。

（四）低血氧-低灌流性痴呆

痴呆也可在缺血状态下的弥漫性大脑损害或局限性大脑损害（因局部脑组织对缺血的选择性易感性所致）后出现。痴呆可能由继发于心脏骤停或严重低血压的脑缺血性损害，血液灌流交界区的缺血损害（如脑室周围白质部位的缺血性损害）导致。

（五）出血性痴呆由出血和血管瘤所致

包括硬膜下出血、蛛网膜下腔出血、高血压性血管病变所致的血管破裂，血管瘤和血管炎引起的脑血管破裂。

二、临床表现

血管性痴呆的认知障碍通常在脑血管病发生后较短时间内比较迅速地出现，以阶梯样方式进展。但少数血管性痴呆患者的卒中病史并不明确，逐渐进展，可能与阿尔茨海默病混淆。

血管性痴呆的执行功能障碍比较突出，对患者生活质量和工作能力产生较严重的影响，而其记忆障碍并不突出而容易被忽略。血管性痴呆还具有脑血管病的临床表现，特别是某些脑局灶性功能障碍的症状和体征。这些局灶性症状和体征与阿尔茨海默病存在较明显的差异。血管性痴呆也可能具有抑郁、焦虑和激越等神经精神症状，但一般比较轻微。

血管性痴呆的不同类型有不同的临床表现特点。多发性梗死性痴呆的特点是突发局灶性神经缺损症状和体征，伴随皮质认知功能障碍，如失语、失用或失认，症状波动明显。单一重要部位梗死性痴呆的临床特点根据病变在皮质或皮质下区域不同而不同，记忆障碍、执行功能障碍、意识模糊和意识水平的波动都可能发生。也可出现行为的改变包括情感淡漠，缺乏自发性和持续性等。小血管性痴呆临床上突出的认知功能障碍特点是执行功能不全综合征和信息处理减慢，通常有轻度记忆力受损和行为症状。

三、诊断

诊断标准包括 3 个要素：痴呆、脑血管病以及脑血管病和痴呆的相关性。

美国国立神经系统疾病与卒中研究所和瑞士神经科学研究国际协会（NINDS-AIREN）标准是目前应用最广泛的血管性痴呆诊断标准。其中对于痴呆的定义中要求有记忆障碍以及至少 2 个其他认知领域的障碍。NINDS-AIREN 诊断分为可能、很可能、肯定 3 个等级，具体如下：①可能的血管性痴呆的诊断标准包括：存在痴呆并有局灶性神经体征，但脑影像学检查未见脑血管病；或痴呆和卒中之间缺乏明显的时间上联系（时隔时间超过 3 个月）；或虽有脑血管病存在，但缓慢起病，病程特征不符；②很可能的血管性痴呆诊断标准要求有脑血管病的临床和放射学证据，以及在卒中和痴呆发生之间明确的时间关系——间隔最长不超过 3 个月；或者没有时间上的关联性但病程中有突然恶化或者阶梯样进展；③肯定 VaD 的诊断标准：临床上符合可能脑血管病；组织病理学检查（活检或尸解）证实脑血管病；没有超过年龄限定数目的神经纤维缠结和老年斑；没有其他引起痴呆的临床和病理的疾病。

四、鉴别诊断

血管性痴呆需要与下列常见类型的痴呆进行鉴别。

阿尔茨海默病（AD）和血管性痴呆都是老年人发生痴呆最常见的原因，两者可以单独发生，也可并存或先后发生。脑血管疾病亦常可使老年性痴呆加重。因此两者存活期的鉴别诊断较困难，最后确诊需病理检查。采用 Hachinski 缺血量表对老年性痴呆和血管性痴呆进行鉴别在临床上较简单，且具有一定的准确性（表 27-6）。

表 27-6　Hachinski 缺血指数量表

临床发现	评分
突发急性起病	2
阶梯式恶化	1
波动式病程	2
夜间意识模糊	1
人格相对保持完整	1
抑郁	1
躯体不适叙述	1
情感失禁	1
高血压病史	1
卒中病史	2
动脉硬化	1

临床发现	评分
局灶神经症状	2
局灶神经体征	2

注：>4 分考虑血管性痴呆，3~4 分考虑混合性痴呆，<3 分考虑阿尔茨海默病。

五、治疗

血管性痴呆尚缺乏特效的治疗方法。首选应控制脑血管病的危险因素，积极治疗和预防脑血管病的复发。

乙酰胆碱酯酶抑制剂（如多奈哌齐、酒石酸卡巴拉汀和加兰他敏）和 NMDA 受体拮抗剂（如美金刚）可改善轻中度血管性痴呆患者的认知功能。

二氢吡啶类钙离子拮抗剂（如尼莫地平）阻断 L 型钙离子受体，扩张脑血管，增加脑灌注，有可能部分改善或延缓血管性痴呆的症状进展。

六、预后

血管性痴呆认知功能损害的进展率是多变的；一些患者以比 AD 患者更低的速率进展。然而，血管性痴呆患者死亡率高于 AD 患者，50%的血管性痴呆患者生存时间不超过 4 年。

第七节　其他脑血管疾病

一、脑静脉及静脉窦血栓形成

脑静脉及静脉窦血栓形成（CVT）是一种罕见的疾病，占所有卒中的不到1%。每年男女发病比例为 1.5∶5。由于临床症状的多样性，且亚急性或慢性发作，常被忽视甚至误诊。头痛是 CVT 最常见的症状，几乎占所有病例的90%。头痛可能急性发作（雷劈样头痛），临床上可能与蛛网膜下腔出血所致的头痛难以鉴别。CVT 患者局灶性或全身性癫痫发作较动脉性卒中患者更常见，几乎占所有病例的40%，而围产期 CVT 患者，发病率更高达76%。局灶性神经体征（包括局灶性癫痫发作）在 CVT 中很普遍。它们包括中枢性运动和感觉缺失、失语、偏盲，占所有病例的40%~60%。单纯颅内高压症状，即头痛、呕吐、视盘水肿所致的视物模糊占 CVT 患者的20%~40%。住院患者中15%~19%有昏迷，常见于广泛血栓形成或深静脉血栓形成，双侧丘脑受累。CVT 所有临床症状中，住院期间昏迷是预后不良的最有力预兆。

脑静脉和静脉窦闭塞可由于血栓、静脉炎或肿瘤等引起。皮质和皮质下静脉的闭塞可引起局灶性神经功能症状和体征。常发生血栓形成的硬脑膜窦的部位有横窦、海绵窦和上矢状窦。较少发生血栓形成的是直窦和 Galen 静脉。

（一）临床表现

1. 横窦血栓形成

横窦血栓形成常继发于中耳炎或乳窦炎。婴幼儿和儿童常见。血栓可以在感染的急性期发生，也可以在感染进入慢性期发生。

发病前常有感染和寒战，但是不是每个患者均有发热症状。约 50% 的患者出现败血症，常见为溶血性链球菌性败血症。少数患者可出现皮肤、黏膜瘀点或肺、关节和肌肉的感染性栓塞。

横窦血栓形成典型的症状是发热、头痛、恶心和呕吐。后者是由于颅内高压引起，右侧横窦闭塞时更易出现。由于横窦引流脑的大部分血液，因此闭塞时更易出现颅高压症状。横窦闭塞引起的局灶性症状少见，偶可出现因浅静脉回流受阻引起的乳窦区肿胀，颈部颈动脉区域的压痛。

约 50% 的患者可出现视盘水肿。常见于双侧横窦闭塞，也可见于单侧闭塞。可能是由于海绵窦的不对称累及引起。婴儿患者由于颅内压增高可出现骨缝裂开或囟门突出。

少数患者可出现昏睡或昏迷。也可以发生抽搐。偏瘫后出现 Jacksonian 癫痫发作可能提示感染扩散至引流半球的静脉。复视可由于颅内压增高或颞骨岩部炎症影响到第Ⅵ脑神经。第Ⅵ脑神经麻痹（外展肌麻痹）和面部疼痛（第Ⅴ脑神经受累）是格拉代尼戈综合征。颈静脉炎症如果扩散，穿过颈静脉孔，可引起第Ⅸ、Ⅹ、Ⅺ对脑神经受累。提示感染扩散至这些神经周围的骨。

2. 海绵窦血栓形成

多继发于眼眶、鼻窦、面部上 1/2 部的化脓性感染。起初感染在单侧窦内，之后迅速通过环状窦扩散至对侧。海绵窦也可继发于其他硬脑膜窦炎症的扩散。其他非化脓性原因，如肿瘤、外伤或动静脉畸形引起的海绵窦血栓少见。

化脓性感染引起的血栓常急性起病。患者可出现发热。由于眼眶内压力增高，可引起眼球或眼眶疼痛。眼眶水肿可引起眼球突出，结膜或眼球水肿。动眼神经受累时可出现复视。眼球突出可引起上睑下垂。眼静脉回流受阻时或出现视盘水肿，在视盘周围可见多发小的或大的出血。角膜混浊不清或出现溃疡。瞳孔可变大或变小，对光反射消失。视力正常或中度受损。

3. 上矢状窦血栓形成

上矢状窦血栓形成较少由于感染引起。感染可继发于鼻腔或横窦、海绵窦炎症的扩散。上矢状窦血栓形成也可由于骨髓炎、硬膜外、硬膜下的感染引起。

在婴幼儿，上矢状窦血栓形成可由全身脱水引起，也可以由外伤或肿瘤（硬脑膜瘤）引起。上矢状窦血栓形成也与口服避孕药、妊娠、溶血性贫血、镰状细胞性贫血、血小板减少症、溃疡性结肠炎、糖尿病、白塞综合征或其他疾病有关。偶有成人发生不明原因的非化脓性上矢状窦血栓形成。

常见症状包括全身虚弱、发热、头痛和视盘水肿。局部症状包括前额及头皮前半部分的水肿、前部或后顶部静脉扩张。非化脓感染性血栓形成可无局灶性症状和体征，只表现为颅内压增高症状。但是，血栓扩散至大的脑静脉时，由于脑内出血可引起突发的局灶性神经功能缺损。这些静脉的受累，常是由于化脓扩散所致，但是非化脓性的患者也有相当一部分引起静脉受累。营养不良或恶病质婴幼儿如出现颅内压增高征象和局部性神经缺损症状，均应排除是否存在上矢状窦血栓形成。

4. 其他硬脑膜窦血栓形成

下矢状窦、直窦、Galen 静脉血栓形成很少单独发生。这些部位的血栓常继发于化脓性或非化脓性的横窦、上矢状窦或海绵窦血栓形成。下矢状窦、直窦、Galen 静脉血栓形成的症状常由于其他重要硬脑膜窦血栓形成的症状而掩盖。Galen 静脉血栓形成可引起大脑半球、基底核或侧脑室部位的脑出血。

（二）辅助检查

数字减影血管造影（DSA）被认为是诊断 CVT 的金标准，可以显示相应的静脉窦或静脉。MRI 和 MRA 是诊断 CVT 的常用手段。单纯颅脑 CT 不足以诊断 CVT，但结合 CTA，有可能建立诊断。脑脊液检查可发现脑脊液压力增高，白细胞、蛋白质增高。

（三）治疗

1. 治疗原发病

由于中耳炎、乳突炎等化脓性疾病引起者，应积极控制感染。

2. 肝素治疗

没有抗凝禁忌证的 CVT 患者应该积极给予抗凝治疗，包括皮下注射低分子肝素或静脉内注射肝素。CVT 伴随的颅内出血不是肝素治疗的禁忌证。细皮下注射低分子肝素对于 CVT 来说更有效安全。

3. 溶栓治疗

目前仍缺乏有力的证据表明 CVT 患者需采用全身性或局部溶栓治疗。对于重症、病情不断恶化及抗凝治疗无效的患者，主张使用溶栓治疗。溶栓药物可选择尿激酶或阿替普酶（rt-PA）。

4. 对症治疗

包括抗癫痫治疗，颅高压的处理，精神症状的控制，镇痛治疗等。

二、脑底异常血管网

脑底异常血管网（烟雾病）是由于双侧颈内动脉远端、大脑前动脉和大脑中动脉起始部狭窄或闭塞，脑底大量小血管形成侧支循环。由于在血管造影上，脑底部大量小血管影，好似吸烟时吐出的烟雾，故名烟雾病。

烟雾病好发于婴幼儿、儿童、青少年（约半数以上发病年龄不超过 10 岁），有研究发现日本女童发病可能与 3 号染色体 3p24.2-26、6 号染色体 D6s441、8 号染色体 8p23 及 17 号染色体的 17q25 的基因异常有关，所以推测烟雾病可能具有遗传因素。但也可以发生于任何家族人群，或者动脉粥样硬化、镰状细胞性贫血、既往有基底脑膜炎的患者。因此目前烟雾病是指影像学表现为"烟雾"的一类病，而不是指临床或病理表现。儿童患者多表现为缺血性卒中，成人多表现为脑内、硬脑膜下出血或蛛网膜下出血。

头颅 CT 或 MRI 无异常表现，也可表现为缺血性卒中或脑出血，其临床表现易与其他脑血管疾病混淆。

MRA 可清楚地显示颈内动脉末端狭窄和颅底烟雾状血管形成等烟雾病特征性影像表现。脑血管造影是烟雾病诊断的金标准，其基本表现是双侧颈内动脉末端闭塞伴颅底烟雾状血管形成，也可以在大脑后动脉出现相似改变。

如遇到儿童或中青年患者不明原因的卒中、反复交替性发作 TIA、脑室出血、脑出血合并脑梗死、脑叶出血或梗死、非原位再出血等，需考虑烟雾病，及早进行相关检查。根据医疗设备的条件，可首选 TCD 筛查，怀疑颅内血管病变时，进一步行 CTA、MRA 或 DSA 确诊。

烟雾病的治疗较为困难。外科手术方式可分为直接血管重建和间接血管重建。直接血管重建采用颅内外血管直接吻合，包括颞浅动脉-大脑中动脉血管吻合术（STA-MCA）、枕动脉-大脑中动脉血管吻合术等。间接血管重建主要包括：①脑-颞肌贴敷术（EMS）；②脑-颞肌-动脉贴敷术（EDAMS）；③脑-硬脑膜-动脉贴敷术（EDAS）；④颅骨钻孔术等。但效果仍有待进一步评价。

三、硬膜动静脉畸形

硬膜动静脉畸形（AVF）女性较多，颅后窝部位常见，幕上较少。硬膜动静脉畸形可引起脑神经（多发生于第Ⅲ、Ⅶ、Ⅷ和Ⅺ对脑神经）受累的症状和中枢系统受累的表现。后者是由于颅内静脉高压、脑脊液回流减少、静脉窦血栓形成或少量的蛛网膜下出血引起。因受累不同，可出现癫痫、瘫痪、脑干或小脑等症状。部分患者发生蛛网膜下腔出血、视盘水肿或头痛症状，类似于原发性假瘤。

诊断通常依赖详细的全脑血管造影。

选择性硅酮或其他物质栓塞可能有效，需要外科手术。部分患者可由于硬膜动静脉畸形发生自发性血栓使症状缓解。多数患者预后良好。发生于脊髓的硬膜动静脉畸形常可引起下肢瘫痪。

第二十八章　中枢神经系统感染性疾病

第一节　概　述

中枢神经系统感染性疾病是一组由各种病原体，包括细菌、真菌、立克次体、螺旋体、病毒、朊蛋白和寄生虫等侵犯脑实质、被膜和血管引起的急、慢性炎症（或非炎症）性疾病。是中枢神经系统的常见病、多发病。感染严重者可导致死亡，幸存者也可能留有严重后遗症。因此，对这类疾病进行早期诊断、实施快速而有效的治疗非常重要。

中枢神经系统感染性疾病根据发病情况分为：急性、亚急性和慢性感染。根据感染的部位分为：①以脑和（或）脊髓实质受累为主的脑炎、脊髓炎或脑脊髓炎；②以脑或脊髓被膜受累为主的脑膜炎、脊膜炎和脑脊髓膜炎；③脑实质和被膜合并受累的脑膜脑炎。病原体感染中枢神经系统主要通过 3 条途径：①血行感染，病原体通过昆虫叮咬、动物咬伤、使用不洁注射器、输血等进入血液，随血流进入颅腔；②直接感染，病原体通过穿透性颅脑外伤或其邻近组织的感染直接扩散入颅；③逆行感染，嗜神经病毒如单纯疱疹病毒、狂犬病毒等感染皮肤、呼吸道或胃肠道黏膜后可沿神经末梢进入神经干，逆行侵入颅内。

该类疾病的前驱症状均为非特异性的发热和头痛，初始症状较轻，后来逐渐出现意识障碍、局灶性神经体征或痫性发作，早期处理的关键是快速识别以上症状体征、甄别病原体和采取适当的针对性治疗。

第二节　单纯疱疹病毒性脑炎

一、概述

单纯疱疹病毒性脑炎（HSE）亦称急性坏死性脑炎、急性包涵体脑炎。该病是由单纯疱疹病毒（HSV）引起的急性脑部炎症，是病毒性脑炎中最常见的类型，占已知病毒性脑炎的 20%~68%，占所有脑炎的 5%~20%，国外发病率（4~8）/10 万。可发生于任何年龄，男女患病率相近，发病无季节性、地区性。20 世纪 70 年代前 HSE 病死率较高，90 年代后抗病毒药阿昔洛韦的广泛应用使病死率明显下降。该病最常侵犯颞叶皮质、眶额皮质与边缘结构。

二、病因与发病机制

HSV 属疱疹病毒科 α 亚科，是一种嗜神经 DNA 病毒，其在中枢神经系统可以发生活动性或潜伏性感染，引起的神经组织损害是由于病毒的复制，或机体对潜伏感染的病毒发生免疫反应所致。根据其抗原性的不同，HSV 分为 Ⅰ 型（HSV-Ⅰ）和 Ⅱ 型（HSV-Ⅱ）两种类型，人类 HSE 约 90%由 HSV-Ⅰ 引起。HSV-Ⅰ 引起的脑炎多见于年长儿童及成年人，一般通过呼吸道和唾液传播。原发感染多发生于儿童或青少年期，感染当时症状轻微，机体可迅速产生特异性免疫而康复。但由于该免疫反应不能彻底消除病毒，病毒得以长期潜伏于宿主体内，原发感染后 HSV 潜伏于三叉神经半月节或颈上神经节。一旦人体免疫功能降低，潜伏的病毒会再度活化，复制增殖，沿三叉神经或其他神经轴突进入脑组织内而发生脑炎。约 70%的 HSE 是由于潜伏感染病毒的活化导致发病，约 25%的病例由原发感染所致。HSV-Ⅱ 的原发感染主要在；生殖系统及会阴部皮肤黏膜，病毒潜伏于骶神经节内，后沿神经上行感染或血行播散引发脑实质病变。HSV-Ⅱ 对新生儿威胁最大，通常是母亲分娩时与生殖道分泌物接触所致。

三、病理

HSV-Ⅰ 型脑炎通常为不对称性分布的双侧大脑半球病变，并以颞叶内侧面、扣带回、海马回、岛叶等处受累最为显著，有时波及额叶眶面与枕叶。HSV-Ⅰ 型急性期特征性病理改变是病变部位脑实质出血性坏死、神经元和胶质细胞核内出现包涵体。肉眼可见上述部位坏死，

有时亦可见点状出血，严重者见海马沟回疝；显微镜下可见受侵部位神经元发生广泛的变性和坏死，坏死灶周围有炎细胞浸润、形成血管套，胶质细胞增生，并能看到活跃的格子细胞（激活的小胶质细胞吞噬神经组织崩解产物形成），脑膜血管充血、渗出。发病 2 周内在神经元或胶质细胞核内，可见 Cowdry A 型嗜酸性包涵体；电镜观察脑组织特别是急性期的神经细胞核内可发现病毒颗粒。慢性期受累部位出现脑组织萎缩和胶质细胞增生。

四、临床表现

（1）多为急性起病，任何年龄均可发病，50%以上发生于 20 岁以上的成年人，无性别差异，无季节性、区域性。

（2）前驱症状有上呼吸道感染、发热、肌痛、头痛等。体温可高达 38~40℃，可持续 1 周左右，退热药效果差。

（3）多有一般神经系统症状，如头痛、头晕、恶心、呕吐、脑膜刺激征等。

（4）约 1/4 患者口唇、面颊及其他皮肤移行区出现疱疹。

（5）精神症状较突出，出现率为 69%~85%，表现为人格改变、注意力涣散、反应迟

钝、语言减少、记忆力及定向力障碍、行为异常、幻觉，甚至木僵和缄默，有的患者因此而被误送入精神病院。

（6）有 67% 的患者出现不同形式的痫性发作，甚至出现癫痫持续状态，部分患者癫痫难以控制，从而发展为难治性癫痫。

（7）部分患者可出现中枢神经系统局灶性损害症状，如偏瘫、失语、视野缺损、展神经麻痹及其他脑神经损害征象。少数患者出现锥体外系症状。

（8）患者可发生不同程度的意识障碍，表现为谵妄、意识模糊、嗜睡、昏睡，严重者呈现昏迷、去皮质状态。

本病病程长短不一，严重者颅内压增高明显，数日内因脑疝而死亡，提示脑实质出血性坏死发展迅速且严重。亦有迁延达数月者。

五、辅助检查

（一）血液检查

外周血可见白细胞及中性粒细胞增高，红细胞沉降率加快。

（二）脑脊液（CSF）检查

CSF 压力轻至中度增高；白细胞轻度或中度增加，一般在（50~100）×10^6/L，以淋巴细胞或单核细胞占优势；如有红细胞或 CSF 黄变，是脑实质出血、坏死的表现，此种现象在其他病毒性脑炎中少见，是本病的特点之一；蛋白质轻至中度增高，一般低于 1.5g/L，糖和氯化物多数正常；免疫球蛋白 IgG 可于病后第 2 周增高。

（三）脑电图

本病早期即可出现脑电图异常，常表现为弥漫性高波幅慢波，以单侧或双侧颞、额区异常更明显，常有痫性波，以颞叶为中心的周期性同步放电（2~3Hz）最具诊断价值。

（四）影像学检查

1. 头部 CT

多数患者约在发病 6 天后出现颞叶及额叶的不规则低密度区，其中常混杂不规则高密度改变，增强后在病灶周边可见不规则线状影，病变严重的可有脑室受压、中线移位等占位效应。

2. 头部 MRI

早期即可在 T_2 加权像上显示颞叶中部和下部、岛回或额叶眶面清晰的高信号区，FLAIR 像上更明显。

（五）特殊检查

1. HSV 或 HSV 抗原检测

①脑组织活检发现神经元或胶质细胞核内嗜酸性包涵体，或电镜下发现 HSV 病毒颗粒可以确诊。②脑组织或 CSF 行 HSV 分离，阳性可确诊。以上 2 项虽特异性高，但耗时长且有技术上的限制，难以在临床上广泛应用。③应用聚合酶链反应（PCR）技术，可将 CSF 中极微量的单纯疱疹病毒 DNA 迅速扩增几百万倍，敏感性和特异性均高，适于早期快速诊断。④利用免疫荧光染色检测 HSV 抗原，敏感性为 80%，特异性达 95%，甚至在发病后的 2~3h 内即可检测出阳性结果。

2. HSV 特异性抗体检测

酶联免疫吸附法（ELISA）由于敏感性最高，是国际上检测 HSV 特异性抗体通常采用的方法。本法可用病程中双份血清和双份 CSF 做 HSV-Ⅰ抗体的动态检测。诊断标准为：①脑脊液 HSV-Ⅰ抗体滴度有增高趋势，滴度为 1：80 以上；双份 CSF 抗体有 4 倍以上升高；②血与 CSF 抗体滴度比<40。

六、诊断及鉴别诊断

（一）诊断

（1）起病急，病情重，发热等感染征象突出。口唇、皮肤黏膜出现疱疹为有力佐证。

（2）脑实质损害表现以精神行为异常、癫痫、意识障碍为主。

（3）头痛、呕吐等颅内压增高表现和（或）伴局灶性神经功能缺失、脑膜刺激征。

（1）CSF 常规检查符合病毒感染特点。

（2）脑电图广泛异常，或颞叶局灶性异常。

（3）影像学（CT、MRI）可见额、颞叶病灶，无强化，如有出血或排除颅内占位性病变更支持本病。

（4）特异性抗病毒药物治疗有效。

（5）确诊则需行血及 CSF 的病毒学及免疫学检查，如双份血清和 CSF 抗体滴度检查有显著变化趋势；病毒学检查阳性。必要时行脑活检以明确诊断。

（二）鉴别诊断

1. 结核性脑膜炎

起病隐袭，以发热、头痛为首发症状，有结核中毒症状，继而出现脑膜刺激征和颅高压表现，累及脑实质时出现神经系统局灶性症状体征。CSF 外观清晰或毛玻璃样，静置数小时后可有纤维蛋白薄膜形成，白细胞（50~500）×10^6/L，淋巴细胞占优势，蛋白高，糖、氯化物低，CSF 涂片有时可发现抗酸杆菌。

2. 化脓性脑膜炎

全身感染症状重，CSF 白细胞数增高明显，中性粒细胞为主，CSF 细菌培养或涂片检查可发现致病菌，抗生素治疗有效。

3. 急性播散性脑脊髓炎

多在感染、出疹或疫苗接种后急性发作，广泛累及脑、脑膜、脑干、小脑和脊髓，影像学显示皮质下白质多发散在病灶，病毒学和相关抗体检查阴性。而 HSE 为脑实质病变，灰质受累明显，一般不会出现脊髓损害的体征。

4. 脑肿瘤

HSE 有时局灶症状明显并伴有颅内压增高，症状类似脑肿瘤。但脑肿瘤病程相对较长，CSF 蛋白明显增高，头部 CT 增强扫描有强化效应。

5. 其他病毒性脑炎

带状疱疹病毒性脑炎、肠道病毒性脑炎、巨细胞病毒性脑炎等血清及 CSF 可检出相应病毒抗体、抗原及病毒核酸，可进行鉴别。

七、治疗

本病由于病死率高，应尽早采取有效的预防和治疗措施。治疗应包括病因治疗、免疫治疗及全身支持治疗。

（一）病因治疗应用抗病毒制剂。

（1）阿昔洛韦（ACV）又名无环鸟苷，是一种鸟嘌呤衍生物，能选择性地被单纯疱疹病毒感染的细胞所摄取，参与病毒编码的胸腺嘧啶脱氧核苷激酶磷酸化，从而干扰病毒DNA 聚合酶，抑制病毒的复制。ACV 可提高患者的存活率并减少后遗症，应尽早应用。用药方法：15~30mg/（kg·d），分为 2~3 次溶于 100~250mL 生理盐水，1~2h 内静脉滴注，根据病情而定可连用 14~21 天。对 ACV 耐药的 HSV 株．可选用膦甲酸钠和西多福韦治疗。ACV 的不良反应有头痛、恶心、呕吐、血清转氨酶升高、皮疹、谵妄、震颤等。

（2）更昔洛韦抗病毒谱与阿昔洛韦相似，对阿昔洛韦耐药的 HSV 突变株敏感，对巨细胞病毒有强烈的抑制作用。临床主要用于阿昔洛韦治疗无效的 HSE 以及巨细胞病毒感染。用药方法：5~10mg/（kg·d），静脉滴注，每 12h 1 次，疗程 14~21 天，静脉滴注。主要副作用是骨髓抑制（中性粒细胞和血小板减少）和肾损害，停药后多可恢复。

只要临床表现高度提示或不能排除 HSE 时，即应给予阿昔洛韦治疗，而不应等待病毒学确诊后才开始治疗。

（二）肾上腺皮质激素

病情危重、头颅 CT 见出血性坏死灶及头颅 MRI 见脑室周围白质有散在分布的点状脱髓鞘病灶，提示存在病毒感染引起的变态反应性脑损害可酌情应用。

（三）对症支持治疗

对于严重脑水肿、高颅压者可用甘露醇、地塞米松等进行脱水降颅压治疗；对于高热、抽搐、精神错乱、躁动不安等症状，应分别给予降温、解痉、镇静等处理。

对于昏迷患者，应注意保持呼吸道畅通和营养物质及水、电解质的平衡。必要时可给予小剂量输血或复方氨基酸等，也可用丙种球蛋白以增强机体免疫力。对重型病例应加强护理，注意口腔卫生，皮肤护理，防止褥疮、肺炎及泌尿系统感染。

八、预后

本病预后取决于治疗是否及时和病情的严重程度。未经抗病毒治疗、治疗不及时或不充分，以及病情严重的患者预后不良，病死率达 19%～50%。5%～10%的患者有复发。约 10%的患者可能留有不同程度的智力障碍、癫痫、偏瘫、失语等后遗症。

第三节　细菌性脑膜炎

一、概述

急性细菌性脑膜炎是细菌感染所致的脑和脊髓软脑（脊）膜、蛛网膜的炎症，是中枢神经系统常见的化脓性感染，常合并化脓性脑炎或脑脓肿，是一种严重的颅内感染性疾病，病死率和致残率较高。好发于婴幼儿、儿童和老年人。

二、病因及发病机制

细菌性脑膜炎最常见的致病菌为脑膜炎双球菌、肺炎双球菌和流感嗜血杆菌，约80%的细菌性脑膜炎由这 3 种细菌引起。其次为金黄色葡萄球菌、链球菌、大肠杆菌、变形杆菌、铜绿假单胞菌、沙门菌属等。其主要传播途径为血行播散，经肺或椎静脉丛侵入中枢神经系统；其次为由附近病灶感染如中耳炎、乳突炎等向颅内扩散，或因颅骨、椎骨感染病灶直接侵入，或脑实质感染病灶直接蔓延；颅脑手术、脑室引流、腰椎穿刺等亦可造成医源性感染。脑膜炎双球菌所致的流行性脑膜炎好发于儿童和青少年；肺炎双球菌脑膜炎好发于老年人；流感嗜血杆菌脑膜炎好发于婴幼儿；大肠杆菌是新生儿脑膜炎最常见的致病菌；金黄色葡萄球菌脑膜炎常继发于腰椎穿刺、脑室引流术和神经外科术后。肺炎双球菌和流感嗜血杆菌性脑膜炎主要发生在秋冬季，脑膜炎球菌脑膜炎多见于春季，可爆发流行。

三、病理

各种病原菌引起的急性细菌性脑膜炎病理改变基本一致：①肉眼可见软脑膜及大脑浅表血管扩张充血，大量脓性渗出物覆盖于脑表面，并沉积于脑沟、脑裂和脑室内；②脓液的颜色与病原菌种类有关，脑膜炎双球菌及金黄色葡萄球菌感染脓液呈灰色或黄色；肺炎双球菌感染脓液呈淡绿色；流感嗜血杆菌感染脓液呈灰色；③脓性渗出物阻塞蛛网膜颗粒或脑池，影响 CSF 的吸收和循环，可造成交通性或梗阻性脑积水；④可能有海马沟回疝和小脑扁桃体疝；⑤镜下可见软脑膜充血，血管周围间隙和蛛网膜下腔大量多形核白细胞及纤维素渗出；⑥部分病例用革兰染色在渗出物中可以检出病原菌；⑦邻近软脑膜的脑皮质轻度水肿，重者合并脑动、静脉炎可导致脑缺血、脑梗死、静脉系统血栓形成，脑实质中可有小脓肿形成。

四、临床表现

（一）感染症状

起病急骤，发热、畏寒、周身不适或上呼吸道感染表现等。

（二）神经系统表现

头痛、呕吐、脑膜刺激征阳性，常有精神症状、意识障碍。局灶性脑功能异常（如轻偏瘫、失语、颅内压增高、脑神经麻痹等）常提示出现动脉炎、细菌性血栓性静脉炎、脑梗死、静脉窦血栓形成或脑炎等合并症。大约 15% 的患者可出现局灶性脑功能异常，但在老年患者可高达 40%。起病后 48h 内出现展神经麻痹和意识状态恶化常提示有颅内压增高。20%~50% 的患者在病程的一定阶段出现癫痫发作。

（三）皮肤改变

是脑膜炎双球菌感染的特征，常出现皮肤的瘀点状出血和瘀斑，直径为 1~10mm 大小。病程严重者，瘀点或瘀斑可迅速扩大。

（四）特殊群体

婴幼儿、老年人和免疫功能低下的患者可仅有低热、轻度行为改变和轻微的脑膜炎体征。

（五）"落日眼征"

颅内压增高时婴儿常出现易激惹、前囟饱满、颅缝增宽，随着病情的发展，患儿可出现头颅变大，"落日眼征"。

五、辅助检查

（一）血液检查

急性期外周血白细胞增多，中性粒细胞占 80%～90%；红细胞沉降率增快。

（二）CSF 检查

压力增高（200～500mmH$_2$O）；外观混浊或呈脓性；白细胞数增多，（1000～10000）× 10^6/L，以中性多形核粒细胞为主，占 60% 以上；蛋白含量增高；糖和氯化物含量降低；乳酸、乳酸脱氢酶、溶菌酶含量明显增高；免疫球蛋白 IgM 和 IgA 明显增高；细菌涂片或细菌培养可检出病原菌，60% 以上的病例 CSF 细菌革兰染色呈阳性；CSF 细菌培养阳性率较高；但如腰椎穿刺检查 1h 前已经给予抗生素治疗，则 CSF 革兰染色和细菌培养的阳性率会下降 40% 以上。

（三）脑电图检查

无特征性改变，表现为弥漫性慢波。

（四）影像学检查

1. CT 扫描

早期无阳性发现，进展期可见基底池、脉络丛、半球沟裂密度增高；增强扫描可见脑膜呈带状或脑回状强化。

2. MRI 扫描

进展期 T$_1$ 加权像显示蛛网膜下腔不对称，信号略高，增强后呈不规则强化；T$_2$ 加权像脑膜和脑皮质信号增高。

后期 CT 或 MRI 可见硬脑膜下积液、脑脓肿、脑梗死、脑室扩大和脑沟增宽等。

六、诊断及鉴别诊断

（一）诊断

①有局灶或全身化脓性感染的病史；②急性起病，发热、头痛、呕吐，查体脑膜刺激征阳性；③可伴有脑弥散性损害症状和（或）神经系统局灶性损害症状；④CSF 白细胞增多，以中性多形核粒细胞为主；糖含量降低，蛋白增高；脑脊液细菌涂片及细菌培养可确诊。

（二）鉴别诊断

本病应与病毒性脑膜炎、结核性脑膜炎和隐球菌性脑膜炎鉴别（见表 28-1）。

表 28-1 中枢神经系统感染性疾病 CSF 特点

	多形核粒细胞	淋巴细胞	蛋白	葡萄糖	细苗涂片或培养	血和 CSF 病毒抗体
细菌性脑膜炎	↑↑↑	↑	↑	↓	+	-
病毒性脑膜炎或脑膜脑炎	正常或↑	↑↑	↑	正常	-	+
结核性脑膜炎	正常或↑	↑↑	↑	↓	+	-
隐球菌性脑膜炎	正常或↑	↑↑	↑	正常或↓	+	-

七、治疗

（一）抗菌治疗

细菌性脑膜炎的治疗原则是早期选取针对病原菌敏感的足量抗生素。在病原菌尚未确定时，选用第二代尖孢菌素，其中头孢曲松或头孢噻肟对常见的细菌脑膜炎致病菌疗效肯定，可作为首选用药；病原菌一经明确，应根据病原菌选用抗生素。

1. 脑膜炎球菌脑膜炎

又称流行性脑脊髓膜炎，简称流脑，首选药物为磺胺嘧啶。首次剂量 50～100mg/kg，静脉滴注，以后每日 80～160mg/kg，分 4 次口服或静脉滴注。同时应给等量的碳酸氢钠和足够的水分，以碱化尿液，减少药物结晶析出。疗程一般为 5 日，如治疗 48h 临床症状仍无改善，应及时更换其他抗生素。对爆发性流脑，宜用大剂量青霉素（每日 800 万～1200 万 U）或氯霉素（每日剂量 4g），分次静脉滴注。需密切观察骨髓抑制现象。

2. 肺炎双球菌脑膜炎

首选青霉素，因肺炎双球菌易导致脑膜粘连而阻碍药物渗入，故需用较大剂量。使用方法：每日 1600 万～2000 万 U，分 4～6 次静脉滴注，2 周 1 个疗程。重症或晚期患者用药剂量要加大，疗程要长，可至 CSF 检查正常后 2 周。青霉素过敏者，可选用红霉素或氯霉素。

3. 金黄色葡萄球菌脑膜炎

首选甲氧西林，每日 12g，分次肌内注射或静脉滴注，4 周为 1 个疗程。甲氧西林过敏或耐药者可改用万古霉素，每日 2g。

4. 流感嗜血杆菌脑膜炎

首选氨苄西林或氯霉素，也可上述二药合用，疗程不少于 10 日，或至少用至退热后 7日。对苄西林耐药者可改用头孢噻肟或头孢三嗪。

5. 大肠埃希菌脑膜炎

选用氨苄西林或头孢菌素类抗生素，联合应用庆大霉素或卡那霉素。

（二）激素治疗

激素可以抑制炎性细胞因子的释放，稳定血脑屏障。对病情较重者可以考虑应用。可用地塞米松 10mg，静脉滴注，连用 3~5 天。

（三）对症支持治疗

防治感染性休克，防止脑疝。酌情给予脱水降颅压、抗癫痫治疗及预防并发症等。

八、预后

细菌性脑膜炎治疗效果取决于治疗的时机、病原菌对药物的敏感性以及药物在 CSF 中的浓度。病死率为 10%~20%。由于抗生素的广泛应用，多数细菌性脑膜炎预后良好，但如治疗不及时、不彻底，少数患者可留有后遗症，如脑积水、眼肌麻痹、癫痫、轻偏瘫或智能低下等。

第四节　结核性脑膜炎

一、概述

结核性脑膜炎（TBM）是由结核分枝杆菌引起的软脑膜和脊髓膜的非化脓性炎症。是最常见的神经系统结核病，患者亚急性或慢性起病，出现发热、头痛、脑膜刺激征及神经功能缺损症状等。TBM 常继发于粟粒性肺结核或体内其他器官结核病后。近年来因结核菌的基因变异、抗结核药物研制相对落后等原因，结核病的发病率及病死率有增高趋势。

二、病因与发病机制

TBM 病原菌大多为人型结核分枝杆菌，少部分为牛型结核分枝杆菌。大多数 TBM 先有肺结核或其他部位如淋巴结、肠、骨、肾等器官结核，后继发 TBM。本病的感染途径：结核杆菌经淋巴系统和血行播散进入脑膜，在软脑膜种植，形成粟粒状结核结节，结节破溃后，大量结核杆菌进入蛛网膜下腔，形成 TBM。部分患者由于颅骨或脊柱结核病灶直接破入颅内或椎管内而发生。此外，TBM 也可以继发于免疫功能低下时体内潜伏结核菌的激活，经血行播散，在脑实质中形成结核灶，破入蛛网膜下腔或脑室。TBM 约占全身性结核病的 6%。

三、病理

TBM 主要侵犯颅底软脑膜，尤其是脚间池、桥池、视交叉池等部位，有时可沿血管侵及大脑外侧面，也可向下延及软脊膜。TBM 病变性质为慢性纤维素性渗出性炎症，被侵犯的软脑膜增厚，可见脑底部蛛网膜下腔内有白色或淡黄色胶样渗出物，有时与邻近脑神经粘连，致相应的脑神经麻痹，最常损伤的是动眼神经和展神经。炎症还可致第四脑室正中孔、外侧孔堵塞或伴发颗粒性室管膜炎而呈现梗阻性脑积水，脑实质内的结核病可以中心部位为干酪样坏死灶，周围为结核性肉芽组织，常为单个或多个球状病灶，称为结核球。TBM 也可侵犯血管，形成结核性血管炎，病变血管管腔狭小，可造成脑梗死。

四、临床表现

（1）本病多起病隐袭，病程缓慢，也可急性或亚急性起病。

（2）结核中毒症状低热、盗汗、食欲不振、轻微头痛、恶心、精神萎靡及乏力等。

（3）神经系统症状：

①脑膜刺激征及颅内压增高：头痛、呕吐、颈项强直及 Kernig 征阳性，眼底可有不同程度的视盘水肿，严重时出现去大脑强直发作或去皮质状态。

②脑神经损害：常见动眼神经和展神经损伤，面神经、视神经有时亦可受损。

③脑实质损害：可出现癫痫发作、精神症状、意识障碍。也可因动脉炎而发生偏瘫、交叉瘫、截瘫及四肢瘫。

④脊髓损伤：多发生在疾病晚期，由脊膜粘连、肥厚，压迫或影响脊髓血管所致，可出现截瘫、四肢瘫及膀胱、直肠功能障碍。

（4）老年人头痛、呕吐、脑膜刺激征及高颅压症状可不明显。

五、辅助检查

（一）血液检查

外周血白细胞正常或轻度增高，红细胞沉降率增快。

（二）皮肤结核菌素试验

约50%患者皮肤结核菌素试验阳性。

（三）CSF 检查

压力增高，可达 400mmH$_2$O。外观无色透明或微黄，静置后可形成纤维薄膜。细胞数增高，多为（50~500）×10^6/L，以淋巴细胞为主，但疾病早期可以有多核白细胞。蛋白增高，通常为 1~2g/L。糖含量减少，氯化物亦降低。CSF 培养出结核菌可确诊，但其阳性率很低、周期长，难以满足临床实际工作需要。PCR 检测 CSF 中分枝杆菌的 DNA 片段，是目前诊断 TBM 的最快方法，其缺点是易出现假阳性。

（四）影像学检查

1. X 线检查

约 50%胸部 X 线片可见活动性或陈旧性结核感染证据。

2. 脑 CT 扫描

可见侧裂池、鞍上池、视交叉池、环池和脚间池密度增高，增强后脑池内、大脑半球和小脑表面呈线状或粗毛刺状强化；慢性期可见梗阻性脑积水，双侧侧脑室与第三脑室扩大，而第四脑室多正常；部分病例因合并继发性脑梗死呈现低密度灶；约 10%可见结核瘤。

3. 脑 MRI 扫描

炎性渗出物在基底池表现为长 T_1 和长 T_2 异常信号，增强后更明显；大脑半球凸面脑膜可见增厚和强化；结核瘤可因病程不同而呈现不同的变化。

六、诊断和鉴别诊断

（一）诊断要点

①有结核密切接触史；②身体其他部位如肺、脊柱等有结核灶；③亚急性起病，慢性迁延病程，有结核中毒症状；④脑膜刺激征阳性伴颅内压增高或神经系统局灶症状；⑤CSF 检查具有结核菌感染特征性改变；⑥CT 和（或）MRI 检查有相应部位的异常所见；⑦有上述症状，在 CSF 培养或抗酸杆菌涂片中发现结核杆菌即可确诊。45%~70%的患者 CSF 结核杆菌培养呈阳性，但阳性结果常出现在发病 6~8 周以后，所以在拟诊做出后，应及早根据经验给予抗结核治疗。

（二）鉴别诊断

1. 隐球菌性脑膜炎

临床症状和 CSF 改变与 TBM 相似，但无低热、盗汗等结核中毒症状，最可靠的鉴别方法是 CSF 墨汁染色检查或 CSF 真菌培养找到新型隐球菌。

2. 囊虫性脑膜炎

病史较长，一般无发热，患者一般状态较好，脑膜刺激征相对较轻。可有便绦虫节片史，皮下可有囊虫结节，CSF 囊虫抗体阳性有助于鉴别。

3. 病毒性脑膜炎

与轻型或早期 TBM 的 CSF 改变极为相似，但 CSF 无纤维薄膜形成，糖含量多正常，乳酸及 C 反应蛋白均正常。而 TBM 后两项增高。

4. 脑膜癌病

是由身体其他器官的恶性肿瘤转移到脑膜而致，多发于中老年人。临床上两者均可表现为高颅压症状和脑膜刺激征，通过全面检查发现颅外癌性病灶有助于脑膜癌病的诊断，CSF细胞学发现肿瘤细胞可确诊脑膜癌病。

七、治疗

（一）治疗原则

应遵循早期用药、合理选药、联合用药、系统治疗的原则。早期诊断、合理治疗是改善预后的关键。

（二）抗结核药物治疗

目前认为异烟肼、利福平、吡嗪酰胺、链霉素和乙胺丁醇是治疗 TBM 最有效的联合用药方案。根据 WHO 建议，至少从上述抗结核药物中选择 3 种联合治疗，目前临床上急性期主张用异烟肼+利福平+吡嗪酰胺构成三联用药，病情严重者可酌情加用链霉素或乙胺丁醇构成四联用药。具体用药量及时间见表 28-2。

表 28-2　一线抗结核药物的使用方法

药物	成人用量（mg/d）	每日分次	给药途径	用药持续时间
异烟肼	600~900	1	静脉滴注（病情控制后口服）	1~2 年
利福平	600	1	口服	6~12 个月
吡嗪酰胺	1500	3	口服	2~3 个月
乙胺丁醇	750	1	口服	2~3 个月
链霉素	750	1	肌内注射	3~6 个月

TBM 的治疗在症状得到控制后仍继续用药 1 年至 1 年半，总疗程不得少于 12 个月，以避免复发、确保疗效。

1. 异烟肼

对结核杆菌有高度选择性，抑制结核菌 DNA 合成，破坏菌体内酶活性，低浓度抑菌、高浓度杀菌，对细胞内外结核杆菌均有作用，是目前治疗各种结核病的最常用药物。主要副作用有末梢神经炎、肝损害及皮疹、药物热、粒细胞减少、血小板减少等。异烟肼治疗中应同时口服维生素 B_6 以预防该药导致的周围神经病。

2. 利福平

与细菌的 RNA 聚合酶结合，干扰 mRNA 的合成，抑制细菌的生长繁殖，对细胞内外繁殖期、静止期结核杆菌均有作用。利福平的副作用有消化道反应、肝损害、过敏反应及头晕、乏力等。

3. 吡嗪酰胺

进入菌体后转变为吡嗪酸，在酸性环境中抗菌作用增强，能在细胞内抑杀结核杆菌，对细胞外细菌无效。主要不良反应有肝损害、关节肿胀、酸痛、诱发痛风、排尿困难等。

4. 链霉素

为氨基糖苷类抗生素，对吞噬细胞外的结核菌有杀灭作用。主要不良反应有耳毒性、肾毒性及过敏反应。

5. 乙胺丁醇

通过抑制细菌 RNA 合成而抑制结核杆菌的生长，对细胞内外结核杆菌有较强的抗菌作用，对繁殖状态结核菌有作用，对静止状态的细菌几乎无影响，对异烟肼或链霉素有耐药的结核杆菌亦有效。主要副作用有球后视神经炎、胃肠道反应、粒细胞减少等。

（三）肾上腺皮质激素

有抗炎、减轻水肿、抑制纤维化、溶解渗出物和减少 CSF 分泌的作用（但必须在充分抗结核治疗的基础上用药）。一般适用于以下情况：①中毒症状明显，高热持续不退；②颅内压增高；③TBM 合并脑积水、血管炎或蛛网膜炎，有蛛网膜下腔粘连；④出现神经系统局灶症状；⑤CSF 中蛋白浓度极高，有可能形成凝块造成椎管堵塞；⑥结核瘤伴周围水肿；⑦视觉损伤。

常用地塞米松，初始剂量为 20~40mg，每日静脉滴注 1 次，每 3~7 天减量 1 次，以减少副作用，整个用药疗程为 1~1.5 个月。

（四）鞘内注射

对晚期病情顽固或合并蛛网膜下腔粘连者，在全身药物治疗的基础上，可辅以鞘内注射治疗。一般选用异烟肼（100mg）、地塞米松（5~10mg）、α-糜蛋白酶（4000U）和透明质酸酶（1500U），每隔 2 天给予 1 次联合鞘内注射。症状消失后每周注射 2 次，体征消失后每 1~2 周注射 1 次，直至 CSF 检查正常。

（五）支持及对症治疗

注意加强营养，保证足够的能量，改善全身状况，增强抵抗力；有颅内高压者应给予甘露醇、呋塞米等脱水药物治疗；对癫痫发作患者可给予抗癫痫治疗。治疗开始后的 2~3 个月应进行神经影像学检查，以后每 3~6 个月进行复查，以判断疾病恢复情况。对结核球的治疗通常需要 2 年以上。

八、预后

本病的预后取决于病情的严重程度、治疗是否及时彻底。如能早期诊断、尽快进行系统治疗，则预后较好。若治疗不彻底或病程迁延，约 25% 患者可遗有癫痫发作、蛛网膜粘连、脑积水、脑神经麻痹、瘫痪、智力障碍等并发症，严重者可死于脑疝。即使经过适当的治疗，本病仍有 1/3 的患者死亡。

第五节 隐球菌性脑膜炎

一、概述

隐球菌性脑膜炎是由新型隐球菌感染脑膜引起的炎症，是中枢神经系统最常见的真菌感染。新型隐球菌中枢神经系统感染可单独发生，但更常见于器官移植、全身性免疫缺陷性疾病、慢性衰竭性疾病时，如获得性免疫缺陷综合征、淋巴肉瘤等，近年来该病的发病率呈上升趋势。中枢神经系统的真菌感染具有病情重、病死率高、治疗棘手等特点。

二、病因及发病机制

新型隐球菌菌体呈圆形或卵圆形，直径为 $2\sim5\mu m$，具有一层多糖类荚膜，以出芽的方式进行繁殖。新型隐球菌为条件致病菌，具有中枢神经系统亲和力，广泛分布于鸟类栖息地土壤及粪便中，特别是鸽粪中。新型隐球菌常经呼吸道、消化道、

皮肤侵入人体形成病灶，再经由血液循环播散到脑膜。它也可以直接侵袭宿主引发疾病，尤其当宿主患有全身性免疫缺陷性疾病或慢性消耗性疾病，如艾滋病、肿瘤、结核病、糖尿病、肾病、红斑狼疮等，或长期大量使用抗生素，病原体感染后发生中枢神经系统并发症的可能性明显增加。

三、病理

肉眼可见蛛网膜下腔有胶样渗出物，软脑膜弥漫性或局部不透明。脑膜广泛性增厚，脑组织水肿，脑回变平，沿脑沟或脑池可见小肉芽肿、小结节。镜下可见病变侵犯不同部位，呈脑膜炎、脑膜脑炎和肉芽肿 3 个亚型。脑膜有淋巴细胞、单核细胞浸润，并可见隐球菌广泛存在于脑膜、脑池及脑室之中。由于新型隐球菌的荚膜物质能抑制白细胞趋向和吞噬作用，所以病灶内多形核白细胞很少，周围组织的炎性反应也轻，不化脓。晚期出现大量巨噬细胞、异物巨细胞、淋巴细胞、浆细胞和上皮细胞，形成肉芽肿。

四、临床表现

（1）多为隐袭起病，亚急性或慢性病程，逐渐加重。免疫缺陷患者可呈急性发病。

（2）可发生于任何年龄，30~60 岁男性多见，鸽子饲养者、慢性消耗性疾病患者及免疫系统疾病患者多发。

（3）全身症状早期有不规则低热、轻度间歇性头痛、体重下降。

（4）神经系统症状主要临床表现为头痛、恶心呕吐、颈项强直。部分患者有脑神经损害，视神经损害常见。严重病例出现意识改变、癫痫发作或肢体无力，这与蛛网膜粘连引起高颅压、皮质受刺激、脑脊髓组织受肉芽肿压迫及脑积水有关。

（5）本病病程长，如不干预治疗，疾病多呈持续性、进行性加重。

五、实验室及其他辅助检查

（一）脑脊液检查

①常规检查：外观透明或微浑浊，呈现"三高一低"现象，即脑脊液压力增高（常大于 $200mmH_2O$），脑脊液内淋巴细胞轻度至中度增多（10～500）×10^6/L，蛋白含量增高（通常不超过 2g/L，含量更高提示蛛网膜下腔梗阻），糖含量降低 150～350mg/L。②涂片和培养：CSF 离心沉淀后涂片做墨汁染色，检出有明亮菌体荚膜的隐球菌可确定诊断。但墨汁染色的阳性率为 30%～50%，需反复多次检查，提高检出率。脑脊液真菌培养特异性高，但敏感性偏低，常需 5 天左右。③抗原检测：脑脊液抗原检查较墨汁染色敏感，疑诊患者应同时检测血清和脑脊液。

（二）影像学检查

头颅 CT 和 MRI 多无阳性发现，仅部分患者可以显示脑膜周围感染灶、脑积水和脑局灶性改变。患者的肺部影像学检查偶有异常，可类似于结核病灶、肺炎样改变或肺部占位样病灶。

六、诊断及鉴别诊断

（一）诊断要点

①易感人群或身体其他部位有真菌感染灶；②亚急性或慢性起病，不规则低热伴间歇性头痛；③临床出现脑膜炎的症状和体征或伴有神经系统局灶损害；④CSF 中发现隐球菌是确诊的关键。

（二）鉴别诊断

本病的临床表现及脑脊液常规检查结果与结核性脑膜炎相似，临床容易误诊。另外也应注意与部分化脓性脑膜炎、脑脓肿相鉴别。主要根据临床特点、病原学检测，结合影像学改变进行鉴别。

七、治疗

（一）抗真菌治疗

（1）两性霉素 B 目前仍是治疗中枢神经系统隐球菌感染最有效药物。两性霉素 B 有静脉给药和鞘内注射两种给药方式。均为小剂量开始，逐渐增大剂量。①静脉给药：成人第一天用 1~2mg，溶于 500mL 5% 葡萄糖，静脉缓慢滴注。以后每天根据副反应大小酌情增加 2~5mg，直至 1~1.5mg/（kg·d），维持 3 个月或更久，治疗一疗程的用药总量远比每次用药单剂量大小重要，成人总剂量 3~4g。②鞘内注射：首次成人 0.05~0.1mg，以后每次增加 0.1mg，直至每次 0.5~1mg，每周 2~3 次，总剂量 15mg。注射前，先溶于注射用水 1~2mL 中，可加地塞米松 2~4mg。鞘内注射为有创治疗，需根据患者颅压情况，慎重选择。与静脉注射联合应用，可获得比静脉单用更好的效果。两性霉素 B 的毒副作用较大，常见有寒战、高热、呕吐、食欲减退、造血功能抑制、癫痫发作、视神经损害和肾损害，患者可有不同程度的血钾丢失，严重的低血钾可致心律失常，甚至心搏骤停，应密切观察，及时处理。

（2）5-氟胞嘧啶（5-FC）单用 5-FC 易产生耐药性，与两性霉素 B 合用，可增强疗效。可口服或静脉滴注，100~150mg/（kg·d），疗程为数周至数月。

（3）氟康唑口服吸收好，脑脊液的药物浓度为血浓度的 80%。在治疗脑膜炎时最初两周剂量可达到 400mg/d，每日顿服，随后 8~10 周 200~400mg/d，以后 200mg/d 持续 6~12 个月。艾滋病患者可能需要持续维持治疗。本药副作用小，以恶心、食欲减退较常见。

新型隐球菌性脑膜炎的治疗，应根据患者的全身状况，分为急性期治疗、巩固期治疗和维持期治疗。2010 年美国感染疾病学会推荐：急性期使用两性霉素 B［0.7~1mg/（kg·d）］联合 5-FC［100mg/（kg·d）］，≥4 周；巩固期治疗使用氟康唑 400~800mg/d，8 周；维持期治疗建议 200mg/d，6~12 月。

（二）对症及全身支持治疗

降低颅压可选用甘露醇、甘油果糖及人血白蛋白注射液，对于持续颅高压、脑积水者可行连续的腰椎穿刺间断引流 CSF，腰椎置管引流，脑室腹腔分流减压。针对患者可能出现的营养不良、水电解质失衡、高热、褥疮、肺及泌尿系统感染等，要及时发现，予以对症处置。

八、预后

本病常呈进行性加重，未经治疗者常在数月内死亡，平均病程 6 个月。治疗及时患者也常见并发症和神经系统后遗症，病情可在数年内反复缓解和加重。

第二十九章　脊髓疾病

第一节　概　述

一、脊髓的解剖

（一）脊髓的外部形态

脊髓位于椎管内，是脑向下延伸的部分，其上端以第一颈神经根的最高根丝与延髓分界，在成人其下端平第一与第二腰椎间隙，全长 40~45cm。在新生儿脊髓下端平第三腰椎。脊髓从上到下共发出 31 对脊神经根：颈（C）段 8 对、胸（T）段 12 对、腰（L）段 5 对、骶（S）段 5 对和尾（Co）神经 1 对。脊髓也因此相应地分成 31 个节段，但其表面并无节段界限。在颈段和腰段，因支配上下肢的神经元和轴突数量剧增，故 C5~T2、L1~S2 两处有相应的膨大，各称为颈膨大和腰膨大。从腰膨大以下脊髓迅速变细，称脊髓圆锥（包括 S3~5 和尾髓），其末端呈索状，附着于尾骨，称终丝。脊髓外形呈略扁的圆柱体，前面正中有前正中裂，背面正中有后正中沟，每侧脊髓前后神经根出入脊髓处各有浅沟分别称为前外侧沟和后外侧沟。

因为在生长发育过程中，脊柱生长速度明显快于脊髓，故脊柱的长度明显大于脊髓，因此脊髓各节段位置要高于相应的脊椎，颈段脊髓比颈椎高 1 节椎体，上、中段胸髓比相应胸椎高 2 节椎体，下胸髓则高 3 节椎体，腰髓位于第 10~12 胸椎水平，骶髓和尾髓位于第 12 胸椎和第 1 腰椎水平。因所有神经根均由相对应的椎间孔离开椎管，而脊髓终止于腰椎上端，所以 L2 以下的腰髓和骶尾髓发出的神经根（共 10 对）在离开脊髓后，须在椎管内下行一定的距离后才能经相应的椎间孔离开椎管，这些脊神经根称为马尾。

脊髓表面由 3 层结缔组织膜包被，由外向内依次为硬脊膜、蛛网膜和软脊膜。在硬脊膜外与脊椎骨膜之间的间隙称硬膜外腔，其中有静脉丛和疏松的脂肪组织，此静脉丛在脊髓转移性肿瘤及栓塞的发生中有重要意义。软脊膜紧贴于脊髓表面，蛛网膜和软脊膜之间为蛛网膜下腔，其内充满脑脊液。在脊髓两侧，由软脊膜形成多个三角形突起，其尖端穿过蛛网膜下腔附着于硬膜的内面，称为齿状韧带，脊髓由 21~22 对齿状韧带悬吊于蛛网膜下腔。

（二）脊髓的内部结构

脊髓由灰质和白质组成，灰质位于脊髓中央，主要由神经元和神经胶质细胞的胞体构成，在灰质的中央有纵贯脊髓全长的小管，称中央管；白质位于周围，由上下行传导束构成，外包软脊膜。

1. 灰质

脊髓灰质横切面外观略呈 H 形，全长呈立柱状体，其中间部分为横行的灰质连合，两侧部向前、后延展，按其位置分别称为每侧的前角和后角，中央管前后方为灰质的前、后连合。灰质主要由形态、大小和功能各异的神经元胞体构成，呈纵向板层状排列。前角内主要是运动神经元，属下运动神经元，接受锥体束、网状脊髓束、前庭脊髓束等下行纤维和脊髓灰质内中间神经元轴突的支配，其轴突构成脊神经前根，支配骨骼肌。后角内主要含浅感觉的第二级神经元胞体，与痛、温觉和部分触觉的传导有关；另外在后角底部和中间带，还有接受肌肉本体感觉传入的感觉神经元，其轴突组成脊髓小脑前、后束。

除上述的运动和感觉神经元外，在后角底部、中间带和前角内，还有许多与运动调节功能有关的中间神经元，这些中间神经元与锥体束、红核脊髓束、前庭脊髓束、网状脊髓束和内侧纵束等下行纤维形成突触联系，同时有部分中间神经元还接受前角运动神经元轴突的回返性侧支冲动。这些中间神经元发出轴突，与前角的下运动神经元形成突触联系，实现对运动神经元复杂的易化或抑制调节。

从 C8~L2 脊髓节段的中间灰质外侧有很多中等大小的神经元，使中间灰质向两侧突出，称为侧角，此处神经元的轴突系交感神经的节前纤维，这些纤维离开脊髓后加入前根，从前根传出到脊柱前外侧的交感神经节，换神经元后支配平滑肌和腺体。在 S2~4 节段的相应部位也有类似的神经元，它们的轴突系副交感神经的节前纤维，这些纤维随前根出椎管，在盆腔的副交感神经节换元后支配盆腔器官。

2. 白质

脊髓白质是由上行和下行的有髓神经纤维长传导束以及完成脊髓各节段间联系的固有束构成。由前正中裂、后正中沟、前外侧沟、后外侧沟将脊髓分为前索、后索及侧索，索内有许多起止点相同的神经传导束，这些束可分为上行束、下行束及固有束 3 类。

（1）上行束是由脊髓上行到脑不同部位的纤维，传导感觉冲动，包括：

①薄束和楔束：位于后索，传导意识性本体感觉和精细感觉，末梢感受器是肌梭、肌腱、关节小体和环层小体，其纤维由后根入脊髓，在同侧后索上行达延髓的薄束核和楔束核。楔束接受 T4 以上、薄束接受 T4 以下的本体觉。首先进入后索的纤维紧靠中线，而随后进入的纤维依次远离中线排列，因此在颈段水平，接受各部位的感觉纤维的排列次序由内向外依次为骶、腰、胸、颈。

②脊髓小脑后束：位于侧索，起于同侧灰质中间带的 Clarke 细胞柱，并从后索接受大量侧支，上行经小脑下脚入小脑前叶，传导躯干及下肢的关节、肌肉、肌腱等无意识的本体感觉。

③脊髓小脑前束：位于侧索，主要起于同侧后角底部及中间带的中间内侧核细胞，上行经小脑上脚入小脑各叶传递上肢本体感觉。脊髓小脑束是脊髓之中纤维最粗、传导速度最快的纤维束。

④脊髓丘脑侧束：脊髓后根神经节内的假单极神经元的中枢支经后根进入脊髓后，分成升支和降支，各走行数个脊髓节段，与相应节段的后角感觉神经元形成突触联系，后角感觉神经元的轴突先在同侧上升 1~3 个节段后，经脊髓前连合交叉到对侧的侧索前外侧部，然后上升达丘脑腹后外侧核。不同节段的后角感觉神经元的轴突交叉到对侧时，自上而下由内侧进入对侧的脊髓丘脑束，故将来自下部的神经纤维挤向外侧，而上部的纤维则依次排列在内侧，因此在脊髓丘脑束中，接受各部位的感觉纤维的排列次序由外向内依次为骶、腰、胸、颈。此束主要传导痛、温觉。

⑤脊髓丘脑前束：后角感觉神经元接受后根神经节内假单极神经元的中枢支传入的粗触觉冲动，发出轴突经脊髓前连合交叉到对侧前索，形成脊髓丘脑前束，之后的走行与脊髓丘脑侧束相同。

（2）下行束是从脑的不同部位下行到脊髓的纤维，主要与运动调控有关，包括：

①皮质脊髓束（锥体束）：主要由中央前回、中央后回及其邻近皮质的锥体细胞（上运动神经元）的轴突向下经锥体交叉后在对侧的脊髓侧索下行，称为皮质脊髓侧束，皮质脊髓侧束在脊髓内的纤维按部位有序排列，由内向外依次为颈、胸、腰、骶。少数未交叉的纤维在同侧的脊髓前索内下行，称为皮质脊髓前束。皮质脊髓束与脊髓前角运动神经元以及中间神经元形成突触联系，控制随意运动。其作用主要是兴奋屈肌和抑制伸肌。

②红核脊髓束：此束在人已不发达，主要通过脊髓中间神经元来影响运动神经元，主要作用是易化屈肌和调节屈肌张力。

③前庭脊髓束：起于前庭外侧核和内侧核，也主要通过脊髓中间神经元来影响运动神经元，主要作用是兴奋伸肌和抑制屈肌。

④网状脊髓束：网状脊髓内侧束起于脑桥网状结构，几乎全部为不交叉纤维，经同侧到脊髓前索；网状脊髓外侧束起于延髓网状结构，含交叉和不交叉两种纤维，到双侧脊髓侧索，前者易化牵张反射，后者抑制牵张反射。

（3）脊髓节段间相互联系的传导束。

固有束此束包括很多连合纤维，主要是由中间神经元的轴突组成，除与本节段的神经元形成突触联系外，还发出广泛的侧支到达上下数个脊髓节段。轴突有长有短，短轴突仅在相邻的节段互相往来，长轴突可直通颈膨大或腰膨大，甚至能贯穿脊髓和脑干网状结构之间，这些升、降纤维交叉或不交叉，组成一层紧贴灰质的白质外罩，完成脊髓不同节段间相互联系的功能，是脊髓固有反射的基础。

（三）脊髓的血液供应

1. 动脉供应

脊髓的血液供应非常丰富，其动脉来源主要有三部分：

（1）脊髓前动脉：起源于双侧椎动脉颅内部分，在延髓腹侧合并为一支，为一个连续性单一动脉，沿脊髓前正中裂下行至圆锥终点，供应脊髓全长，其终末支祥绕到腰低髓后面与脊髓后动脉相连接。在前正中裂内，脊髓前动脉以很近的间距发出一系列分支，即沟连合动脉和周缘支。沟连合动脉水平走行，由前连合进入脊髓，在前连合前部向两侧呈扇形分布，供应几乎所有的灰质及前索白质。这些动脉系终末分支，易发生缺血性病变。周缘支与脊髓后动脉的类似分支吻合，形成冠状动脉环。前冠的细小分支供应前外侧索和侧索白质。

（2）脊髓后动脉：左右各一根，走行于脊髓后外侧沟表面，起源于同侧椎动脉颅内部分，小脑下后动脉偶尔是其上部供应来源。脊髓后动脉不是连续性单一血管，但有小动脉吻合链可使血液向相反方向流动，故极少发生供血障碍。脊髓后动脉主要供应后索和灰质后角尖部。

（3）根动脉：颈段的根动脉来自颈部椎动脉的分支及甲状腺下动脉的分支，胸、腰、骶段的根动脉来自主动脉及其分支——肋间动脉和腰动脉，这些分支与神经根并行进入椎管，故称根动脉。每一根动脉进入椎间孔后即分为前根动脉和后根动脉，分别与脊髓前动脉和脊髓后动脉吻合，构成脊髓的冠状动脉环。

脊髓的血液供应 1/10 来自椎动脉，9/10 来自主动脉各分支发出的根动脉。脊髓前动脉和前根动脉供血给脊髓的前 2/3，脊髓后动脉和后根动脉供血给脊髓的后 1/3。在脊髓的 T4 和 L1 节段为不同动脉供血的分水岭，是脊髓血液供应最薄弱、最易发生供血障碍的部位。

2. 静脉回流

脊髓静脉的分布模式与动脉相似，脊髓实质的静脉血被沟静脉和一些周缘小支引流到脊髓表面的软膜静脉丛和纵行的静脉干，再经与同名动脉伴行的脊髓前静脉和位于后正中沟的脊髓后静脉引流到椎管内静脉丛。该静脉丛由疏松的结缔组织和脂肪组织包绕，位于硬脊膜外腔，其上端经枕骨大孔与颅内静脉窦相交通。通过这些交通支只可回流部分血液，而大部分由椎间静脉经椎间孔引流到椎管外静脉丛，再经节段静脉等回流到奇静脉、上腔静脉及下腔静脉。因椎管内静脉丛与颅内静脉相连，没有瓣膜，其血流方向可因胸、腹腔的压力而改变，因此胸、腹和盆腔的感染或肿瘤可能经该静脉丛转移入颅。

二、脊髓的功能

除了通过上行、下行传导束来完成脑与周围神经的联系，从而实现各种感觉和运动功能外，脊髓本身也是神经系统的初级反射中枢，其主要功能如下：

（一）运动功能

脊髓前角内的下运动神经元包括 α 和 γ 运动神经元，它们接受锥体束等下行传导束和脊髓灰质内中间神经元轴突的支配，其轴突支配骨骼肌，完成随意运动功能。α 运动神经元的轴突支配骨骼肌的肌梭外肌纤维，使肌肉保持紧张和产生运动；γ 运动神经元的轴突支配肌梭内肌纤维，与维持肌张力和腱反射有关，与肌梭内的感觉神经共同组成肌张力的监控系统。在 α 和 γ 运动神经元的共同参与下，使得骨骼肌能够准确而协调地运动。

（二）感觉功能

脊髓将来自外周的各种感觉性传入冲动通过不同的上行性感觉传导束传入到脑的相应功能区。

（三）躯体营养作用

脊髓前角细胞对它所支配的肌肉及该节段的骨骼有营养作用，前角细胞受损时，它所支配的肌肉萎缩，该节段的骨质疏松。

（四）支配内脏活动

位于脊髓侧角的交感和副交感神经中枢通过交感和副交感神经对血管平滑肌、腺体、立毛肌以及盆腔器官的功能活动起支配作用。

（五）反射功能

作为神经系统的初级反射中枢，脊髓能完成许多有意义的反射活动，主要有：

1. 牵张反射

又称伸肌反射，其感受器是肌梭，传入神经是后根内侧部的粗纤维，其神经元胞体位于后根神经节内，该神经元与前角运动神经元形成突触，通过前根支配梭外肌纤维，使之收缩。当肌梭受到持续性牵张刺激时，引起肌张力增高的反应（紧张型牵张反射），起到维持肌张力的作用。当肌梭受到突然性牵张刺激时，引起骨骼肌快速有力的收缩动作（位相型牵张反射），腱反射即属此类牵张反射。

2. 屈肌反射

当肢体受到伤害性刺激时，受刺激肢体迅速产生屈曲反应，以逃避这种刺激，这是一种防御反射，具有远离伤害性刺激的保护性意义。这种屈肌反射远比牵张反射复杂，已经不是同一脊髓节段的单突触反射。当屈曲关节的屈肌收缩时，伸肌自动弛缓。

三、脊髓病变的诊断

第一步是确定病变的部位，即是否有脊髓病变，然后确定脊髓病变的节段水平以及在横断面上的位置。根据病变部位和发病情况、病程演变，再结合必要的辅助检查，做出定性诊断。

（一）脊髓病变的确定

脊髓病变的主要临床表现是运动障碍、感觉障碍和自主神经功能障碍（包括括约肌功能障碍、病变平面以下泌汗异常及皮肤营养障碍等）。随脊髓病变部位及病变所累及脊髓内结构的不同，其运动障碍和感觉障碍的表现各有其特点。脊髓系节段性结构，当脊髓某一节段发生病变时，该节段支配的肌肉出现弛缓性瘫痪，与该节段相关的反射消失，在所支配的区域内可出现根性神经痛或感觉障碍。这些体征被称为节段性体征，是脊髓病变的特征性表现，对于确定脊髓病变有重要价值。此外，在病变脊髓节段以下有不同程度的上运动神经元瘫痪及传导束性感觉障碍，脊髓中央区受累则有分离性感觉障碍（浅感觉障碍，深感觉和精细触觉保留），这些表现也是脊髓病变的特点。

（二）脊髓病变的节段定位

在病变脊髓节段所支配的区域出现节段性体征，受损节段以下有上运动神经元损害的表现以及传导束性感觉障碍，根据这些特点可判断脊髓病变的节段平面。另外，脊髓不同部位损害各有特点，有助于节段定位。

1. 高位颈髓（$C_1 \sim C_4$）

（1）四肢不同程度的上运动神经元瘫痪。病变累及副神经时可引起胸锁乳突肌和斜方肌的肌力减退和肌萎缩，表现为转颈和耸肩困难。累及膈神经时可引起呃逆或膈肌麻痹、呼吸困难。

（2）当未累及脊髓传导束时，感觉减退局限于 $C_2 \sim C_4$ 节段的皮肤（C_1 为纯运动神经）；当传导束受损时则产生病变水平以下各种感觉障碍；当损害三叉神经脊髓束时，可以产生同侧面部麻木和疼痛。

（3）自发性根性疼痛位于枕、颈和肩部，颈部运动、咳嗽和用力等可使疼痛加剧。当脊髓后索受损时，屈颈时可有一种刺痛感或触电样感觉，从颈项、肩部沿脊柱、背部向下放射至躯干、下肢甚至足部，称为 Lhermitte 征。

（4）括约肌功能障碍、病变平面以下出汗异常。

2. 颈膨大（$C_5 \sim T_2$）

双上肢呈下运动神经元瘫痪，双下肢呈上运动神经元瘫痪。如累及 $C_8 \sim T_1$ 侧角则患侧可出现 Horner 征，表现为瞳孔缩小、眼球内陷、眼裂变小及面部出汗减少。$C_5 \sim T_2$ 节段性感觉障碍，T_2 以下各种感觉障碍、出汗异常和大小便障碍。可有向肩和上肢放射的自发性根痛，有时可仅局限于手指。

3. 胸髓（$T_3 \sim T_{12}$）

胸髓是脊髓中最长的一部分，T_4、T_5 水平是血液供应较差、最易发生病变的部位。胸髓的横贯性损害主要表现有：双下肢呈上运动神经元瘫痪（痉挛性截瘫）。

病变水平以下各种感觉障碍、出汗障碍和大小便障碍。胸腹部神经根刺激症状，包括根性疼痛和束带感。$T_8 \sim T_{11}$ 之间病变时可表现为腹直肌下半部无力，而腹直肌上半部肌力正常，当患者在仰卧位用力抬头时可见脐孔上移（Beevor 征）。上、中、下腹壁反射的反射中枢分别位于脊髓的 $T_7 \sim T_8$、$T_9 \sim T_{10}$、$T_{11} \sim T_{12}$ 节段，通过观察腹壁反射变化情况也有助于定位。

4. 腰膨大（$L_1 \sim S_2$）

下肢呈下运动神经元瘫痪，下肢和会阴部感觉缺失，大小便功能障碍明显，可有腹股沟、下背部或下肢的自发痛。如影响 $L_2 \sim L_4$ 则膝反射消失，如累及 S_1 和 S_2 则踝反射消失。

5. 脊髓圆锥（$S_3 \sim S_5$ 和尾节）

会阴部及肛门周围感觉障碍，呈鞍状分布，肛门反射消失，大小便和性功能障碍非常显著，根性神经痛少见，无下肢瘫痪。

6. 马尾神经

已经不属于脊髓损害的范畴，马尾损害时症状和体征常为单侧或不对称。根性神经痛常较明显，部位可在下背部、会阴部或坐骨神经分布区。可出现多种形式的根性感觉障碍。可有下肢的下运动神经元瘫痪。括约肌功能障碍常不明显。

（三）脊髓病变在横断面的定位

1. 灰质节段性损害

（1）前角：受损时出现相应节段骨骼肌下运动神经元瘫痪。在慢性进行性病变时，常可在萎缩的肌肉中见到肌束颤动。

（2）后角：损害时产生同侧节段性感觉障碍，由于深感觉及部分触觉纤维不经后角直接进入后索，因此后角损害仅有同侧节段性的痛、温觉障碍，而深感觉和触觉仍保留，称分离性感觉障碍。

（3）前连合：灰质前连合是双侧脊髓丘脑束的交叉纤维所经之处，损害时出现双侧对称性节段性分离性感觉障碍。

（4）侧角：发生相应节段的自主神经功能障碍，引起血管运动、发汗、竖毛反应紊乱及皮肤指甲的营养改变等。

2. 传导束障碍

（1）后索：发生病变时受损节段以下同侧的振动觉、位置觉和精细触觉减退或消失，可出现感觉性共济失调。

（2）锥体束：损害后引起病灶平面以下的上运动神经元瘫痪。

（3）脊髓丘脑束：一侧脊髓丘脑束损害，在受损平面以下的对侧出现痛、温觉缺失或减退，深感觉及触觉仍保留。

3. 半侧损害

产生脊髓半横断综合征或称 Brown-Sgquard 综合征，病变节段平面以下出现同侧上运动神经元瘫痪与深感觉缺失，对侧的痛、温觉障碍。病变节段平面以下同侧肢体还可有血管舒缩运动障碍，皮肤初期潮红，后期发绀、发冷，是因侧索中下行的血管舒缩纤维被阻断之故。

4. 横贯性损害

损害节段平面以下呈上运动神经元损害的特点，各种感觉丧失、脊髓反射改变、大小便障碍、血管舒缩异常、出汗功能消失和竖毛肌不能收缩等。当脊髓受到急性严重的横贯性损害时，早期首先出现脊髓休克现象，表现为肢体弛缓性瘫痪、肌张力减低、腱反射减弱或消失，引不出病理反射，尿潴留（由于排尿反射弧功能被抑制，呈急性完全性无张力型膀胱）。脊髓休克期一般维持 3~4 周，以后逐渐出现上运动神经元瘫痪征象，出现肌张力增高、腱反射亢进、病理征阳性、尿潴留转为反射性排尿（中枢联系中断而骶髓反射弧完整，表现为不能随意控制排尿，呈反射性急促断续排尿，量少，不能排尽）。在截瘫期伸肌和屈肌的肌张力增高不相等。若伸肌张力增高占优势，则肢体呈伸直状态（伸直性瘫痪）。反之，肢体呈屈曲状态（屈曲性截瘫）。颈段横断较多发生伸直性截瘫，下胸段脊髓横断则较多为屈曲型截瘫。一般在脊髓完全性横贯性损害时才出现屈曲型截瘫，故其预后可能比伸直型截瘫差。

（四）髓内外病变的定位

对于脊髓病变，不仅要对损害的节段进行纵向的定位，还应确定病变是在髓内还是髓外，髓外病变还应区分是在硬膜内还是在硬膜外，其鉴别对于治疗手段的选择和预后的判断很重要。

1. 脊髓内病变

临床表现特点有：①神经根性痛少见；②可有感觉分离现象；③浅感觉障碍由躯体向下肢远端发展，因为脊髓丘脑束内来自躯体上部的感觉传入纤维排列在内侧；④鞍区感觉保留；⑤节段性下运动神经元瘫痪（前角细胞受损有关）；⑥病变水平以下的上运动神经元瘫痪出现晚而不全；⑦较早出现大小便功能障碍；⑧脑脊液成分及压力的改变出现较晚。

2. 脊髓外硬膜内病变

常由肿瘤引起。早期出现压迫症状，后期则出现缺血性损害。①根性神经痛出现较早且严重，咳嗽、喷嚏等导致颅内压或椎管内压力波动升高的因素可使疼痛加剧，当肿瘤位于脊髓前方时可以有无根性神经痛；②运动和感觉传导束受损呈进行性加重，按病变在脊髓前后和左右位置的不同而临床表现各异：当肿瘤位于脊髓前方时运动和自主神经功能障碍发生较早；当肿瘤位于脊髓后方时，较早累及后索而表现深感觉障碍；当肿瘤位于脊髓外侧时，首先影响脊髓丘脑侧束而表现为由肢体远端向上发展的痛、温觉障碍，最早发生鞍区感觉障碍，此种情况与髓内病变正好相反；当压迫皮质脊髓侧束时，同侧肢体上运动神经元瘫痪，发展到一定程度时引起 Brown-Sgquard 综合征；③容易引起椎管阻塞和脑脊液成分的改变。

3. 脊髓硬膜外病变

神经根和脊膜刺激症状较早出现，脊髓实质损害的症状较晚发生，括约肌功能障碍较晚出现，Brown-Sgquard 综合征罕见。因硬膜外病变需通过硬脊膜压迫脊髓，故脊髓双侧受损症状常较对称。硬膜外病变与脊柱关系密切，因此脊柱 X 线平片检查常可有阳性发现。脑脊液改变不如髓外硬膜内病变者显著。

（五）脊髓病变的定性

脊髓病变按其性质可分为炎症、脱髓鞘、变性、血管病、代谢营养障碍、中毒、损伤和脊髓压迫症等。主要根据病变的位置和发病情况、病程演变对病变性质做出初步诊断，再结合必要的辅助检查，便可做出病因诊断。

1. 根据病变部位推测疾病的性质

后根病变常见于神经纤维瘤、带状疱疹和椎间盘突出。后根和后索病变可见于肿瘤、梅毒和多发性硬化。后索和脊髓小脑束病变见于家族性共济失调。后索和侧索病变见于亚急性联合变性。皮质脊髓束和前角病变见于肌萎缩侧索硬化和颈椎病。前角病变见于脊髓灰质炎。脊髓中央部位病变见于脊髓空洞症、脊髓出血和髓内肿瘤等。脊髓半横断综合征见于脊髓髓外肿瘤或脊髓外伤等。脊髓横贯性损害见于急性脊髓炎、转移性肿瘤和外伤等。

2. 根据发病情况和病程经过推测疾病的性质

急性或亚急性起病多见于血管病、炎症和外伤等。慢性起病多见于肿瘤、变性以及代谢性疾病。病程反复、波动见于多发性硬化。

第二节　急性脊髓炎

一、概述

脊髓炎是指由于感染或变态反应所致的脊髓灰质和（或）白质的炎性病变。根据病因可将其分为：①感染性脊髓炎：病毒性脊髓炎（脊髓灰质炎病毒、Coxsackie 病毒、echo 病毒、带状疱疹和单纯疱疹病毒、EB 病毒、巨细胞病毒、狂犬病毒、HIV、人类 T 淋巴细胞病毒 1 型感染等），细菌性脊髓炎（化脓性、结核性脊髓炎），螺旋体脊髓炎（脊髓梅毒），真菌或寄生虫感染脊髓炎；②感染后和接种后变态反应性脊髓炎；③原因不明性脊髓炎。

按炎症部位可将脊髓炎分为：①脊髓前角灰质炎（选择性侵犯脊髓前角灰质）；②横贯

性脊髓炎（侵犯脊髓几个节段内的所有组织）；③上升性脊髓炎（病变由下向上不断发展逐步累及颈髓甚至延髓）；④播散性脊髓炎（有 2 个以上散在病灶）；⑤脊膜脊髓炎（脊膜与脊髓均受累）等。本节只介绍急性横贯性脊髓炎。

急性横贯性脊髓炎亦称急性非特异性脊髓炎，是指一组以急性横贯性脊髓损害为特征的病。临床特征为病损平面以下运动障碍，传导束性感觉缺失和自主神经功能损害。

二、病因及发病机制

病因不明，曾认为与病毒感染有关，但至今未能从病变脊髓或脑脊液中分离出病毒，也未能从脑脊液中检出相关的病毒抗体。临床资料表明，多数患者在脊髓症状出现前 1~4 周有发热、上呼吸道感染、腹泻等病毒感染症状或疫苗接种史，故目前认为本病可能是疫苗接种后所诱发的一种自体免疫性疾病。受凉、过劳和外伤常是其发病诱因。

三、病理

本病可累及脊髓的任何节段，以胸段尤其 $T_3 \sim T_5$ 节段最为常见。多局限于数个节段，多为横贯性，也可见局灶或散在性病变，也可累及相应节段的脊膜和神经根。肉眼可见病变部位脊髓肿胀，质地变软，切面可见灰质与白质界限不清，有点状出血，软脊膜充血或有炎性渗出物。镜下可见软脊膜和脊髓的血管扩张，血管周围淋巴细胞、浆细胞浸润，灰质内神经元肿胀，尼氏小体溶解，核偏移，甚至细胞碎裂、消失，白质内轴突变性和髓鞘脱失，胶质细胞增生，病变严重者有坏死和空洞形成，后期病变部位萎缩，胶质瘢痕形成。

四、临床表现

多发生于青壮年，无性别差异，四季均可发病。典型病例多在脊髓症状出现前数天至数周有上呼吸道感染、腹泻或疫苗接种史。起病较急，首发症状多为双下肢麻木、无力，病变相应部位根性疼痛或病变节段束带感，多数在数小时至数天内病情发展至高峰，出现脊髓完全性横贯性损害表现。其临床表现取决于受累脊髓的节段和病变范围。各段均可受累，以胸段最为多见、次为颈段、再次为腰段。胸段横贯性脊髓炎的典型表现为：

（一）运动障碍

早期表现为脊髓休克现象。休克期一般持续 3~4 周，也有数天或 2 个多月者。休克期的长短与脊髓损害程度及并发症有关，脊髓损害严重以及并发肺部或尿感、褥疮者，休克期较长。经治疗后，脊髓自主功能逐渐恢复，瘫痪肢体肌张力逐渐增高，腱反射出现并逐渐变为亢进，病理反射阳性。也就是从弛缓性转为痉挛性瘫痪，肌力也随之进步。

（二）感觉障碍

急性期在病变节段以下的所有感觉缺失，呈传导束型感觉障碍，有些在感觉消失区上缘可有 1~2 个节段的感觉过敏区或束带样感觉异常，随着病情恢复感觉平面逐渐下降，但感觉的恢复慢于运动功能的恢复。

（三）自主神经功能障碍

病变早期大小便潴留。在脊髓休克期，因逼尿肌松弛，膀胱过度充盈，呈无张力性神经源性膀胱。由于尿液过度充盈而出现尿失禁，称充盈性尿失禁。随着脊髓功能恢复，逼尿肌出现规律性收缩，膀胱容量逐渐缩小，当尿液充盈到 300~400mL 时即自动排尿，称反射性神经源性膀胱。脊髓休克期肛门括约肌松弛，常有大便失禁。休克期过后大便秘结，然后逐渐恢复正常。病变水平以下无汗或少汗，皮肤营养障碍表现为皮肤水肿、干燥脱屑、足底皲裂、趾甲失光泽并松脆等。

上升性脊髓炎病情凶险，发病急骤，病变常于数小时至数日内上升发展到延髓，瘫痪迅速由下肢向上波及上肢或延髓支配肌群，出现吞咽困难、构音障碍、呼吸肌麻痹甚至死亡。

脊髓炎若波及脑干、大脑时称为脑脊髓炎。炎症累及脊膜、脊神经根者称为脊膜脊神经根脊髓炎。

常见的并发症有：褥疮，尿感，长期卧床易产生坠积性肺炎，甚至可并发败血症。并发症是死亡的常见原因。

五、辅助检查

（1）急性期外周血白细胞正常或轻度增高；脑脊液压力正常，动力学检查提示椎管通畅，偶因脊髓肿胀可致管腔轻度阻塞；脑脊液外观无色、透明，白细胞数正常或轻度增高 [（10~200）×10^6/L]，以淋巴细胞为主，蛋白含量正常或轻度增高（0.5~1.2g/L），糖和氯化物含量正常。脑脊液 IgG 含量多正常。

（2）视觉、听觉诱发电位正常；下肢体感诱发电位潜伏期延长，波幅降低；运动诱发电位异常；肌电图呈失神经改变。

（3）影像学检查脊柱 X 线片通常正常。脊髓 MRI 典型改变是病变处脊髓略增粗，病变可累及数个脊髓节段，病变节段髓内斑点状或片状长 T_1、长 T_2 信号，常为多发，或有融合，强度不均，注射增强剂后可见病灶呈斑片状强化。于后期可出现脊髓萎缩。有部分患者可恢复正常。

六、诊断与鉴别诊断

根据起病急骤、病前感染史和迅速出现脊髓横贯性损害，结合脑脊液和脊髓 MRI 检查，诊断并不困难。但需与下列疾病鉴别（见表 29-1）：

表 29-1　需与急性横贯性脊髓炎鉴别的疾病

病名	运动障碍特点	感觉障碍特点	辅助检查特征	合并其他表现
急性硬膜外脓肿	病变水平以下上运动神经元瘫痪，多在感觉症状出现后发生	放射性根痛和病灶处脊柱的局灶性剧痛、叩痛和压痛明显，可呈根型感觉障碍	腰椎穿刺示椎管不通畅，脑脊液蛋白含量增高，MR1 示髓外长 T_2 灶	躯体其他部位多有化脓感染灶及全身中毒症状
脊柱结核	病变水平以下上运动神经元瘫痪	病灶处脊柱的局灶性叩痛和压痛明显，可呈根型感觉障碍	CT 或 MRI 可见椎体骨质破坏和椎旁脓肿	可伴有全身结核中毒症状
脊椎转移癌	病变水平以下上运动神经元瘫痪	病灶处脊柱的局灶性叩痛和压痛明显	CT 或 MRI 可见椎体骨质破坏强化阳性	可有全身其他部位肿瘤证据
脊髓出血	上运动神经元瘫痪，发病更急	局部背痛和根痛剧烈，可有感觉分离现象	腰椎穿刺脑脊液为血性，MRI 可见椎管内血肿	有外伤史或脊髓血管畸形证据
吉兰-巴雷综合征	下运动神经元瘫痪，多为四肢对称	可有末梢型感觉障碍或无明显障碍	发病后 2~3 周可见脑脊液蛋白细胞分离	可伴有脑神经病损表现
低血钾性周期性瘫痪	四肢对称性弛缓性瘫痪，近端重于远端	无感觉障碍	实验室检查和心电图可见低血钾的证据	括约肌功能正常，可有肢体酸胀针刺感

七、治疗

积极控制脊髓病变，预防并发症，促进脊髓功能尽早恢复，减少后遗症对本病有重要意义。

（一）急性期治疗

（1）肾上腺皮质激素：可用甲泼尼龙 500~1000mg/d 加于 5% 葡萄糖 500mL 中静脉滴注，3~4h 滴完，连用 3~5 天后减量；也可用地塞米松 10~20mg 或泼尼松龙 100~300mg 每日 1 次静脉滴注，10~14 天为一疗程；随后改用泼尼松口服，1mg/（d·kg）或成人 60mg/

d，每周减量 1 次，5~6 周后停用。大剂量皮质固醇类激素连续应用超过 1 个月，病情仍无改善者，可逐渐减量后停用。

（2）免疫球蛋白：0.4g/（d·kg），成人用量 15~20g/d 静脉滴注，连用 3~5 天为一疗程。

（3）20%甘露醇：125~250 毫升/次，每日 2~3 次，连用 4~6 天，以减轻病变早期的脊髓水肿。

（4）神经营养代谢药和血管扩张药：大剂量的 B 族维生素如 B_1、B_6、B_{12}，腺苷三磷酸（ATP），细胞色素 C，辅酶 A，胞磷胆碱，以及烟酸、尼莫地平等有助于神经功能恢复。

（5）抗感染：合并感染者用适当的抗生素抗感染。

（6）维持呼吸：有呼吸肌麻痹者应保持呼吸道通畅，促进排痰，必要时行气管内插管或气管切开，人工辅助呼吸。

（二）护理

患者极易发生各种并发症，常由此导致严重后果，故精心细致的护理和充足的营养支持对于减少并发症、提高治愈率至关重要。应定时翻身、按摩皮肤，在骨隆起处放置气圈，保持皮肤清洁干燥，预防褥疮。禁用热水袋取暖，以免烫伤。勤拍背、转换体位，鼓励患者咳嗽，预防坠积性肺炎。尿潴留时在严格无菌下导尿，并连接封闭式集尿袋，每 3~5h 开放 1 次，每天更换 1~2 次集尿袋。应观测残余尿量，当膀胱出现节律性收缩，残余尿量在 100mL 左右时即不再保留导尿。对大便困难者应及时清洁灌肠，或选用缓泻剂促进排便，防止肠麻痹。吞咽困难或呛咳者，应放置胃管鼻饲。

（三）康复治疗

瘫痪肢体应保持功能位，以防止肢体挛缩和畸形，避免屈曲性截瘫发生；早期开始按摩、被动运动以及积极的上半身运动，以改善血液循环，促使瘫痪肢体的功能恢复。当肌力开始恢复，应尽早鼓励患者主动运动肢体，促进功能恢复。如痉挛已发生，可使用安定类药物及巴氯芬 3-、乙哌立松（妙纳）等肌肉松弛剂，配合正确的康复治疗，也可以理疗、按摩等治疗。

八、预后

多数患者预后较好，病情不同预后的差异较大，预后良好者其肢体功能可于 3~6 个月内基本恢复，而另一些病例则留有难以恢复的后遗症，还有部分病例则死于并发症。下列因素与预后有关：尽早使用激素治疗预后较好；脊髓受累节段长且较弥漫者预后较差；并发症严重者预后差；上升性脊髓炎最差。

第三节　脊髓压迫症

脊髓压迫症是由椎管内占位性病变引起脊髓受压的一组疾病。病情呈进行性加重，随着病情发展，脊髓、脊神经根及脊髓血管受压并逐渐加重，最终导致不同程度的脊髓横贯性损害和椎管阻塞。

一、病因及发病机制

（一）病因

根据病理性质，病因有：

1. 肿瘤

最常见，约占总数的 1/3 以上。原发性肿瘤占绝大多数，其中近半数为神经鞘膜瘤，包括少数的神经纤维瘤；其次为脊膜瘤、胶质瘤、脊髓硬膜外的脂肪瘤。先天性皮样囊肿、上皮样囊肿、畸胎瘤也有发生。脊髓肿瘤可发生于脊髓任何节段，神经鞘膜瘤多生长于胸段脊髓，而先天性囊肿多发生于腰骶髓。脊柱的转移性肿瘤也不少见，多来自肺部、乳腺、胃肠道、前列腺、肾、甲状腺以及鼻咽部。也有白血病、淋巴瘤在脊髓硬膜外浸润而造成脊髓受压。

2. 炎症

全身其他部位的细菌性感染灶经血行播散，脊柱邻近组织的化脓性病灶直接蔓延等，均可造成椎管内急性脓肿或慢性肉芽肿而压迫脊髓，以硬脊膜外多见。结核性脊髓蛛网膜炎，或由损伤、出血、化学性（如碘造影剂或药物鞘内注射等）和某些不明原因所致的蛛网膜炎，均可引起脊髓炎性蛛网膜粘连，或形成囊肿而压迫脊髓。此外，结核、梅毒、寄生虫性肉芽肿亦可压迫脊髓。

3. 损伤

脊柱损伤可因椎体、椎弓和椎板的骨折、脱位、小关节交错、椎间盘突出、椎管内血肿形成等原因而压迫脊髓。

4. 脊柱退行性病变

椎间盘突出、后纵韧带钙化和黄韧带肥厚等。

5. 先天性疾病

寰椎枕化、颈椎融合综合征（Klippel-Feil 综合征）、扁平颅底，椎管狭窄、脊髓脊膜膨出、先天性血管畸形等。

（二）发病机制

脊髓受压后所出现的症状可由机械压迫、供血障碍以及炎症或肿瘤浸润破坏所引起。病灶可直接压迫脊髓及神经根，或使脊髓移位并受压于对侧骨壁，导致神经根痛或脊髓半切或横贯性损害。脊髓受压后静脉回流受阻，由于淤血使脊髓肿胀水肿，加重脊髓受压。以后由于伴随动脉受压，导致脊髓缺血、缺氧和营养障碍而加重损害。

脊髓髓内肿瘤几乎均属于浸润生长的胶质瘤，极易破坏髓内结构而出现症状。慢性压迫症者因系逐渐受压，脊髓可被压向对侧而出现局部的凹陷变形。有些慢性病变可使脊髓与神经根直接遭受浸润和破坏。脊髓表面可与蛛网膜发生不同程度的粘连，加上脊髓表面静脉曲张，血浆中的蛋白渗出，故使脑脊液蛋白含量增高。

二、病理

除了原发性病变（如肿瘤、炎症）之外，受压部位的脊髓可见充血、肿胀、推移变形，伴随神经根破坏、蛛网膜肥厚和粘连。脊髓局部出现神经元变性、坏死，神经纤维断裂或消失以及髓鞘脱失。

三、临床表现

依起病缓急、症状出现的顺序和轻重、病程长短以及疾病的性质、部位和发展速度而异。急性受压时往往迅速产生脊髓横贯性损害，出现脊髓休克；而慢性受压时则呈缓慢进行性发展的过程。临床上以慢性起病、缓慢进展的脊髓外硬膜内病变的表现最为典型，其临床表现如下：

（一）神经根损害

病变节段的神经根痛（后根受刺激）常为髓外压迫性疾病的首发症状。多为一侧性（间或双侧）自发性呈条带样分布的剧痛；用力、咳嗽、变换体位、负重可使疼痛加重。后根受累时，相应节段皮肤初期因刺激而表现过敏，后期呈现麻木或感觉缺失。病变位于脊髓腹侧或腹外侧者可无根痛，但因前根受累则出现节段性肌萎缩及相应腱反射消失。

（二）感觉障碍

髓内上行纤维受压以深感觉、触觉受损较早，髓外病变如累及病灶侧的脊髓丘脑束则出现对侧躯体比病变节段低 2~3 个节段以下的浅感觉障碍，后索受累则出现同侧躯体病变节段以下深感觉障碍。病灶上界可有过敏带。脊髓蛛网膜炎的感觉障碍为不规则的斑块状，感觉平面不固定。

（三）运动障碍

可出现锥体束征，病灶侧肢体出现早而重，最终可出现痉挛性截瘫或四肢瘫。

（四）反射障碍

病变节段以下浅反射消失，深反射亢进，出现病理反射。

（六）自主神经功能障碍

大小便障碍在髓内病变常早期出现，髓外病变见于晚期。病变节段平面以下的皮肤干燥脱屑、无汗或少汗、苍白或发绀，可以出现肢体水肿、趾甲变脆和粗糙。

（七）脊膜刺激症状

多由硬膜外病变引起，表现为病灶对应的椎体自发痛、叩痛、压痛、活动受限如颈抵抗和直腿抬高试验阳性等。

四、辅助检查

（一）影像学检查

1. 脊柱 X 线摄片

为首先选择的检查方法。常规摄正、侧位，必要时加摄斜位，高颈段病变应加照张口位。脊柱损伤重点注意有无骨折、脱位、错位和椎间隙狭窄。脊髓肿瘤常可发现肿瘤内钙化及肿瘤对骨质的侵蚀破坏，良性肿瘤者常出现椎弓根间距增宽，椎弓根变形或模糊，椎间孔扩大，椎体后缘凹陷或骨质疏松和破坏。转移性肿瘤和脊柱结核常见骨质破坏。

2. CT 检查

能确切显示肿瘤位置、肿瘤与脊髓的关系。

3. MRI 检查

为目前诊断脊髓压迫症的最好检查方法，对脊髓病变的部位及性质等均能提供重要价值的信息。

（二）脑脊液检查

是诊断脊髓压迫症的重要方法。须注意当腰椎穿刺进行奎肯试验时，可能导致占位病灶的移动（如神经鞘膜瘤）而使脊髓压迫突然加重，事先应有所估计并向患者或家属解释清楚。如疑恶性病变或转移癌，应在影像学检查后再考虑是否腰穿检查。怀疑硬膜外脓肿时，切忌在脊柱压痛部位及其邻近进行腰穿，以防将病原菌带入蛛网膜下腔，导致感染扩散。

压迫性病变造成脊髓蛛网膜下腔阻塞，阻塞的程度与病灶大小、压迫时间长短、病灶周围有否蛛网膜粘连呈正相关，也与病灶所处的脊髓节段有关，由于胸椎管腔较颈段和腰段的椎管腔狭小，同样大小的病灶如位于胸段则较颈腰段更早引起阻塞。椎管阻塞后颅内压不能传递到阻塞水平以下的脊髓蛛网膜下腔，故出现阻塞水平以下的脑脊液压力低下，甚至测不出。

马尾部病变（肿瘤）腰穿时针头有刺入肿瘤的可能，此时抽不出脑脊液或抽出的是黄色较黏稠的肿瘤囊液，压力不受动力试验影响，不要误认为是蛛网膜下腔完全阻塞，应选择上一个或两个椎间隙重新穿刺，如获得脑脊液，则可判断病变部位。

脊髓压迫症脑脊液蛋白含量多少与椎管阻塞程度、时间及节段密切相关，一般而言，阻塞越完全、阻塞时间越长、阻塞节段越低，则脑脊液蛋白含量越高。肿瘤性压迫比非肿瘤性压迫蛋白含量高。若蛋白量超过 10g/L 时，脑脊液变为浅黄色，流出后自动凝固，称为 Froin 征。脑脊液细胞数随病变性质而异，如为肿瘤则细胞数多属正常。

五、诊断与鉴别诊断

诊断脊髓压迫症通常首先根据临床表现确定病变的部位，而后根据症状常从脊髓一侧开始，逐渐出现脊髓部分受压迫症状，进而表现为横贯性脊髓损害症状，通过腰穿发现椎管阻塞可以提出脊髓压迫症的临床诊断，通过 MRI 检查证实脊髓压迫的存在。急性起病者以血肿、转移性肿瘤、硬膜外脓肿、脊柱结核等为多。血肿常有外伤史；转移瘤多有病灶处的剧痛，常可发现原发病灶；硬膜外脓肿常有发热、败血症或其他处感染灶；脊椎结核常有结核病史。病程缓慢进展的髓外或髓内压迫均以肿瘤为常见。椎间盘突出常发生于下颈段或下腰段，常有外伤史。亚急性起病，病变范围广泛，感觉缺失呈斑块状，病情时轻时重波动者应考虑蛛网膜炎症、粘连或囊肿。

髓外硬膜内占位病变引起的神经根痛易与心绞痛、胸膜炎、胃或十二指肠球部溃疡、胆石症、胆囊炎、肾或输尿管结石等混淆，但出现脊髓传导束损害的体征时不难鉴别。至于脊髓压迫症与非压迫性病变（急性脊髓炎、脊髓空洞症、肌萎缩侧索硬化以及亚急性联合变性等）的鉴别可根据各自的临床特点、脑脊液动力学及成分的改变以及影像学检查的特点来明确诊断。

六、治疗及预后

以病因治疗为主。髓外肿瘤应予手术切除，髓内肿瘤也应尽可能行全部或大部切除后再行放射治疗。对不能手术切除的髓内肿瘤和恶性肿瘤则可在减压术后进行放疗治疗。不宜手术者可在减压术后进行放射治疗。脊柱结核手术治疗后必须给足量足疗程的抗结核药物治疗。脊髓蛛网膜炎应针对病因进行抗感染和肾上腺皮质激素治疗，晚期可予离子导入等理疗。对瘫痪肢体则进行康复治疗。

预后取决于以下几个因素：①病变的原因，硬膜内髓外肿瘤一般为良性，病灶能全部切除减压，效果较佳；脊椎结核疗效常满意；转移性肿瘤因不能手术而只能放射治疗减轻疼痛，预后最差；②脊髓损害的程度、部位以及病因解除的早晚与预后密切相关；③慢性脊髓压迫通常比脊髓急性压迫预后好；④手术后一个月内仍未见功能改善者提示预后不良。

第四节 脊髓空洞症

脊髓空洞积水症是一组缓慢进行的以脊髓髓内囊性损害为共同特征的脊髓变性疾病。包括两种病理类型：①脊髓空洞症：指脊髓实质内被液体填充的异常腔隙；②脊髓积水症：指有液体蓄积的脊髓中央管扩张，此型即习惯上所称的脊髓空洞症。由于两者在临床、影像学与病理上很难区分，故近年来国内外学者通称其为脊髓空洞积水症。病变多位于下颈及上胸段。如病变仅限于脑干，称为延髓空洞症。临床主要症状是受损节段的分离性感觉障碍、下运动神经元病损、传导束功能障碍及营养障碍。

一、病因及发病机制

脊髓空洞症并非是由单一病因造成的一个独立病种，而是由多种致病因素导致的一种综合征。病因及发病机制目前尚未明确，关于空洞形成的机制有以下 3 种学说：

（一）先天发育异常

过去多认为由于胚胎早期神经管闭合不全；也可能是脊髓中央管形成障碍，髓内胚胎上皮细胞残留，胶质细胞增生变性液化而形成空洞。患者常并存某些先天畸形，如寰枕畸形、颅底凹陷、小脑扁桃体下疝（Arnold-Chiari 畸形）、脑积水、Dandy-Walker 畸形、上颈椎融合、颈肋、脊柱后侧突、脊柱裂等。少数病例有家族史，提示发病与遗传因素有关。

（二）血循环异常

脊髓血液循环异常可引起脊髓缺血、坏死、液化形成空洞。

（三）脑脊液动力学异常

1965 年 Gardner 提出本病的发生是颅颈结合处的骨质畸形，阻塞第四脑室脑脊液出口；或由于第四脑室出口处被一层渗透膜闭锁或先天性小脑扁桃体下疝等，致第四脑室脑脊液出口不畅而引起压力升高，压力波不断向下冲击脊髓中央管，使其逐渐扩大形成空洞，称为交通性脊髓空洞症，此学说不能解释空洞与中央管并无联系的病例。对于非交通型脊髓空洞症，空洞的形成可能是由于压力影响下脑脊液从蛛网膜下腔沿着血管周围间隙进入脊髓实质形成空洞，也有人认为脑脊液是沿脊后神经进入脊髓。另有一类空洞继发于脊柱或脊髓外伤、脊髓出血、脊髓肿瘤等，称为继发性脊髓空洞症。严重脊髓外伤引起者，可能与局部挫伤、出血、蛛网膜粘连有关，占外伤性截瘫的 1.3%~1.8%。感染也可引起，通常在外伤和感染后 2~3 年内发生脊髓空洞。

二、病理

空洞最常见于颈髓下段，次为胸髓上段，腰骶段少见。脊髓外形呈梭形膨大或萎缩变细，空洞呈不规则、不对称的纵长形或念珠状，在脊髓内上下延伸多个节段，也可波及延髓，甚至达脑桥。空洞向四周及上下伸展挤压，多数病变在脊髓首先侵犯灰质前连合，然后对称或不对称地向后角和前角扩展，最后脊髓的整个平面均可累及。病理检查可以发现空洞形成和胶质增生，空洞内充满清亮或黄色液体。洞壁由环形排列的增生胶质细胞组成，伴随神经细胞萎缩和神经纤维变性。

三、临床表现

隐匿发生，缓慢进展。多起病于青少年期，多见于 20～30 岁。男性与女性患者的比例为 3：1。症状和体征取决于空洞部位及其发展过程。

（一）感觉障碍

表现为节段性分离性感觉障碍，首发往往是单侧或双侧手部、上肢或胸背部感觉异常，检查发现节段性痛温觉减退或消失，而触觉和深感觉正常或接近正常。因痛温觉缺失，患者常有局部皮肤被烫伤而不知觉的情况。当病变累及脊髓后角的胶状质时患处可出现自发性烧灼样疼痛（中枢性痛）。当后索和脊髓丘脑束受累时则出现空洞水平以下传导束性感觉障碍。个别经 MRI 确诊的脊髓空洞症病例并无分离性感觉障碍。

（二）运动和反射障碍

脊髓前角细胞受累时，病变相应节段的肌肉无力萎缩、肌束震颤，肌张力低、腱反射减弱或消失。当病变累及锥体束时则病变平面以下呈上运动神经元瘫痪征象。

（三）神经营养障碍及其他症状

脊髓侧角受累时皮肤粗糙、角化过度、发绀、指甲无光泽易脆裂脱落；初期多汗，后期少汗或无汗。25%～30% 的患者出现关节损害，多为上肢关节，关节痛觉缺失引起关节磨损、萎缩和畸形；关节肿大，活动度增加，运动时有摩擦音而无痛觉，称为夏科（Charcot）关节。颈胸段病变损害交感神经通路时，可产生同侧 Horner 征。在节段性痛觉缺失部位的肢端可见新旧瘢痕及顽固性溃疡，手指末节或全部手指无痛性坏死、脱落，称为 Morvan 征。疾病严重者或疾病晚期患者可出现神经源性膀胱或大小便失禁。

（四）合并其他畸形表现

可伴有多种先天畸形，如 Arnold-Chiari 畸形、颅底凹陷、脑积水、Dandy-Walker 畸形、颈肋、高腭弓、脊柱后侧突、脊柱裂、弓形足、漏斗胸、先天性短颈综合征（Klippel-Feil 综合征）（多个颈椎融合，颈项变短等）等。

延髓空洞症常与脊髓空洞症合并发生，其主要表现为眩晕、眼球震颤、步态不稳、面部呈洋葱皮样分布（三叉神经核性）感觉障碍、面瘫、吞咽困难、软腭和声带麻痹、舌肌萎缩震颤等脑神经及相应传导通路受损的病征。

四、辅助检查

（一）脑脊液

压力多正常，细胞数及蛋白一般正常，个别患者蛋白质可轻度升高。在晚期严重病例偶见椎管阻塞、蛋白升高。

（二）X线片

可发现伴发的头颅和脊柱先天性骨骼异常。

（三）MRI

是目前诊断脊髓空洞积水症的最佳检查手段，能显示空洞以及是否合并 Arnold-Chiari 畸形，能鉴别是原发性或继发性，有助于选择手术适应证和设计手术方案。可见病变脊髓节段增粗、正常或变细，髓内可见长 T_1、长 T_2 异常信号区，多呈管状，部分可呈多房性或腊肠状。交通性脊髓空洞症的空洞内可因脑脊液波动而出现脑脊液流空现象，表现为高信号的空洞内有低信号区。

（四）神经电生理检查

脊髓受累节段支配区肌电图表现为神经源性损害，神经传导检查多数正常，部分患者体感诱发电位潜伏期可延长。

五、诊断与鉴别诊断

根据发病年龄、缓慢进展的节段性分离性感觉障碍、局部肌无力和萎缩、皮肤和关节营养障碍以及多种畸形等，可以在临床上考虑到该病的可能性，典型病例诊断并不困难，但不典型者并不少见，常规 X 线片检查可以明确是否伴随骨骼畸形，MRI 检查发现脊髓空洞可以明确诊断。

依靠临床表现和 MRI 等检查，脊髓空洞症很容易与脊髓肿瘤、血管畸形、颈椎病以及肌萎缩侧索硬化等相鉴别。

六、治疗

目前尚无特殊治疗。主要是对症处理。对于髓内空腔细小，临床和影像学方面均未发现脑和脊髓受压或肿瘤、畸形等其他病变者，可密切随访。对小脑扁桃体下疝畸形伴脊髓积水症者，尤其伴有延髓、小脑或脊髓受压症状者宜行枕大孔减压术。对于临床表现进行性加重、积水空洞腔较大或进行性扩大者可行脊髓空洞腔-脊髓蛛网膜下腔分流术。对合并其他畸形或肿瘤等其他病变者，如能手术矫正或切除者也应予以手术治疗。应防止烫伤、冻伤、切割伤等，对无痛性溃疡者应行清创和抗感染治疗。对受累关节和肌肉进行物理治疗，防止关节畸形。药物治疗可选用维生素类神经营养药等。对有自发性疼痛者可予对症治疗，如卡马西平等。

第五节　脊髓亚急性联合变性

脊髓亚急性联合变性是由于维生素 B_{12} 缺乏引起的神经系统变性疾病。病变主要累及脊髓后索和侧索，可以伴随周围神经以及脑损害。临床表现为深感觉障碍、感觉性共济失调、痉挛性截瘫，部分患者出现周围神经以及脑病变等。多数伴随有大细胞性贫血。

一、病因及发病机制

本病的发生与维生素 B_{12} 缺乏密切相关。维生素 B_{12} 是蛋氨酸合成酶（又称甲基转移酶）的辅酶，参与甲基转移。维生素 B_{12} 缺乏可影响蛋氨酸的合成和四氢叶酸的再生，使组织中游离四氢叶酸含量减少，而四氢叶酸是一碳单位转移酶的辅酶，参与嘌呤和嘧啶等多种物质的合成，因此维生素 B_{12} 缺乏最终将导致核酸合成障碍，从而影响造血系统和神经系统的代谢而发生恶性贫血和神经系统变性。维生素 B_{12} 缺乏时还影响脂肪酸的合成从而影响髓鞘的代谢，导致神经系统的有髓神经纤维出现脱髓鞘改变。正常人每日需 $1\sim2\mu g$ 的维生素 B_{12}，主要从食物中摄取，摄入的维生素 B_{12} 只有与胃底部黏膜腺壁细胞分泌的内因子结合成稳定的复合物，才不被肠道细菌破坏而在回肠远端被吸收，吸收后的血液内转运还需要与运钴胺蛋白结合。在维生素 B_{12} 摄取、吸收、结合和转运的任何环节发生障碍均可导致其缺乏。造成维生素 B_{12} 缺乏的常见原因有：营养不足或体内需要量增加，内因子缺乏（先天性分泌缺陷、萎缩性胃炎、胃癌、胃大部切除术后），小肠疾患（原发或继发性小肠吸收不良综合征、节段性回肠炎、回肠切除），药物影响（如依地酸钙钠、新霉素等）以及血液中运钴胺蛋白缺乏等。叶酸的代谢与维生素 B_{12} 代谢有密切关系，叶酸缺乏也能产生神经症状。

二、病理

病变主要累及脊髓后索和侧索的锥体束，亦不同程度地累及脑和脊髓白质、视神经和周围神经。脊髓的上胸段最易受累，下颈段次之。肉眼可见大脑轻度萎缩，脊髓切面可见白质灰暗。镜下可见后索、锥体束和脊髓小脑束髓鞘肿胀、断裂及空泡形成，可以伴随轴突变性，最初病变散在分布，然后融合成片，严重者出现海绵状坏死灶，伴不同程度的星形胶质细胞增生。病变还可累及脊髓前角、侧角和白质的其他传导束。周围神经常见髓鞘脱失和轴突变性。

三、临床表现

本病常伴发恶性贫血，偶尔合并其他类型贫血。常于 40~60 岁起病，男女发病无差异。亚急性或慢性起病，渐进性加重。多数患者在神经系统症状出现前有贫血的一般表现，如倦怠、乏力、腹泻、舌炎等，部分患者神经系统表现先于贫血。最早的症状常为足趾和手指末端感觉异常，如麻木、针刺或烧灼感，为持续性和对称性的手套袜套样浅感觉障碍。而后逐渐出现下肢无力、步态不稳，有踩棉花感，动作笨拙，查体可见步态蹒跚、基底增宽、深感觉障碍、龙贝格征阳性、感觉性共济失调、下肢无力以及锥体束征。这些症状和体征于黑暗或闭目时明显。部分患者有莱尔米特征。也有患者可有胸或腹部束带感。

临床体征依病变对周围神经、后索及侧索的锥体束影响程度而定。如病变以锥体束变性为主时则双下肢力弱、肌张力增高，腱反射亢进，病理征阳性。如以后索和（或）周围神经变性为主，则肌张力降低，轻度肌萎缩及腱反射减弱，但深感觉障碍明显，病理征常为阳性，伴随周围神经病变可以出现腿部肌肉压痛和浅感觉障碍等。括约肌功能障碍出现较晚。

少数患者伴随大脑白质损害可出现精神症状，如易激惹、嗜睡、抑郁、多疑、情绪不稳、幻觉、类偏执狂倾向、认知功能减退甚至痴呆等，少数病例可有视神经萎缩、视力减退和中心暗点，提示视神经受累。其他脑神经很少受累。

四、辅助检查

脑脊液检查多正常。多数患者有胃酸缺乏，注射组胺做胃液分析，通常可发现抗组胺性胃酸缺乏现象。周围血象及骨髓涂片检查在部分患者可表现为巨细胞性贫血。血清中维生素 B_{12} 含量降低，正常值为 103.6~664pmol/L（140~900ng/L），若低于 100ng/L 有诊断意义。口服放射性核素[57]钴标记的维生素 B_{12}，观察胃肠道吸收情况（正常人吸收量为 62%~82%，尿中排出量为 7%~10%），患者粪便中放射性核素标记的维生素 B_{12} 排泄量明显增多，而尿中明显减少。测定血清中抗内因子抗体有助于诊断。脊髓 MRI 检查，在 T_1 加权像和 T_2 加权像矢状位片可见脊髓后部髓内条索状 T_1 低信号 T_2 高信号病灶，在轴位片可见髓内后索及侧索部位有高信号改变。

五、诊断与鉴别诊断

中年以上亚急性或慢性起病的脊髓后索、锥体束与周围神经病损的症状和体征，合并有大细胞性贫血，结合血清维生素 B_{12} 水平低于正常以及脊髓 MRI 检查发现后索和侧索损害的依据，可以确诊。在缺乏贫血及实验室检查证据时本病应与下列疾病鉴别：

（一）多发性周围神经病

多种原因引起的周围神经病可表现为四肢远端对称性感觉障碍，但脊髓症状少见，多无

贫血及维生素 B_{12} 缺乏的证据。

（二）脊髓压迫症

多慢性或亚急性起病，有进行性加重的过程，但多有神经根痛和脊柱局部压痛叩痛，逐渐出现横贯性脊髓损害，脊髓半切综合征较常见，腰椎穿刺可有脑脊液蛋白多增高或椎管腔不通畅的改变，亦可见骨质破坏的证据，脊髓 MRI 检查可明确诊断。

（三）脊髓型多发性硬化

起病较急，病程中常有缓解-复发特点，常以脊髓横贯性损害为表现，除有深感觉障碍外，还常有病变平面以下浅感觉障碍，无贫血及血维生素 B_{12} 定量异常，一般无周围神经损害的表现，诱发电位及 MRI 检查有助于鉴别。

（四）梅毒性脊髓炎

也可表现为感觉性共济失调和截瘫，但阿-罗瞳孔和下肢闪电样剧痛，脑脊液多有细胞数、蛋白质变量增高和 IgG 增高，梅毒血清学检查阳性结果，均提示本病的诊断。

六、治疗

一旦诊断本病宜尽早治疗，否则神经系统损害不可逆转。

维生素 B_{12} 肌内注射为最好的方法，剂量为 $500 \sim 1000 \mu g/d$，连续 2 周。神经系统表现严重者，剂量可加大。年龄大、合并感染、对维生素 B_{12} 反应欠佳者，也应加大剂量并延长疗程，可连续 $1 \sim 2$ 个月，症状明显改善后改为维持量 $100 \sim 200 \mu g$，每周 $2 \sim 3$ 次，半年后，可每周 100mg，长期使用。若病情反复，可恢复每天注射 1 次。另可搭配维生素 B_1 肌内注射，剂量为 100mg/d，对有周围神经病的患者疗效显著，症状改善后可改为口服，每次 20mg，每天 3 次。

贫血患者可用各种铁剂，如硫酸亚铁，每次 $0.3 \sim 0.6g$，每天 3 次口服；或 10% 枸橼酸铁铵溶液，每次 10mL，每天 3 次口服；或右旋糖酐铁注射剂，每次 $50 \sim 100mg$ 肌内注射，隔 $1 \sim 3$ 日注射 1 次。胃酸缺乏者可口服胃蛋白酶合剂或饭前服稀盐酸合剂 10mL，每天 3 次。选用适当抗生素及止泻药等控制腹泻。

叶酸（维生素 M）可使神经系统症状加重，不宜单独使用，一般在维生素 B_{12} 使用以后稍晚给予，对有恶性贫血者应无限期与维生素 B_{12} 共用。剂量为每次 $5 \sim 10mg$，每天 3 次口服。

加强护理，预防和治疗并发症。加强瘫痪肢体功能锻炼，康复治疗。

第六节　脊髓血管疾病

脊髓血管疾病的发病率远低于脑血管疾病，但由于脊髓内部结构紧密，较小的血管损害比同等的脑血管损害有更为严重的后果。其类型与脑血管疾病类似，分为缺血性、出血性和血管畸形三大类。

一、病因及发病机制

脊髓动脉较少发生动脉粥样硬化和各种动脉炎，由脊髓动脉本身病变导致的缺血性脊髓血管病较少见，更为常见的病因是主动脉粥样硬化、主动脉内膜剥离、主动脉夹层动脉瘤，以及主动脉、胸腔或脊柱手术、心肌梗死、心脏停搏引起的低血压等。脊椎和脊膜病变（炎症、占位）引起的继发性血管受压以及动脉造影、放射性脊髓病、糖尿病性动脉病变、恶性贫血、红细胞增多症等均可导致缺血性脊髓血管病。其中，主动脉病变尤其是肋间动脉和腰动脉在主动脉开口处狭窄对缺血性脊髓血管病的发生有重要意义。心源性栓子、动脉粥样硬化斑块脱落、气栓子、脂肪栓子、炎性栓子、转移性癌组织或寄生虫栓子等可导致脊髓血管栓塞。出血性脊髓血管病的主要原因是外伤、血管畸形、血液病、抗凝治疗和肿瘤等。脊髓血管畸形是血管先天性发育异常所致的一类疾病，其引起脊髓功能受损的原因包括异常血管对脊髓的直接压迫、畸形血管侵入髓内对脊髓产生不同程度损伤、盗血使脊髓缺血软化、畸形血管破裂出血和血栓形成。

二、病理

由于脊髓前动脉与脊髓后动脉的解剖差异以及由脊髓前动脉供血的脊髓灰质对缺血的耐受性比白质差之缘故，脊髓前动脉供血区更易发生缺血性损害。脊髓对缺血的耐受性较好，轻度间歇性供血不足不会对脊髓造成明显的病理损害，当完全断绝供血持续较长时间时才会导致脊髓不可逆性损害。脊髓缺血后的病理改变与脑缺血相似，早期变化不明显，发生梗死后可见病灶处组织苍白、肿胀、变软，灰白质界限不清，晚期皱缩变小。早期镜下可见神经元变性、坏死，髓鞘崩解，轴突断裂，组织水肿和血管周围淋巴细胞浸润，此后缺血灶中心液化，其周围有胶质细胞增生。梗死范围可涉及几个甚至十几个脊髓节段。脊髓内出血可累及数个节段，以中央灰质者居多，脊髓外出血形成血肿或血液进入蛛网膜下腔。脊髓血管畸形一般分为动脉性、静脉性、动静脉性和海绵状血管瘤，单纯的前两者极为罕见，绝大部分为动静脉性畸形，

是由迂曲扩张的异常血管形成网状血管团及导入动脉和导出静脉构成。畸形血管可以侵犯硬膜外、硬膜下或髓内，少数病例可以同时累及数个不同节段。病变最多见于胸腰段，其次为中胸段，颈段少见。最常见的畸形位于神经根袖的硬膜，其次是位于脊髓外硬膜内以及脊髓实质内。脊髓血管畸形常伴发同节段的其他组织畸形，如血管痣、皮肤血管瘤、椎体血管畸形、下肢静脉曲张或动静脉瘘等。还可合并颅内或内脏血管畸形。

三、临床表现

(一) 缺血性病变

1. 脊髓短暂性缺血发作

最常表现为脊髓间歇性跛行，表现为行走一定距离后迅速出现单侧或双侧下肢沉重、无力甚至瘫痪，休息后即缓解，或为非运动诱发的发作性肢体无力或瘫痪，可自行缓解，反复发生。部分病例还伴有轻度锥体束征和括约肌功能障碍。症状持续时间一般不超过 24h。缓解期症状完全消失。

2. 脊髓梗死

急性起病，表现为脊髓某局部损害的症状和体征。因发生闭塞的供血动脉不同可表现为：①脊髓前动脉综合征：以脊髓中胸段或下颈段多见，病灶节段的相应部位发生急性神经根痛，短时间内出现截瘫或四肢瘫，病变水平以下痛温觉丧失而深感觉保留，大小便功能障碍；②脊髓后动脉综合征：很少见，临床表现为急性起病的神经根痛，病变水平以下同侧肢体深感觉缺失和感觉性共济失调，痛温觉及肌力均保存，括约肌功能常正常，因有良好的侧支循环，症状常轻而恢复较快；③脊髓中央动脉综合征：病变水平相应节段的下运动神经元瘫痪，多无感觉障碍和锥体束损害。

(二) 椎管内出血

包括脊髓内出血、硬脊膜外和硬脊膜下出血以及脊髓蛛网膜下腔出血。前三者形成血肿压迫脊髓，均表现为突然发生的与受损平面一致的剧烈背痛，随之出现弛缓性截瘫和受损平面以下感觉障碍以及大小便障碍，症状迅速加重。硬脊膜外和硬脊膜下血肿时在病变部位的棘突可有明显压痛。脊髓蛛网膜下腔出血比较特殊，表现为突发的背痛、颈痛或肢痛，随即出现明显的脑膜刺激征，多无运动、感觉和括约肌功能障碍，若有也很轻微且为一过性，如出血进入颅内亦可有意识障碍及脑损害表现。

(三) 脊髓血管畸形

多在 45 岁以前起病，约半数在 14 岁以前，男性多于女性，约 3∶1。一般缓慢起病进行性加重，也有不少间歇性起病者，病程中有症状缓解期。局部疼痛是最多见的首发症状，部位与畸形所在脊髓节段相吻合。部分患者有不同程度的肢体无力或瘫痪，症状进行性加重或出现缓解复发病程，最终造成肢体瘫痪。多数患者有各种类型的感觉障碍，呈根性或传导束性分布。多数患者有括约肌功能障碍。少数患者以脊髓蛛网膜下腔出血为首发症状。女性患者症状的周期性加剧与妊娠有关，可能是妊娠期内分泌改变或静脉压增高所致。部分患者活动可使症状加重，休息后症状减轻。本病预后差，尽可能早期诊断及治疗。

四、辅助检查

椎管内出血时腰椎穿刺脑脊液压力增高，血肿形成使椎管不同程度阻塞时脑脊液蛋白量增高，蛛网膜下腔出血则有均匀血性脑脊液。CT、MRI 可显示脊髓出血及梗死灶，可显示血肿部位及大小，增强后可显示海绵状血管瘤等血管畸形。选择性脊髓血管造影可明确畸形血管的范围、类型及与脊髓的关系、确定闭塞的血管，对确诊最有价值。

五、诊断与鉴别诊断

脊髓血管疾病的临床诊断比较困难，根据其急性发生的剧烈根痛和脊髓受损表现，以及一些特征性的临床表现，如病情时轻时重，与血压波动有密切关系，有外伤史、手术史、大动脉病变或血压骤降病史等，再结合脑脊液、脊髓影像学检查可明确诊断。

脊髓间歇性跛行应与马尾性和血管性间歇性跛行鉴别。马尾性间歇性跛行是由于腰椎管狭窄所致，常有腰骶区疼痛，行走后症状加重，休息后减轻或消失，腰前屈时症状减轻，后仰时加重，感觉症状重于运动症状，有间歇性垂足特征。血管性间歇性跛行是因下肢动脉病变或微小栓子反复栓塞所致，表现为下肢间歇性疼痛、无力、苍白、皮温低、足背动脉搏动减弱或消失，彩色多普勒检查有助于诊断。

六、治疗

缺血性脊髓血管疾病的治疗原则与缺血性脑血管病相同，应注意血压不宜过低，尽可能对病因进行治疗。脊髓短暂性缺血发作可行抗血小板治疗。硬膜外或硬膜下血肿应尽早手术清除血肿，解除对脊髓的压迫，以使神经功能尽早恢复。其他类型的椎管内出血应针对病因进行治疗，治疗原则与出血性脑血管病相同，患者安静卧床，使用脱水剂等。上颈髓受累出现呼吸困难者，应及时行气管切开和人工辅助呼吸，以保证氧供应。某些血管畸形可手术治疗或介入治疗，如供应血管结扎术、人工栓塞术、畸形血管切除术。放射治疗不但无益，且因血栓形成或肉芽增生而使病情加剧，现已弃用。截瘫患者应注意预防和治疗并发症，对瘫痪肢体要进行功能训练和康复治疗。

第三十章　锥体外系疾病

第一节　概　述

锥体外系统是运动系统的一个组成部分，包括锥体系统以外的运动神经核和运动传导束，由基底核（新纹状体——尾状核及壳核，旧纹状体——苍白球及黑质）和丘脑底核、红核、网状结构等组成，主要调节肌张力、肌肉的调节运动和平衡。锥体外系统损害，可出现肌张力的改变、不自主运动，如帕金森综合征、舞蹈症、舞蹈样手足徐动症和扭转痉挛等。

一、解剖生理

广义的锥体外系统包括纹状体系统及前庭小脑系统，共同调节上、下运动神经元的功能。前者是指纹状体、红核、黑质、丘脑底核，总称为基底核。纹状体包括尾状核及豆状核，后者又分为壳核及苍白球。尾状核和壳核组织结构相同，发生学上属纹状体较新部分，故合称新纹状体。苍白球发生学上较古老，故称旧纹状体。一般而言，苍白球、黑质病变常产生肌张力增高及运动减少，并可出现静止性震颤（如帕金森综合征）；新纹状体病变常出现舞蹈症、手足徐动症、扭转痉挛等。

二、临床表现

锥体外系统病变产生肌张力变化（增强、减低和游走性增强及减低）和不自主运动（舞蹈样运动、手足徐动症、扭转痉挛、震颤等）两大类症状。肌张力增高常伴运动减少，运动增多常伴肌张力减低。临床表现主要有以下几种：

（1）肌强直：伸肌、屈肌张力均增高，被动运动时，向各方向活动所遇的阻力一致，故称"铅管样强直"。伴有震颤时，可感到肌张力断续相间增高，称为"齿轮样强直"，与锥体束受损所致"折刀样肌张力增高"不同。因肌张力增高，故运动减少而缓慢，面部缺乏表情（面具脸），语音单调，联合动作减少或消失，走路时两上肢无前后摆动、转颈不灵活，步态很小，起步缓慢，但越走越快，常不能及时停止，称"慌张步态"，常见于帕金森综合征。

（2）静止性震颤：最多见于手指，发生节律性抖动（每秒4~6次），呈"搓丸样"动作，肢体静止状态时易出现，随意运动时减轻，入睡后完全消失。重时下颌、唇、舌以及四肢均可有震颤，多见于帕金森综合征。

(3) 舞蹈样运动：为肢体及头面部迅速、不规则、无节律、粗大的不能随意控制的动作，如皱眉、挤眼、歪嘴、噘嘴、伸舌、耸肩转颈、伸臂、抬臂、摆手、伸屈手指等动作。情绪激动时可加重，安静时减轻，入睡后消失，见于风湿性舞蹈病和遗传性舞蹈症等。

(4) 手足徐动症（或称指划动作）：指肢体远端游走性肌张力增高或减低的动作，表现缓慢的、如蚯蚓爬行样、扭转样蠕动，并伴有肢体远端过度伸张，如腕过屈、手指过伸等，且手指缓慢逐个相继屈曲；过多的自发动作使受累部位不能维持在某一姿势或位置，随意运动严重扭曲，出现奇怪的姿势和动作，可伴有异常舌运动的怪相、发音不清等，最常见于遗传性舞蹈症、肝豆状核变性等。

(5) 扭转痉挛（或称变形性肌张力障碍）：系围绕躯干或肢体长轴的缓慢旋转性不自主运动，可见于肝豆状核变性、酚噻嗪类药物反应。

(6) 偏身投掷运动：为一侧肢体猛烈的投掷样不自主运动，肢体近端重，故运动幅度大、力量强，是对侧丘脑底核损害所引起，亦见于纹状体至丘脑底核通路病变。

(7) 抽动症：为单个或多个肌肉的快速收缩动作，固定于一处或呈游走性，如挤眼、面肌抽动、鼻翼扇动、噘嘴，侵犯呼吸肌时发出一种不自主的发音，可能由于基底核病变或精神因素所致。

第二节 帕金森病

一、概述

帕金森病（PD），由英国医生 James Parkinson 于 1817 年首先描述，是一种中老年人常见的神经系统变性疾病，主要神经病理发现为中脑黑质致密部色素多巴胺（DA）能神经元丧失，导致 DA 递质生成障碍；以及存有路易小体 Lewy 神经突。多数 PD 患者被认为是由基因和环境因素共同造成，但环境因素至今尚未证实。通常、发病于 40~70 岁，50~60 岁为发病高峰，发病率和患病率随着年龄的增长逐渐增高。65 岁以上人群中 PD 的患病率约为 1%，而 85 岁以上则上升至 3%~5%，男性患病率略高于女性。随着人口的老龄化，PD 已经成为严重影响老年人健康和生活质量甚至是致残的主要原因之一。

帕金森综合征，不论有无病因，只要符合下列 4 个关键体征（静止性震颤、肌强直、运动缓慢和姿势反射障碍）中的至少 2 个，便称为帕金森综合征。PD 是最常见的帕金森综合征之一，也称为特发性帕金森病。部分帕金森综合征的病因明确。

二、病理、病因和发病机制

PD 的病理特点是黑质细胞的减少，特别是影响到其腹侧致密部的组成。相对于无受累者，脑该区域可丧失了 50%～70% 的神经元。最早记载的 PD 的病理学改变是在延髓或脑桥被盖和嗅球。早期（Braak 1 期和 2 期）患者无症状。当病情进展时（Braak 3 期和 4 期），黑质、中脑其他区域和大脑基底部也受累。最终，病变出现在新皮质。

这个病理分期基于路易小体的分布。路易小体是 PD 的特征性病理改变，是 α-突触核蛋白-免疫反应性的包涵体，负责蛋白质的溶解，由很多神经纤维和蛋白质相连。后者包括泛素，一种热休克蛋白，对其他蛋白质的分解起重要作用。α-突触核蛋白基因的突变与一些家族性 PD 有关，在这些 PD 中，经常能看到路易小体。青少年患者 parkin 蛋白的突变导致帕金森综合征而无路易小体，提示 parkin 蛋白在路易小体的形成过程中起重要作用。研究表明 parkin 促进泛素连接到其他蛋白如 α-突触核蛋白的连接蛋白 synphilin-1，从而导致路易小体的形成。路易小体被发现于 PD 和路易体痴呆患者，但不是其他神经退行性疾病的病理学特点。

识别 PD 单基因缺失着重于泛素-蛋白酶体系统（UPS），它是细胞凋亡过程的一个潜在因子。UPS 在细胞内蛋白分解和大量维持细胞生存的细胞内进程中起重要作用，清除细胞不需要的蛋白质。UPS 的衰竭可导致蛋白质异常的聚集包括 α-突触核蛋白（路易小体的一个主要的组成成分）。在早期 PD，路易小体首先沉积的一个部位是嗅球。因此，嗅觉和味觉障碍经常是 PD 患者最早的临床表现，也支持了路易小体形成是激活途径的一部分并导致了神经元功能障碍和细胞凋亡。

通过 PD 中编码一些泛素-蛋白酶体途径蛋白的突变基因的发现，UPS 和神经退行性病变的关系变得更加明确。

（一）PD 的基因

尽管 PD 往往是散发病，更多的单基因突变已被识别。目前已经发现有 11 个相关基因，其中 6 个基因已被识别：α-突触核蛋白（SNCA），泛素羟基末端水解酶 L1（UCH-L1），parkin（PRKN），LRRK-2，PINK1 和 DJ-1 基因。除 LRRK-2 外，这些单基因缺失只与一小部分 PD 患者有关，其实更重要的科，其识别和编码的蛋白提供了 PD 和其他的神经退行性疾病更深入的病理机制。SNCA 基因的点突变导致 PD 患者的早期发病，表现为常染色体显性遗传。有趣的是，受累患者的 SNCA 基因双倍体和三倍体的出现导致 PD 症状在更晚的年龄（40～50 岁）时出现，提示 SNCA 过表达可能是散发病的一个因素。LRRK-2 基因（PARK8）是家族性或所谓的"散发性"PD 发病的最常见的病因。有家族病史 PD 患者的 LRRK-2 突变率为 5%～7%。杂合子突变，2877510g→A，导致了编码子 2019 的甘氨酸变成色氨酸（Gly2019 ser）。LRRK-2 Gly2019 Ser 突变最常被报道，包含了大部分家族性 PD，且特发性 PD 高达 1.6%，但患病率的可变性较大。LRRK-2 基因编码一种蛋白质，为 dardarin（从震颤的巴斯克语引出，最原始是来自西班牙和英格兰）。路易小体被证实存在于一些 LRRK-2 病例。很多 LRRK-2 患者被报道有典型 PD 特征，在中期或晚期发病。特发性 PD

发病时的典型症状为单侧的动作迟缓和强直，可伴震颤，但不是所有患者都出现震颤。

许多单基因突变，如 parkin 和 DJ-1 的常染色体隐性遗传，发病时年龄较小，存在肌张力障碍，对左旋多巴效果较好，预后良好。然而，单从临床表现上很难鉴别 parkin 阳性的年轻 PD 患者和 parkin 阴性患者。

现已有大量研究探索 PD 的线粒体基因和功能。氧化磷酸化酶途径的复合体 1 异常是主要的一致的发现，已在 PD 患者的大脑、血小板和骨骼肌中检测到。然而其他复合体的缺陷也已有报道。

致密部细胞很可能是氧化损伤。线粒体 DNA 研究并未发现可以解释 PD 患者的氧化磷酸化缺陷的相关基因突变。但线粒体缺陷可能在导致细胞功能障碍和凋亡的途径中起一定的作用。PINK1 基因编码线粒体复合体，研究已表明它与 PD 的常染色体隐性遗传有关，但它不是散发 PD 的一个危险因素。

（二）环境因素

识别 PD 发病相关的环境因素比较困难。在农村生活者 PD 发病率较高，根据部分研究（非全部环境学研究），这可能与接触杀虫剂、除草剂和木材防腐剂有关。唯一一致的环境因素是该病的发生和吸烟具有很强的负性相关。PD 线粒体功能障碍也有可能是由一个或更多的环境因素引起。最近发现暴露特定的溶剂增加 PD 的危险，既往暴露于三氯乙烯（TCE）与 PD 风险显著升高相关，暴露于四氯乙烯和四氯化碳（CCU）者与 PD 发病风险具有显著相关性。

三、临床表现

多见于 60 岁以后发病，偶见于 20 多岁。起病隐袭，缓慢发展。

（一）PD 运动症状

（1）震颤：典型者为静止性震颤，特点是缓慢的（3.5~7.0Hz）、中等幅度或粗大的震颤，静止时存在，情绪激动、疲劳、紧张、焦虑时加重；入睡时停止；意向性动作时减轻。多由一侧上肢远端开始，下颌、口唇、舌及头部受累较少。

（2）肌强直：区别于锥体系病损的肌张力增高的特点是对被动运动的阻力增高，主动肌和拮抗肌皆受累，且在被动运动的整个过程中阻力始终保持不变。肌强直主要影响躯干和肢体近端的肌肉，在病变过程的早期即可出现。因伴发震颤，可观察到齿轮样强直。

肌强直以肘和大关节明显，两侧不对称，可为第一症状。患者主诉硬紧，可出现疼痛和挛缩。早期肌强直很轻，很难查出，可用增强法使之显现，一般是检查上肢时，让患者用对侧手连续快速拍打大腿，检查侧上肢肌强直即变得明显。

（3）运动迟缓：影响自发性运动、联合运动（或反复动作，英国诊断标准）和自主运动，这些运动障碍单独或合并出现，再与肌强直一起造成多种特征性运动障碍，是影响患者生活能力和致残的最主要的临床表现。自发性运动开始减少，如面部表情缺乏和瞬目动作减少，造成"面具脸"。反复动作的速度和幅度进行性降低，如行走时上肢摆动减少或消失。

联合运动障碍有：如患者从站位坐下时，整个身体摔砸到椅子上，因取坐位时全身其他部位联合运动的丧失所致；取坐位时应身体先前屈，同时双腿屈曲和双手扶持方能平稳坐下，从座位站起亦相同。自主运动的减少和缓慢表现为主动意向运动的启动和执行的迟缓和拖延，表现为始动困难和动作缓慢。书写时字越写越小，呈现"写字过小征"。剃须、洗脸、刷牙、系鞋带和纽扣、穿脱鞋袜或裤子等动作困难。行走时步态缓慢拖曳，步伐变小。启动困难是 PD 特征之一，严重患者完全不能起步，只有在眼前摆放一障碍物，扶持患者迈过，患者方能向前，但行走呈前冲小步，不能即停或转弯。若伴有躯干前屈症时，表现更加明显，前冲小步向前追赶重心，称为"慌张步态"。由于口、舌、腭及咽部等肌肉运动障碍而引起流涎、言语单调和低音量（言语过慢，甚至导致言语讷吃）和吞咽困难。

（4）姿势反射丧失和平衡障碍：多是 PD 的后期表现。姿势反射的丧失使患者失掉在运动中调节平衡的自发能力，故常常摔倒。最终患者独自站立不能。在被轻推时难以保持直立且易摔倒。

（二）PD 的非运动症状

（1）肌张力障碍：多见足内翻或掌侧下翻，常伴有下肢的肌痉挛和疼痛。拇指背屈也可发生，多出现在早晨醒后，不持续、短时间可消失。最常见是上肢和肘部的内收，造成手处于腹部或胸部前部。

（2）步态冻僵：现已知是由于中脑脑桥核（PPN）和该核区与脑其他部位纤维联系的病变所致。PPN 由胆碱能和非胆碱能神经元组成，位于脑桥中脑顶盖部，是行走启动和步态调节的中枢。步态冻僵临床表现主要为患者站位行走启动不能，但患者脚前放一暗示物体等即能迈步前冲，但行走不能停止，无人照顾则直至跌倒为止；步态冻僵也可表现为行走过程中突然停止不动，过一段时间恢复后继续行走。步态冻僵患者虽表现严重的行走困难，但能与常人一样骑自行车。电刺激 PPN 可改善症状。

（3）早发性严重的躯干前屈症：是 PD 的特征表现，但多被 PD 的其他并存症状所掩盖，故对其认识不足。可能是因基底核非多巴胺能神经元功能障碍所致，其临床特征是站立时躯干前屈，而卧位时完全消失。

（4）不安腿综合征：表现为下肢不适感、活动的欲望，休息时加重或出现，活动后减轻或消失，傍晚及夜间加重。可使用多巴胺能药物治疗，但部分患者可因此加重症状；也可使用阿片样药物如右旋丙氧芬、氧可酮、曲马多、美沙酮等，该类药物不加重症状。

（三）PD 的其他症状

（1）乏力和睡眠障碍：1/3 的 PD 患者诊断时即有乏力，并与疾病的严重程度相关。用左旋多巴治疗者较少见。睡眠障碍以睡眠-REM 行为障碍为主，临床怀疑时，应行睡眠试验室检查以确诊。

（2）自主神经功能障碍：包括直立性低血压、勃起功能障碍、尿失禁和便秘，常出现于 PD 晚期患者。

（3）精神障碍：50%的 PD 患者会出现抑郁和精神错乱。轻度抑郁很难诊断，因为有些 PD 运动症状与抑郁有重叠。应该高度警惕抑郁，并应使用国际通用的抑郁量表进行评定。

（4）痴呆：随着疾进展，PD 患者痴呆变得越来越普遍。应定期对患者进行认知功能障碍的评定，如使用简易精神状态检查（MMSE）和蒙特利尔认知评估（MoCA）量表（有多种语言版本），并需排除其他因素引起的痴呆。PD 轻度认知功能障碍（PD-MCI）预期发生早期痴呆高度危险性。

四、诊断

PD 的诊断虽是临床诊断，但不能将帕金森综合征患者误认为 PD。更不能对未做左旋多巴治疗观察和对其他相关疾病进行排除的初诊患者就武断做出诊断。应按国际通用的诊断标准进行诊断。

五、治疗

（一）治疗 PD 的运动症状的药物

见表 30-1。

表 30-1　治疗 PD 运动症状的药物

药物/典物分类	举例	优点	缺点
左旋多巴（+周围脱羧酶抑制剂）	欧洲或美国应用不同的周围脱羧酶抑制剂，效果相同	大部分有效，可以提高运动功能，改善日常生活能力	运动并发症：运动障碍，肌张力障碍，意识模糊，精神障碍，镇静作用
多巴胺受体激动剂	非麦角类：普拉克索（mm），罗匹尼罗（reqiip，力巡平） 麦角类：溴隐亭，培高莱 *	疾病早期可单药治疗，或辅助左旋多巴控制运动并发症在疾病早期的运动并发症较少	均有：多巴胺能药物的不良反应（恶心、呕吐、直立性低血压），神经精神不良反应（幻觉，精神障碍，不能控制的冲动行为），过度的白天睡眠 麦角类：肺纤维化，心脏瓣膜纤维化，红细胞增多症

续 表

药物/典物分类	举例	优点	缺点
单胺氧化酶 B 抑制剂	司来吉兰（咪多吡）雷沙吉兰（agilect，甲磺酸雷沙吉兰）	疾病可单药治疗，疾病晚期可控制运动并发症 1 天 1 次给药，耐受性较好	安非他命（苯丙胺）和甲基安非他命代谢可引起不良反应，有血清素综合征风险
COMT 抑制剂	恩他卡朋（珂丹） 托卡朋（答是美）	用于治疗运动并发症，无剂末现象，耐药性小，轻度提高日常活动和生活质量评分	多巴胺能药物的不良反应，尿变色，托卡朋可导致暴发性腹泻和致死性肝毒性
注射用多巴胺受体激动剂	阿扑吗啡（我国无此制剂）	疾病晚期药效降低	需要住院治疗和规律的皮下注射
N-甲基-D-天冬氨酸受体抑制剂	金刚烷胺	疾病晚期治疗运动不能	认知障碍，网状青斑，水肿，出现耐药性，可能出现戒断症状
抗胆碱药	苯托品，苯海索	用于控制年龄小于 60 岁且不伴认知障碍患者的	由于抗胆碱能的不良反应，该药使用受限

＊我国麦角类制剂因肺和心脏瓣膜的纤维化不良反应，故溴隐亭已不用于 PD，培高莱（培高利特）已停止使用。

COMT：儿茶酚-氧位-甲基转移酶。

（二）PD 的现用治疗

1. 早期药物治疗

左旋多巴、非麦角类多巴胺受体激动剂和单胺氧化酶 B 抑制剂可以作为早期初始治疗。但单独左旋多巴服用后在脑外迅速脱羧而变成多巴胺，很少进入脑内，不能起到治疗效果。左旋多巴和周围脱羧酶抑制剂同时使用，抑制左旋多巴在周围的代谢，使左旋多巴进入脑内达到有效治疗浓度，而减少不良反应。周围脱羧酶抑制剂是在美国和欧洲同时研制和开发成功的。在欧洲使用的周围脱羧酶抑制剂为苄丝肼（50mg）合并左旋多巴（200mg），商品名美道普或美多巴。在美国研制和使用卡比多巴和左旋多巴合剂。按 1∶10 或 1∶4 比例配伍制成复方，商品名为西莱美。我国使用的多是欧洲产品美道普或美多巴。两种不同周围脱羧酶抑制剂与左旋多巴合剂效果相当，均为治疗运动症状最有效的制剂。以下将周围脱羧酶抑制剂与左旋多巴合剂简称左旋多巴。

息宁是西莱美的缓释剂，它和皮肤贴剂、胃肠道微泵微管给药等改革制剂或给药途径一样，以期达到连续多巴能刺激的目的，这是因为有假说认为左旋多巴治疗引起的运动波动和异动症与纹状体多巴胺受体的脉冲刺激有关。但息宁只是缓释剂达不到控释剂0级释放的水平，其他方法技术复杂、价格昂贵，其疗效均未得到循证医学的证实，尤其在我国不能普遍应用，故在此不做介绍。

然而，多巴胺的早期使用可引起更早出现异动症（异常的不自主运动）。多巴胺受体激动剂如普拉克索（森福罗）和罗匹尼罗（力比平）可直接刺激多巴胺受体，在控制PD运动症状上比左旋多巴弱，但异动症的发生率较低。与左旋多巴相比，多巴胺受体激动剂引起的嗜睡、恶心、呕吐、幻觉较多，且在临床试验中发现有更高的脱落比例。麦角类多巴胺激动剂如卡麦角林、溴隐亭、麦角乙脲和培高莱具有较高的胸膜、腹膜后和心脏瓣膜纤维化的风险，故不应该用于一线治疗。（注：麦角乙脲和培高莱在我国现不应用）如果使用了麦角类多巴胺受体激动剂，则应该检查基础的ECG、胸片、红细胞沉降率和肾功能，并每年复查1次。单胺氧化酶B抑制剂在控制PD患者的运动症状的效果较左旋多巴和多巴胺受体激动剂均弱，但比左旋多巴的异动症少，比多巴胺受体激动剂的副作用少。多巴胺受体激动剂和左旋多巴联合使用并不能延迟异动症的发生。

初始治疗应在探讨不同药物分类的风险和获益、考虑患者的功能受损程度后，根据患者的具体情况进行给药。没有证据证明单纯中药治疗或中药辅助治疗可优化治疗，或具有神经保护作用。事实上，维生素E并不应该用作神经保护剂，因为没有有效证据提示它能延缓疾病的进展。

2. 后期药物治疗

随着疾病的进展，初始治疗效果减弱，并出现运动并发症，包括异动症和症状波动。患者"开期"（症状突然缓解）表现为药物控制PD症状的时间变短，而"关期"（症状突然加重）表现为PD症状突然或逐渐复发，这些运动并发症会损害功能和生活质量。

有些多巴胺的辅助治疗可帮助降低症状波动。多巴胺受体激动剂减少关期并同时改善功能。如前所述，非麦角类多巴胺受体激动剂普拉克索和罗匹尼罗要优于麦角类。阿扑吗啡可以减少关期，但有严重的不良反应，应在有经验的中心进行，但我国无此药。单胺氧化酶B抑制剂同样可以减少关期。COMT抑制剂降低左旋多巴在外周血中的代谢，允许更多的左旋多巴进入脑内，也可以减少关期。COMT抑制剂托卡朋（答是美）可导致致死性肝毒性，应该避免使用，我国不适用此药。所有这些治疗均可增加异动症和其他不良反应的发生，包括幻觉、恶心、呕吐、便秘、低血压、失眠、嗜睡。有研究间接比较这些药并得出结论，多巴胺受体激动剂在减少关期是最有效的，但效果有限，持续不到8个月。

3. 外科手术治疗

尽管使用最佳的药物治疗，大部分患者将会发展为残疾，可考虑深部脑刺激（刺激丘脑底核或内侧苍白球）。对左旋多巴反应好、合并症少、无认知功能损害、无抑郁或控制良好的抑郁患者手术的效果也较好，能改善 PD 症状。而手术有颅内出血、脑梗死、感染、导线移位、遗忘、头颅骨折和死亡的风险。

有研究比较了 6 个月内的药物治疗和深部脑刺激。接受深部脑刺激的患者在开期有明显改善，运动功能和生活质量也得到提高。然而，术后并发症较多，包括手术部位的感染、跌倒和抑郁。深部脑刺激并不能延缓疾病的进展，患者最终出现治疗抵抗的症状如步态冻僵。

4. 物理、职业和特殊治疗

物理治疗可改善 PD 患者的平衡、肌力和步行速度。没有证据表明某种物理治疗优于其他。虽然有很少证据表明职业治疗是有益的，但它可能帮助患者维持家庭、社会和工作的角色并提高安全性和运动能力，应该用于有执行困难的患者。

5. 非运动症状的治疗

在 PD 早期即可出现非运动症状，如乏力很常见。疾病晚期，非运动症状显著降低患者生活质量。认识和治疗 PD 患者的非运动症状能提高患者及其看护者的生活质量。非运动症状需要多学科联合治疗。

（1）乏力和睡眠障碍：苯哌啶醋酸甲酯可以改善该病患者的乏力症状。一半以上的 PD 患者有过多的白天睡眠，可能是由疾病本身或药物的副作用造成，如多巴胺受体激动剂。医生应该对患者进行睡眠卫生教育。褪黑素不能改善睡眠。莫达非尼可改善主观测量的睡眠时间但不能改变客观睡眠时间，不能用于预防潜在危险活动的睡眠发作。医生应该建议有睡眠发作的患者避免危险活动，比如开车和操纵机械。

46% 的 PD 患者有快速眼动期睡眠行为障碍（以睡眠期间生动的和潜在的暴力行为为特征，如呐喊、踢腿或跳跃），可通过在睡眠检查室进行有视频多导睡眠监测进行确诊。小剂量的氯硝西泮对快速眼动期睡眠行为障碍可能有效。其他影响睡眠的行为障碍如不安腿综合征和周期性肢体抽动，发生在约 20% 的 PD 患者。睡前服用左旋多巴可降低伴有不安腿综合征患者的发病次数。

（2）自主神经功能障碍：对 PD 患者的直立性低血压和尿失禁目前尚无有效治疗方法。西地那非（伟哥）可能改善 PD 患者的勃起功能障碍。聚乙二醇可以改善大便的次数和性状。流涎可用肉毒杆菌毒素（保妥适）和胃肠宁治疗。

（3）精神障碍：阿米替林、地昔帕明（去甲丙咪嗪）和去甲替林可以改善 PD 患者的抑郁。然而，三环类抗抑郁药可以导致抗胆碱能不良反应，不能用于有认知功能障碍者。在选择抗抑郁药时，应该考虑患者的合并情况及潜在的药物相互作用。氯氮平对有幻视和幻听及妄想的精神障碍效果最好，但由于有粒细胞缺乏症的风险，需要每周检测血常规。如果不能做到规律检测，喹硫平效果也较好。奥氮平会加重运动症状，故不适用于有精神障碍的PD 患者。传统的抗精神药如氟哌啶醇应该避免使用，因为会加重运动症状。

（4）痴呆：应评估其他因素引起的痴呆，考虑停用可能导致认知功能下降的抗胆碱能和多巴胺能药物。卡巴拉汀（艾斯能）治疗对认知和日常生活活动评定有小但有临床意义的改善，但增加了震颤和呕吐。多奈哌齐（安理申）也可以改善认知功能。目前尚无直接比较这两种药物疗效的研究，故可用其中一种药物治疗。

（三）PD 治疗的主要推荐

见表 30-2。

表 30-2　PD 治疗的主要推荐

临床推荐	证据等级*
对 PD 患者治疗经验有限的医生在治疗可疑患者时应该咨询在运动障碍上有专长的医生，以明确诊断	C
左旋多巴加周围脱羧酶抑制剂，非表角类多巴胺受体激动剂，单胺氧化酶 B 抑制剂应该用于 PDA 早期治疗	A
麦角类多巴胺受体激动剂，COMT 抑制剂或单胺氧化酶 B 抑制剂应用于辅助左旋多巴治疗进展 A 性 PD 的运动并发症	A
金刚烷胺应考虑用于治疗进展性 PD 患者的运动不能	B
有功能性损害的患者除了用最佳的药物治疗外还需加用深部脑刺激，但应在有经验的中心操作，并有严重不良反应的风险	B
FD 患者有步态异常可加用物理疗法来改善步态，语言障碍可借用语言练习来改善发音	B
职业疗法可帮助 PD 患者维持家庭、社会和工作角色，继续日常生活活动，并改善安全性和运动功能 C	

* A：一致的、高质量的、以患者为中心的证据；B：不一致的、质量受限的、以患者为中心的证据；C：可行的、以疾病为中心的证据，常用的、专家的建议、病例分析报道。

七、预后

PD 是一种缓慢进展的神经系统变性疾病，目前尚无根治方法，临床上采用 Hoehn-Yahr 疾病分期评分（分 5 级）记录病情轻重，大部分患者发病数年后仍能生活自理甚至继续工作，数年后逐渐丧失工作能力。疾病晚期，由于全身僵硬、活动困难，终至卧床不起，直接死亡原因多是肺炎、骨折等并发症。

第三节　肝豆状核变性

一、概述

肝豆状核变性（HLD）又称威尔逊病（WD），是以铜代谢障碍为特征的常染色体隐性遗传病。由于 WD 基因（位于 13ql4.3）编码的蛋白（ATP7B 酶）的突变，导致肝从胆汁排泄铜能力降低，造成肝铜含量增高和功能障碍，以及血循环的铜主要载体，血清铜蓝蛋白合成不足和循环中含量下降，血清自由态的铜增高，而出现肝、脑、肾等多器官的铜沉积和功能障碍。WD 是全球性疾病，世界范围的患病率约为 30/100 万，我国的患病率及发病率高于欧美。

二、发病机制

铜是人体的必需金属，是很多蛋白的重要辅酶。铜由食物提供，一般为 2~5mg/d，推荐摄入量为 0.9mg/d，多余的铜将被排除。铜由肠道细胞吸收，主要在十二指肠和近端小肠，铜联合白蛋白和组氨酸由门脉循环传递到肝，在此处铜多数从循环中被清除。肝利用一些铜为代谢所需，合成和分泌含铜蛋白，即血浆铜蓝蛋白（CP）和排除过量的铜入胆汁。故任何损害胆汁排泄的情况都能导致肝铜的含量增加。

常染色体隐性遗传的铜代谢异常在 WD 的发病机制已确定。自 1993 年 WD 的异常基因被鉴定后，对其发病机制有了更确切认识。该基因为 ATP7B，编码 P 型铜转运腺苷三磷酸酶（ATPase），该基因主要在肝细胞表达，具有在肝细胞内跨膜传导铜的功能。ATP7B 蛋白的缺如或降低将导致肝细胞将铜排泄入胆汁的能力降低，结果造成铜在肝的积聚和肝的损害。最终，铜被释放入血，沉积在肝以外，如脑、肾、角膜等多种器官。功能性 ATP7B 蛋白的丧失导致 CP 的减少。CP 是肝合成的蛋白，是血流中铜的主要携带者，约占正常人循环铜的 90%。

当 CP 减少时，循环中的自由铜相应增高，导致铜在肝外器官的沉积和功能障碍。

WD 的自然史可分为如下 4 期：

第 1 期：铜集聚在肝结合部位的初始阶段。

第 2 期：肝的铜和由肝释放的循环中铜的急性再分布。

第 3 期：铜慢性集聚在脑和其他肝外组织，造成进行性和最终致命的多器官损害。神经 WD 即发生在此期。

第 4 期：长期应用螯合剂或肝移植再建铜的平衡。

三、病理

WD 是铜代谢障碍，初始于肝，后造成多器官铜沉积。各器官受累的早晚、病情轻重和进展各不一致，故病理表现也不尽相同，很难用一种病理改变概括。不过，在 WD 出现神经系统症状时，脑部病理表现以壳核最明显，其次为苍白球及尾状核，大脑皮质亦可受累。壳核最早发生变性，后病变范围逐渐扩大到上述诸结构。壳核萎缩，岛叶皮质内陷，壳核及尾状核色素沉着，严重者可形成空洞。镜检可见壳核内神经元和髓鞘纤维显著减少或完全消失，胶质细胞增生。其他受累部位镜下可见类似变化。当出现角膜色素环（K-F 环）时，角膜边缘后弹力层及内皮细胞质内，有棕黄色的细小铜颗粒沉积。

四、临床表现

WD 可在任何年龄出现症状，但大部分患者在 5~35 岁发病。

WD 是以肝为首的多系统疾病，但各器官的损害程度，发病和进展快慢，以及哪个器官作为首发临床表现和伴随哪些其他器官损害均无固定形式。但其中以肝和神经系统病损造成临床症状最常见，以下简述常见器官损害的临床表现（表 30-3）。

表 30-3　常见器官损害的临床表现

器官或系统	临床表现
肝	1. 无症状肝大 2. 孤立脾大 3. 持续性血清转氨酶活性增高（AST，ALT） 4. 脂肪肝 5. 急性肝炎 6. 类似自身免疫肝炎 7. 肝硬化，代偿性或失代偿性 8. 急性肝衰竭
神经系统	1. 运动疾患（震颤、不自主运动） 2. 流涎，构音障碍 3. 肌强直，肌张力障碍 4. 假性延髓性麻痹 5. 自主神经功能异常 6. 偏头痛 7. 失眠 8. 癫痫发作

器官或系统	临床表现
精神疾病	1. 抑郁 2. 神经质行为 3. 人格改变 4. 精神病
其他系统	1. 眼 K-F 环，向日葵样白内障 2. 皮肤；新月状斑 3. 肾异常：氨基酸尿和肾结石，高钙尿症，肾钙质沉着症 4. 骨骼异常：早熟骨质疏松和关节炎，软骨钙化症 5. 心肌病，节律不齐 6. 胰腺炎 7. 甲状旁腺功能减退 8. 月经不规律，不育，反复流产 9. 肌病 10. 巨人症

（1）肝症状：神经 WD 患者的肝受累程度和临床表现存在较大差异，部分患者表现为肝炎症状，如倦怠、乏力、食欲不振，或无症状的转氨酶持续增高；大多数患者表现为进行性肝大，继而进展为肝硬化、脾大、脾功能亢进，出现黄疸、腹水、食管静脉曲张及上消化道出血等；一些患儿表现为暴发性肝衰竭伴有肝铜释放入血而继发的 Coomb 试验阴性溶血性贫血。也有不少患者并无肝大，甚至肝缩小。

（2）神经系统症状：可以是极轻微和间断出现多年，但也可发展极快，于数月内进展至完全丧失生活能力和残废。神经 WD 曾被分类为：①运动不能-肌强直综合征：与 PD 相似；②假硬化：突出表现为震颤；③共济失调；④肌张力障碍综合征。但多数病例为几种异常并存，且其严重程度各异，故实际临床上很难予以分类。

震颤的特征是粗大、无规律的肢体近端的颤抖，有扑翼样表现。肌张力障碍可呈局限性、节段性或极端严重，累及全身所有部分，导致严重挛缩。最普遍的运动障碍为累及颅区，临床表现为构音困难（可能是小脑或锥体外系统导致的失声）、流涎或口咽部肌张力障碍。面部呈苦笑面容、下颌张开、持续流涎、唇退缩是特征的临床表现。语言改变和流涎可以是最早的神经症状。震颤-肌强直综合征（青少年帕金森综合征）病例应高度怀疑 WD。

因控制运动障碍和进行性肌张力障碍困难，患者出现卧床不起、不能照料自己的生活。最终患者严重残废，虽然清醒，但不能说话。但 WD 患者存有晚期肝疾病时，神经系统症状可被误认为是肝性脑病的症状。

（3）精神症状：最常见为注意力分散，导致学习成绩下降、失学。其余有：情感障碍，如暴躁、欣快、兴奋、淡漠、抑郁等；行为异常，如生活懒散、动作幼稚、偏执等，少数患者甚至自杀；还有幻觉、妄想等。极易被误诊为精神分裂症、躁狂抑郁症等精神病。

（4）眼部症状：具有诊断价值的是铜沉积于角膜后弹力层而形成的 K-F 环，呈黄棕或黄绿色，以角膜的上下缘最为明显，宽约 1.3mm，严重时呈完整的环形。应行裂隙灯检查予以肯定和早期发现。7 岁以下患儿此环少见。

（5）肾症状：肾功能损害主要表现为肾小管的重吸收障碍，出现血尿（或镜下血尿）、蛋白尿、肾性糖尿、氨基酸尿、磷酸盐尿、尿酸尿、高钙尿。部分患者还会发生肾钙质沉积症和肾小管性酸中毒。持续性氨基酸尿可见于无症状患者。

（6）血液系统症状：主要表现为急性溶血性贫血，推测可能与肝细胞破坏致铜离子大量释放人血液，引起红细胞破裂有关。还有继发于脾功能亢进所致的血小板、粒细胞、红细胞减少，以鼻、齿龈、皮下出血为临床表现。

（7）骨骼肌肉症状：2/3 患者出现骨质疏松，还有较常见的是骨及软骨变性、关节畸形、X 形腿或 O 形腿、病理性骨折、肾性佝偻病等。少数患者发生肌肉症状，主要表现为肌无力、肌痛、肌萎缩。

（8）其他病变：皮肤色素沉着、皮肤黝黑，以面部和四肢伸侧较为明显；鱼鳞癣、指甲变形。内分泌紊乱如葡萄糖耐量异常、甲状腺功能低下、月经异常、流产等。少数患者可发生急性心律失常。

从以上多器官的多种轻重不同的临床表现看来，WD 是多器官受累的疾患。不是肝病科或神经科医生能单独全面认识和多方位处理的疾病，应多学科共同参与。

五、辅助检查

（一）诊断 WD 推荐的常规检查

见表 30-4。

表 30-4　WD 诊断的常规检查

检查	典型发现	假阴性	假阳性
血清铜蓝蛋白（CP）	比正常低限值降低 50%	阳性有明显肝炎的患者；免疫法过高估计；妊娠；雌激素治疗	铜吸收障碍；血浆铜蓝蛋白缺乏症；ATP7B 突变基因杂合子

续　表

检查	典型发现	假阴性	假阳性
24h 的尿铜	> 1.6μmol/24h，儿童>0.64μmol/24h	尿液收集不当；无肝病的儿童	肝细胞坏死；胆汁淤积；尿液污染
血清游离铜	>1.6μmol/L	CP 免疫法过高估计	
肝铜	>4μmol/g 干重（为肝穿刺后根据肝干重计算的铜含量）	由于地区差异，患者有活动性肝病或再生结节	胆汁淤积综合征
裂隙灯下的 K-F 环	阳性	可出现于 50% 以上的肝性 WD 和大多数无症状的 WD 同胞	原发性胆汁性肝硬化

（1）角膜 K-F 环：须由有经验的眼科医生在裂隙灯下检查，确定角膜边缘后弹力层及内皮细胞质内，有棕黄色的细小铜颗粒沉积。

（2）实验室检查：

①血清铜蓝蛋白（CP）：CP 降低是诊断 WD 的重要依据之一。成人 CP 正常值为 27～37mg/dL（270～370mg/L），新生儿的血清 CP 为成人的 1/5，此后逐年增长，至 3～6 岁时达到成人水平。96%～98%WD 患者 CP 降低，其中 90%以上显著降低（0.08g/L 以下），甚至为零。杂合子的 CP 值多在 0.10～0.23g/L 之间，但 CP 正常不能排除该病的诊断。

②尿铜：尿铜增高也是诊断 WD 的重要依据之一。正常人每日尿铜排泄量为 3～35μg/24h（0.047～0.55ptmol/24h）。未经治疗的 WD 患者尿排铜量可略高于正常人甚至达正常人的数倍至数十倍，少数患者也可正常。

③肝铜量：是诊断 WD 最重要的生化证据，但肝穿刺为有创性检查，目前尚不能作为常规的检测手段。

④血清铜：正常成人血清铜为 70～140μg/dL（11～22μmol/L），90%的 WD 患者血清铜降低，低于 60μg/dL 有诊断价值。须注意，肾病综合征、严重营养不良和失蛋白肠病也可出现血清铜降低。

（二）影像学检查

颅脑 CT 多显示双侧对称的基底核区、丘脑密度减低，多伴有不同程度的脑萎缩。MRI 多于基底核、丘脑、脑干等处出现长 T_1、长 T_2 异常信号，约 34%伴有轻至中度脑萎缩，神经 WD 患者 CT 及 MRI 的异常率显著高于以肝症状为主的 WD 患者。WD MRI 特征性的发现"大熊猫脸征"，有诊断价值，但只见于少数患者。

（三）基因诊断

虽然是金标准，但因 WD 的突变已有 200 余种，因此基因检测目前仍不能作为常规检测方法。

六、诊断与鉴别诊断

（一）诊断

神经科见到的神经 WD 必需存有 WD 特有的神经症状（见上述神经系统症状）。虽多在 5~35 岁发病，但年龄不能作为诊断的限制。我国一般神经科不具备进行铜代谢详尽测定的手段和条件，故神经 WD 的诊断多依靠 WD 特有的神经症状、角膜 K-F 环、CP 降低（<0.1g/L）和 MRI 特有表现进行诊断。当这些条件不能满足时，再进行铜代谢的其他检查。

（二）鉴别诊断

本病临床表现复杂多样，鉴别应从肝及神经系统两个主要方面症状及体征考虑，须重点鉴别的疾病有急性和慢性肝炎、肝硬化、门克斯病、扭转痉挛、原发性肌张力障碍、PD、舞蹈症和精神病等。Menkes 病发病年龄更早，病变主要累及脑、毛发和皮肤，肝铜含量降低。

七、治疗

（一）治疗目的

（1）排除积聚在体内组织过多的铜。

（2）减少铜的吸收，防止铜在体内再次积聚。

（3）对症治疗，减轻症状，减少畸形的发生。

（二）治疗

基本原则是低铜饮食、用药物减少铜的吸收和增加铜的排出；治疗愈早愈好，对症状前期患者也需及早治疗。

（1）低铜饮食：尽量避免食用含铜多的食物，如坚果类、巧克力、豌豆、蚕豆、玉米、香菇、贝壳类、螺类、蜜糖、各种动物肝和血等。此外，高氨基酸、高蛋白饮食能促进尿铜的排泄。

（2）阻止铜吸收：常用于治疗 WD 的药物。

①锌剂：通过竞争机制抑制铜在肠道吸收、促进粪铜排泄，尿铜排泄也有一定增加。锌剂能增加肠细胞与肝细胞合成金属硫蛋白而减弱游离铜的毒性。常用为：硫酸锌 200mg，3次/日；醋酸锌 50mg，3 次/日；葡萄糖酸锌 70mg，3 次/日；甘草锌等。不良反应轻，偶有恶心、呕吐等消化道症状。

②四硫钼酸铵（TM）：在肠黏膜中形成铜与白蛋白的复合物，后者不能被肠黏膜吸收而随粪便排出；另外能限制肠黏膜对铜的吸收，剂量 20~60mg，每日 6 次，3 次在就餐时服用，另外 3 次在两餐间服用。由于过量的钼可能滞留在肝、脾及骨髓内，故不能作为维持治疗。不良反应较少，主要是消化道症状。

（3）促进排铜：各种驱铜药物均为铜络合剂，通过与血液及组织中的铜形成无毒的复合物从尿排出。

①D-霉胺：是治疗 WD 的首选药物，药理作用不仅在于络合血液及组织中的过量游离铜从尿中排出，而且能与铜在肝中形成无毒的复合物而消除铜在游离状态下的毒性。动物实验还证明，青霉胺能诱导肝细胞合成金属铜硫蛋白，该硫蛋白也有去铜毒的作用。成人量 1~1.5g/d，儿童为 20mg/（kg·d），分 3 次口服，需终身用药。有时需数月才起效，可动态观察血清铜代谢指标及裂隙灯检查 K-F 环监测疗效。少数患者可引起发热、药疹、白细胞减少、肌无力、震颤，极少数可发生骨髓抑制、狼疮样综合征、肾病综合征等严重毒副作用。首次使用应行青霉素皮试，阴性才能使用。

②三乙基四胺：也是一种络合剂，其疗效和药理作用与 D-青霉胺基本相同。成人用量为 1.2g/d。不良反应小，可用于青霉胺出现毒性反应的患者。

③二巯丁二钠（Na-DMS）：是含有双巯基的低毒高效重金属络合剂，能与血中游离铜、组织中已与酶系统结合的铜离子结合，形成解离及毒性低的硫酸化合物从尿排出。溶于 10%葡萄糖液 40mL 中缓慢静注，每次 1g，每日 1~2 次，5~7 日为一疗程，可间断使用数个疗程。不良反应较轻，牙龈出血和鼻出血较多，可有口臭、头痛、恶心、乏力和四肢酸痛等。

④其他：如二巯丙醇（BAL）、二巯丙磺酸（DMPS）、依地酸钙钠（EdtaNa-Ca）也可用于本病治疗，但现较少用。

（4）对症治疗：如有肌强直及震颤者用金刚烷胺和（或）苯海索，症状明显者可用复方左旋多巴；精神症状明显者应予抗精神病药；抑郁症状明显者可用抗抑郁药；智力减退者可用促智药。无论有无肝损害均需护肝治疗，可选用葡醛内酯（肝泰乐）、肌苷和维生素 C 等。

（5）手术治疗：包括脾切除和肝移植。对严重脾功能亢进患者因长期白细胞和血小板显著减少，经常出血、感染，又因青毒胺也有降低白细胞和血小板的不良反应，故患者不能用青霉胺或仅能用小剂量，达不到疗效。对于此类患者，应行脾切除术。经各种治疗无效的严重病例可考虑肝移植。

八、预后

本病早期诊断并早期驱铜治疗，一般较少影响生活质量和生存期，少数病情严重者预后不良。

参考文献

［1］ 中国医师协会急诊医师分会．急性中毒诊断与治疗中国专家共识［J］．中华急诊医学杂志，2016，25（11）：1361-1375．

［2］ 中国医师协会急诊医师分会．急性百草枯中毒诊治专家共识（2013）［J］．中国急救医学，2013，33（6）：484-489．

［3］ 张之南，沈悌．血液病诊断及疗效标准［M］．3 版．北京：科学出版社，2007．

［4］ 林果为，王吉耀，葛均波．实用内科学［M］．15 版．北京：人民卫生出版社，2017．

［5］ 王振义，李家增，阮长耿．血栓与止血基础理论与临床［M］．3 版．上海：上海科学技术出版社，2004．

［6］ 林果为，王吉耀，葛均波．实用内科学［M］．15 版．北京：人民卫生出版社，2017．

［7］ 陈家伦．临床内分泌学［M］．上海：上海科学技术出版社，2011．

［8］ 廖二元．内分泌代谢病学［M］．3 版．北京：人民卫生出版社，2012．

［9］ 中华医学会神经外科学分会，中华医学会妇产科学分会，中华医学会内分泌学分会．高催乳素血症诊疗共识［J］．中华医学杂志，2011，91（3）：147-154．

［10］ 中华医学会内分泌学分会，中华医学会神经外科学分会，中国垂体腺瘤协助组．中国肢端肥大症诊治指南［J］．中国实用内科杂志，2013，33（7）：519-524．

［17］ 《中国成人血脂异常防治指南》修订联合委员会．中国成人血脂异常防治指南（2016 年修订版）［J］．中国循环杂志，2016，31（10）：937-953．

［18］ 中华医学会内分泌学分会肥胖学组．中国成人肥胖症防治专家共识［J］．中华内分泌代谢杂志，2011，27（9）：711-717．